KB018418

한권으로읽는

History of medicine

의학 콘서트

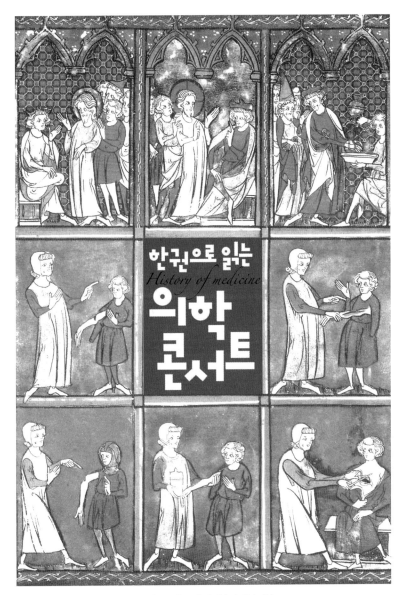

한권으로 읽는
History of medicine
의학
콘서트

이문필, 강선주 외 편저 | 박민철 감수

빅북

인류가 등장한 초기, 원시시대의 의학은 당연히 주술이나 점술에 의존할 수밖에 없었을 것이며, 고대 문명이 본격적으로 발달하던 시기에는 환자에 내한 치료방식이나 질병에 대한 대처방식은 거의 대부분 무속신앙과 깊은 관련을 맺고 있었다.

따라서 이 책은 장래의 예비 의학도와 의학 관련 종사자뿐만 아니라 일반인에게조차 매우 흥미롭고도 참신한 에피소드를 통하여 재미를 선사하게 될 것이다. 왜냐하면 정통 의학사는 아니지만 고대부터 현대에 이르는 동안 세계 각국의 의사들이 질병과 싸우는 투쟁의 역사가 담겨 있고, 또한 인류가 겪은 삶의 역정과 고뇌가 고스란히 의학의 역사와 그 궤를 같이 하고 있기 때문이다.

인류의 문화가 움트던 시기에 중국의 제자백가, 고대 그리스의 철학가 등은 그들의 소박한 의학적 지식을 철학사상과 결합하여 '의학 이론'으로 발전시켜 왔다. 이로써 소위 말하는 '의학'이 학문으로 탄생하게 된 것이다. 즉 유럽에서는 그리스 히포크라테스의 '4가지 체액설'이 등장했고, 중국에서는 '음양오행설(陰陽五行說)'이 발전했다. 이러한 학설을 바탕으로 메소포타미아, 중국, 인도, 이집트를 비롯해 페르시아, 히브리 등 각 문명시대별로 모두 독특하고 뛰어난 의학체계가 확립되었다. 르네상스시대 이후 서양의 의학 이론은 유물론의 영향을 받아 인체해부학, 병리학 등이 등장했으며, 한편으로는 병소(病巢, 병원균이 모여 있어 조직에 병적 변화를 일으키는

자리)를 규명하는 과정이 더 중요하게
여겨졌다.

인류는 20세기에 들어서면서 근대
의학이 현대 의학으로 진보되었으며
서양 의학계는 특효약을 개발해내기
시작했다. 1950년대 이후 DNA가
발견되고 유전자이론이 등장하면서
이를 응용한 '첨단 의학'이 발전하는

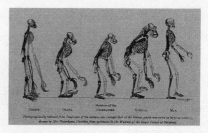

라마르크와 다윈의 진화론
인류는 수많은 진화과정을 거쳐 지금까지 생존하여 왔다. 특히 진
화론은 원숭이가 진화하여 원시인으로 탄생되었음을 뒷받침해주
고 있다.

등 현대 의학은 점점 더 완벽한 체계를 갖추기에 이르렀다.

이쯤 되면 미개한 수준의 의학의 과도기를 이미 지나왔다고 볼 수 있지
않을까? 물론 현대 의학의 관점에서는 미신이나 점술에 더 가까운 듯한
고대의 의술을 조롱어린 시선으로 바라볼 수도 있다. 하지만 지금도 그 조
롱의 대상이 장소와 방식, 인물만 바뀌었을 뿐 여전히 우리 주변에 존재하
고 있다. 독일의 유명한 세균학자 코흐(Koch)는 1882년 세계 의학포럼에
서 결핵의 병원균인 결핵 간균 발견을 발표함으로써 큰 명성을 얻었다. 그
당시 결핵은 세계적으로 골칫거리인 병이었으므로 의학계 전체가 이 소
식에 흥분할 수밖에 없었다. 몇 년 후 코흐는 다시 한번 세계 의학포럼을
통해 결핵을 치료할 수 있는 약, 즉 투베르쿨린(Tuberculin, 결핵균에서 추출한
글리세린)을 발견했다고 발표했다. 그러나 실제로 투베르쿨린은 결핵을 치
료할 수는 없었으며, 그저 결핵에 감염되었는지 여부를 진단하는 항원에
불과한 것으로 밝혀졌다.

또 다른 사례를 살펴보자. 20세기 중엽, 구소련의 리센코(T. D. Lysenko)
는 생물의 체세포가 환경에 따라 변화하면서 얻는 획득형질이 유전된
다고 주장하며 멘델의 유전법칙을 부정했다. 이는 마르크스주의 유물론
을 억지로 과학에 도입하려다가 빚어낸 정치적 오산으로써 실소를 금할

수 없게 한다. 또한 구소련의 세포학자 중에는 독일의 병리학자 비르호 (Rudolph Virchow)가 주장한 '세포설(모든 세포는 세포에서 생성된다는 이론으로 질병이 세포의 이상에서 비롯된다는 현대 의학의 기초를 발전시킴)'을 전면 부정하는 새로운 세포설을 주장하는 이도 있었다.

'의학의 아버지'라 불리는 히포크라테스는 인류를 향해 "가장 훌륭한 의사는 바로 햇빛과 공기, 그리고 운동이다."라고 단언하기도 했다. 따라서 의학은 인간과 자연이 혼연일체가 되는 조화의 미학이자 왕성한 생명력의 반증이라고 할 수 있다.

21세기를 맞이하는 인류에게 당면한 과제는 난치병을 극복하고 '생명 연장의 꿈'을 실현시킬 토대를 구축하는 것이 급선무이겠으나 무엇보다 우리가 살고 있는 지구촌 환경을 제대로 지켜나가고 보존하는 것이 훨씬 더 어려운 과제일 것이다. 우리에게 완벽한 세상은 존재하지 않는다. 우리는 불안정한 환경 속에서 또한 감정적 차원과 물질적 차원에서 살고 있다. 우리의 목적은 세상을 바꾸는 것이 아니라 우리를 에워싸고 있는 것들과 조화를 이루며 사는 것이다. 주변이 아무리 혼란스럽더라도 독자여러분께서는 삶의 균형과 무게 중심을 되찾길 바란다.

2017년 12월 새해를 맞이하며
필자가

히포크라테스 선서 (Oath of Hippocrates)

"이제 의업에 종사할 허락을 받음에

나의 생애를 인류 봉사에 바칠 것을 엄숙히 서약하노라.

나의 은사에 대하여 존경과 감사를 드리겠노라.

나의 양심과 위엄으로써 의술을 베풀겠노라.

나는 환자의 건강과 생명을 첫째로 생각하겠노라.

나는 환자가 알려준 모든 내정의 비밀을 지키겠노라.

나는 의업의 고귀한 전통과 명예를 유지하겠노라.

나는 동업자를 형제처럼 생각하겠노라.

나는 인종, 종교, 국적, 정당정파, 또는 사회적 지위 여하를 초월하여 오직 환자에

대한 나의 의무를 지키겠노라.

나는 인간의 생명을 수태된 때로부터 지상의 것으로 존중히 여기겠노라.

비록 위협을 당할 지라도 나의 지식을 인도에 어긋나게 쓰지 않겠노라.

이상의 서약을 나의 자유의사로 나의 명예를 받들어 하노라."

의학의 성인으로 불리는 그리스 의사 '히포크라테스'에 의해서 기원전 6세기에서 기원후 1세기에 걸쳐 쓰여졌을 것으로 보이는 이 선서는 가장 오래되고 대표적인 의학윤리 문서의 하나이다. 오늘날은 원문보다 이를 조금씩 수정한 약식 선서가 많이 읽히고 있다. 우리나라에서 의과 대학 졸업 시 쓰이는 선서문도 사실은 원문을 크게 변형한 〈제네바 선언문〉에 근거한 것이다.

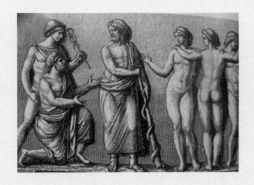

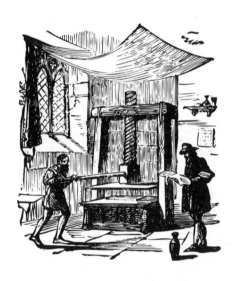

인류가 의학의 발달을 가능케 한 것은 이집트의 상형문자와 수메르인의 설형문자 덕분이며, 또한 대나무, 파피루스, 양피지, 종이 등의 발명 덕택이다. 특히 쿠텐베르크의 인쇄술은 소수의 귀족과 성직자들이 성경과 지식을 독점하던 체제를 단숨에 무너뜨렸으며, 또한 각종 서적의 대중화를 이끌었다. 그 이전에는 수도사나 필경사에 의해 필사본밖에 접할 수 없었다.

(위 그림은 중세 무렵 성경을 인쇄하는 장면이다. 14세기 르네상스와 종교개혁, 18세기 프랑스대혁명은 금속활판에 의한 인쇄술 보급에 의해 이루어졌다고 해도 과언이 아니다.)

제 1 장

원시시대의 의학
점술과 마법의 의술

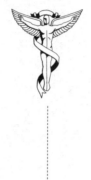

인류 의학의 출발 – 자연 치유

러시아의 생리학자 파블로프(Pavlov)는 "인류가 있는 곳이라면 언제 어디에서든 병을 고치는 의료행위가 이루어졌다."라고 말했다.

한 원주민 부족은 숲을 지나다가 피부에 나무가시가 박히면 상처에 침을 발라 빨리 아물도록 했고, 종기가 생기면 납작하고 뾰족한 돌로 잘라내거나 천연식물로 종기를 찔러 고름을 짜 냈다. 어쩌면 이러한 처방이 침술의 기원이 되었는지도 모른다. 이처럼 조개껍데기, 생선가시, 돌칼 등으로 종기를 찌르는 그 순간부터 의학의 역사가 시작되

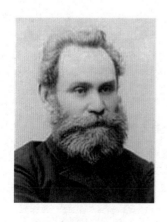

러시아의 생리학자 파블로프
1904년 소화액 분비의 신경 지배에 관한 연구로 노벨 생리의학상 수상했다.

었다고 볼 수 있다.

　인류는 처음에는 자연적으로 발생한 불을
이용하다가 점차 나무를 이용해 불을 지필
수 있게 되었다. 아마도 이때부터 불에 음식
을 익혀 먹는 화식을 하게 된 것으로 볼 수
있다. 화식은 생식보다 맛이 뛰어났을 뿐만
아니라 위장의 염증도 크게 줄일 수 있었다.
또한 단백질이 분해되어 쉽게 흡수될 수 있
었으므로 대뇌 발달을 촉진했다.

　원주민들은 수렵으로 풍성한 포획물을 얻
었거나 기분이 한껏 고조되었을 때, 불을 지

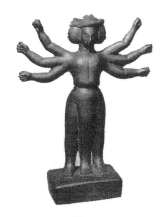

인도의 말라리아 여신(주아라 동상)
중국 의학 못지않게 인도 의학도 매우 유구한
역사를 지니고 있다. 놋쇠를 이용해 만든 다
리가 세 개, 팔이 여섯 개인 인도 말라리아 여
신 주아라(Juara)이다. 고대에는 질병의 치료
와 예방을 모두 신의 영역으로 여겼다.

펴놓고 그 주변을 돌며 춤을 추었다. 초자연적 원동력을 발산한 이러한 의
식은 매우 복잡했으며 점술가와 종교인들의 주재로 이루어졌는데 이는
고대 양생술의 시초가 되었으며 원시적인 '보건 체육'의 형태를 띠었다.
또한 일상생활 또는 노동을 하는 과정에서 뼈가 손상되거나 근육에 무리
가 와서 통증이 발생하면 아픈 부위를 손으로 계속 눌러주었다. 혈액순환
을 돕는 이러한 행위를 통해 통증이 완화되었는데 이때부터 안마가 발달
했다고 볼 수 있다.

　이처럼 다양한 경험이 누적되면서 원주민들은 서서히 약용작물의 이점
을 깨달았다. 고대 중국에서는 약용식물을 '본초(本草)'라고 칭했으며 유
럽에서는 '약재(drug, 건초)'이라고 했다. 즉 '약'이 식물에서 비롯된 것임
을 알 수 있다. 지역에 따라 사용한 약초도 달랐다. 중국인은 대황이 설사
를 멈추게 하고 마황이 기침을 멎게 하는 효과가 있다는 것을 발견했으며
페루인은 키나나무(quinine, 금계랍)로 말라리아를 치료할 수 있다는 사실을
알아냈다. 석기시대 북미의 인디언들도 다양한 약초를 이용해 질병을 고

쳤다.

활과 화살이 발명되고 다른 도구들도 발달하면서 인류는 수렵과 목축활동을 시작했다. 수렵과 목축업의 발달로 자상, 골절, 탈골 등의 상처를 입게 되자 이를 초보적으로 치료하는 방법이 등장했다. 또한 동물의 영양분도 치료에 이용할 수 있다는 사실도 점차 깨닫게 되었다. 이에 따라 지방, 피, 골수, 그리고 간과 같은 내장들을 이용한 동물성 약도 등장하기 시작했다. 목축을 하면서 식물이 동물에 미치는 영향도 관찰할 수 있게 되었으며 이러한 관찰을 통해 식물성 약에 대한 인식이 높아졌다. 그리스 역사문헌에는 한 목축업자가 여로(藜蘆, 백합과의 여러해살이풀)를 사용했다는 기록도 있다.

한편 광천수에서 목욕을 즐기다가 광천욕의 치료효과를 발견한 인류는 점차 광물성 약에 대해서도 인식하기 시작했다. 도기와 점토기를 발명하고부터 이 도구로 밥을 지어 먹는 데 그치지 않고 약을 끓이는 데도 사용했다. 이때부터 끓여서 복용하는 약제가 나타났을 가능성이 농후하다.

점술과 주술의 무속신앙

초기 인류는 온전히 실제 경험을 통해서만 질병과 통증을 없애는 방법을 알아낼 수 있었지만 대자연의 신비를 알아내기에는 인류의 힘은 너무나 보잘 것 없었다. 당시 점술가들은 수많은 사람들의 경험을 종합하여 인체에 이롭거나 해로운 식물을 밝혀냈다. 또한 동물의 자생치료법을 모방하거나 약초를 이용해 병을 고쳤다. 이들은 환자의 믿음을 키워주기 위해서라기보다 본인의 자신감을 높이기 위해 신령의 도움을 받으려 했는데 이 과정에서 각양각색의 마법과 주문을 생각해냈다. 의학은 이처럼 점술가의 주문과 마법을 실행하는 과정에서 시작되었다고 볼 수 있다. 근현대

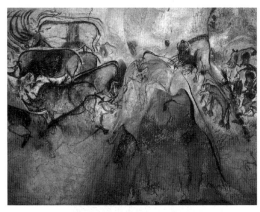

쇼베–퐁다르크 동굴벽화
약 3만년 전의 그림으로써 들소사냥을
할 때 동물가죽의 탈을 쓴 샤먼(반인반수)
이 뒤에서 쫓는 장면이다. 이러한 벽화는
토테미즘에서 나타나는 방어기제에서 비
롯되었다.

각종 연구결과의 성과를
비롯해 고생물학, 인류학
적 근거들도 이러한 사실
을 뒷받침해준다.

원주민들은 알 수 없는
힘에 의해 동족이 쓰러지
는 것을 직접 보았기 때문
에 마귀가 질병과 사망을
주관하고 신이 건강과 행
복을 주관한다는 사실을
믿을 수밖에 없었다. 세찬

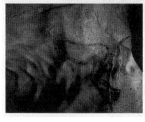
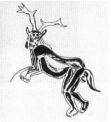

트로아 프레르 동굴벽화
반인반수의 형태로써 마치 춤을 추는 형상을 묘사했는데 주술사(샤먼)의 존재
를 육화한 것이라고 볼 수 있다. 마치 그리스로마신화의 켄타우로스(반인반마)
를 연상케 한다. 크로마뇽인이 그린 동굴벽화로 원시사회에 의사와 점술가가
혼재되어 있는 이중적 이미지를 보여주고 있다.

폭풍우가 몰아치고 칠흑처럼 검은 어둠이 밀려올 때면 사람들은 공포에
휩싸였다. 이 때문에 제사, 의식 등을 통해 이와 같은 초자연적 존재의 진
노를 달래보려 애썼던 것이다. 그리고 이러한 과정에서 바로 점술가가 등
장하게 되었다. 병을 고치는 것은 물론 해독에 쓰이는 약초를 구별해낼 수
있었던 이들은 자신들이 마귀를 쫓아내고 신의 마음을 읽는 능력이 있다
고 주장했다. 그리고 그 능력은 시간이 흐르면서 본능과 경험에 바탕을 둔
점술의학으로 발전했다.

프랑스의 한 동굴에서 지금으로부터 1만 7천년에서 2만년 전의 것으로
보이는 석각(石刻)이 발견되었다. 석각 윗부분에는 인류 최초의 의사로 보
이는 사람의 모습이 그려져 있는데 거대한 사슴뿔이 달린 가면을 쓰고 있

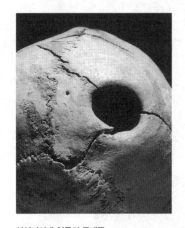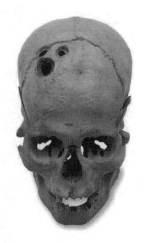

신석기시대 인류의 두개골
두개골을 절개한 흔적과 상처 주변의 아문 흔적이 선명하게 보인다. 이 수술의 궁극적인 목적이 무엇이었는지는 알 수 없지만 아마도 몸에 붙어있는 마귀를 쫓아내기 위한 방법이었던 것으로 추정된다.

어 점술가가 분명해 보인다. 지금도 일부 지역에는 동물 가면을 쓴 점술가들이 존재한다. 이들은 기이한 차림을 하고 환자를 향해 주문을 외우며 우스꽝스러운 의식을 행했다. 그리고 자신들이 처방한 약을 복용하면 질병을 옮기는 마귀가 놀라 달아난다고 굳게 믿었다.

점술가는 환자의 병세를 호전시킬 수도 있지만 때로는 건강을 악화시키거나 심지어 목숨까지 잃게 만들기도 했다. 이들은 주문과 부적을 만드는 신비한 능력 때문에 신분이 상승했으며 신과 인간의 매개자 역할까지 담당했다. 그러나 모골이 송연할 정도로 무시무시한 얼굴 화장과 의식을 행하며 내지르는 괴성, 마귀 쫓는 주문을 읊조리는 소리, 자아도취 상태에서 추는 춤, 마귀를 쫓는다는 명목으로 의식을 잃어가는 환자를 마구 때리는 행위 등으로 볼 때 이들의 의식은 오히려 사기행각에 가까웠다.

모든 의식과 원시 사회의 수술, 그리고 자연치료법 등은 모두 점술가들의 의료영역에 속했다. 물론 이러한 의식이 환자들에게 어느 정도 정신적 위로를 주는 효과가 있었던 것만은 분명했다. 점술가들은 동물의 독소와 식물의 특성을 잘 이해하고 있었기 때문에 이러한 효과를 극대화시킬 수 있었다.

심지어 인체의 두개골 절단 및 천공 수술을 시도한 점은 신기할 따름이다. 당시 수많은 환자들이 이러한 수술을 받고 생명을 연장했다. 천공 수술 흔적이 있는 두개골 화석이 발견되기도 했는데 이미 두개골에 난 구멍 주변이 깨끗해져 있었다. 이는 수술 후 골수조직이 잘 아물었음을 설명해준다. 두개골에 난 천공의 위치로 볼 때 이 수술은 두통과 간질을 제거하는 의료행위와 마귀를 쫓는 모종의 의식 등 두 가지 목적이 있었던 걸로 추정된다. 다만 고름을 짜내고 피를 내거나 가장자리를 날카롭게 간 돌칼, 부싯돌 등 구식 수술도구만을 가지고 이러한 모든 과정을 진행했다는 사실이 불가사의할 뿐이다.

의학의 기원은 종교와 밀접하게 관련되어 있다. 고대 문명국가 모두 신전과 성지를 중심으로 의학이 뿌리내리기 시작했으며 얼마 안 되어 의학은 최고의 권위를 얻게 되었다. 오늘날에도 일부 원시부족의 점술가들은 그들의 역할을 충실히 이행하고 있다.

아스클레피오스가 히포크라테스의 조상이라는 설도 있지만, 신화 속의 인물로 보는 것이 타당할 것이다. 그리스 신화에 나오는 아스클레피오스는 아폴론 신과 코로니스라는 인간 여성 사이에 태어났다. 하지만 아스클레피오스는 태어나는 과정에서부터 고초를 겪었다. 즉 아폴론은 자신을 배신한 코로니스를 불더미 위에서 태워 죽이고는 아들 아스클레피오스를 코로니스의 뱃속에서 끄집어냈다고 한다. 정숙한 코로니스가 난산 끝에 죽었다는 설도 있으나 어쨌든 아스클레피오스는 제왕절개로 세상 빛을 보는 동시에 어머니 없는 아기로 태어난 것이다.

아폴론은 자신의 아들을 상체는 인간이고 하반신은 말인 키론에게 맡겼다. 키론은 아스클레피오스를 훌륭히 키웠을 뿐만 아니라 자신의 의술까지도 정성을 다하여 전수하였다. 이

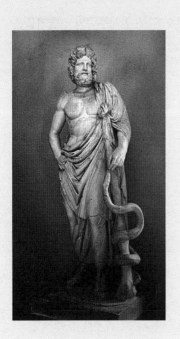

과정에서 뱀 한 마리가 아스클레피오스의 귀를 깨끗이 핥고는 비법을 전수했다고 하는데 그리스 전통에 의하면 뱀이라는 동물은 구약 성경과는 다르게 지혜와 의술, 재생을 상징하는 영물이다. 오늘날 지구촌의 수많은 나라에서 뱀이 휘감고 있는 아스클레피오스의 지팡이를 의사 관련 단체와 '의술의 상징'으로 사용하고 있는데 이는 현재까지 고대 그리스의 전통이 고스란히 이어지고 있는 것이라 볼 수 있다.

제 2 장

고대 이집트 의학

신화적 처방

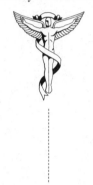

임상처방 'R'

고대 이집트제국은 매우 호전적인 국가였다. 히포크라테스는 '전쟁은 외과의사를 단련시키는 가장 좋은 학교'라고 말했다. 언제 목숨을 잃을지 모르는 긴박한 상황이 이어지는 전쟁터에서 의사들은 상처를 싸매는 것에서부터 지혈, 탈골 치료 등 풍부한 실전 경험을 쌓을 수 있었기 때문이다. 그들은 지혈법, 고무액 이용법 등을 이미 알고 있었다. 또한 외과수술이 시행될 때, 그 현장에는 반드시 주문을 외우는 주술사들이 함께 자리했는데 이는 환자들에게 마음의 안정을 주기 위한 조치로 추측된다. 지금도 의사들의

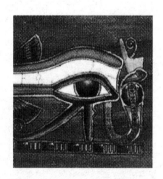

이집트 호루스의 눈(Eye of Horus)
웨자트(Wedjat, 완전한 존재)의 눈이라고도 하는데 부적 형태로 몸에 지니고 다녔다. 고대 이집트 의사들은 '호루스의 눈'을 이용해 약의 용량을 판가름했다.

말 한 마디, 행동 하나하나에 환자들의 희비가 엇갈린다.

고대 이집트에서는 미라를 싸고 있는 아마포를 벗겨내면 썩지 않고 완벽하게 보존되어 있는 시체들에서 류머티즘, 관절염을 앓았던 사실을 발견할 수 있다. 또한 포트병(Pott's Disease)으로 불리는 결핵성 척추염을 앓았던 흔적도 보인다. 척추가 심하게 굽어 있거나 허리 부위에서 큰 종양이 발견되기도 했다. 방광, 신장 결석 등의 병도 이미 존재하고 있었으며 동맥경화도 3500년 전에 등장했다.

이집트인의 질병은 현대인의 질병과 매우 흡사했다. 그들은 이미 질병에 대처하는 법을 알고 있는 듯했다. 그러나 미라에서 발견된 병은 모두 초기단계 증상에 머물고 있어 발병 후 제대로 된 간호와 치료를 받지 못해 결국은 영양실조로 사망한 것으로 판명되었다.

청동기가 등장하면서 고대 이집트 문명은 석기시대의 그늘에서 벗어났다. 외과의사들이 더욱 예리한 도구를 사용할 수 있게 되면서 외과학 발달에 활력을 불어넣게 된 것이다. 당시에 등장했던 칼과 침 등은 조악한 수준이긴 해도 안과 전문의가 탄생하는 계기가 되었다. 또한 기원전 4000년 경 이미 포경수술이 시행된 사실이 밝혀졌다. 기원전 6세기경 당시 이집트 수도원에 들어가기 위해서는 반드시 먼저 할례를 받아야 했다. 이 때문이었을까? 이집트 수도원은 '피타고라스 정리'를 발견한 그 유명한 피타고라스(Pythagoras)마저도
받아들이기를 거부했다.

오늘날 임상 의사들이
사용하는 처방전 왼쪽 상

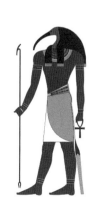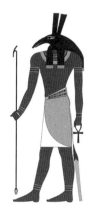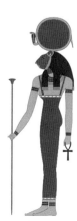

고대 이집트의 의학 관련 신
고대 이집트의 신은 거의 인신조수(人身鳥
首)의 모습을 하고 있는데, 치료의 신(Toth,
토트), 전염병의 신(Set, 세트), 질병의 여신
(Sechmet, 세크메트)가 유명하다.

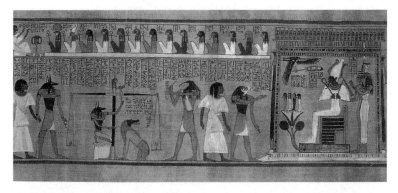

오시리스의 정원
지하 세계와 풍요의 신으로 알려진 오시리스의 몸은 녹색으로 표현되는데, 이는 '부활, 재생'을 의미한다. 흙과 여러 가지 약재를 심는 것은 숭배의 형태로 새로운 생명을 상징하는 것이다. 신왕국시대의 오시리스는 머리에 2개의 깃 털이 달린 장식을 쓰고 양손에는 갈고리와 도리깨를 들고 있다.

단 모퉁이에는 'R'이란 부호가 찍혀 있다. R은 Recepe의 약자로 '약을 투여하다'란 뜻이다. 그 어원은 라틴어의 Receptum에서 나온 것으로 '약속, 승낙'이라는 뜻이 있다. R 부호의 기원은 5천년 전 고대 이집트의 호루스 (Horus) 신화에서 비롯되었다. 이집트 신화를 보면 신도 인간처럼 병에 걸렸다. '죽음과 환생의 신' 오시리스(Osilis)의 아들인 호루스는 유년기에 마귀 세트(Seth: 호루스의 형제이면서 삼촌)의 공격을 받고 눈을 다쳤다. 그의 어머니 이시스(Isis)는 당시 의술을 관장했던 신 토트(Thoth)에게 호루스의 상처를 치료해 달라고 사정했다. 이에 지혜의 신 토트는 호루스의 눈을 고쳐 시력을 회복시켜 주었다. 그러나 시력은 돌아왔지만 그의 머리는 매로 변하고 말았다. 그렇게 해서 호루스는 얼굴은 매, 몸은 사람인 형상이 되었다.

이집트는 사막에 위치하고 있어 눈병이 만연했다. 후에 토트는 '안과의 신'으로 추앙되었다고 한다. 한편 '호루스의 눈'은 건강을 유지하고 회복하는 상징으로 여겨졌으며 악귀를 물리치는 부적으로 간주되기도 했다.

이 신화는 중세까지 전래되어 유럽에서는 '호루스의 눈'을 아라비아 숫자 '4'의 형태로 묘사했다. 이후 로마의 의사, 화학자들은 이를 기준으로 처방전에 약의 투여량을 표시하기도 했다. 당시 의사와 연금술사들은 처방전을 내리기 전에 하늘의 신 주피터를 떠올리며 그의 힘이 미쳐주기를 바라기도 했다.

시간이 흐르면서 과학적 성과가 신화와 전설을 대체하게 되었지만 R이란 부호는 계속해서 사용되고 있다. R은 현재 국제적으로 통용되는 임상 처방의 전용 약자로서 하루에도 수만 장씩 R부호가 적힌 처방전이 발급되고 있다. '호루스의 눈' 또한 의학의 유구한 역사와 역량, 덕성을 대표하는 상징이 되었다.

나일 강변에 비친 의학의 서광

고대 이집트는 피라미드와 스핑크스 등 웅장한 고대 건축물로 유명하다. 그러나 고대 그리스의 사학자 헤로도토스(Herodotus)는 이집트를 둘러보고 돌아온 후 오히려 이집트를 '질병의 나라'라고 칭했다. 헤로도토스의 저서 《역사 Historiae》에는 그가 보고 들은 이집트 의학 관련 내용이 다음과 같이 기록되어 있다.

"이집트 의사는 여러 질병이 아니라 오로지 하나의 질병만 정확하게 치료할 수 있으면 된다. 지금은 도처에서 의사를 쉽게 접할 수 있으며 의료업은 그 영역이 매우 엄격하게 분류되어 있다. 눈만 치료하는 사람, 치아만 치료하는 사람, 심지어 위만 치료하는 사람이 있을 정도로 전문화되어 있다."

또 다른 그리스 사학자 디오도루스 시쿨루스(Diodorus Siculus)는 이집트에는 이미 초보적인 의료제도가 확립되어 있었다고 기록한 바 있다.

"이집트에서는 전쟁 또는 여행 중에 무료로 치료를 받을 수 있다. 의사들이 정부로부터 보수를 받기 때문이다. 그 옛날 덕망이 높았던 한 의사에 의해 정해진 이 규정은 매우 엄격하게 시행되었으므로 의사들도 도의상 절대 환자를 거절하지 못했다."

고대 이집트에는 안과, 치과를 비롯해 두통, 복통, 수족 이상 등 진료과 목이 매우 세분되어 있었다. 세계에서 가장 오래된 의학서 가운데 하나인 '에버스 파피루스(Ebers Papyrus, BC 1500년경 제작)'에는 진료과목별 의사 외에도 주문을 외우는 자, 부적을 그리는 자 등도 의사로 간주되었다. 이 세 부류의 의사들은 모두 수도원 학교에서 교육을 받았으며 성서에 기록된 방법에 따라 의술을 익혔다. 당시에는 특정 질병의 경우 인간이 범한 죄에 대한 신의 처벌이라는 인식이 보편화되어 있었기 때문에 의사와 점술가의 구분이 모호했다. 따라서 점술가는 기도, 제사, 속죄 등의 의식을 통해 '인간에 노한 신'에게 용서를 구했다. 이 방법으로 환자가 완치되지 않아도 의사에겐 큰 책임이 없었다. 그러나 만약 의사가 성서에 위배되는 방법으로 치료를 했거나 환자가 의사에 의한 처방약을 먹고 목숨을 잃으면 의사도 자신의 목숨을 내놓아야 했다.

진료를 할 때는 주문이 가득 담긴 책과 불에 타서 검게 그을린 흙을 부적처럼 지녔다. 일부 의사들은 소아 질병 치료의 최후 수단으로 죽은 쥐를 사용하기도 했다. 기원전 4000년경 발견된 어린 미라의 소화기관에서 껍질을 벗긴 쥐가 발견된 것으로 보아 당시 이 방법은 의사와 환자 모두 수긍했던 치료방법으로 추정된다. 고대의 약물 투여 및 치료 행위는 마치 신성한 법칙처럼 여겨져 누구 하나 이의를 제기할 수 없었다. 전통이 관례로 굳어진 후엔 의사들도 복종을 강요당했다. 만약 이러한 전통에 저항하다가 환자가 죽으면 의사는 심각한 위기에 처할 수밖에 없었다. 전통적인 방법 가운데는 옳은 것도 있고 어리석은 것도 있었다. 그러나 당시에는 옳은 방법 대신 어리석은 방법을 택하기 일쑤였다.

내과 치료에는 다양한 약물이 사용되었다. 의사는 손을 환자 머리에 대고 환자에게 각종 음료를 마시게 했다. 식물성 약으로는 회향(茴香, Foeniculum vulgare), 센나잎(Sennae Folium), 천선자(天仙子, Hyoscyami Semen), 피마자유, 독미나리(Cicuta virosa), 오르니토갈룸(Ornithogalum), 양귀비 등이 있으며, 동물성 약으로는 꽃게, 양의 지방, 오리 지방, 도마뱀, 박쥐의 피, 고양이의 자궁, 당나귀 고환 등이 있다. 그 밖에 사람의 대소변, 파리 똥과 같이 혐오스럽고 비위를 상하게 하는 것들이 마귀를 몸 밖으로 쫓아낸다고 믿기도 했다. 광물성 약으로는 마그네슘, 아연, 구리, 소금, 유황, 석고 등이 사용되었다. 당시 의사들은 질병의 예방과 치료를 위해 내장의 부패한 독소를 배출시키는 방법, 즉 관장을 실시했다. 관장 치료는 환자의 몸을 정화시키는 동시에 환자와 의사 사이의 신뢰를 높여주었다.

의사는 진료도 하고 약을 조제하기도 했으며 약탕에서 환자를 목욕시키기도 했다. 또는 상처에 직접 약을 발라주고 지압 치료를 실시했으며 관장은 물론 수술까지 집도했다. 그러나 아무리 간단한 수술이라도 수술은 반드시 수도원 부근 외과에 가서 의사가 직접 집도하도록 했다. 종기 제거, 고름 짜내기, 포경수술, 상처 꿰매기, 고약 바르기, 소의 뼈로 만든 판목으로 골절 부위 고정하기, 상처 부위 붕대 싸매기, 불로 지지기, 사혈(瀉血)처럼 피를 내는 치료도 모두 수술에 속했다. 당시의 제한적인 외과 지식으로 이 같은 시술을 했다는 것이 놀라울 따름이다.

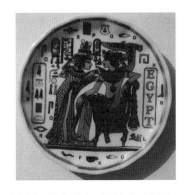

고대 이집트의 거머리 치료법
이집트 파라오의 무덤에는 거머리로 치료하는 모습이 벽화로 남아있다. 고대 인도에서도 외과수술 후 거머리 치료가 성행하였음을 알 수 있다. 피부염이나 상처가 난 곳의 염증을 완화시켜 주는 역할을 한다.

그 시대에 자궁염은 매우 흔한 병이었다. 의사는 환자를 뜨거운 숯 위에 서게 한 후 향기로운 밀랍을 숯 위에 부어 그 연기를 쐬도록 함으로써 염증을 완화시켰는데, 이는 상당한 효과가 있었다. 특히 이집트에서는 이미 관장약이 발명된 상태였다. 전설에 따르면 의술의 신 토트가 나일 강변에서 고위 성직자들에게 직접 시범을 보였다고 한다. 그는 한 마리 백로로 변신해 수면 위에 내려 앉아 부리에 물을 머금은 후 자신의 항문에 삽입했다. 이 장면을 본 의사들이 관장의 개념을 터득한 것이다.

이집트인들은 인체의 가장 중요한 기관이 심장이라고 생각했으며 이곳에 지각 능력이 있다고 여겼다. 또한 손발의 맥을 짚어 심장의 운동을 감지할 줄 알았다. 그러나 당시에는 심장의 펌프운동만 인식하고 있었을 뿐 혈액순환에 대한 개념은 아직 확립되지 않았다. 대뇌 표피 구조를 상당 수준 이해하고 있었지만 이곳에 바로 '지각'이 존재한다는 사실은 모르고 있었다. 그들은 인체에 기, 혈액, 분비물을 운반하는 관(管)이 있다고 믿었다. 예를 들어 "코에는 관이 네 개 있는데 두 개는 혈액을 운반하고 두 개는 공기를 운반한다. 고환에 있는 관은 정액을, 그리고 간장의 관은 물과 공기를 운반한다. 오른쪽 귀에 있는 두 개의 관으로는 살아있는 기가 들어가며 왼쪽 귀에 있는 두 개의 관으로는 죽은 기가 들어간다." 이러한 사실들을 종합해 볼 때 당시 의사들은 해부학과 생리학의 기초 지식을 인지하고 있었음을 알 수 있다.

수 세기가 흐르도록 신의 권위가 지배하는 사회에서 치료는 여전히 신의 계시로 여겨졌다. 이집트인들은 의술의 신 토트가 신들만이 알고 있던 치료의 비밀을 몰래 기록해서 의학교에 보관해 놓은 것이라고 믿었다. 토트는 과학과 예술을 발명했을 뿐 아니라 신들의 비밀, 그리고 질병의 발생과 치료에 대해서도 잘 알고 있었으며 마귀를 물리치는 주문을 발명했다고도 전해진다.

그렇다면 당시 사람들은 무엇을 기준으로 어떻게 의사에게 치료비를 지불했던 것일까? 이집트인들은 특별히 이발에 민감해서 평소에는 두발 관리를 철저히 했다. 하지만 질병에 걸리면 병상에 누워 있어야 하므로 이발을 할 수 없었다. 이에 병이 나으면 그들은 이발사를 집으로 불러 이발을 했는데 당시 잘라낸 머리카락의 양으로 의사에게 지불할 비용을 산출했다고 한다. 그렇다면 대머리 환자는 어떻게 했을까? 억울함을 무릅쓰고 의사가 달라는 대로 비용을 지불해야 했다. 즉, 그들은 맘 놓고 병에 걸릴 수도 없는 가련한 처지였다고나 할까?

파라오를 위한 궁정의학

이집트제국의 의사들은 이집트에서는 물론 동방 전체를 통틀어 신분과 지위가 매우 높았다. 각국의 국왕들은 모두 이집트 의사를 데려오기 위해 갖은 노력을 기울였다. 페르시아의 키루스 대제(Cyrus the Great)는 안과 의사를 이집트로 보내 수학하도록 했으며, 아키메네스의 왕 다리우스(Darius)도 이집트에서 데려온 의사에게 자신의 모친의 눈을 치료하도록 했다. 또한 이집트의 각종 약재도 주변 국가의 약학 서적에 등재되었으며 이후 중동국가로까지 전파되었다. 그리스의 의학 역시 이집트 의학과 지식에 의존해 크게 발전했다. 로마시대 유명한 의사였던 갈레노스도 종종 이집트 약을 처방해 환자들을 안심시켰다. 18세기 런던 거리에는 '이집트 의사'란 간판을 건 수많은 떠돌이 의사들이 등장했다.

앞에서 언급한 바와 같이 이집트는 세계 최초로 '전문의 제도'를 시행한 나라였다. 특히 파라오 왕의 주변에는 셀 수 없을 정도로 많은 의사들이 왕의 건강과 장수를 책임지고 있었다. 이 의사들은 '약품 보관', '마취 주관' 등 일정한 직책을 맡았는데, 그중에는 현대인의 예상을 뛰어넘는 직책

명도 있다. 예컨대 기자(Giza) 피라미드 부근에는 기원전 2500년 전에 건축된 파라오 주치의의 무덤이 있는데 비석에 '항문 전문'이라고 기록되어 있다. 일부 파라오 왕들은 왼쪽 눈과 오른쪽 눈을 관리하는 의사를 각각 따로 둘 정도였다.

이집트의 궁정 의사들은 모두 성직자 신분이었기 때문에 대개 수도원 근처에 있던 학당에서 의학을 공부했다. 수도원의 대전(大殿)은 신에게 제사를 지내던 곳으로 그 주변에 교실과 약품창고가 자리하고 도서관도 인근에 위치했다. 당시 견습 성직자들은 성서에 나오는 의학을 반드시 익혀야 했다. 그리고 일정 기간이 지난 후에야 '기적의 전당'에서 중 · 고위 성직자들이 주재하는 진료에 참가할 수 있었다.

이집트인들은 참된 의학지식은 모두 신의 계시라고 굳게 믿었으며 질병은 마귀가 들어와 신체를 망가뜨리는 것이라고 여겼다. 의사가 신에게 기도하며 주문을 외어 마귀를 쫓았는데 환자의 몸을 주무르거나 밟기도 하고 환자에게 구토제를 복용하게 한 후 "마귀야 물러가라! 호루스의 주문이 너를 부른다. 그가 너를 갈기갈기 찢어 버리리라!"라고 소리치기도 했다.

미라 - 영원한 생명에 대한 갈구

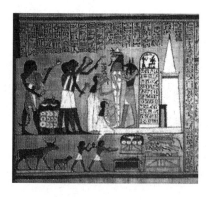

'미라(mummy)'는 썩지 않게 건조시킨 시체를 말한다. 영원한 생명은 모든 인류가 갈구했

〈사자의 서〉에 나오는 그림
고대 이집트인들은 종교적인 의식의 일환으로 죽은 사람의 신체를 방부처리를 통하여 미라(mirra) 작업을 행하곤 했다. 아누비스가 토트 앞에서 죽은 자의 심장 무게를 저울에 달고 있다.

던 소망이다. 이집트 파라오와 귀족들은 그들의 시체를 썩지 않게 건조시 킴으로써 새 생명으로 다시 살아나기를 기원했다. 그들은 생전에 이미 무덤, 즉 피라미드를 건조했으며, 죽은 후에 그곳에 매장되었다. 시체를 방부 제로 처리하는 기술은 기원전 3400년에 이미 생겨났으며 기원전 10세기 경에는 상당한 경지에 올라 있었다는 사실을 알 수 있다.

헤로도토스는 시체의 방부처리 기술에 대해 다음과 같이 기록했다.

"철 고리를 콧구멍에 걸고 모든 내장은 항문을 통해 꺼냈는데 영혼이 깃든 부위인 심장과 신장은 남겨두었다. 꺼낸 내장은 따로 고급 항아리 속에 담아놓았다. 시체의 안팎을 깨끗이 씻은 후 물과 향료를 바르고 톱밥과 향료로 배안을 채운다. 그런 다음 시체를 소금물에 70일 동안 담갔다가 다시 꺼내 붕대를 감고 나무의 진액을 가득 바른다. 또 다른 방법도 있다. 항문을 통해 콜타르를 주입한 후 봉합하여 새거나 흘러나오지 않도록 했는데, 이 과정을 마치면 역시 70일 동안 소금물에 담가두었다. 시간이 경과한 후 시체 속에 주입한 콜타르를 꺼냈는데 이때가 되면 내장이 모두 용해되어 함께 흘러나왔다. 마지막으로 콜타르에 담가둔 리넨 천으로 시체의 전신을 감싸고 석실에 안장한다."

그 당시 미라를 만들고 방부제로 시체를 처리하는 기술이 이미 상당한 수준으로 발달했다. 이를 통해 이집트 의사들이 해부학에 정통했음을 짐작할 수 있다. 시체 방부처리는 점술가가 하지 않고 이 분야의 전문가들이 맡았다. 물론 이들은 관련 기술을 습득하는 과정을 따로 익혔다.

미라는 우선 고대 이집트인들이 앓았던 질병, 즉 관절염, 동맥경화, 종양 등을 관찰할 수 있다는 데서 그 가치를 인정받고 있다. 최근 일부 서양 의학자들은 5000년 전 미라의 시체에서 AIDS와 같은 병균이 존재하고 있었는지에 대해 연구를 시작했다. 만약 이러한 가정이 입증된다면 AIDS 병균은 유행성 독감처럼 변이를 일으킨 것으로 볼 수 있다. 실제로 미라는 보존 상태가 매우 양호하여 현미경으로 피부조직의 단면을 관찰해보면 구조가 완벽하게 나타나며 간혹 질병의 흔적이 발견될 때도 있다. 현재까지 결핵성 척추염, 기형 발, 직장 궤양, 류머티즘 관절염, 충치, 유두염, 그리고 다양한 눈병 등이 발견되었는데 이를 통해 고대 이집트인들이 현대 이집트인들과 비슷한 질병을 앓았던 것을 알 수 있다. 기원전 1160년의 미라인 람세스 5세(Ramses V)의 얼굴에서 천연두를 앓고 난 후의 마마자국이 발견되어 천연두 유행과 관련한 최초의 근거로 알려졌다.

시체 방부처리 기술로 인해 외과의사들은 많은 이득을 보았다. 그러나 이집트 상형문자 가운데 '심장'의 모양은 암소의 심장 모양과 유사하고 '후두'는 소의 머리와 기관지를 닮았으며 '자궁'은 양쪽에 뿔이 난 형태여서 지금의 자궁 모양과 전혀 다르다. 당시의 의사들이 인체의 각종 기관과 위치, 상호관계에 대해 완전히 파악하고 있었음에도 이와 같은 상형문자가 나왔다는 사실에 고개가 갸우뚱해진다. 그러나 미라 제작에 대한 노하우가 쌓이고 외과 관련 기기, 도구들이 등장하면서 해부학, 외과학은 발전하기 시작했다. 인류 최초의 해부학 개념도 이때 확립된 것으로 추측할 수 있다.

의사들은 시체 방부처리 과정에서 나무 진액, 석유 에테르, 탄산나트륨, 역청 등 다양한 방부제를 사용할 줄 알게 되었으며 미라를 감싸는 데는 리넨 천이 적합하다는 사실도 발견했다. 리넨 천은 역청에 미리 담가두었다가 사용했다. 일부 삼베 천은 오늘날의 면과 견주어도 붕대 천으로 전혀 손색이 없었다. 이 천을 이용해 시체를 감싸는 기술도 매우 발달해 있었다. 《미라론》의 저자 그랜빌(Granville)은 "이집트 미라는 현대 외과의 붕대 감는 기술을 모조리 보여준다."라고 밝혔다.

파피루스 처방전

파피루스(papyrus)는 나일 강 유역에
특별히 많이 분포하는 사초과의 식물로
줄기가 넓어 얇게 자른 후 편평하게 눌
러서 햇빛에 말리면 종이 대신 사용할
수 있다. 파피루스로 만든 책은 이집트
약학의 기반을 형성했다고 볼 수 있다.
의사는 자신의 경험을 파피루스에 적어
의학의 전통을 확립했던 것이다. 고대

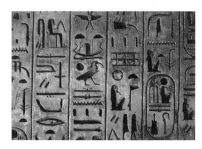

미라를 싸는 천에 새긴 상형문자(기원전 300년경)
한자의 기원이 된 한자는 갑골문에 새겼으나 고대 이집트인들
은 석주나 파피루스에 남겼다.

이집트의 다른 문화지식은 단명하는 운명을 맞았지만 의학지식만은 파피
루스를 통해 보전되었다.

19세기 말 게오르크 에버스(George Ebers)와 에드윈 스미스(Edwin Smith)
가 의학지식이 적힌 파피루스를 발견하기 전까지 이집트의 의학지식은
호메로스, 헤로도토스, 히포크라테스, 플리니우스(Plinius) 등 주로 그리스,
로마인의 기록에 의존했다.

1873년 에버스는 이집트의 수도 테베 룩소르 지역에서 파피루스를 발
견했다. 이때 발견된 파피루스는 기원전 1553~1550년에 작성된 것으
로 기원전 3300~2360년까지 고대 제국시대의 의학논문이 기록되어 있
다. 당시는 이집트 제8왕조 시대로, 그 전대 왕조인 쿠푸(Khufu), 카프레
(Khafre), 멘카우레(Menkaure) 등 세 개의 피라미드가 이미 지어진 상태였
다. 이 파피루스에는 악어에 발가락을 물렸을 때 치료하는 방법 등 총 700
여 종의 병에 대한 치료방법이 기록되어 있다. 그 중에서 변비 등 위장과
관련된 병에 대한 설명이 20페이지에 달한다. 변비에는 식용유와 맥주를 혼
합해서 복용하라고 적혀 있는데 이 방법은 오늘날에도 여전히 사용된다.

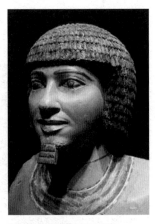

최초로 피라미드를 세운 임호텝
임호텝은 '평화롭게 다가오는 사람'이라는
뜻이다. 그는 고관이던 카네페르의 아들이
며 조세르 왕의 친구였고, 왕자였다는 설도
있다. 그는 파라오의 고문, 회계, 재상, 귀족,
건축가이며, 파피루스를 발명하고, 최초로
계단식 피라미드를 세운 인물이다.

파피루스에 기록된 처방전 가운데
일부는 이집트의 의성(醫聖) 임호텝
(Imhotep)에 의해 만들어진 것으로 추정
된다. 임호텝은 이집트 제3왕조 시대
인물로 이집트인들은 아직도 그를 매
우 신성시한다. 이에 비해 그리스인들
은 자신들의 의학의 신 아스클레피오
스와 대등하게 보고 있다. 에버스가 파
피루스를 발견한 후 대여섯 개의 파피
루스가 더 발견되었으며, 모두 발견한
인물의 이름으로 명명되었다.

파피루스가 발견되자 그 안에 고스
란히 담긴 이집트의 외과 의술도 세상
에 윤곽을 드러냈다. 지금으로부터 4000년 전 파라오 시대의 외과의사는
머리, 코, 턱, 귀, 입술, 후두, 목, 척추, 가슴 등 신체 모든 부위를 치료했을

파피루스 일람표

파피루스 명칭	항목	행수	처방전수	필사연대	소장기관
스미스 파피루스 (The Edwin Smith papyrus)	17	377		BC 17세기	뉴욕역사학회
허스트 의학 파피루스 (The Hearst Medical papyrus)	16	272	260	BC 16세기	캘리포니아 대학
에버스 파피루스 (The Ebers papyrus)	110	2289	877	BC 16세기	라이프치히 대학교
베를린 파피루스 (The Berlin papyrus)	24	279	204	BC 16세기	베를린국립박물관
런던 의학 파피루스 (The London Medical papyrus)	19	253	63	BC 11세기	대영박물관

뿐만 아니라 해부, 생리, 병리 등의 영역과 관련하여 근육골격, 심장, 대뇌의 기능 등에 대해 초보적인 지식을 숙지하고 있었다.

외과 분야에서는 고름 덩어리를 제거하는 절개 수술을 비롯해 불로 상처 부위를 지지는 방법, 흔들리는 치아 고정, 골절 부위에 부목 대기, 고름과 염증 처리, 동물에게 물린 상처, 타박상 등을 치료하는 방법 등이 기록되어 있다. 약재로는 기침 멈추는 약, 흡입하는 약, 향기를 쐬는 약, 좌약, 관장약 등이 소개되었으며 안과 수술과 관련된 기록도 적혀 있다.

특히 집과 신체를 청결하게 하는 위생 관련 규정도 볼 수 있는데 이 규정에 소개된 약재는 약초, 광물질, 분비물, 동물 등 매우 다양하고 복잡하다. 동물성 약재로는 소, 박쥐, 당나귀, 쥐, 코끼리, 악어, 사자, 낙타, 늑대, 대머리 독수리 등이 있으며 사람의 타액, 소변, 담즙, 배설물, 그리고 곤충과 뱀도 모두 약재로 사용되었다. 이러한 약재를 혼합하여 구강을 헹구는 약, 연고, 코로 냄새를 흡입하는 약, 완화제, 환약, 흡입약, 향기약, 설사약 등을 조제했으며 아편과 독초 등도 포함되었다.

이밖에 주문, 마술 등 미신적 색채가 강한 방법들과 문진(問診), 촉진(觸診), 시진(視診), 청진(聽診), 그리고 환자의 움직이는 모양 등을 살펴 환자의 상태를 진단하는 방법도 소개했다. 예컨대 귀는 청각기관인 동시에 호흡기관으로 여겨서 사람이 살아있을 때 숨이 오른쪽 귀로 들어가지만 죽으면 숨이 왼쪽 귀로 들어간다고 보았다.

당시 이집트인들은 심장과 맥박의 관계에 대해서도 어느 정도 이해하고 있어서 손가락을 정수리, 손, 윗배, 팔뚝, 발 위에 대고 심장 박동을 느끼곤 했다. 치료에 사용된 약재는 총 700여 종에 이르며 처방전은 1000여 건에 육박한다. 이 가운데는 "혈관에 생긴 종양이 돌처럼 딱딱하게 만져질 때 수술로 제거하고 수술 부위는 불로 지져 과다출혈을 막는다."는 매우 현대적인 처방도 있다. 의사는 환자의 맥을 짚고 신체를 살펴본 후 견

갑골과 흉부에 귀를 대고 흉강에서 나는 소리를 들어보기도 했다.

자신이 시행한 치료의 효과와 간략한 설명을 덧붙여 놓은 의사도 있었는데 환자의 병세가 호전되면 "나는 이 병을 치료할 수 있다."는 자신감을, 치료효과가 불투명하면 "다른 방법이 없다."는 초조함을, 그리고 병세가 악화되면 "환자를 살릴 방법이 없다."는 절망감을 기록했다.

1862년 미국의 고고학자 에드윈 스미스에 의해 발견된 '스미스 파피루스'는 기원전 1700년경에 완성된 것으로 '세계 최초의 외과 교과서'로 불린다. 이 파피루스에는 각종 난치병과 그에 대한 치료방법이 체계적으로 소개되어 있는데 48종의 외상을 분석하여 진찰, 진단, 의사가 직접 치료를 실시할지 여부, 치료 과정 등의 순서에 따라 기록되어 있다.

일례로 복통을 호소하는 한 여성 환자를 진단한 결과 음문(陰門)에 문제가 생겨 월경을 할 수 없는 것으로 밝혀졌다. 의사는 환자에게, 혈액이 막혀 있으니 혈지와 달콤한 맥주를 섞어 나흘 동안 복용하도록 하는 한편 안약연고와 유향(乳香)을 섞은 연고를 음부에 바르도록 했다. '스미스 파피루스'에는 종교 의식과 주문 등이 차지하는 비중이 최소화되어 있다. 의학은 이미 고위 성직자들의 손을 떠나기 시작했던 것이다.

제 3 장

고대 오리엔트 의학
히브리, 인도, 메소포타미아 의학

여기서 오리엔트 의학이라 함은 서양 의학과의 대별되는 개념에서 사용하였으며,
또한 중국 의학과도 전혀 다른 의미로 표현하였음에 유의하자.

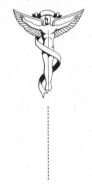

불결은 만병의 근원

유대인은 유일신을 섬기는 민족이었다. 모세를 따라 이집트를 빠져나온 후부터 이스라엘의 의학은 축귀(逐鬼), 별자리 등의 미신의 속박에서 벗어나게 되었다. 《구약성경》에는 질병의 원인과 치유 모두 신이 주관한다고 밝히고 있다. 이처럼 유일신을 믿는 신앙에서 출발한 건강 개념이 보편화되자 이스라엘에서는 이집트와 바빌론 사람들처럼 오물을 가지고 병마를 쫓는 미신 행위는 근절되었다.

신이 정한 율법대로 행하면 건강해지고, 만약 이 법도를 어기면 그 벌로 질병을 얻게 된다는 것이다. 따라서 질병은 죄악의 대가라고 여겼다. 제

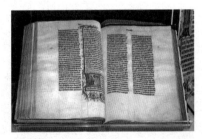

구약성경 *'구약성서'라고도 함
《구약성경》은 유대인의 경전으로써 본래는 '타나크'라 불려지는데 토라 혹은 모세오경(창세기, 출애굽기, 레위기, 민수기, 신명기)을 지칭한다. 모세오경은 유대민족의 역사를 기록한 책이다.

사장은 신도들을 향해 율법을 지키고 여호와를 따르면 모든 병이 사라질 것이라고 강조했다. 인간이 질병을 얻게 되는 이유는 마귀가 조화를 부리거나 소인배가 질투심에 저주를 했기 때문이 아니라, 신이 인간의 죄악에 노했기 때문이라는 것이다. 따라서 선지자들은 병에 걸리지 않으려면 반드시 십계명(十誡命)을 지켜야 한다고 당부했다. 또한 병이 낫기 위해서는 하나님 외에 다른 신을 섬겨서는 안 되었다. 모세의 율법이 건강과 질병을 지배했으므로 미신, 점술은 설 자리가 없어진 반면 제사 의식의 중요성이 대두되었다. 성경에서는 특히 정신적, 육체적 청결을 강조하고 있다. 한마디로 당시에는 불결이 가장 나쁜 죄악이자 질병의 근원이었다.

성경에서도 제사장들이 적어 놓은 위생과 관련된 규정을 찾아볼 수 있다. 레위기(Leviticus)에는 "만일 누구든지 부정한 것들 곧 부정한 들짐승의 사체나 부정한 가축의 사체나…… 부지중이라고 할지라도 그 몸이 더러워져서 허물이 있을 것이요, 만일 부지중에 어떤 사람의 부정에 닿았는데 그 사람의 부정이 어떠한 부정이든지 그것을 깨달았을 때에는 허물이 있을 것이요…… "라고 적혀 있다. 불결한 사람은 몸을 깨끗하게 씻어 죄악을 모두 털어낸 후에야 신전에 들어갈 수 있었다.

월경 중인 여성은 불결하다고 여겨 신전에 가서 기도를 드릴 수 없었다. 또한 집안에서 남편과만 지내야 했으며 월경이 끝나면 반드시 청결하게 목욕을 해야 했다. 유대인 마을에는 종교적 색채가 강한 대중목욕탕이 있어 유대인들은 이곳에서 집회가 있을 때마다 자주 목욕을 했다.

불결은 만병의 근원이라는 생각이 보편화되어 있었던 탓에 임질(淋疾)이나 나병에 걸린 사람을 유독 기피했다. 특히 그들이 접촉한 물건이나 사람까지도 모두 불결하다고 여겼다. 선지자들은 대중음식의 청결에도 매우 주의를 기울였다. 식사 전에 손을 씻는 행위도 종교적 의무에 해당했으며 청결, 격리 등의 위생관념이 강하게 대두되었다. '격리'의 개념이 처음 확립된 곳도 이스라엘이다. 제사장들은 전염병 환자를 반드시 부족과 격리시켰으며 환자가 입던 옷을 불태우고 그가 썼던 방도 깨끗하게 청소하도록 했다. 환자가 사용했던 도자기 그릇은 모두 깨뜨려 버리고 목제 그릇은 물로 깨끗이 닦아 사용했다. 환자의 병이 어느 정도 호전된 후에야 제사장은 환자의 상태를 보러 왔다. 또한 자신의 눈으로 회복 여부를 직접 확인한 후 격리 결정을 취하했다.

유대경전에는 황달, 디프테리아 등 수많은 질병이 정확하고 상세하게 묘사되어 있다. 당시 의사들은 치루, 신생아의 항문폐쇄증, 제왕절개 등의 수술을 진행했을 뿐만 아니라 골절, 탈구 등도 치료할 수 있었다. 특히 하나님과 인간의 일종의 계약이라고 할 수 있는 할례를 매우 중요하게 여겨 포경수술이 보편화되었다. 다만 금속 도구가 보편화되지 않은 시대였으므로 대부분 석제 도구를 이용해 수술을 시행했다.

치료 권한의 이전

유대 왕 아사(BC 915~875)는 성경에 등장하는 인물 가운데 처음으로 의사에게 치료를 부탁한 장본인이다. 다리에 병이 난 그는 여호와가 아니라 의사를 불렀던 것이다. 결국 아사 왕은 병으로 죽고 말았다. 이 이야기는 당시 의사들이 아직 하나님으로부터 병을 치료할 특권을 받지 못한 상태였다는 것을 보여준다. 성경을 통해 하나님이 관장하던 치료의 특권이 먼저 선지자와 목사에게 부여되었고 마지막에야 세속의 의사에게 주어진 것을 알 수 있다.

모세가 시나이산에서 전한 십계명 가운데 '안식일을 지키라'는 계명이 있는데 이는 오늘날까지 전 세계적으로 지켜지고 있는 관례가 되었다. 모세가 전파한 율법은 유대교의 진수를 담고 있으며 이 가운데 특히 예방 의학 관련 지식은 감탄이 절로 나올 정도로 놀라운 수준이다. 이스라엘 백성을 인도한 모세는 인류 최초로 공공 집단생활의 지도자가 되었던 것이다.

나일 강에 버려졌던 모세는 이집트 공주의 손에 구해져 왕실에서 자랐다. 그는 이집트 수도원에서 교육을 받았고 위생학과 약학에 조예가 깊었으며, 돌팔이 의사들과 마술사들을 매우 혐오했다. 따라서 모세가 전파한 법전에는 돌팔이 의료행위를 금지하고 있다. 오로지 하나님만이 인간의 병을 고칠 수 있다고 믿었던 그는 마법을 배제하

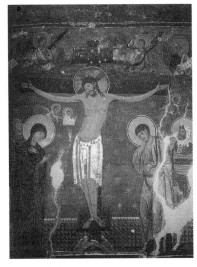

성안나 교회 벽화(예수)
성모마리아가 태어난 곳이 바로 성안나 교회인데 가장 오래 보존된 곳으로 유명하다.

기 시작했는데 이는 인류 의학의 큰 진보를 의미한다.

당시 이스라엘 백성은 이집트에서 노예생활을 하고 있었다. 파라오 왕이 이들의 해방을 거부하자 모세는 나일 강과 모든 식수원을 오염시키는 등의 열 가지 재앙을 일으켰다. 일부 사람들은 혜성의 꼬리에서 떨어져 나온 독극물에 오염된 것이었다고 주장하기도 하지만 아무튼 나일 강에서 나온 개구리 떼가 이집트 성까지 들어오고 이에 따라 각종 곤충 떼도 몰려들자 이집트는 온통 울부짖는 소리로 뒤덮였다. 결국 모세는 이스라엘 백성을 이끌고 이집트를 빠져나오게 되었다. 현대 의학의 관점에서 해석하자면 모세는 일종의 세균전을 벌인 것이라고 볼 수 있다.

대규모 이동을 감행하는 과정에서 각종 전염병이 번질 것을 우려한 모세는 대중을 향해 언제 하나님이 강림하실지 모르므로 진영을 청결하게 하도록 강조했다. 각종 배설물과 쓰레기를 깨끗하게 처리하도록 하고 아

무데나 침을 뱉는 행위를 금지했으며 전염병에 감염된 사람은 격리시켰다. 또한 신체를 항상 청결하게 유지하며 외부 민족 여성과 함부로 성교 행위를 하지 못하도록 함으로써 도덕적 순결을 강조했다.

이러한 율법에 등장하는 의학지식은 대개 이집트에서 기원했다고 볼 수 있다. 이 법전은 후에 이스라엘의 제사장에게 전수되었으나 그들은 이집트인들과 달리 실제 의료행위를 하지 않았다. 이스라엘 선지자들은 환자들이 의사와 약에 의존하지 말고 하나님을 믿는 신앙에 의지하기를 바랐다. 또한 기도와 치료를 통해 건강을 회복하도록 권했다. 이처럼 믿음과 신앙이 결합한 치료방법은 환자에게 큰 위안을 주었으므로 상당한 치료 효과를 거둘 수 있었다. 다음에 소개하는 히스기야 왕의 사례도 이를 반증해준다.

온몸에 종기가 난 히스기야 왕은 자신의 죽음을 예감하고 선지자 이사야를 불렀다. 이사야도 처음에는 희망이 없다고 판단했다. 하지만 히스기야 왕은 정성을 다해 몇 년만이라도 더 살 수 있도록 하나님께 기도를 드렸다. 이에 하나님은 이사야의 꿈을 통해 히스기야 왕이 15년 정도 더 살 수 있다고 알려주었다. 또한 해시계의 그림자를 10° 뒤로 물러가게 하여 히스기야 왕이 이를 믿도록 했다. 이에 이사야가 무화과를 히스기야 왕의 몸에 난 종기에 붙이니 그의 병이 바로 낫게 되었다. 무화과는 지혈에 효과가 있으며 패혈증의 위험을 완화시키는 효과도 있었다.

또 다른 선지자 엘리사도 믿음과 지혜로 환자를 치료했다. 한 여인이 이미 질식해서 숨진 아들을 데리고 엘리사를 찾아왔다. 그가 아이를 눕히고 '자기 입을 그의 입에, 자기 눈을 그의 눈에, 자기 손을 그의 손에 대고 그의 몸에 엎드리자' 아이는 일곱 번 재채기를 하더니 바로 살아났다. 엘리사는 인공호흡을 통해 아이를 살린 것으로 보인다. 물론 현대 의학에서도 이러한 방법으로 신생아를 살리기도 한다. 재채기를 통해 기도의 이물질이 빠져 나오면 바로 아이를 살릴 수 있기 때문이다.

성경의 열왕기에는 아람 왕 시대 나아만 장군이 피부병에 걸린 이야기가 나온다. 아람 왕은 이스라엘 여인의 말을 듣고 나아만 장군을 이스라엘의 엘리사에게 보낸다. 그러나 엘리사는 나아만 장군과 만나기를 거부하고 그에게 요단강에서 일곱 차례 목욕을 하도록 전했다.

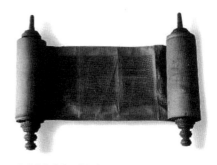

유대인의 경전 모세오경(토라)
히브리인들은 질병의 원인과 치유는 모두 신이 주관한다고 믿고 있다. 신이 정한 율법(모세의 율법–십계명)을 어길 때 질병을 얻게 되므로 유일신인 하나님을 섬겨야만 했다.

나아만은 억지로 엘리사의 말을 따랐다. 그러자 그의 몸은 마치 어린아이의 피부처럼 깨끗해졌다. 엘리사가 나아만을 만나지 않았던 이유는 그가 나귀 두 마리에 실을 수 있는 이스라엘의 흙을 요구했기 때문이었다. 나아만은 이 흙을 시리아로 가지고 가 '여호와의 땅'에 서서 제사를 드리려 했던 것이다.

당시 내과의 모든 증상을 비롯해 구강, 실명 등의 치료 행위는 모두 하나님과 제사장, 선지자의 권한에 속했다. 그러나 세속의 의사들도 점점 그 치료 기회를 얻기 시작했다. 이스라엘은 유목생활에서 정착생활로 접어들기 시작했기 때문에 인구가 불어나면서 많은 질병이 발생했으며 이에 따라 의사들의 치료를 받는 비중이 늘어났다. 제사장들도 점점 의사의 치료를 받을 정도였다. 기원전 200년에 등장한 문헌에는 하나님이 의사를 통해 신의 치유를 대신하게 했다고 기록되어 있다. 이스라엘 수도원에서는 의사를 고용해 환자들의 관절염을 치료해주기도 했다.

의사들에게 치료권이 이전되면서 엄격한 의료허가제도가 형성되었다. 그들은 의료행위를 하기 전에 반드시 법정에서 의사 자격을 검증하는 시험에 통과해야 했다. 이러한 절차를 거쳤기 때문에 그들은 바빌론의 의사들처럼 치료가 잘못되었을 때 받을 수 있는 보복을 피할 수 있었다. 《탈무드》에는 "무료로 받는 치료는 효과가 없다." "치료비를 받지 않는 의사는 형편없다."는 등의 내용이 기록되어 있다. 이를 통해 이스라엘의 의사들은 매우 풍족한 생활을 했던 것을 알 수 있다.

유향의 비밀

유향(乳香)은 '사막의 진주' 또는 '기독교의 눈물'이라고 불리며 매우 진귀하기 때문에 '하얀 황금'이라고 불리기도 한다. 성경에는 동방박사 세 명이 하늘의 별을 따라 베들레헴에 와서 막 탄생한 아기 예수에게 황금, 몰약(沒藥), 그리고 유향을 예물로 드리는 장면이 나온다.

유향은 아랍지역에서 나는 유향나무 진액으로 만든 황갈색 과립을 말한다. 인류가 최초로 사용한 기름 가운데 하나로서 향기가 오래 지속되어 황금과 맞먹는 가치가 있었다. 고대 이집트인들은 유향으로 신에 제사를 지냈으며 팔, 다리의 통증 완화, 또는 주름방지 팩으로 사용하기도 했다. 후에 동양 사람들에 의해 호흡기 질병, 임파선 결핵 등의 치료에 효과가 있다는 사실이 밝혀졌다.

《성경》에 유향이 무려 스물두 번이나 언급되어 있는 것으로 보아 이스라엘 사람들이 이 약재를 매

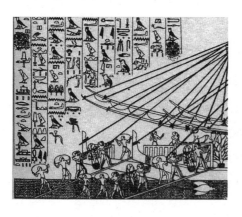

이집트와 이스라엘의 유향무역
출항 전 유향나무를 배에 싣고 있는 모습으로 고대 이집트 하트셉수트 여왕은 유향이 나는 나라(아랍)로 즐겨 여행을 떠났다.

우 중요하게 여겼음을 알 수 있다. 〈창세기〉에는 야곱의 아들 요셉이 형들의 시샘 때문에, 이집트로 장사하러 가던 이스라엘 사람들에게 고작 은화 20냥에 노예로 팔려간 이야기가 나온다. 이집트에서 노예생활을 하던 요셉은 이후 그의 총명함과 지혜, 그리고 하나님의 은혜가 더해져 이집트 총리의 자리에까지 오른다. 그때 이스라엘에 심한 가뭄이 들어 식량이 부족해지자 야곱의 아들들, 즉 요셉의 형들은 식량을 찾아 이집트까지 오게 되었다. 그들이 이집트 총리의 정체를 모르는 채로 이스라엘에 돌아온 후 그와의 약속을 지키기 위해 다시 이집트로 떠나게 되었을 때 야곱은 아들들에게 이 땅에서 나는 가장 좋은 유향, 꿀, 향료, 몰약, 비자(榧子), 살구씨를 용기에 담아 '그 분'에게 선물로 드리도록 했다고 한다.

유향은 그 수요량이 막대했으므로 이윤이 매우 높은 무역상품이었다. 특히 고대 이집트 하트셉수트 여왕과 투탕카멘 무덤에서 유향 그림이 발견되었고, 〈구약성서〉에 나오는 시바 여왕이 유향을 얻기 위해 솔로몬 왕을 찾아간 이야기는 너무도 유명하다. 유향은 제사에 사용되었을 뿐만 아니라 몰약과 함께 섞어 환, 유약, 고약 등의 약재로도 쓰였다. 의성 히포크라테스도 유향을 사용한 처방전을 자주 사용했다. 유향은 각성 효과가 뛰어나고 천식, 점막염, 설사를 완화시키는 작용을 했다. 고대 그리스인들은 가장 잔혹한 형벌인 '십자가형'을 집행할 때 고통을 경감시킬 수 있도록 죄인에게 포도주와 유향, 몰약을 섞은 음료를 주어 몽롱한 의식 상태로 만들었다.

최근 관련 분야 학자들이 위성과 레이더를 이용해 이미 사라진 것으로 여겨졌던 철옹성을 발견했다. 이곳은 성경을 비롯해 각종 이슬람 문헌, 그리고 아랍의 민간에서 전해 내려오고 있던 유향의 무역 중심지로 밝혀졌다.

고대 인도의 의학

인더스 강 유역에 고대 인도문명(모헨조다르와 하라파)이 시작된 시기는 고고학적으로 기원전 2500~1500년경쯤이라고 추정되고 있다. 당시의 도시에는 우물, 욕실, 하수도, 쓰레기장 등 위생시설뿐만 아니라 관개시설까지 놀랄 만큼 발달되어 있었다. 기원전 1500년경 북서부에서 아리아족이 인더스 계곡으로 침입해 들어와 그 뒤에야 비로소 인도의 종교와 문화발전의 토대가 마련되었다. 이들이 형성한 브라만교와 카스트제도는 오늘날까지 인도 사회에 영향을 끼치고 있다.

고대 인도의 의학은 베다교시대(기원전 1500~800년)와 브라만교시대(기원전 800~기원후 1000년)로 구분할 수 있는데 베다시대의 의학은 다분히 원시적이고 주술적인 것이었으며, 브라만시대의 의학은 신비적인 색채가 농후한 베다시대 의학에 비하여 비교적 학문적인 체계를 갖추고 있었다. 이는 고대보다 전반적으로 의학 기술이 우수하여 처방전과 같은 것도 바빌로니아나 이집트와는 달리 잘 정돈되고 일정한 서식과 양식을 갖추고 있었다.

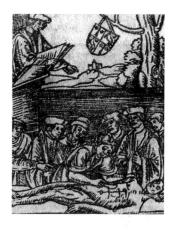

인도의 병리론은 고대 음양오행설과 관련된 중국 의학에서도 엿볼 수 있다. 어쨌든 인도의 자연철학이나 점성학은 인도 의료계의 사상적 배경으로써 과학적 요소와 종교적 요소를 의

인도의 의성 슈슈르타 수술 장면
슈슈르타의 가르침과 제자들의 전승으로 함께 일궈낸 외과수술법, 다양한 질병과 그에 대한 약물치료법, 그리고 일반적인 위생학과 식이요법은 수세기에 걸쳐 집대성되어 《슈슈르타 전집》으로 집대성되었으며, 의학계에서 '외과수술의 아버지'라는 명성을 누리고 있다.

료에 연계하는 데 그 중심적인
역할을 한 셈이다.

브라만시대의 의학에서도 베
다시대의 질병관, 즉 질병이 '악
마의 소행'이라는 초자연적인 병
인설이 여전히 존재하였다. 악마
에 의한 질병과 신들림은 전생의
잘못 때문이라고 생각하였다. 신

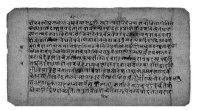

힌두교의 경전 《마누법전》
《마누법전》은 민법, 형법뿐만 아니라 카스트의 규정 등
종교, 도덕을 규정하여 최근까지도 인도 사회의 규범으로
사용되고 있으며, 질병 치료와 관련하여 외과술과 약초요
법에 관한 내용도 다루어지고 있다.

들은 병을 일으키거나 치료하는 능력을 가지고 있었고, 신에 관한 기도문
이나 싯구들이 의학서에 많이 기록되어 있다. 그러나 브라만시대의 의사
들은 질병에 관한 지식이 매우 풍부하였으며, 소박하나마 학문적인 체계
를 갖추고 있었다.

기원전 6세기경 힌두교의 카스트 제도와 엄격한 율법에 대항하여 불교
가 생겨나고 전파됨으로써 인간생명의 존엄성과 현실적인 진단과 치료를
중심으로 한 의학체계의 발달이 크게 촉진되는 계기가 마련되었다. 인도
에는 서양에 세웠던 것보다 수백 년 앞서 병원이 생겨났다. 불교와 의학은
서로 긴밀한 관계를 가지고 있어 의료현장에 직접적인 영향을 주기도 하
였다.

인도 최초의 의사는 브라만, 즉 승려 계급 출신이 도맡아왔다고 전해진
다. 그 뒤에야 비로소 다른 계급 출신들의 의사가 독립된 지위를 확보하기
에 이르렀다. 낮은 계층의 출신이더라도 전문직으로써 의사의 사회적 지
위는 비교적 높았으며 세금까지도 면제되었다. 특히 궁정 의사는 출세가
도의 지름길이었고, 국왕을 대신하여 의학 관련 전문의의 심사를 관장하
기도 하였으며, 왕의 시의(侍醫)는 중요한 정치적 인물로 대우를 받기도
했다.

인도에는 아직까지도 "의사는 앓는 사람의 인자한 아버지다. 치유된 사람에게는 좋은 친구이며 건강을 회복한 사람에게는 보호자다."라는 속담이 전해지고 있으며, 케랄라 출신의 외과의사인 슈슈르타(Sushruta)는 "모름지기 의사는 인격이 고결하고 온화하고 따뜻하며 또한 노고를 잘 견딜 수 있어야 한다."라고 강조한 바 있다.

아소카(기원전 250년) 왕 시대의 인도 의학은 불교의 자비 정신 아래 빈민의 구제활동을 활발하게 행하였고, 인도의 도처에 병원이 건설되기도 하였다. 인도의 의학은 고대문명의 다른 의학과 유사한 점도 많지만 훨씬 더 체계적이고 과학적이었다고 볼 수 있다. 또한 그리스 의학과 매우 유사한 측면도 있는데 그리스 의학은 거의 인도에서 영향을 받은 것으로 간주되고 있다. 스위스의 역사가인 악커크네히트(Ackerknecht)는 인도 의학은 독창적인 역사를 가지고 발달했으며, 그리스처럼 종교로부터 분리되지는 않았다고 주장한다. 인도 의학은 종교와 과학의 혼합형으로 중세 의학에 견줄 수도 있겠지만 이보다는 훨씬 더 우수했다고 판단된다.

인도의 불교와 관련된 의술은 불교의 전파와 함께 동남아, 중국, 한국, 일본 등 극동아시아에 이르기까지 지대한 영향을 주었고, 아리아인들에 의해 발달된 의학 기술은 페니키아, 이란 문화와 융합한 다음 크레타의 미노아 문명으로 꽃을 피웠는데 이집트를 비롯하여 그리스를 거쳐 유럽까지도 전파되었다고 볼 수 있다.

오늘날에도 사용되고 있는 가장 오래된 의술 서적으로써 인도인들은 오래전부터 구전되어 오던 의학적 지식을 기록한 《아유르베다》('삶의 지혜' 내지는 '생명과학'이라는 뜻)를 힌두교의 건강관리 체계 그 자체로 여기고 있다.

고대 인도의 의사들은 체계적이고 과학적인 연구에 관심을 갖기 시작하였으므로 후대에 차라카, 슈슈르타, 바그바타 등의 유명한 의사들이 탄생할 수 있었다. 당시 의사들은 그들이 임상활동과 연구를 통해 얻은 지식들을 꾸준하게 《상히타》에 기록하였고 그 내용들은 오늘날까지도 전해지고 있다. 《상히타》라는 책은 인도 의학의 토대와 아울러 해부학, 진단법, 치료법, 약물학, 상생법, 예방 의학 등에 이르기까지 모든 인도 의학체계에 기초를 제공하고 있다.

메소포타미아 의학

기원전 3500년경 티그리스 강과 유프라테스 강 주변에 수메르인들은 수메르 고유문자(설형문자, 쐐기문자)를 사용하여 인류 최초의 도시국가를 건설하기 시작했는데, 여기가 바로 우리에게 고대 문명의 발상지로 널리 알려진 메소포타미아 문명이다. 수메르인들은 도시마다 지구라트라는 신전을 세워 그들의 수호신을 섬겼으며, 유대교에서 유일신을 믿는 반면에 이들은 이집트와 마찬가지로 다신교를 믿었다.

폐쇄적인 이집트 문명과는 달리 두 강 유역은 항상 이민족의 침입이 잦았고, 국가의 흥망과 민족의 교체가 극심하였기 때문에 이 지역에 전개된 문화는 비교적 개방적이고, 능동적이었다.

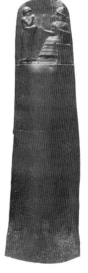

기원전 1900년경 이민족인 아무르인에 의해 바빌로니아 통치왕조가 세워졌는데 바빌로니아 왕국의 전성기를 이끌었던 함무라비 왕이 중앙 집권 체제를 정비하기 위해 최초의 성문법인 《함무라비 법전》을 편찬하였다. 여기에는 의사의 보수, 의료사고 처리와 범

함무라비 왕의 돌비석
"눈에는 눈, 이에는 이"라는 문구로 유명한 함무라비 법전이 새겨진 돌비석이다. 바빌로니아 제6대 왕인 함무라비는 《함무라비 법전》을 제정해 법치주의에 의한 중앙집권 체제를 강화했다.

위 등 의사의 책임 권한을 분명하게 제시하고 있다.

바빌론을 중심으로 발전한 메스포타미아 문명은 이집트의 파피루스보다 보존 상태가 좋은 점토판에 쐐기문자로 의술에 대한 상세한 기록을 후세에 남겼다. 메스포타미아에서는 인간에게 주어지는 질병은 신이 내린 징벌이라는 인식하에 수동적이고, 소극적으로 대처하였으며, 과학적인 치료에 의존하기보다는 종교적인 의식으로 극복하려는 경향이 다분하였다. 바빌로니아 신화에 나오는 가장 강력한 신은 마르두크의 아들 나부(Nabu)였는데 학문, 의학뿐만 아니라 여러 방면에 걸쳐 영향력을 행사하였다.

바빌로니아인들은 각종 식물, 광물, 동물 등을 이용하여 약재로 활용하였으며, 외과수술에 관한 기록도 전해지고 있다. 치료와 관련된 업무는 주로 성직자(사제)의 몫이었는데 진단하는 사람과 처치하는 사람을 별도로 구분하여 전문직으로 관리하였다고 전해진다. 그리스에서 의사란 직업은 자유민이 담당하였지만 바빌론에서는 비교적 귀족에 가까운 신분계층에 속하여 그만큼 대우를 받았다고 한다.

바빌론의 의술은 주로 주술, 점성술과 같은 다소 마법적인 요소와 종교가 혼재된 상태에서 접근되었음을 알 수 있는데 신이 내려준 질병은 악령의 형태로 인간을 지배해 왔던 것이다. 메소포타미아 사제들의 주된 임무는 병에 대한 치료보다 병의 종류를 알아내는 것과 악령의 종류를 식별하는 데 초점을 두었다.

제 4 장

고대 중국 의학
유교와 도교에 나타난 생명과학

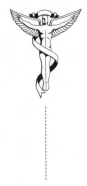

천인합일과 음양오행

이집트, 바빌론, 앗시리아 등 고대문명 제국이 하나둘씩 역사의 무대에서 사라져 갔지만 중국만은 분열과 통합을 거듭하면서도 통일국가를 유지했다. 중국 의학도 중국 역사처럼 5000년 동안 큰 변화 없이 이어져 내려왔다. 5000년 동안 부동의 자리를 지키고 있는 중국 의학을 이해하기 위해서는 그 근원이 되고 있는 중국 철학 즉, 도가의 음양오행(陰陽五行)과 유가의 천인합일(天人合一) 사상이 어떠한 영향을 끼쳤는지 알아야 한다.

우선 도가의 음양오행에 대해 살펴보자. 모든 사물은 '음양'으로 해석이 가능하다. 또한 음양으로 사물을 구분할 수도 있다. 사물이 조화를 이루고 합일의 경지에 이르는 것도 음양 때문이다. '음'은 여성을 대표하며 한랭, 암흑, 질병, 그리고 사망을 상징한다. 남성을 대표하는 '양'은 온난, 광명, 건강과 생명을 상징한다. 음양이 조화를 이룰 때 만물의 질서가 잡히고 음양의 부조화가 발생하면 질병과 사망으로 이어지게 되는 것이다.

중국 의학의 기초는 유교와 도교에 음양오행설에 근거하여 신체의
질서와 조화에 초점을 두고 환자를 치료하고 있다. 특히 침술은 경락
과 경혈을 자극하여 기혈(氣血)의 원활한 순환을 돕는 치료법이다.

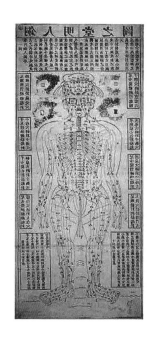

오행은 우주를 구성하는 다섯 가지 요
소로 금(金), 목(木), 수(水), 화(火), 토(土)를
가리킨다. 고대 서양에서는 지(地), 수(水),
화(火), 풍(風)이 우주를 구성한다고 여겼
다. 중국의 오행과 비교해볼 때 '금'이 빠
져 있는 것을 알 수 있다. 즉, 고대 중국인
들은 금속 제련법을 이미 알고 있었으며
처음으로 금속을 치료에 사용하기까지 했
다. 인체도 우주와 마찬가지로 오행으로
구성되어 있다. 만약 체내의 오행이 불균형 상태가 되면 질병이 생기게 된
다. '오행'은 허파, 비장, 신장, 간, 심장 등 오장과 호응을 이룰 뿐만 아니라
오미(五味: 신맛, 쓴맛, 단맛, 매운맛, 짠맛), 오음(五音: 궁, 상, 각, 치, 우), 오방(五方 : 동,
서, 남, 북, 중앙) 등과도 긴밀한 관계를 이루고 있다. 중국 의사들은 간은 청
색, 심장은 홍색, 허파는 백색, 비장은 황색, 신장은 흑색이라고 믿었다.

유가의 '천인합일' 사상이 바빌론 사람들의 사고와 매우 유사하다고 보
아 일부에서는 중국의 천인합일 사상이 티그리스-유프라테스 강 유역에
서 비롯되었다고 주장하기도 한다. '천인', 즉 하늘과 사람은 크기만 다를
뿐 모두 하나의 우주에 해당한다. 하늘은 둥글고 땅은 네모나기 때문에 사
람의 얼굴이 둥글고 발은 네모난 것이다. 중국 근대 문학가 첸중수(錢鍾書)
는 이러한 사고를 확대 발전시켜 그의 소설 《웨이청 圍城》에서 다음과 같
이 언급하고 있다.

"청나라 말기 사상가들은 '중국인들은 품성이 정직하여 지구가 네모나다고 여겼으며 서양인들은 간교하여 지구가 둥글다'고 여겼다."

현대인의 시각으로 보면 황당하기 그지없는 생각이지만 고대 중국인들의 사고와 논리로는 매우 당연한 것이었다. 천상에 일(日), 월(月), 성(星), 신(辰), 풍(風), 우(雨), 뇌(雷), 전(電)이 있듯 인간에게도 오관(五官: 눈, 코, 입, 귀, 눈썹), 칠정(七情: 기쁨(喜)·노여움(怒)·걱정(憂)·사랑(思)·슬픔(悲)·두려움(恐)·놀람(驚)), 육욕(六欲: 빛깔, 미모, 애교, 말소리, 이성의 부드러운 살결, 사랑스러운 인상에 대한 탐욕)이 있다. 지구상에 구주(九州: 고대 아홉 개의 땅으로 나뉘어졌던 중국을 지칭함)가 있듯 인간에게도 구규(九竅: 눈, 코, 귀의 여섯 구멍과 입, 요도, 항문 등 세 구멍을 통틀어 이르는 말)가 있다. 원주가 360°인 것처럼 인간에게도 360개의 골격이 있는 것이다. 중국에 12개의 하천이 흐르므로 중국 의학에서는 인체의 경락을 12개로 나누고 있다. 1년이 365일이듯 인체에는 365개의 혈이 존재한다.

즉 중국 고대 의학은 철학적 논리로 질병의 발생을 설명하고 있다고 볼 수 있다. 대우주와 마찬가지로 소우주인 인체도 음양이 서로 힘겨루기를 하며 대립하는 양상을 하고 있는 것이다. 내·외적 원인으로 음양의 균형이 깨지면 인체는 바로 손상을 입게 된다. 따라서 중국 의학은 다른 고대 문명국의 의학과 달리 병의 원인을 찾아 병마를 쫓음으로써 체내의 균형을 이루도록 하는 데 그 목적이 있다.

이는 중국 의학 이론의 기초로서 중국 의학이 세계 의학에 기여한 점이기도 하다. 중국 의학은 건강과 질병이 인체에 공존하고 있다는 새로운 개념을 제시했다. 중국 의사들은 우선 진맥을 통해 환자의 병을 관찰한다. 과거의 병력(病歷)을 묻거나 특별한 검사도 하지 않는다. 이는 의사가 요령을 피우거나 진단을 회피하는 것이 아니라 진맥을 통해 이미 초보적인 진단이 이뤄졌기 때문이다. 한의사 가운데 명의는 최소한 7, 8년의 진맥

경험을 가지고 있다. 그들은 전신 진맥을 통해 병의 원인과 증상을 진단해 냈는데 진맥의 방법은 매우 다양하다. 진맥하는 부위마다 서로 다른 병세를 파악할 수 있으므로 이를 종합해서 최종 진단을 내렸던 것이다. 맥박은 음양과 혈액이 결합된 생명의 유동성 상태를 보여준다.

철학이 발달하면서 질병을 보는 시각에도 변화가 생겼다. 기존에는 귀신이 병을 일으킨다고 생각했다. 그러나 철학의 발전과 함께 의학도 발전하여 《좌전 左傳》에는 질병의 원인이 육기(六氣)에 있다고 기록되어 있다. '육기'란 음(陰)·양(陽)·풍(風)·우(雨)·회(晦)·명(明) 등 여섯 가지 기후 변화를 말한다. 후에 동양 최고의 고전의학서 《소문 素問》에서는 이 '육기'를 풍(風)·한(寒)·서(暑)·습(濕)·조(燥)·화(火) 등 여섯 가지로 종합하여 질병의 원인을 설명했다.

위에 기록한 내용을 종합해보면 인체는 소우주로서 대우주의 변화에 따라 영향을 받으며 바람, 열기, 습기 등에 의해 질병에 걸리게 된다.

유가와 도가는 중국 의학 발전에 상당한 영향을 끼쳤으며 특히 질병 예방에 기여했다고 볼 수 있다. 공자는 "끼니 때가 아니면 먹지 아니하며 악취가 나는 음식은 먹지 않는다."라고 하여 치료가 효과를 나타내려면 음식과 위생에 주의해야 한다고 강조했다. 노자 역시 장수하려면 음식 섭취를 잘하고 정신수양을 게을리 말도록 했는데, 병에 걸리지 않아야 장수할 수 있으며 병에 걸리지 않으려면 예방에 주의를 기울여야 한다고 여겼던 것이다.

본초학과 의식동원

춘추전국시대 지리학 저서인 《산해경 山海經》은 고대 중국의 산천, 특산물, 약재, 제례, 무속 등에 관련된 다양한 신화와 전설이 망라되어 있는 서적이다. 이 책에는 식물성약 52종을 비롯해 동물성약 67종, 광물성약 3종, 물약 1종 등 총 123종의 약재가 소개되어 있다.

《사기 · 강감 史記 · 綱鑑》에는 "신농씨가 백 가지 풀의 맛을 보면서 의약이 시작되었다."라고 기록되어 있다. 신농씨는 하루에 70여 종의 독을 경험할 정도로 다양한 초목을 접했다고 한다. 이 전설은 서한(西漢) 말엽까지 전해 내려왔는데 어떤 사람이 이를 바탕으로 약초 365종을 채집하여 《신농본초경 神農本草經》이란 책을 편찬했다. 그는 이 책을 신농씨가 집필했다고 꾸몄다. 사실 고대 중국의 삼황오제시대에는 제대로 된 문자도 형성되지 않았으므로 의약서적이 나올 리 만무했다. 이는 당연히 위작에 해당한다. 또한 이 책에 소개된 내용이 매우 방대한 것으로 보아 한 사람이 집필했다고 보기도 어렵다. 한 가지 약초의 효과를 알아내기 위해서는 서로 다른 체질의 사람들이 수없이 반복해서 복용한 뒤 관찰해야 했기 때문이다. 따라서 탐색과 실천을 반복하는 과정이 누적되면서 일련의 '본초학'이 형성된 것으로 볼 수 있다.

《신농본초경》은 1세기경 동한시대에 편찬된 것으로 추정된다. 즉 《황제내경 黃帝內經》보다는 늦지만 《상한잡병론 傷寒雜病論》보다는 앞선 의학서에 해당한다. 총 3권으로 구성되어 있으며 365종의 약초를 독성과 약효에 따라 상, 중, 하품으로 나누고 있다. 이 가운데 독성이 없고 약효가 뛰어난 상품 약초가 120종, 병세 악화를 막고 보양 효과가 있으며 독성을 보유한 중품 약초 120종, 그리고 병마를 쫓을 수 있지만 독성이 많은 하품 약초 125종 등이 있다.

이 책은 또한 군신좌사(君臣佐使: 한약 처방을 할 때에 구성 약재의 작용에 따라 네 가지로 갈라놓은 것. 주된 약을 군약이라 하고 보조약을 신약, 좌약, 사약으로 구분함), 칠정화합(七情和合), 사기오미(四氣五味: 사기는 한(寒) · 열(熱) · 온(溫) · 양(凉), 오미는 산(酸) · 고(苦) · 감(甘) · 신(辛) · 함(鹹)), 음양배합(陰陽配合) 등 중국 의학의 기초

이론을 수록하고 있다. 즉 '한기'로 얻은 병은 '열기'를 가진 약재를 사용하고 '열기'로 얻은 병은 '한기'를 가진 약재로 다스리는 원칙에 따라 약재의 기능, 효과, 용법, 복용 등과 관련된 내용을 논술했다. 특히 약재의 생산지, 채집시기, 정제, 품질, 진위감별 등도 소개하고 있어 본초학의 기반을 형성했다.

《한서·평제기 漢書·平帝紀》에는 원시(元始) 5년(서기 5년), 한나라 조정에서 인문, 역사, 과학, 기술에 탁월한 재능을 지닌 인재를 모집했는데 이 가운데 '본초' 항목도 포함되었다고 기록되어 있다. 서한의 의학자 누호(樓護)는 의경(醫經), 본초, 방술에 관한 지식을 줄줄 욀 정도로 학식이 뛰어났던 인물로 당대 큰 존경을 받았다. 누호의 생존연대는 기원전 96년에서 기원전 31년 사이일 것으로 추정되며 당시 '본초'는 이미 약학 저서를 지칭하는 말로 쓰였다.

'본초'에서 출발한 중국 의학은 의식동원(醫食同源: 치료와 식사는 모두 건강을 유지하기 위한 것으로 근원이 동일함) 사상으로 발전했다. 중국 옛말에 '민이식위본(民以食爲本)'이란 말이 있다. 인간이 살아가기 위해서는 제일 먼저 '밥'이 해결되어야 함을 가리킨다. 고대 중국인들은 파, 생강, 마늘 등에 강장 효과가 있다는 것을 발견했으며 농경시대로 접어들면서 이러한 작물을 재배하기 시작했다. 또한 계피, 육류, 알류 등을 먹을 수 있다는 사실도 알게 되었다. 특히 불을 사용할 줄 알게 되면서 육류, 채소 등을 익혀 먹게 되었으며 이러한 동식물에 일정한 약용 효과가 있다는 것을 발견했다. 파를 생으로 먹으면 땀을 낼 수 있고 생강은 한기로 인해 생긴 관절통, 위통, 감기 증상을 완화할 수 있다.

한의사들이 가장 즐겨 사용했던 약재는 '탕약'이었다. 몇 가지 약재를 물과 함께 끓인 후 그 탕을 복용하는 것인데, 이 탕약은 이윤(伊尹)이 처음 선보였다고 한다. 그렇다면 이윤은 어떤 인물인가? 그는 상(商)나라 탕왕

(湯王)시대의 재상으로서 본래는 노예 신분이었다. 요리 솜씨가 뛰어나 그가 만든 탕은 음식뿐만 아니라 병을 치료하는 탕약으로도 사용되었다고 한다. 상나라 탕왕의 총애를 받기 시작하면서 이윤은 재상의 자리에까지 오르게 되었다. 노자는《도덕경 道德經》에서 "나라를 다스림은 요리를 만드는 것과 같다."라고 말하기도 했다. 의식동원 사상은 요리사와 의사 두 가지 직분을 담당했던 이윤을 통해 충분히 증명되었다고 볼 수 있다.

후에 한나라의 명의 장중경(張仲景)이 지은《상한잡병론》이 등장했다. 이 책에 소개된 '계지탕'에는 계지(계수나무 가지), 작약, 생강, 대추, 감초 등 다섯 가지 재료가 사용되는데 이 가운데 계지, 대추, 생강 등은 지금도 주방에서 음식, 또는 조미료의 재료로 자주 등장하는 식품이다. 이밖에 고추, 회향, 술 등도 음식재료뿐만 아니라 약재로 사용된다. 호도, 용안육, 대추, 계피 등은 약방과 식품점 어디에서나 구입이 가능하다. 식품과 약재의 경계선을 짓기란 매우 어려운 일이 아닐 수 없다.

중국 최고의 의학서 《황제내경》

중국 황제(黃帝)시대에는 수많은 명의가 탄생했다고 한다. 기백(岐伯)은 만병을 통치했고 뇌공(雷公)은 약재 정제법을 발명했으며 유부(兪跗)는 위를 절개해 세척할 줄 알았다. 추대계(俶貸季)는 진맥에 능했고 동군(桐君)은 보양식을 연구했다. 이들은 모두 황제의 신하들이었다.

《황제내경》은 수백년 동안 구전되어 오다가 기원전 3세기에 이르러서야 처음으로 책으로 편찬되었다. 황제와 재상 기백의 문답을 기록한 것이라고 전해지고 있지만 꾸며낸 이야기일 가능성이 높다. 중국에서는 '의술'을 '기황(岐黃)'이라고 칭하기도 하는데 '기황'은 바로 기백과 황제를 가리킨다. 제목에 '황제' 이름을 사용한 서적에는《황제침구갑을경》,《황제명

당경》,《황제팔십일난경》 등이 있으며 '신농씨'를 사용한 서적은《신농본초경》을 비롯해《신농명당화》,《신농오장론》 등 셀 수 없이 많다.

상나라는 미신과 귀신이 난무했던 왕조였으며 의사도 제왕의 신하에 불과했다. 상 왕조는 외출과 같은 작은 일에서부터 출정처럼 국가대사에 이르기까지 모두 점을 보았다. 그들의 질병도 마찬가지였다. 갑골문에는 상나라 왕이 의술과 약재에 관해 점을 친 내용이 기록되어 있는데 이는 중국 최초의 의료기록이라고 볼

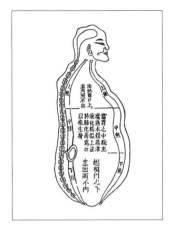

《황제내경》의 삼초
가장 오래 된 중국의 의학서로서 소문(素問)과 영추(靈樞)로 구분된다. 인체의 장기 가운데 오장육부의 기능과 위치를 철학적인 개념을 통하여 삼초(三焦)에 근거하여 3등분으로 구분하였다.

수 있다. 수만 개에 달하는 갑골 조각 가운데 323개에 의약 관련 내용이 기록되어 있으며 이 가운데 점술 기록이 415건에 달한다. 이때에는 이미 각종 질병에 대해 인지하고 있었으며 20여 종의 질병 명칭이 기록되어 있는데 두통, 치통, 복통, 눈병, 귓병, 콧병, 발병을 비롯해 소아 질병, 부인과 질병 등이 이에 해당한다.

주대(周代)에 이르러 비교적 체계적인 의료제도가 확립되기 시작했다. 의정처(醫政處)에는 상급 의사, 하급 의사, 기록원, 관리자 각각 두 명씩을 비롯해 스무 명의 생도들이 음식, 내과, 외과, 수의 등 네 부서에 배치되었다. 이때부터 점술가와 의사의 경계가 생겼다고 볼 수 있다.

진, 한시대에 이르러 하수도 등 위생시설이 갖춰졌으며 당시 하수도는 고대 로마시대의 것보다 외관이 월등했다. 또한 공중변소가 등장하는 등 공공위생 분야에서 큰 발전을 이루었다.

이러한 의학지식과 전문시설의 기반이 형성되자 이를 집대성한 의학 이론 《황제내경》이 탄생하게 되었다. 이 서적은 중국에서 가장 오래된 의학 서적이자 위대한 걸작으로서 〈소문〉과 〈영추〉 두 부분으로 되어 있다. 〈영추〉는 〈침경〉이라고도 불리며 인간과 천지의 상응관계, 오장육부 경락학설, 치료법칙 등이 기록되어 있어 중국 의학 이론의 기반을 형성했다. 《황제내경》은 지금까지도 한의대생의 교재로 사용되고 있다.

이 책에는 음양오행설과 의학 전반의 이론을 유기적으로 결합해 "음양은 눈에 보이는 열 가지 현상으로 백 가지 사실을 추론할 수 있으며 천 가지 현상으로 만 가지 사실을 추론할 수 있다. 만 가지 현상으로는 셀 수 없이 많은 사실들을 추론해낼 수 있다."라고 기록하고 있다. 《내경》은 단순하게 음양오행 이론을 통해 인체의 생리현상을 설명한 책이 아니다. 오히려 그 안에 내재하고 있는 연관성, 제약성을 찾아내 '천인합일', '음양이합', '오행생극(五行生剋: 오행의 상생과 상극관계)', '경락순환' 등의 사상을 도출해내고 있다.

《내경》에서는 인체의 혈맥을 통제하는 기관이 '심장'이라고 밝히고 심장 맥박이 뛰는 신체 부위까지 정확하게 가리키고 있다. 또한 "혈액은 기를 동력 삼아 온몸에 퍼져 흐르며 끝이 없이 계속 반복된다." "혈액은 모두 심장에 속한다." "심장의 기로 혈액이 운반된다." 등 혈액순환의 작용과 기능에 대해 상당 부분을 할애하고 있다. 심장의 기가 왕성하면 혈관 내 혈액의 움직임이 활발하여 전신에 원활하게 공급될 것이라고 생각했다. 심장의 기가 왕성한지 여부는 맥박과 얼굴 혈색을 통해 알 수 있다. 혈액은 혈관을 따라 운반되고 얼굴에는 혈맥이 비교적 풍부하게 분포하고 있기 때문이다. 심장의 기가 왕성하면 혈액이 충분히 공급되어 맥박이 유연하면서도 힘차게 뛰며 얼굴 혈색은 붉고 광택이 흐른다. 또한 인체의 모든 혈액은 허파에 모인 후 허파의 기로 전신에 퍼진다고 밝히고 있는데 이를 '폐조백맥(肺朝百脈)'이라고 한다. 이러한 주장은 당시로서는 매우 획기적이었다. 현재 중국 의학에서도 오장육부학설, 경락학설, 기혈학설, 임상변증법 등을 설명하는 데 혈액의 전신 순환을 전제로 삼고 있다.

인체의 비밀 – 중국의 경락학

중국 의학하면 안마와 침구를 떠올리는 외국인이 많을 것이다. 안마는 유구한 역사를 지닌 중국의 치료방법으로서 '지압'이라고도 한다. 황제시대 기백이《안마 按摩》10권을 편찬했다고 전해지며 당나라시대에는 궁중에 '안마박사'를 두기도 했다. 중국의 안마는 약의 기능을 대신하는 치료법으로써 침구와 더불어 중국의 가장 특수한 치료방식으로 알려져 있다.

그렇다면 안마와 침구의 원리는 무엇인가? 이는 중국 의학에만 있는 경락이론에 근거하고 있다.《황제내경 · 영추》편에 이와 관련된 상세한 내용이 기록되어 있다. 즉, 인체는 12갈래의 음양 경락과 365개의 혈도로 이루어져 있으며 안마, 침구 등의 방법으로 이를 자극하여 각종 질병을 치료할 수 있다고 설명한다. 혈도를 자극하는 목적은 혈맥의 조화를 통해 질병을 고치는 데 있다. 특히 통증이 있는 부위가 아니라 전혀 상관없어 보이는 부위에 침이나 뜸을 놓아 치료를 하는 점은 매우 신기하기까지 하다. 일례로 위에 통증이 있을 때는 종아리 바깥쪽에 있는 족삼리혈에 침을 놓으며 치통, 인후통에는 엄지와 식지 사이에 있는 호구(虎口, 합곡혈이라고도함)에 침을 놓아 치료한다.

중국 의학에서 침구학은 경락의 이론을 포함하고 있다. 경락은 온몸을 순환하는데 족삼리혈은 족양명경에 위치하고 있으며 족양명은 위와 연결되어 있다. 또한 합곡혈은 수양명대장경에 위치하고 있으며 이 경맥은 구강, 안면 부위와 서로 연결되어 있다. 이처럼 경락이 존재하기 때문에 통증부위와 멀리 떨어진 신체 부위를 자극하여 치료 효과를 거둘 수 있었던 것이다. 신체 특정 부위를 자극하면 시큰거리거나 붓고 저리는 느낌을 받게 된다. 이러한 통증은 일정한 선을 그리며 이어지는데 중국 의학에서는 이를 침감, 또는 경락감전 현상이라고 한다. 고대 중국에서는 이를 '기(氣)'라고 불렀다. 일부 민감한 사람들은 경락의 순환선이 있는 피부 위로 붉은 선이 선명하게 나타나기도 한다.

당나라의 문학가 설용약(薛用弱)이 쓴 《집병기 集抃記》에는 다음과 같은 내용이 기록되어 있다. 당대의 재상 적인걸(狄仁杰)이 공무로 출타하는 길에 코 밑에 커다란 혹이 달린 어린아이를 만나게 되었다. 호두만한 크기의 혹이 코 밑에 버티고 있어 아이는 매우 고통스럽게 신음을 쏟아내고 있었다.

적인걸은 아이에게 병의 증상에 대해 충분히 물어본 후 고칠 수 있는 병이라고 알려주었다. 아이의 가족들은 기뻐서 어쩔 줄 몰랐다. 그는 길고 굵은 대침을 꺼내 아이의 뒤통수에서 혈맥을 찾아 침을 놓았다. 그리고 계속해서 침을 비비고 비틀다가 꽂고 빼기를 반복했다. 침을 놓으면서 아이에게 어떤 감각이 있는지를 물었다. 그러자 아이는 갑자기 뒤통수가 붓고 시큰거리면서 저린 느낌이 들며 이 느낌이 얼굴까지 전해지는 것 같다고 말했다. 적인걸은 침을 놓고 비비기를 계속했다. 마침내 아이가 시큰거리는 느낌이 코끝까지 전달된 것 같다고 말하자 적인걸은 침놓기를 멈추고 약상자에서 작은 칼을 꺼내 혹의 뿌리 부분을 절단했다. 그제야 혹 전체가 코밑에서 떨어졌다.

경락학이 발전을 거듭하면서 인체에는 총 14개의 주요 경락이 있다고 밝혀졌다. 이 14개의 주요 경락을 '정경(正經)'이라고 하며 그 다음으로 중요한 8개의 경락을 '기경(奇經)'이라고 한다. 경락은 볼 수도 만질 수도 없지만 엄연히 실재한다. 이것은 현대 서양 의학의 혈관, 신경 등의 개념으로 간단하게 설명할 수 없다. 중국 의학과 서양 의학은 서로 다른 체계로 이루어져 있기 때문이다. 현재 수많은 국가에서 인적, 물적 자원을 투입하고 선진기술을 운용하여 경락의 실체를 밝혀내려 노력하고 있지만 별다른 성과를 거두지 못하고 있다. 인류가 경락의 신비를 완벽하게 밝혀내는 날, 또 하나의 의학 혁명이 이루어지는 것이다.

죽은 사람도 살리는 편작

한나라 사마천이 지은 《사기》에는 "편작(扁鵲)은 의원으로서 처방의 모범을 이루었다. 후세에도 그를 따를 만한 자가 없었다."라고 기록되어 있다.

편작은 기원전 5세기에 활동했던 인물로 성은 진(秦), 이름은 월인(越人)이다. 그는 젊은 시절에 객잔(客棧: 고대 중국의 숙박시설)의 관리자로 일하면서 장상군(長桑君)이라고 하는 의사를 알게 되었다. 두 사람은 10여 년 동안 친분을 유지했으며 후에 장상군이 자신의 의술과 경험을 편작에게 전수해주었다. 그는 의서를 두루 읽고 경맥의 원리에 통달했으며 장상군이 준 약을 복용한 후에는 환자의 내장까지 볼 수 있었다고 한다. 이는 아마 최초의 '엑스레이' 개념에 해당할 것이다. 편작은 내과, 외과, 부인과, 소아과에 모두 정통했으며 병세 진단, 특히 진맥에 뛰어났다.

어느 날, 편작은 괵(虢)나라를 지나

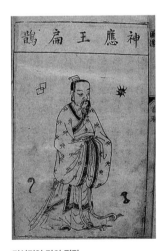

전설적인 명의 편작
고대 중국 삼황오제 때의 명의로서 《편작심서》에 따르면 '황제태을신명론'을 전수하고 《오색맥진》, 《삼세병원》 등을 저술했으며, 이에 후세에 순우의, 화타 등이 전수받았다고 전해진다.

다가 우연찮게 괵나라 태자의 장례 소문을 듣게 되었다. 그는 곧 궁으로 달려가 태자가 죽기 직전 어떠한 상황이었는지 물은 후에 시신을 보여 달라고 요청했다. 이 소식을 들은 괵나라 군주는 크게 기뻐하며 편작을 궁으로 불러들였다. 태자의 시신을 접한 편작은 먼저 그의 코에 귀를 대어보았다. 다행히도 태자는 아직 가는 숨을 쉬고 있었다. 편작은 다시 손으로 태자의 양쪽 고간(股間, 샅)을 문질러 보았다. 아직 열기가 남아있는 것을 느낄 수 있었다. 그는 곧 제자를 불러 태자의 삼양오회(三陽五會: 양쪽 귀 끝을 연결해 머리 중앙에서 만나는 지점에 위치한 혈)에 침을 놓도록 했다. 얼마 후 과연 태자가 깨어났다. 그는 곧 따뜻한 약으로 태자의 양쪽 겨드랑이를 문지른 후 탕약을 복용하도록 했다. 보름 동안의 치료를 받은 후 태자는 마침내 건강을 회복했다.

편작이 활동하기 전까지는 숨을 쉬는지 여부를 두고 사망을 판단했다. 숨이 멈추면 곧 죽었다고 생각한 것이다. 그러나 편작은 사람이 혼절하면 일시적으로 호흡이 멈출 수 있으나 맥박은 여전히 뛰고 있다는 사실을 알고 있었다. 이에 편작 이후 의사들은 진맥으로 생사를 판단하기 시작했다. 즉 심장 박동이 정지되었을 때 비로소 사망 판정을 내리게 된 것이다. 이러한 방법은 2500여 년 동안 지속되었으며 1980년대에 이르러서야 일부 국가에서 뇌세포 사망을 통해 사망 판정을 내리게 되었다.

편작이 제(齊)나라에 들렀을 때 환후(桓侯)가 그를 불러 진맥을 받은 적이 있었다. 편작은 환후의 안색을 살펴본 후 "왕께서 병에 걸리셨으나 아직은 병세가 경미하므로 빨리 치료하신다면 곧 완쾌되실 것입니다."라고 말했다. 그러나 환후는 편작이 돌아간 후 주변 신료들에게 "자신의 의술을 뽐낼 심사로 본래 건강한 사람에게 치료를 받으라는 자가 무슨 의사란 말인가."라고 말하며 치료를 거부했다. 닷새가 지난 후 편작이 다시 환후를 보러 들렀다. 그는 환후에게 "병이 이미 혈맥에 침투했으니 어서 치료하지 않으면 병세가 갈수록 심해질 것입니다."라고 말했다. 환후는 매우 불쾌해하며 "나는 병이 없소."라고 대꾸했다. 그로부터 닷새가 지난 후 편작이 다시 환후를 진맥했을 때 그는 "병이 이미 위장까지 침투했으므로 당장 치료를 받지 않으면 더 이상 손을 쓸 수 없게 될 수도 있습니다."라고 심각하게 말했다. 이 말에 화가 머리끝까지 난 환후는 편작의 말을 귓등으로 흘려버렸다. 다시 닷새가 지나 환후를 보러간 편작은 그를 보자마자 바로 발길을 돌렸다. 환후가 사람을 보내 그 이유를 물어보니 편작은 "환후의 병이 이미 골수에 침투했으니 신도 그를 살릴 수 없을 것입니다."라고 답했다. 며칠이 지나자 환후는 과연 몸져눕게 되었으며 사람을 보내 편작을 찾았으나 그는 이미 제나라를 떠난 뒤였다. 환후는 결국 병사하고 말았다.

편작은 개성이 남달리 강한 의사였다. 그는 다음의 여섯 종류의 환자는 절대 치료하지 않는다고 말한 바 있다. 즉 교만하고 억지를 쓰는 자, 의복과 음식을 적당히 취하지 않는 자, 기가 고르지 못한 자, 신체가 허약하여 약을 복용할 수 없는 자, 미신에 심취해 의사를 믿지 않는 자, 그리고 재물을 건강보다 더 중시하는 자 등이었다.

한편 그의 명성은 날로 높아졌으며 조(趙)나라 사람들은 그를 황제(黃帝) 시대의 명의 '편작'이라 칭하기 시작했다. 후에 편작이란 별칭은 그의 본명보다 더 유명해져 그의 호칭으로 굳어지게 되었다. 그러나 이처럼 명의라 칭송받던 편작의 최후는 매우 비참했다. 당시 진나라의 태의령(太醫令)이었던 이혜(李醯)가 자신의 의술이 편작에 미치지 못한다는 사실을 알고 자객을 보내 그를 암살했던 것이다.

저서로 《난경 難經》이란 책이 있으나 후대 사람이 그의 이름을 빌려 지은 것으로 보인다.

마취의 대가 화타

화타(華陀)는 중국 동한 말기의 명의로 내과, 외과, 부인과, 소아과를 비롯해 오관(五官: 눈, 코, 입, 귀, 손)에 정통했으며 침술에도 능했다. 특히 외과 치료와 침술로 명성이 높았다. 그는 마비산(麻沸散)이라고 하는 자신만의 독특한 마취제를 이용해 환자를 마취시킨 후, 배, 가슴을 절개해 위장, 비장 등의 절제 수술을 실시한 것으로 알려져 있다. 화타가 외과수술에 마비산이란 마취제를 사용할 때 서양에서는 몽둥이로 환자를 기절시킨 후 수술을 했다고 한다. 따라서 화타의 이러한 치료법은 중국 의학사상 매우 혁신적인 사건으로 인정받는다. 그러나 애석하게도 마비산의 조제 방법은 전해지지 않는다. 후대의 학자들은 독말풀(Datura)의 일종이었을 것으로 추측한다.

화타가 등장하기 800여 년 전부터 중국에는 거세술이 매우 보편화되어

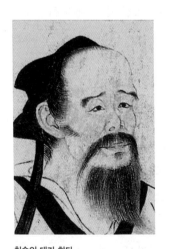

침술의 대가 화타
후한 말의 명의로서 마비산(마취제), 침술, 양생술에 능통하였으며, 중국 외과학의 창시자로 알려져 있다. '오금희 체조'를 만든 장본인이라고 알려지기도 하다.

있었다. 황제를 옆에서 보필할 수많은 환관들이 필요했기 때문이었다. 당시의 의사들도 통증을 경감시켜주는 마취제와 비슷한 효능의 약물을 사용했었다. 그러나 약의 성분에 대해서는 어떠한 문헌에서도 그 기록이 발견되지 않고 있다. 근대의 기록에서 후추가루를 뜨거운 물에 풀어 생식기에 부어 진통제로 사용했다는 내용을 확인할 수 있다. 거세수술을 할 때는 먼저 음경과 음낭을 가는 천으로 함께 감싸 묶은 후, 반원형의 칼로 치골에서부터 이를 절단하

며 명반분말과 나무진액을 절단 부위에 발라 지혈시켰다. 그 후에 일종의 코르크 마개와 같은 것을 요도에 넣는다. 거세수술을 한 후 살아난 사람은 환관이 될 수 있었다.

화타는 침구에도 매우 능했던 것으로 알려졌다. 특히 뜸을 잘 떠서 한두 군데의 혈을 찾아 혈마다 7~8개 정도의 침만 놓으면 환자의 병이 바로 나을 정도였다. 화타가 처음 시도한 협척혈(夾脊穴: 척추의 양쪽)은 지금까지도 광범위하게 이용되고 있다. 삼국시대 위나라 조조는 삼차신경통(三叉神經痛: 얼굴 한쪽에 갑자기 극심한 통증이 나타나는 병)과 유사한 편두통을 앓고 있었는데 화타의 침술로 통증을 어느 정도 줄일 수 있었다고 한다.

화타는 건강을 유지하는 방법으로 특히 운동을 강조했다. 호랑이, 사슴, 곰, 원숭이, 새 등의 동작을 모방하여 따라하는 '오금희(五禽戲)'는 초기의 보건 체조에 해당한다고 볼 수 있다. 화타의 제자 오보(吳普)는 이 '오금희'를 꾸준히 연마하여 건강하게 백수를 누렸기 때문에 세인들은 그를 신선에 비유하기도 했다.

조조는 편두통을 앓고 있었기 때문에 한번 발작하면 견디기 어려울 만큼 극심한 고통에 시달렸다. 그는 도처의 의사를 불러 치료를 청했으며 자신의 주치의에게도 치료를 받아 보았지만 모두 소용이 없었다. 후에 화타의 의술이 신통하다는 얘기를 듣고 그에게 치료를 청했다. 화타는 조조를 진맥한 후 그가 풍사(風邪: 바람이 병의 원인이 되었음을 이르는 말)로 인해 병을 얻었다고 판단했다. 이에 그의 머리에 침을 몇 대 놓자 바로 효과가 나타났으며 다시 재발하지도 않았다. 이에 조조는 화타를 자기 옆에 붙잡아두려 했다. 그러나 화타는 조조 한 사람만을 치료하고 싶은 마음이 없었다. 자신은 '학자'이지 '비천하게 의술로 생계를 유지하는 자'가 아니라고 여겼기 때문이었다.

고대 중국인들은 의사와 점술가를 어렴풋이 구별하고는 있었지만 실제로 사회적 지위라는 측면에서는 별 차이가 없었다. 당나라의 유명한 문인 한유(韓愈)도 의사는 점술가, 악사, 수공업자들과 비등한 계급이라고 여겼다. 이 때문에 의술은 '방술(方術: 방사가 행하는 신선의 술법)'로 칭해졌으며 이러한 관념은 의학 발달을 저해하는 요소로 작용했다.

화타는 결국 아내가 병이 위중하다는 핑계를 대고 몰래 도망쳤다. 그러나 화가 난 조조는 그를 잡아다가 옥에 가두었다. 208년에 화타는 결국 조조에게 죽임을 당했다. 《삼국지》에는 화타가 조조에게 뇌 절개 수술을 해 경뇌막 아래 있는 혈종을 치료하려 했으나 의심 많은 조조가 그를 죽였다고 기록되어 있다.

화타의 저술 가운데 현재까지 전해 내려오는 것은 없다. 현존하는 《중장경 中藏經》은 송나라 사람이 그의 이름을 사칭해 저술한 것으로 밝혀졌다. 그에게는 번아(樊阿), 오보(吳普), 이당(李當) 등 세 명의 제자가 있었는데, 번아는 침구에 능했으며 오보는 《오보본초》라는 저서를 남겼고 이당은 《이당지약록》이란 저서를 남겼다. 세 명 모두 당대의 명의로 평가받고 있다.

중국의 의성 장중경

장중경(張仲景)의 본명은 장기(張機)이며 고대 중국에서 가장 유명한 내과의사이다. 동한 말기 전란과 역병으로 혼란스럽던 시기에 활동했던 인물이다. 당시의 유명한 문인 조식(曹植)은 그때의 암울했던 상황을 다음과 같이 묘사했다. "건안(建安) 22년, 병마가 온 마을을 뒤덮었다. 집집마다 시체가 뒹굴고 울음소리가 그치지 않았다. 온 식구가 떼죽음을 당하거나 한 민족은 모두 병사하여 역사에서 사라지기도 했다."

장중경의 스승 장백조(張伯祖)는 한나라 영제(靈帝)시대에 과거에 급제하여 후에 장사 태수에까지 오른 인물로 의학이란 "위로 군주의 병을 치료하고 아래로는 가난한 백성들을 구제하며 평소에는 건강을 지켜 장수하도록 하는 것이다."라고 여겼다. 장백조의 자필 전기에는 "우리 가문은 본래 2백여 명에 달할 정도로 번창했다. 그러나 건안 원년(196년)이래 10년이 채 되지 않은 시기에 이 중 3분의 2가 죽어나갔다. 열 명 가운데 일곱 명이 돌림병으로 죽었다."라고 기록되어 있다. 그는 돌림병의 해로움에 대해 통감하고 있었다. 이에 과거의 선례를 꼼꼼히 찾아보고 민간에 유행하는 여러 가지 요법들을 수집하기 시작했다. 그는 과거와 현재의 경험을 종합하고 자신의 실전 의료 경험까지 망라하여 《상한잡병론》 총 16권을 완성했다. 이는 동한, 서한시대 이전의 의학을 집대성한 저서로 평가받는다. 현재에는 《상한론 傷寒論》과 《금궤요략 金匱要略》 두 권만이 전해 내려오고 있다. 《상한론》은 차가운 기운에 의한 발열성 질병을 논하고 있으며 발열성 전염병의 치료방법을 변증법적으로 설명하고 있다. 《금궤요략》은 내과의 각종 병과 외과, 부인병 등에 대해 논하고 있다.

장중경은 위 저서에서 진맥과 임상 경험을 종합하여 총 20여 종의 병과 관련된 맥에 대해 언급하고 있다. 이는 현재 사용하는 방법과도 큰 차이가 없다. 위 저서들은 특히 방제학(方劑學: 약재의 적절한 조합 등 처방 구성을 연구하는 학문) 발전에 크게 기여했다.

《상한론》에는 113개의 처방전이 기록되어 있으며 사용된 약재는 170여 종에 이른다. 《금궤요략》에는 총 262개의 처방전이 기록되어 있으며 사용된 약재는 214종이다. 여기에는 각 과에서 상용하는 다양한 처방전이 총망라되어 있다. 내복약으로는 환약, 가루약, 고약, 단약(丹藥: 환약 또는 분말 형태의 약), 탕제 등이 있으며 외용 처방전으로는 목욕, 훈약(薰藥: 불에 태워서 나오는 기운을 쐬어 병을 치료하는 약)을 비롯해 적이(滴耳: 귀에 약물 떨어뜨리기), 관비(灌鼻: 코에 약 불어넣기), 관장(灌腸), 좌약 등이 사용되었다.

장중경의 처방전은 약을 많이 쓰지 않고 정확한 배율로 조제하여 치료 효과를 높였다. 후대 중국 사람들은 그를 '의학의 원조'라고 부르고 있다. 특히 그는 유행성 열병에 대해 여섯 단계의 변증법적 치료를 체계화했다. 열병을 '육경(六經)' 즉, 삼양(三陽), 삼음(三陰)에 따라 여섯 유형으로 나누어 치료하는 방법을 말한다. 그는 각 유형별로 병세, 증상, 맥박 등을 정리한 후 음양표리(陰陽表裏), 냉열허실(冷熱虛實) 등의 요소를 감안해 치료했던 것이다. 유형별 맞춤 치료법과 약제를 사용했기 때문에 후대 사람들도 이를 매우 존중하여 따르고 있다.

장중경은 "병의 원인을 규명하여 이에 대처하는 방법을 찾고 이 방법에 따라 처방을 내리며 처방전대로 약을 복용한다."는 원칙을 세웠다. 이는 중국 임상학의 초석이 되었다. 장중경의 이러한 처방 원칙은 매우 신중하고 엄밀하게 확립되었다. 그는 고대 중국의 수많은 명의들과 달리 질병에 관한 각종 이론을 탐구하지 않았으며 마법이나 초자연적 역량 같은 것을 믿지도 않았다. 오직 임상 경험만을 토대로 질병의 원인과 증세를 규명했다. 그의 이러한 연구 태도는 후에 중국 의학사상 특수한 '경방파(經方派: '경방'은 경험에 따른 처방이란 뜻으로 임상의학을 중시하는 학파)'를 형성하기도 했다.

《상한잡병론》은 후대 임상의학 본보기가 되었으며 현재도 일부 의사들이 이 저서에 기록된 내용을 토대로 처방을 내리고 있다. 당, 송 이후에는 일본, 조선, 동남아 등의 국가로 전파되어 수많은 학자들이 그의 저서를 아직까지도 연구하고 있다. 이처럼 후대 의학에 막대한 영향을 끼친 장중경을 중국 의학계에서는 '의성' 또는 '의학의 원조'로 칭하고 있다.

제 5 장

고대 그리스 의학
찬란한 이성의 빛

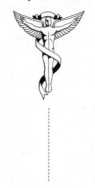

호메로스의 붓끝에서 탄생한 명의

판도라의 상자가 열리는 그 순간부터 그리스인들은 병마와 투쟁하는 역사에 돌입했다. 호메로스의 서사시 《일리아드》는 기원전 12세기 초 미케네가 그리스의 각 폴리스를 연합하여 10만 대군을 이끌고 바다를 건너 트로이를 정복하는 이야기를 다룬다. 전쟁은 10년 넘게 지속되었으며 그 결과는 매우 참혹했다. 일부 학자들은 당시 전쟁으로 사망률이 77.6%에 달했다고 밝히기도 했다. 이처럼 높은 사망률 앞에서 의사의 역량은 가히 신의 경지에 이르렀다고 할 수 있다. 그 중에서도 그리스 연합군을 수행했던 의사들은 영웅 중의 영웅으로 대접받았다. 의술에 능통한 그들의 존재는 곧 '군대가 보유한 최상의 공공서비스'였던 것이다. 호메로스 또한 "의사 한 명의 손에 무수한 생명의 생사가 달려 있다. 병사들의 상처에 박힌 화살을 빼고 약을 발라 치유하는 그들의 기술은 그 누구도 따라올 자가 없다."라며 의사의 가치를 높게 평가했다.

격렬한 전투를 치를 때면 아무리 용맹한 장수라도 후방으로 빠져 상처를 싸매고 진통제를 복용하며 지혈처리를 해야 하는 경우가 무수히 많았다. 상체는 인간이고 하체는 말인 켄타우로스족의 영수 키론은 심성이 곱고 총명했으며 정의감이 강해 남을 돕기를 좋아했다. 키론은 그의 의술을 트로이 전쟁의 영웅 아킬레스에게 전수했다. 아킬레스는 이러한 의학지식을 당시 부상을 당했던 자신의 동료 페트로클루스에게 전해주었다.

한번은 페트로클루스의 전우가 화살에 맞아 중상을 입은 적이 있었다. 페트로클루스는 그의 가슴 아랫부분을 누르며 칼로 허리에 꽂힌 화살을 빼내었다. 그리고 양파즙을 상처에 발라 지혈시켰다. 물론 그리스 군대에 최초로 의술을 전한 인물은 키론이라고 할 수 있다. 고대 그리스시대의 꽃병에는 키론이 트로이의 왕자 헥토르의 공격으로 인하여 부상을 당한 페트로클루스의 상처를 어떻게 치유해주었는지 생생하게 묘사되어 있다. 그는 약용 식물의 사용방법에 정통했을 뿐만 아니라 자신의 지식을 기꺼이 주위 사람들에게 전수해주었다. 이에 병사들은 전쟁 중에 부상을 당하더라도 서로 치료해줄 수 있었다.

키론의 제자 가운데 가장 유명한 인물은 그리스 의학의 신 아스클레피오스이다. 아스클레피오스는 태양의 신 아폴로의 아들로 아내의 부정에 화가 난 아폴로가 그 자궁에서 강제로 꺼내간 아기였다. 아폴로는 이 아기를 키론에게 보내어 의술을 배우게 했다. 아스클레피오스는 곧 스승인 키론을 능가할 만큼 뛰어난 의술을 보유하게 되었으며 제우스조차 그 능력을 질투할 정도였다.

아스클레피오스는 진료를 하러 갈 때 늘 독사 한 마리를 데리고 나섰다. 당시 뱀은 지혜의 화신으로 여겨지고 있었다. 특히 소아시아 셈족(Semites)에게 뱀은 질병을 낫게 해주는 치유의 화신을 상징하는 존재였다. 따라서 고대 그리스인들은 뱀 고기를 먹으며 의술에 통달하고 불로장생하기를 바랐다. 아스클레피오스의 지팡이는 종종 호루스의 지팡이와 비교된다. 호루스의 지팡이는 뱀 두 마리가 서로 휘감고 있는데 뱀은 인간과 신을 연결시켜주는 매개체와 같은 존재였다. 이에 반해 아스클레피오스의 지팡이에는 뱀이 한 마리밖에 없었다. 그럼에도 고대 학자들은 아스클레피오스의 지팡이를 진정한 의학의 상징으로 생각했다.

아스클레피오스는 키론에게 배운 의학지식을 자신의 딸 히기에이아와 아들 마카온과 포달레이리오스에게 전수해 주었다. 호메로스는 마카온과 포달레이리오스의 용맹과 의술을 칭송하는 시를 짓기도 했다. 스파르타의 왕 메네라우스가 화살에 맞았을 때 마카온은 바로 그에게 달려가 화살촉은 그대로 두고 화살대를 부러뜨렸다고 한다. 그리고 상처에 난 피를 빨아낸 후 향기로운 고약을 발라주었다. 후에 마카온은 트로이의 왕자 파리스에게 부상을 당했다. 파리스는 스파르타의 여왕 헬레나를 데리고 도망쳐 트로이 전쟁을 일으킨 장본이었다. 마카온이 자신을 치유해줄 의사를 찾지 못하고 홀로 쓸쓸이 천막 안에 누워있는 것을 본 그리스 병사들은 안타까움에 어쩔 줄을 몰랐다.

마침내 트로이 전쟁이 끝나고 귀향길에 올랐던 포달레이리오스는 자신이 탄 배가 카리아 해안에서 침몰되는 불운을 겪게 되었다. 다행히 양치기에 의해 구조되어 왕궁으로 인도되었다. 그때 마침 카리아 왕국의 공주 시르나가 몸에 균형을 잃고 넘어지면서 심한 상처를 입는 사건이 발생했다. 왕궁의 의사들은 모두 서로 눈치만 볼 뿐 선뜻 치료에 나서지 못하고 있었다. 이에 포달레이리오스가 나서 의학사상 최초로 사혈요법을 시도했다. 고대 그리스인들은 비록 혈액의 기능에 대해서는 잘 몰랐지만 혈액의 중요성은 인식하고 있었음을 알 수 있는 대목이다. 그 후 수백 년 동안 사혈요법은 수많은 질병치료에 이용되었다. 또한 정맥을 절단하거나 부항을 뜨는 흡각(吸角) 시술법을 실시하기도 했다.

이 치료를 계기로 시르나 공주의 마음을 얻은 포달레이리오스는 그녀와 결혼하게 되었다. 후에 그는 두 개의 폴리스를 세웠는데 하나는 시르나 공주의 이름으로, 또 하나는 자신을 구해 준 양치기의 이름으로 명명하였다고 한다.

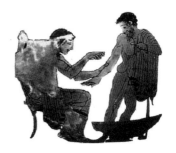

혈관 수술 장면
의사가 환자에게 거머리 사혈치료를 하고 있다. 그 후 수백 년 동안 방혈요법은 수많은 질병 치료에 이용되었다. 또한 정맥을 절단하거나 부황을 뜨는 흡각(吸角) 시술법을 실시하기도 했다.

포달레이리오스는 심리학에도 조예가 깊었다. 번뜩이는 아킬레스의 두 눈을 보고 그가 거의 미치광이 수준임을 진단해 내기도 했다.

아스클레피오스의 딸 히기에이아는 질병을 예방하는 여신으로 '위생(Hygiene)'이라는 단어도 그녀의 이름에서 유래했다. 당시 그리스에는 이미 예방 의학의 개념이 형성되어 있었다고 볼 수 있다. 아테네에 그녀의 신전이 있으며 신전 안에는 한 손에 제사용 잔을 들고 뱀에게 먹이를 주고 있는 히기에이아의 모습을 볼 수 있다.

올림픽과 공중위생

고대 그리스 엘리스 국왕은 용맹한 사위를 고르기 위해 사위를 맞이하기에 앞서 반드시 먼저 자신과 전차 경기를 하도록 규정했다. 이에 열세 명의 후보자가 나섰으나 모두 국왕의 긴 창을 맞고 목숨을 잃는 비참한 결말을 맞이했다. 그리고 열네 번째 후보자로 제우스의 손자 펠롭스가 나섰다. 그는 공주가 남몰래 사랑하고 있던 청년이었다. 사랑의 힘을 얻었기 때문일까? 펠롭스는 경기에 이겨 공주를 차지했다. 펠롭스와 공주는 제우스 신전 앞에서 성대한 결혼식을 올렸으며 자신의 승리를 자축하기 위해 전차, 결투 등의 경기를 개최했다. 이것이 바로 최초의 고대 올림픽의 전신이 되었다.

기원전 9~8세기, 그리스에는 폴리스를 중심으로 노예사회가 형성되었다. 200여 개의 폴리스들은 저마다 독자적인 정치를 하고 있었으므로 서로 간에 전쟁이 끊이지 않았다. 할리우드 블록버스터 《300》은 스파르타 용사들이 일곱 살 때부터 철저하게 집단생활을 하며 전사로 성장하는 모습을 담아낸 영화이다. 체육경기는 용맹한 전사를 육성하는 가장 효과적인 수단이었다. 전쟁이 끊이지 않았던 당시에 부상병을 치료해 전력 손실을 최소화하는 것이 무엇보다도 중요했다. 덕분에 자연히 의학이 발달할 수밖에 없었다.

그러나 계속된 전쟁으로 민생은 점점 더 피폐해졌다. 결국 스파르타의 왕과 엘리스의 왕은 에케케이리아(Ekecheiria, 신의 평화)라는 이름의 올림픽 휴전을 맺게 되었다. 군사훈련이 목적이었던 체육경기는 점점 평화와 우의를 다지는 올림픽으로 발전했다. 올림픽 정식경기가 열리기 전, 사람들은 올림피아 제우스 신전 앞에 모여 제단에 성화를 올리고 그 성화를 손에 든 봉송자들은 그리스의 각 폴리스를 돌며 '전쟁을 멈추고 올림픽에 참여하라'고 외치고 다녔다.

이에 성화가 도착하는 곳마다 전쟁이 멈추고 휴전이 시작되었다. 보복도 전쟁도 잊고 사람들은 올림픽 경기에만 열중했다.

기원전 776년은 고대 올림픽이 정식으로 역사에 기록된 해로 이때를 제1회 올림픽으로 보고 있다. 당시에는 192.27미터의 경기장을 달리는 한 가지 경기밖에 없었다. 펠로폰네소스의 통치자 이피토스는 종교와 체육이 결합된 경기를 4년마다 한 번씩, 윤년 하지를 전후해 개최하기로 결정했다.

기원전 146년, 로마제국이 그리스를 통치하게 된 후에도 올림픽 경기는 계속 개최되었다. 그러나 올림피아 외의 다른 곳에서도 경기를 개최했다. 기원전 80년에는 제175회 올림픽 경기가 로마에서 개최되었다. 그러나 393년에 기독교를 국교로 정한 로마황제 테오도시우스 1세(Theodosius I)는 고대 올림픽 경기가 이교도의 활동이라고 여겨 이듬해에 이를 폐지한다고 선포했다.

고대 올림픽 경기는 기원전 776년부터 394년에 이르기까지 1168년 동안 293회에 걸쳐 개최되었다. 그리스인들은 이 시기를 거치면서 가장 이상적인 교육이념을 확립했다. 책임감 있는 폴리스 시민이 되기 위해서는 지·덕·체(智·德·體)를 겸비한 교육을 받아야 했다. 한편 여성은 고대 그리스의 체육경기에 절대 참가할 수 없었다.

본래 선수들은 어깨에 짐승의 가죽으로 만든 옷을 걸쳤다. 한 번은 경기를 치르던 도중 한 선수가 어깨에 걸치고 있던 사자가죽 옷이 벗겨졌는데 이 선수는 아랑곳하지 않고 알몸으로 끝까지 경기에 임하여 결국 월계관을 차지했다. 예기치 않았던 이 사건은 인체의 근육미를 발견하는 계기를 마련해 주었다. 이때부터 나체로 경기에 임하는 것이 하나의 유행이 되었으며 후에는 아예 나체로 경기에 임해야 한다는 규정도 생겨났다.

올림픽 경기는 고대 그리스의 '힘의 시대'를 상징한다. 오늘날 선수들이 훈련하는 장소를 일컫는 Gymnasium은 그리스어로 나체를 뜻하는 gymnos에서 유래한 것이다. 당시 선수들은 훈련할 때도 나체로 임했기 때문이었다. 실제 경기가 시작되면 선수들은 온몸에 올리브유를 발라 찬란한 태양 아래서 건장한 근육미를 뽐냈으며 이는 관중에게 결코 놓칠 수 없는 볼거리였다.

올림픽에 참가하는 선수는 폭행, 신을 모욕하는 언행 등을 범한 적이 없는 자유 시민으로 제한되었다. 선수로 선발되면 자신의 거주지에서 10개월 동안 강도 높은 훈련을 실시한 후 다시 올림피아에서 본격적인 연습을 시작했다.

선수의 훈련을 돕는 코치들은 반드시 경험이 풍부한 체육 교사여야 했으며 어느 정도 수준의 의학적 지식까지 겸비하고 있어야 했다. 선수들이 경기나 훈련 도중에 부상을 당하는 경우가 빈번했기 때문이다. 코치들은 선수들을 효과적으로 지도하기 위해 선수의 몸 상태를 파악해 음식을 합리적으로 조절하는 것은 물론 부상을 당했을 때 상처 소독 및 붕대 감기 등 응급조치를 취할 줄도 알아야 했다. 골절을 비롯해 운동 중에 발생하는 각종 부상을 처리하는 과정에서 외과의술이 발달하는 계기가 마련되었다. 코치들의 절반은 의사나 다름없었다.

체육경기를 통해 축적된 의료경험과 치료의 노하우는 의학 발전을 촉진하게 되었으며 이를 통해 건강의 중요성, 건강한 생활방식의 중요성이 부각되었다. 체육경기가 성행하면서 그리스에는 목욕탕, 안마소와 같은 대중시설이 들어섰으며 식이요법, 공공위생 등과 같은 보건의료체계가 확립되었다.

아스클레피오스의 신전

호메로스시대의 의학은 점술에 기반을 두고 발전했다. 그러나 그리스 문화가 동양의 영향을 받게 되면서 의학에는 점점 종교적 색채가 가미되기 시작했다. 호메로스 이후의 문학작품에는 요괴, 점술, 앞날 예견, 저주 등의 내용이 자주 등장한다. 그리스의 유명한 철학가 데모크리토스 (Demokritos)가 동시대의 의사 히포크라테스에게 보낸 편지에는 "사람들은 건강을 유지하는 방법을 몰라서 그저 신에게 기도만 드릴 뿐이다."라는 내용이 적혀 있다. 아폴로, 아르테미스, 아테네, 아프로디테, 그리고 지

옥의 신에 이르기까지 그리스의 신들은
모두 질병을 고치고 병마를 쫓아내는 능
력을 지니고 있었다. 그리스의 종교는
풍부한 시적 정서가 담긴 신화적 색채가
강하다. 그리스의 신들은 인간의 자유를
침해하지 않으며 대자연에 역행하지도
않는다. 올림피아의 모든 신들이 그리스
인에게 준 가장 큰 선물은 바로 건강이
었다. 이로써 경건한 신앙은 의학의 신
아스클레피오스에 대한 경배로까지 이
어졌다.

기원전 770년경 이 자애로운 의학의
신을 기념하기 위한 첫 번째 신전이 그
의 고향 테살리아에 세워졌다. 각종 질
병에 시달리던 그리스인들은 아스클레

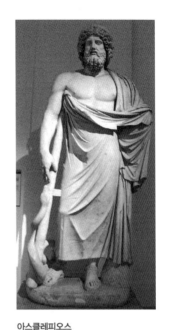

아스클레피오스
그리스 신화에 나오는 의술의 신으로 로마 신화의 아이
스쿨라피우스와 동일인이다. 아폴론의 아들로 켄타우로
스(반인반마) 키론에게서 의술을 배워 나중에 의술의 신
으로 추앙받았다. 아스클레피오스의 상징인 신성한 뱀
이 감긴 지팡이는 오늘날까지도 의사들의 상징으로 여
겨지고 있다.

피오스를 찾아와 그에게 경배를 드리며 쾌유를 빌었다. 시간이 지남에 따
라 이 신전은 경배의 장소뿐만 아니라 진료를 겸한 병원의 기능까지 담당
하게 되었다. 신전의 수도사들이 돈을 받고 환자들을 치료하기 시작했으
며 치료가 실패하면 환자를 아스클레피오스의 신전으로 데리고 가 신의
도움을 청하며 빌었다.

에피다우로스, 코린트, 키오스, 아테네, 베르가마, 미케네 등 30여 개 도
시에도 신전을 보유했었다는 기록이 남아 있다. 이 신전들은 후에 기독교
시대에도 여전히 막강한 영향력을 행사했다. 5세기까지도 사람들은 여전
히 신전을 찾았다. 신전이 세워진 곳들은 대개 풍경이 수려하고 기후가 쾌
적하며 부근에 온천이 있어서 환자들이 치료를 겸할 수 있었다. 제사, 수

양, 기도, 꿈풀이, 광천욕, 안마, 그리고 수술까지 시행되었고 연고, 마취 연기, 토사(吐瀉, 토하게 하거나 설사하게 하는) 등의 치료행위가 이루어졌다.

이곳에서 치료를 받고 기적처럼 병이 낫는 경우도 있었다. 그러나 이는 환자 대부분을 엄격하게 선별하여 수용했기 때문에 가능한 일이었다. 우선 환자를 진찰한 후 불치병을 앓고 있는 사람은 모두 거부함으로써 신전과 수도원의 명성을 유지했던 것이다.

수도사들은 이들을 '순결한 사람'이라고 분류해 아스클레피오스 신전에 들여보냈다. 수도원의 1차 진찰을 통과한 환자들은 신전 앞에서 죄를 씻는 제사의식을 치뤘다. 일부 환자들은 정식 치료에 들어가기 전에 수도원에서 15일 동안 금식하는 경우도 있었다. 이러한 의식을 마치고 나면 아슬아슬한 계단을 지나 지하에 있는 욕실에 들어갔다. 환자들은 이곳에서 몸과 마음을 모두 정결하게 해야 했다. 질병은 바로 내면 깊은 곳에 숨어 있기 때문이었다. 몸과 마음을 정결하게 하고 나면 신단에 가까이 가기 전에 '아바돈(Abaddon : 사탄을 뜻함)'이라고 불리는 안수의식을 행했다. 환자들은 치료를 받기 전에 아마(亞麻)로 된 흰색 예복을 입고 꿈을 꾸도록 인도되었다. 꿈은 아스클레피오스 수도원의 고유한 치료방법이었다. 신전의 제사장은 환자들을 성지의 특수한 방으로 안내한 후 바닥에 누워 휴식을 취하도록 했다. 금식을 통해 모든 에너지를 소진한 환자들은 스스로 최면을 걸어 자기 꿈속에 신이 나타나 어떠한 계시를 내려줄 것을 간절히 기원했다.

환자들이 아스클레피오스를 보았다고 믿도록 하기 위해 이들이 혼미 상태에 빠지면 키가 큰 수도사 한 명이 가면을 쓴 채 조수 한 명을 데리고 신전과 복도를 지나다녔다. 그들은 복화술도 할 줄 알았다고 한다. 환자들이 잠이 들면 수도사들은 '신성한 뱀'을 풀어 놓고 뱀이 이끄는 대로 환자들이 누워있는 침대 주변을 맴돌았다. 온순한 뱀은 은은한 피리 소리에 맞춰 환자의 몸을 감싸며 잠자고 있는 환자의 아픈 부위를 핥았다.

다음날 아침이 되면 모든 환자들은 제사장에게 전날 밤 자신이 꾼 꿈을 얘기했다. 제사장은 꿈풀이를 한 후에 '신의 계시를 받은' 처방전을 내렸다. 만약 환자의 병세가 호전될 가망이 없으면 수도사들은 환자의 믿음이 결여되어 있기 때문이라며 책임을 전가했다.

아스클레피오스 신전의 주요 치료 과정은 수치요법(水治療法, hydropathy: 물을 이용한 물리요법), 기혈순환요법, 연고치료, 안마, 관장, 장세척, 운동, 식이요법 등으로 구성되었다. 이와 함께 심리치료를 병행하여 환자의 주의를 환기시키고자 했다. 이처럼 감정적인 요소가 가득해 보이는 치료 과정에서도 이성적인 의학의 기초를 엿볼 수 있다. 현대 의학의 관점에서 보면 아스클레피오스 수도원은 일종의 요양원에 가까웠다. 환자들이 치료를 받는 동안 그들과 함께 신전에 온 가족들은 신전 주변의 상인, 배우, 변론가들과 어울리며 나름대로의 즐거움을 만끽했다. 고대 그리스의 희극작가 아리스토파네스(Aristophanes)는 자신의 희극을 통해 신을 숭배하는 이러한 치료법을 '환자미혹요법'이라며 비꼬기도 했다.

이 신전에서는 외과시술이 이루어지기도 했는데 시술은 제사장이 직접 하지 않고 지위가 비교적 낮은 조수가 대신했다.

신전의 치료 과정에서 종종 기적이 발생하기도 했다. 부종(浮腫)을 앓고 있던 한 여성이 신의 계시를 받기 위해 자신의 어머니에게 신전에 가서 기도를 드리며 꿈을 꾸도록 청한 적이 있었다. 그녀의 어머니는 신전의 각종 의식을 마친 후 꿈을 꾸었는데 꿈 속에서 과연 신의 계시를 받았다. 아스클레피오스가 딸의 목을 자르고 목에서 피가 나오게 한 후 다시 목을 제자리에 붙여 놓았던 것이다. 어머니가 집으로 돌아왔을 때 딸은 이미 병이 깨끗하게 나아 문 앞에서 어머니를 기다리고 있었다.

환자들은 신전을 떠나기 전에 일정한 비용을 지불해야 했다. 또한 자신의 이름을 적은 액자에 병고에 시달린 과정과 그 치료 과정을 모두 적어 남겨두어야 했다. 이는 후에 신전에 들어온 사람들에게 믿음을 심어주기 위해서였다. 환자의 치료비용은 개인의 능력에 따라 차등 지불토록 했다. 가난한 어린 아이는 신에게 열 닢만 바쳐도 되었지만 고리대부업을 하는 바리새인 상인들은 금화 2천 닢을 내야 했다. 신전에 남아 있는 기록에는 농아 아들의 병이 낫자 그 아비가 1년에 걸쳐 치료비를 갚았다는 내용이 나온다.

대부분의 환자들이 신에게 공물을 바치는 한편, 병이 완치된 후 귀금속으로 병이 나은 장기와 동일한 크기의 모형을 만들어 치료비용을 대신하곤 했다. 이러한 모형을 보면 당시에 이미 초보적인 해부지식이 존재하고 있었음을 알 수 있다. 또한 본래 크기보다 몇 배나 더 큰 대형 입체 부조에는 환자가 두 손으로 자신의 병든 다리를 감싸고 있는 것을 볼 수 있는데 이는 하지정맥류(다리에 푸른 핏줄이 보이거나 혈관이 포도송이처럼 꼬이거나 부풀어 오르는 병)를 앓았던 환자가 공물로 바친 것이다. 이 모형의 재료로는 세라믹, 합금, 금, 은, 상아 등이 사용되었으며 고대 그리스 제사용 부조 가운데 가장 전형적인 특징을 보여준다. 아테네 아스클레피오스 신전 안에 있으며 기원전 400년경의 작품이다. 지금은 이미 파괴되어 터만 남아 있는 에피다우로스와 아테네 수도원 유적에서도 이와 유사한 작품들이 다수 발견되고 있으며 신기한 치료 사연들도 찾아볼 수 있다. 백내장 수술의 성공사례를 비롯해 위험천만한 관절복원수술, 대담한 복부수술까지 그 내용도 매우 다양하다.

아스클레피오스에 대한 숭배사상은 그리스인들의 질병에 대한 관심과 쾌유를 바라는 심정을 대변해 주고 있다. 아스클레피오스 신전의 영향력으로 종교는 다시 의학 위에 군림하는 경향을 보였다. 제사장들이 환자를 치료하면서 축적한 경험과 지식은 후대에까지 대대로 전해졌다. 아스클레피오스의 수도원에서도 이성을 앞세운 신진 의사들이 탄생하면서 의학이 더욱 발전할 수 있는 계기가 마련되었다. 이들의 사상은 의학의 아버지로 불리는 히포크라테스에게 큰 영향을 끼쳤다. 기원전 6세기부터 수도사들은 종교적으로 의식화된 치료에서 점점 벗어나 세속의 의사들처럼 전문화된 의학지식을 갖추게 되었다. 일정한 의학 과정을 마친 학생들은 전문위원회에서 증서를 받고 의료행위를 할 수 있었으며 의학교들도 반드시 이 위원회의 인가를 받아야 했다.

우주의 개념을 인체에 도입

철학의 시대, 이성의 시대로 불리며 인류의 행복한 유년기를 장식했던 시대! 기원전 6세기 무렵, 그리스 도시국가들은 노예제 사회로 접어들고 있었다. 그리스는 반도 국가로 해안선의 굴곡이 매우 심했다. 또한 산이 많고 평지가 적어 물자가 풍부하지 못했다. 이러한 자연적 환경 때문에 그리스는 해상 무역이 발달했다. 다른 나라들과 활발한 교역이 이루어지면서 그리스인들은 바빌론, 이집트의 발달된 의학을 받아들이게 되었다. 기원전 4세기 알렉산더 대왕이 인도까지 세력을 확장하면서 그리스는 인도와도 의학 교류가 이루어졌다.

사물을 깊게 탐구하는 습성을 지닌 그리스인들에게 인간과 자연은 모두 그들의 탐구 대상이었다. 철학적으로는 인류와 세계를 이해하고자 노력했다. 그들이 창조한 문명은 오랜 시간이 흐른 지금도 여전히 변하지 않고 찬란한 빛을 발하고 있다.

그리스인들의 해외 이민이 활발해지면서 마살리에서 비잔틴으로, 보터아에서 시노페까지 세력이 확장되었으며 그리스의 식민지는 서유럽, 남유럽, 북아프리카, 소아시아를 비롯해 흑해 연안까지 뻗어나갔다. 이집트 종교와 페르시아 철학, 페니키아 문자, 바빌론의 천문, 이민족의 다채로운 예술 등이 그리스로 유입되어 융합 발전했다.

한편, 그리스와 소아시아의 고고학자들에 의해 발굴된 고대 그리스의 외과용 시술도구는 대개 주석 함량이 15% 정도인 구리제품이었다. 히포크라테스의 저서에서도 수술 칼이 강철로 만들어졌다는 내용이 언급되어 있다. 이밖에도 '은'으로 만든 '내장용 침' 등 정교한 의료기구들도 발견되었다.

이처럼 정교한 외과용 수술도구는 경험이 풍부한 전문 장인들이 금속을 이용해 만든 것으로 손잡이 부분까지 화려한 장식을 하는 등 수준 높은 기술을 보여주고 있다. 산과의 겸자(鉗子: 난산 때 태아를 끄집어내는 도구), 내시경 등의 기구는 육안으로 볼 수 없는 기관을 진찰하거나 치료하는데 사용되었다. 이밖에도 소식자(消息子: 진단이나 치료를 위하여 장기 조직 속에 삽입하는 대롱 모양의 기구), 스푼, 스크레이퍼(scraper: 기계로 깎거나 줄질한 면을 다시 정밀하게 다듬는 데에 쓰는 칼), 외날 또는 쌍날 메스, 날이 굽은 메스, 핀셋, 갈고리 또는 파이프 형태의 기구, 바늘, 의료용 톱, 의료용 드릴, 의료용 끌, 절구와 절구 공이 모양의 연고용 도구 등이 있다. 당시 의사들은 질병이 더 이상 귀신의 조화가 아니라 일종의 자연현상이었음을 인식했던 것이다. 따라서 합리적인 의학 체계가 형성될 수 있었다.

지혜를 숭상했던 그리스인들은 지혜의 여신 아테네야말로 가장 아름다운 여신이라고 생각했다. 지혜는 진리를 추구하는 최고의 원동력이었다. 그들은 표면적인 문제에 계속 얽매여 있기보다는 문제의 본질을 추구하여 완벽한 이성 체계를 확립하고자 했다. 그리스만큼 수많은 철학가와 성현을 배출한 나라도 아마 거의 없을 것이다. 끊임없는 사색과 연구에 매진했던 이들은 우주를 신의 작품이라고만 생각할 수 없었다. 이들은 철학적 관점에서 우주의 본질과 기원을 밝혀내려 했다. 당시 철학자들은 수학, 천문학, 지리학을 연구하는 과학자의 신분이기도 했다.

고대 그리스 철학자 탈레스(Thales)는 세계의 본질이 '물'이라고 생각했다. 그는 생명의 근원은 물이며 물에서 만물이 기원했으며 물이 모든 물질의 기반이라고 여겼다. 아낙시메네스(Anaximenes)는 주변에 가득한 공기가 우주의 근본이라고 생각했으며 헤라클레이토스(Heraclitus)는 활활 타오르는 불꽃 속에서 해답을 찾고자 했다. 그는 "이 세계에는 하나의 신만이 존재하지 않는다. 또한 어떤 한 신이 세상을 만든 것도 아니다. 과거, 현재, 그리고 미래도 영원히 꺼지지 않는 불과 같은 존재이다."라고 말했다.

고대 그리스의 자연 철학자였던 데모크리토스는 우주의 본질은 정신이나 영혼이 아니라 물질이라고 강조했다. 그의 이론에 따르면 물질은 지극히 작은 원자로 구성되어 있으며 이 원자들이 끊임없이 운동하면서 결합과 분리를 반복한다. 데모크리토스의 이론은 에피쿠로스에 의해 의학에 원용되었다. 에피쿠로스는 인체도 원자와 원자가 유기적으로 결합하여 형성되었다고 생각했다. 원자가 순조롭게 운행될 때에 인체는 건강한 상태를 유지하지만 일단 운행에 장애가 생기기 시작하면 병을 얻게 된다는 것이었다. 따라서 의사의 직분은 원자와 원자 사이의 공간을 깨끗하게 유지하여 정상적인 운행을 보장해 주는 것이었다. 데모크리토스가 의사는 아니었지만 인체해부, 유행성 질병, 병의 경과, 음식과 관련된 수많은 저서를 남겼다. 당시 데모크리토스를 포함한 이오니아학파 철학자들은 이성적으로 의학을 연구했다. 데모크리토스는 질병도 우주와 마찬가지로 일정한 법칙이 존재한다고 믿었다.

한편, 아리스토텔레스(Aristotle)는 소아시아로 이주한 후부터 생물학 연구에 심취했다. 그의 저서 《자연학》에는 생명의 발생과 유전에 대한 내용이 소개되어 있는데 다윈의 '진화론'과 같은 관점이라고 볼 수 있다. 아리스토텔레스는 고대 과학을 집대성하여 후대 생물학 발전에 기초를 마련했다. 그는 인체해부를 시도한 적은 없지만 수많은 동물의 시체를 해부해 본 경험이 있었다. 이를 바탕으로 동물의 내장과 기관을 상세하게 기록한 최초의 해부도를 남겼다. 아리스토텔레스가 사용한 '자궁'이란 영문 명칭은 지금까지도 그대로 사용되고 있다.

그러나 그도 동맥과 정맥을 구별하지 못했으며 감각기관, 신경, 뇌수 간의 관계에 대해서는 제대로 파악하지 못했다. 특히 뇌 대신 심장을 모든 감각을 인지하는 중요 감각기관으로 생각했다. 뇌는 심장이 열이 날 때만 이를 냉각시켜주는 작용을 한다고 여겼다.

그는 발생학(Embryology: 생물의 개체발생을 연구하는 학문)에도 깊은 관심을 지니고 있었다. 또한 발생학을 기반으로 생태학을 연구하기 시작했다. 특히 계란의 부화과정을 관찰해 3일 만에 부화가 일어난다는 것을 발견했다. 아리스토텔레스는 정신과 영혼의 존재 여부에 따라 생물과 무생물을 구별했다. 생명은 '스스로 영양을 흡수해 스스로 성장하며 스스로 사망에 이르는 힘'이라고 정의했다. 또한 생명의 중요 요소로 가장 낮은 수준에 해당하는 영양과 번식, 그 다음으로 감각, 마지막은 최고의 수준에 해당하는 지혜와 정신 등 세 가지를 들었다.

철학자들의 풍부한 사색을 바탕으로 원시 의학은 '신앙에서 과학'으로 바뀌는 큰 전환기를 맞게 되었다. 특히 의학의 아버지 히포크라테스를 비롯해 의약을 다각도로 연구한 셀수스(Celsus)와 플리니우스(Plinius), 산부인과의 창시자 소라누스(Soranus), 갈레노스(Galenus) 등의 영향으로 의술과 의학 이론은 전성기를 맞이하기 시작했다. 이때부터 의학은 철학과 함께 발전하였으며 과학과 예술의 영역까지 아우르게 되었다. 특히 우주의 법칙을 인체에 원용하는 방향으로 발전했다.

피타고라스는 숫자의 법칙이 우주를 지배한다고 생각했다. 마치 독자적인 선율을 가진 오르간의 서로 다른 건반들이 리드미컬한 화음을 만들어내는 것처럼 우주의 별들도 일정한 법칙에 따라 조화롭게 천체를 운행하고 있다고 여겼다. 그는 인체를 리듬과 수치 관계로 풀이했다. 따라서 질병은 인체의 리듬과 수치의 부조화로 발생한다고 생각했다. 의사는 이러한 부조화를 다시 본래의 조화 상태로 되돌려 놓는 역할을 담당한다고 믿었다. 히포크라테스는 피타고라스의 개념을 의학에 도입해 인체의 부조화 상태가 생명에 위협을 끼칠 수 있다고 주장했다.

피타고라스학파에는 기이한 규정이 매우 많았다. 콩을 먹지 않는다, 떨어뜨린 물건은 집지 않는다, 흰 공작새를 만지지 않는다, 식빵을 통째로 먹지 않는다 등이 모두 이에 속했다. 이러한 규정들은 제자들의 식습관을 엄격하게 규제함으로써 건강에 도움을 주기도 했다. 이들은 모두 독신주의를 맹세해야 했으며 인체의 균형을 파괴하지 않기 위해 큰 소리로 웃는 것도 금지되었다.

4대 원소와 4가지 체액설

피타고라스의 제자 엠페도클레스(Empedocles: BC 483~423)는 시칠리아섬의 왕자였다. 그러나 왕위에 관심이 없었던 그는 도처를 유랑하며 학문을 구했으며 매우 검소한 생활을 했다. 엠페도클레스에 대해서는 신기한 전설이 많이 전해져 내려오고 있다. 그는 바람을 부릴 줄 알았으며 죽은 지 30일이나 되는 여자를 살려낸 적도 있었다고 한다. 그러나 최후에는 자신이 신이라는 것을 증명하기 위해 에트나 화산 꼭대기의 분화구 속에 몸을 던졌는데 그만 목숨을 잃고 말았다. 지금까지도 그는 철학자이자 예언가, 과학자, 방술사로서 각계의 인정받고 있다.

엠페도클레스는 이탈리아의학파 창시자이기도 했다. 이탈리아의학파는 플라톤과 아리스토텔레스에게 깊은 영향을 미쳤다. 엠페도클레스는 피타고라스의 제자였기 때문에 수학의 영향을 받지 않을 수 없었다. 특히 숫자 '4'에 특수한 의미를 부여했다. 즉 세상은 불, 흙, 물, 공기 4대 원소로 이루어져 있다고 주장했는데 이들은 열기, 냉기, 습기, 건기를 대표한다. 그는 4원소가 서로 다른 비율로 결합하여 각종 물질을 형성한다고 생각했다. 우주가 순환운동을 하는 중에도 이 4원소는 영원히 변치 않으며 '사랑'을 원동력으로 결합하고 '증오'의 힘 때문에 사분오열한다고 주장했다. 이 두 가지 운동방식이 세계 만물의 변화와 멸망을 주재한다고 여겼으며 눈에 보이는 실체는 순간적으로 존재하는 것일 뿐, 4원소와 사랑, 증오만이 영원한 것으로 생각했다. 엠페도클레스는 물병과 그릇이 물 위에 뜨는 현상을 관찰하던 중 공기의 실체를 발견하게 되었다.

이러한 이론을 바탕으로 그는 현재의 사고로는 전혀 이해가 되지 않는 기괴한 생각들을 쏟아냈다. 특히 원시적이고 다소 환상적인 색채까지 가미된 일종의 '적자생존(適者生存)' 이론까지 선보였다. 그의 주장에 의하면 초기 세상에는 머리만 있고 목이 없는 생물을 비롯해 등은 있는데 어깨가 없는 것, 그리고 일부 기관과 장기들만 독립적으로 떨어져 있는 것 등 다양한 생물체가 널리 퍼져 있었고 우연한 기회에 이들이 결합해 무수한 손을 가지게 되었거나 머리가 여러 개 달린 생물, 얼굴은 사람인데 몸은 말, 또는 얼굴이 말이고 몸은 사람인 생물, 남자도 여자도 아닌 생명체 등 천태만상의 동물들이 생겨났는데 최후에는 모든 기관이 합리적으로 결합된 생명체만이 살아남았다는 것이다.

그는 동일한 분량의 4대 원소가 결합해 근육을 형성하고 신경은 불, 흙, 물의 비율이 1:1:2로 결합물이 되어 형성된 것이며 발톱은 신경과 공기가 결합해 표면이 냉각된 결과물이라고 보았다. 골수는 물, 흙, 불의 비율이 2:2:4로 혼합된 것이며 땀과 눈물은 혈액 일부가 변형된 것인데 혈액은 온도가 높을수록 유동성이 커지고 조밀해져서 밖으로 배출된다고 생각했다.

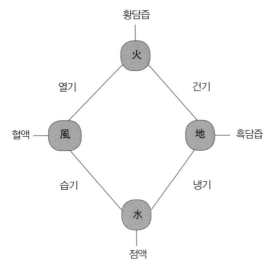

4가지 체액설의 병리학 모식도

초기의 그리스 의학에서는 혈액, 담즙, 점액 등 3가지 체액설이 주류를 이루었다. 그러나 엠페도클레스는 4대 원소와 호응이 되도록 담즙을 황담즙과 흑담즙으로 나누어 4가지 체액설을 주장했다. 중국 의학에서도 사계(四季)를 오행에 맞추기 위해 하절기에서 중하(仲夏: 한여름이란 뜻으로 음력 5월에 해당함)를 억지로 구분해 내기도 했다. 그러나 이러한 사분법이 아주 허무맹랑한 얘기는 아니었다. 물이 차갑고 습한 특성을 지니고 있으며 흙은 건조하고 차가운 특성을 지니고 있다고 보는 등 일말의 과학적 원리를 내포하고 있었다. 외상을 입으면 혈액이 흘러나오고 구토 시에는 황담즙이 나오며 소화기에 출혈이 생기면 검은 변을 보고 감기에 걸리면 끈끈한 콧물이 흘러나온다. 이처럼 혈액, 점액(점막), 황담즙, 흑담즙 등 인체의 4가지 체액이 많아지거나 적어지면서 불균형을 이루면 질병에 걸리게 된다고 생각했다. 4가지 체액이 인체에 정상적으로 분포하면 건강한 상태를 나타낸다.

히포크라테스는 엠페도클레스의 이러한 이론을 의학에 접목해 '4가지 체액설'로 발전시켰다. '4가지 체액설'은 자연계의 물, 불, 흙, 공기의 4대 원소와 차가움, 뜨거움, 건조함, 축축함 등 4가지 특성을 유기적으로 결합해 완성했다. 인체의 각 장기에도 4가지 체액이 서로 호응하며 분포하고 있는데 때로는 2가지 체액이 결합해 또 다른 특징을 형성했다.

고대 그리스인들은 인간도 4가지 유형으로 구별했다. 즉 낙천적이고 명랑한 사람은 낙관적 인간, 우울하고 쉽게 상심하는 사람은 '흑담즙형'에 속하는 근심형 인간, 열정이 넘치고 성격이 괄괄하며 행동이 적극적인 사람은 '황담즙형'의 화를 잘 내는 인간, 그리고 행동이 굼뜨고 감정이 메마른 냉정한 인간 등으로 구별했다. 냉정한 인간형에 속하는 사람은 혈액 중에 점액이 많기 때문이라고 생각했다.

- 불(열기) – 혈액(심장에서 나옴) – 뜨겁고 습함 – 혈액과다체질
- 물(냉기) – 점액(뇌에서 나옴) – 차갑고 습함 – 점액체질
- 흙(건기) – 황담(간에서 나옴) – 뜨겁고 건조함 – 성미가 급한 체질
- 공기(습기) – 흑담(비장에서 나옴) – 차갑고 건조함 – 우울증 기질

이 이론은 아리스토텔레스에 의해 전파되었으며 1000년 동안 의학의 주류를 형성한 로마의 천재 의사 갈레노스(Galenos: 129~199)의 생리학 이론에도 깊은 영향을 끼치게 되었다. 갈레노스는 히포크라테스의 '4가지 체액설'을 한 단계 더 발전시켜 인간의 성격과 체질을 4가지로 구분했다. 즉 황담즙형 체질은 용감하고 정력이 왕성하며 흑담즙형은 고집이 세고 우울한 성격의 소유자이며 혈액과다체질은 열정적이고 과감하며 점액체질은 아둔하고 게으른 유형에 속했다. 그는 염증도 4종류로 나누었다. 즉 혈액에 의한 피부감염, 황담즙에 의한 단독(丹毒: 피부의 상처 부위로 세균이 들어가서 살갗이 벌겋게 되면서 화끈 달아오르고 열이 나는 증상), 점액에 의한 부종, 흑담

즙에 의한 악성종양 등이다. 발열 증상도 다음의 4가지로 구분했다. 즉 혈액에 기인해 고열이 지속되는 경우, 황담즙에 기인해 3일 동안 고열이 나는 경우, 점액에 기인해 매일 고열이 나는 경우, 흑담즙에 기인해 4일 동안 고열이 나는 경우 등이다. 그의 이론은 후에 '4가지 기질론'으로 발전했다.

약품과 수술이 그다지 발달하지 않았던 시대에 이 이론은 치료의 근거로 많이 이용되었다. 일례로 사혈 치료법은 나쁜 피나 필요 없는 잉여의 피를 배출하는 효과를 볼 수 있었으며 설사약이나 구토를 유발하는 약은 인체의 부패하고 상한 액체를 배출하게 했다. 식사량을 줄이는 식이요법은 체내에 과다한 체액이 형성되는 것을 방지할 수 있었으며 차가운 오이는 열병 치료에 이용되었다.

중세 의학은 '4가지 체액설'의 주도 하에 발전했으며 이는 서양의 의학이론을 2천년 동안이나 지배했다. 중국의 '음양오행설'이 중국 의학 전반에 영향력을 행사하고 있는 것처럼 '4가지 체액설'은 서양 의학 전반은 물론, 사회윤리와 천문, 지리 영역에도 큰 영향을 끼쳤다. 그러나 17세기부터 점차 쇠퇴하기 시작해 시들어갔지만 19세기에도 이 이론을 포기하지 못하는 보수 성향의 의학자들이 있었다. 현대의 한의사 가운데서도 의학이론은 《내경》, 치료방법은 장중경, 약재는 《본초강목》을 따르는 의사들이 많이 있다. 이들은 아직도 음양오행설과 경락학을 만고불변의 진리로 받아들이고 있기 때문이다.

의학의 아버지 히포크라테스

히포크라테스는 기원전 460년 아름다운 삼림이 우거진 그리스 코스 섬의 의사 집안에서 태어났다. 그의 조부와 부친 모두 의사였으며 어머니

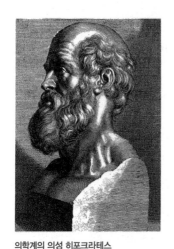

의학계의 의성 히포크라테스
서양 의학의 선구자 히포크라테스는 고대 의학을 집대성한 인물로 '의학의 아버지'로 일컬어진다. 인체의 생리나 병리에 관한 그의 사고 방식은 체액론(體液論)에 근거하였다.
Life is short, the art is long. −히포크라테스 명언

는 산파였다. 히포크라테스는 그리스 의학의 아스클레피오스의 후손으로 알려져 있으며 모친은 헤라클레스 혈통을 이어받았다고 한다. 그는 키가 매우 작았으며 청년 시절에 그리스, 흑해, 북아프리카 등을 여행했다. 코스 학교에서 수학했으며 여행을 하면서도 의술을 행하고 민간 의학에 깊은 관심을 보였으며 한때 군의관을 맡은 적도 있었다. 피타고라스, 알크마이온, 엠페도클레스 등 유명한 철학자의 영향을 받아 자연철학을 의학에 접목해 발전시켰다. 코스 학교에서 수년간 후학을 양성했으며 기원전 337년 그리스 테살리에서 향년 80여 세로 세상을 떠났다. 그가 세상을 떠날 무렵 그의 명성은 이미 널리 알려져 있었다. 그의 무덤 주변에 있는 꿀을 먹으면 병이 낫는다는 소문이 돌 정도로 사람들은 그를 매우 숭배했다. 히포크라테스의 두 아들과 사위도 의사가 되었으며 후에 그를 따르는 의사들이 구름처럼 모이면서 '히포크라테스학파'를 형성했다.

히포크라테스에 관해서는 수많은 이야기가 전해져 내려오고 있다. 한번은 그가 시장에 갔다가 온몸에 경련을 일으키며 얼굴빛이 자색으로 변한 데다 입에서는 끊임없이 거품을 뿜어내는 사람을 보게 되었다. 발작을 일으킨 사람 주변에 모여든 사람들은 그에게 마귀가 들었다며 신전의 수도사를 모셔와야 된다고 고함치기 바빴다. 마침 그곳을 지나던 수도사 한 명이 그 환자를 보고 얼굴을 찌푸리며 마귀가 들었으니 신의 용서를 받으러 신전으로 데려가라고 말했다.

이때 히포크라테스가 나서서 이 환자는 간질에 걸렸으므로 신전에 데려가면 오히려 치료를 지연시킬 뿐이라고 주장했다. 간질은 순간적으로 뇌 기능에 이상이 생겨 발작을 일으키는 병이었다. 히포크라테스는 당시 이 병을 정확하게 진단해냈던 것이다. 그가 명명한 이 병은 오늘날까지도 그대로 사용되고 있다.

그러나 사람들은 결국 환자를 신전으로 데려가 버렸다. 이 일로 히포크라테스는 크게 상심했다. 호메로스시대 이후 고대 그리스 의학에서 질병은 신의 노여움을 산 대가로 여겨지고 있었다. 이런 방식의 치료가 어떠한 결과를 초래할지는 너무나 자명했다. 히포크라테스는 의학을 신전 제사장의 손에서 해방시켜 의학의 새로운 시대를 열어야겠다는 결심을 굳히는 계기로 작용되었다.

또 한번은 점술가가 골절 환자를 치료하는 광경을 목격한 적이 있었다. 마차에 치여 오른쪽 다리가 부러진 환자는 심한 고통 때문에 혼절할 지경이었다. 그러나 점술가는 환자의 가족들에게 환자를 부축해 왼쪽 다리를 신상 앞에 꿇도록 요구하고 있었다. 이 광경을 더 이상 두고 볼 수 없었던 히포크라테스는 점술가를 쫓아버리고 환자 가족들에게 골절 수술에 대해 설명하기 시작했다. 먼저 상처 부위를 닦고 견인해 골절 부위를 복위시키면 되는 간단한 수술이었다. 치료를 받은 환자는 빠르게 회복되었다.

그의 저서《관절 복원에 대하여》는 히포크라테스와 그의 제자들이 인체해부학과 구조학, 운동 기능 등에 대해 상당 수준 이해하고 있었음을 보여준다. 탈골 치료는 히포크라테스 외과수술의 걸작이라고 말할 수 있다. 히포크라테스는 이를 치료하기 위해 사다리 모양의 견인 도구와 자신의 이름으로 명명한 수술대를 발명했다. 기원전 1세기 그리스의 의학자 아폴로니오스(Apollonios)가 히포크라테스를 평론한 저서에는 이 견인 도구를 상세하게 그린 삽화 두 장이 소개되어 있다. 즉 환자의 머리와 발을 사다리

양쪽 기둥에 묶고 굵은 밧줄을 회전축에 감아 당기는 견인 시술을 실시했던 것이다.

히포크라테스의 수술대는 사다리 모양의 견인 도구를 이용하거나 견인 침대를 사용하기도 했다. 이를 이용해 각종 골절, 탈골 치료가 이루어졌다. 히포크라테스의 수술대 발명은 후대 의학자들에게 영감을 제공해 다양한 목적의 수술대가 선보이는 계기가 되었다. 르네상스시대의 회화작품 가운데는 당시 의사들이 각종 견인 치료방법에 이용했던 입식, 사다리형, 테이블형, 침대형 등의 히포크라테스 수술대가 묘사되어 있다.

기원전 430년 아테네에 무시무시한 전염병이 발생했다. 고열과 구토, 마비, 농창 증세를 보이던 사람들은 곧 궤양과 설사를 일으키며 죽어갔다. 전염병이 무섭게 확산되면서 도시 곳곳에 시체가 즐비했다. 아테네의 명장 페리클레스(Pericles)마저도 이 전염병에 걸려 죽고 말았다.

이 소식을 듣게 된 그리스 북부 마케도니아 왕국의 한 의사는 곧바로 어의를 사퇴하고 생명의 위협까지 무릅쓰고 아테네로 향했다. 그는 전염병 상황을 조사하면서 병의 원인과 해결방법을 함께 모색하기 시작했다. 이 과정에서 오직 대장장이의 집만큼은 아무도 감염되지 않았다는 사실을 발견했다. 대장장이 곁에는 늘 불이 있었다. 불이 전염병을 막을 수 있을지도 모른다는 생각에 그는 성 곳곳에 불을 놓기 시작했다. 과연 전염병 확산을 억제할 수 있었다. 이는 인류가 최초로 의학적인 수단을 이용해 전염병을 물리친 사례에 해당한다. 사람들은 전염병에 대항할 수 있는 자신감을 얻게 되었다.

1948년 세계 의학총회는 '히포크라테스 선서'에 근거해 〈제네바 선언〉을 제정했다. 기원전 5세기 말경 히포크라테스는 에게 해 코스 섬의 한 오동나무 아래서 의학에 입문하는 학생들을 모아 놓고 다음과 같은 선서를 하도록 했는데 이것이 그 유명한 '히포크라테스 선서'이다.

의학의 신 아폴로, 아스클레피오스와 건강의 신 히기에이아, 치료의 신 파나케이아와 모든 신 앞에서 나는 다음과 같이 선서하노라. 나의 재능과 판단력에 따라 이 서약을 굳게 지킬 것을 맹세한다. 내 스승을 내 부모처럼 여기고 내가 가진 것을 함께 나누며 내 도움이 필요한 곳에 도움의 손길을 뻗노라. 스승의 자녀를 내 형제처럼 여기고 의학을 공부하고자 하는 자에게 최선을 다해 전수한다.

나는 구술과 서면 등 다양한 방법으로 내 후손과 스승의 후손, 그리고 의학법규를 준수하기로 맹세한 자들에게 의술을 전수하며 그 외에는 누구에게도 전수하지 않는다.

나는 최선을 다해 환자를 지키고 환자를 해하는 일체의 행위를 하지 않는다. 나는 어느 누구에게도 독약을 주지 않으며 여성에게 절대 낙태약을 주지 않는다. 신성하고 순결한 정신으로 평생을 의료업에 바치기를 희망한다. 어느 곳에 가던지 환자의 고통을 덜어주는 것을 최종 목표로 여기며 환자 스스로 원한다고 하더라도 환자의 생명을 위협하는 일체의 행위를 거부한다. 남녀귀천을 막론하고 유혹의 손길을 모두 거절한다. 내가 듣고 본 것을 비밀로 하기를 원하는 자가 있다면 내 직업과의 관련 유무를 막론하고 절대 누설하지 않는다. 나는 엄숙하게 이를 서약한다. 신이 내게 의사로서의 무한한 능력을 주기를 원하며 이는 내 생애 최고의 영광이라고 여길 것이다. 선서를 위반했을 때에는 하늘의 처벌을 달게 받을 것이다.

'히포크라테스 선서'의 전반 두 단락은 미래에 대한 서약이며 후반에 나온 윤리원칙은 의사로서 지켜야 할 규정에 해당한다. 이 선서에는 의사로서 지켜야 할 최고의 윤리원칙이 총망라되어 있다. 즉 진정한 의사는 삶에 절망한 환자가 죽음을 갈망할 때에도 절대 독약을 주어서는 안 되며 스스

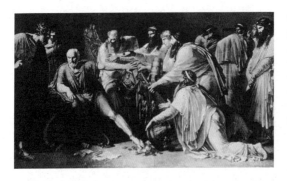

페르시아 왕의 초빙을 거절하는 히포크라테스
서양 의학의 선구자로 알려진 히포크라테스는 그의 명성을 듣고 아르타크세르크스1세의 사절단이 달려왔지만 적국이라는 이유만으로 사양하였다.
(지로데트리오종의 1792년 작품)

로 자신 없는 수술에 임해서는 안 되었다. 또한 의사로서의 직업윤리를 준수하고 직업상의 비밀을 유지하며 치료 과정에서 환자의 명예를 훼손하는 행위를 해서도 안 되었다.

또한 '히포크라테스 선서'에는 의술을 전수하는 스승에 대한 존경이 고스란히 드러나 있다. 이는 서양 의학 직업윤리의 모범과 초석이 되어 2천여 년 동안 이어져 내려왔다. 히포크라테스는 질병에 대한 폭넓은 지식을 바탕으로 의학을 신의 영역에서 독립시켜 임상적인 관찰과 연구로 대체하는 참신한 변화를 시도했다. 이로써 위생관념을 제고하고 치료 효과를 극대화할 수 있었다. 그의 천재적인 재능과 뛰어난 의술은 당대 최고의 명성을 얻었다.

히포크라테스학파

'히포크라테스'는 수많은 관념과 행위를 대표하는 말이 되었다. 플라톤은 그를 '위인'이라 칭했으며 중세에 이르러 '의학의 아버지'로 추앙되면서 의학을 대표하는 상징으로 굳어졌다. 히포크라테스가 세상을 떠난 후 1백여 년에 걸쳐 그의 필기와 저술을 모아 편찬하는 작업이 추진되었다. 프톨레마이오(Ptolemy) 국왕은 알렉산드리아 지역의 학자들에게 명하여 기원전 3세기 말엽에 70여 편에 달하는 문헌을 집대성하기도 했다. 이곳의 학자들은 히포크라테스의 저술로 판단되는 것이면 모조리 수집할 만큼 열정을 쏟았다. 그러나 《히포크라테스 전집 Corpus Hippocraticum》에 나오는 그의 저술 가운데는 히포크라테스의 제자들의 저술이 혼재해 있어 진위를 분별하기 어렵다. 후에 히포크라테스의 저술은 20여 권이 채 되지 않는 것으로 밝혀졌다.

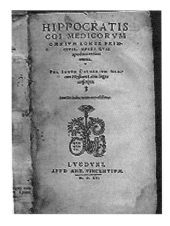

《히포크라테스 전집》
히포크라테스의 신성병, 섭생, 체액설, 출생, 해부학, 심장 등에 관한 70여권의 논문을 통합하여 후대에서 만든 책이다. 이 책은 《황제내경》과 《히포크라테스 전집》은 비슷한 시기에 탄생되었으며, 인체의 조화와 균형을 중시한 측면에서 서로 상통하는 면이 많다.

《히포크라테스 전집》에는 해부생리학을 비롯해 섭생법, 병리, 치료법, 내과, 외과, 안과, 부인과, 소아과, 진단, 예후(豫後 : 의사가 환자를 진찰하고 병세 및 병이 나은 후의 경과를 전망하는 것), 약 조제 등의 내용이 총망라되어 있다.

〈선서〉, 〈잠언(箴言)〉, 〈의사론〉, 〈고대의학론〉, 〈의술규칙〉, 〈인체부위론〉, 〈물, 공기, 환경에 대하여〉, 〈해부학론〉, 〈심장론〉, 〈예후론〉, 〈신성병(神聖病)론〉 등으로 구성되어 있으며 이를 통해 히포크라테스 학파의 질병에 대한 관점을 파악할 수 있다. 즉 그들은 인체의 생리과정을 일부가 아닌 전체로 파악하고자 했다. 이에 대해 히포크라테스는 "질병은 몸 전체에서 시작된다. …… 인체의 특정 부위가 이에 반응하면서 또 다른 부위의 질병을 발생시킨다. 일례로 허리부위의 통증은 두통을 유발하며 두통은 근육통과 복통을 일으키게 된다. …… 인체 각 부위는 서로 연관성을 띠고 있다. …… 인체에 발생하는 모든 변화는 각 부위로 신속하게 전달된다."라고 설명했다. 눈에 입은 상처 하나가 두통을 일으키거나 몸 전체에 해를 줄 수도 있다는 논리였다. '4가지 체액설'이 끼친 영향에 대해서는 앞서 이미 설명한 바 있다.

히포크라테스는 질병을 관찰하는데 탁월한 재능이 있는 인물이었다. 병의 증상을 충분히 파악하기 위해 환자의 소변을 맛보기도 하고 허파에서 나는 소리를 들어보기도 했으며 호흡, 안색 등 표면적인 증상을 체크했다. 의사는 교과서에 나와 있는 지식보다는 자신의 직감을 신뢰할 필요가 있었다. 그는 중풍의 발생 연령대가 40~60세이며 황달은 간경화로 발병하기 때문에 향후 치료가 어렵다는 의견을 제기하기도 했다. 또한 사람은 임종 전에 손톱이 검게 변하고 손발이 차가워지며 입술이 파랗게 질리고 귀가 차가워지고 오므라들며 눈앞이 몽롱해진다고 주장했다. 그가 이처럼 구체적으로 묘사해 놓은 사망 직전 인간의 얼굴을 후대 사람들은 '히포크라테스의 얼굴(Hippocratic face)'이라고 칭했다.

히포크라테스는 소변, 허파, 복부 등의 진단 과정을 상세하게 묘사해 놓았다. 또한 늑막염의 증상에 대해 "늑막염은 허파와 늑골이 서로 달라붙어 기침을 유발하며 흉부에 심한 통증이 생기는데 귀를 대고 들어보면 가죽을 서로 비비는 소리가 들린다."고 설명했다. 특히 요도결석은 불결한 물을 마셔서 생기는 병으로 요도에 이물질이 점점 쌓이면서 극심한 통증을 유발하며 결국 요도를 막아 소변이 잘 나오지 않게 된다. 히포크라테스가 제시한 요도결석 치료방법은 근·현대과학 수준에 견주어도 손색이 없을 정도였다.

히포크라테스는 '신성병'같은 것은 없다고 못 박았으며 모든 질병의 원인을 규명할 수 있다고 강조했다. 그는 질병이 진행되는 과정을 관찰해 병은 고통, 투쟁, 해소 등의 3단계로 진행된다고 밝혔다. 병에 걸리면 먼저

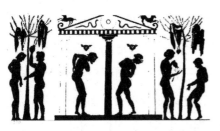

고대 그리스 화병에 그려진 장식화
건강을 중시한 그리스인들이 목욕을 하고 약을 몸에 바르고 있는 장면을 묘사했다. 히포크라테스도 그의 저서에 위생의 중요성을 기술해 놓기도 했다.

고통이 수반되고 그 다음은 몸과 병마와의 투쟁이 벌어지는데 만약 몸이 이기면 병마는 사라지고 병마가 이기면 사람은 죽음에 이르게 된다는 것이었다.

히포크라테스는 몸의 자연치유 능력을 굳게 믿었다. 그의 저서에도 "대자연이 바로 의사이다.""대자연은 스스로의 치유법을 찾아내는 능력이 있다."는 등 자연치유에 대한 믿음을 토로했다. 의사의 역할은 인체의 자연치유 능력을 극대화시키는 데 있다고 생각했다. 의사는 자연의 조수일 뿐 주인이 아니라는 것이다. 그는 주로 식이요법, 공기욕, 안마, 해수욕, 사혈요법, 부항 등의 치료방법을 사용했다. 약은 주로 설사, 진정제 등에 사용했으며 약품의 종류도 그리 많지 않았다. 그의 문집에는 조속(罌粟), 천선자(天仙子: 미치광이풀의 씨로 치통 및 외과의 마취제로 쓰이며, 독성이 강함), 꽃무릇(Cluster Amaryllis: 백합목 수선화과의 구근식물), 갈매나무(갈매나뭇과의 낙엽 활엽 관목으로 열매는 약용하고 나무껍질은 염료로 쓰임) 등 수백 종의 약용식물이 기록되어 있다.

히포크라테스는 〈유행병론〉에서 의료행위를 질병, 환자, 그리고 의사 사이에서 일어나는 행위로 규정했다. 오늘날의 관점으로는 너무나 당연한 얘기지만 히포크라테스가 등장하기 전까지 질병은 마귀의 조화이며 의사는 신을 대표하는 존재로 환자는 믿음이 있어야 질병에서 회복될 수 있다고 생각했다. 그 치료의식 또한 기이하기 짝이 없었으며 질병은 수도원 수도사들의 영역으로 인식되었다.

히포크라테스는 환자들의 병력을 꼼꼼히 기록해 놓음으로써 의학 발전에 크게 기여했다. 일례로 후두 부위에 병이 생긴 한 여성 환자의 증상을 다음과 같이 상세하게 기록했다. "환자의 통증은 혀끝에서 시작되었으며 발음이 모호하고 혓바닥이 붉고 말라 있다. 첫날은 오한이 들었다가 열이 났으며 둘째 날과 셋째 날은 심한 오한과 급성 발열 증상에 시달렸으며 경흉(頸胸) 양쪽이 붓고 팔다리가 창백하게 변했다. 호흡이 가빠지고 먹은 음식을 삼키지 못해 콧구멍으로 다시 흘러나왔으며 소변이 나오지 않았다. 넷째 날은 병세가 더욱 악화되었으며 다섯째 날에 사망했다." 이와 같은 기록을 통해 히포크라테스가 병의 실체를 얼마나 생생하게 파악하고 분석했는지 알 수 있다.

이밖에도 폐결핵, 발진티푸스, 유행성 이하선염(볼거리), 말라리아 등 수많은 질병에 대해서도 수준 높은 처방을 선보였다. 〈유행병론〉에 소개된 유행성 이하선염의 임상 경험을 살펴보면 다음과 같다.

"고열이 나는 사람들 대부분이 양성이었지만 일부는 코피를 흘렸다. 사망자는 없었다. 이하선(귀밑샘)이 부어오르면서 발병하기 시작했는데 한쪽만 부어오르는 사람도 있었지만 대부분 양쪽이 함께 부어올랐다. 체온은 대개 정상이었으며 불면증에 시달리는 사람들이 많았다. 일부는 경미한 발열 증세를 보이기도 했다. 이하선의 붓기가 가라앉고 나면 특별한 후유증이 없었으며 고름이 생기는 경우도 없었다. 이에 반해 입병은 붓기 시작하면 바로 고름이 맺혔다. 부어오른 부위는 물렀지만 넓게 분포했으며 점점 더 확산되며 붓지 않은 부위에 통증과 염증이 발생했다. 그러나 이러한 질병은 다 나은 후에는 별다른 문제가 발생하지는 않았다. 주로 아동, 청년에게 많이 발병했으며 성인 가운데 처음 발병한 사례도 있었는데 특히 체조 훈련을 하는 사람들에게 많이 나타났다. 여성은 이 병에 걸린 사례가 많지 않았다. 병에 걸리면 마른기침을 하고 목이 쉬곤 했다. 발병 후에 고환 양쪽, 또는 한쪽이 부어 통증을 일으키는 사례도 있었다."

히포크라테스는 질병의 '예후'에 대해 특별한 관심을 기울였다. 그는 훌륭한 의사라면 병의 경과와 결과를 미루어 짐작할 수 있어야 된다고 생각했다. 병의 증상에 따라 합당한 처방을 하는 것은 물론 병의 원인을 규명하고 진행 정도를 예견해 향후 발생할지 모르는 복잡한 상황을 미연에 방지할 수 있어야 했다. '예후'의 개념 역시 히포크라테스가 처음 제기한 것으로 현대 의학에서도 그대로 사용되고 있다. '예후'에 잘 대처하기 위해서는 사소한 일이라도 꼼꼼하게 기록해 두는 것이 매우 중요했다.

히포크라테스의 해부생리학 이론은 미흡한 부분이 많고 정확도도 떨어졌다. 당시는 종교의 영향으로 인체해부가 엄격히 금지되어 있었기 때문이었다. 그러나 히포크라테스는 남몰래 인체해부를 시도해 인체구조에 관한 지식을 익혔다. 그의 외과 저서 가운데 가장 유명한 〈머리에 난 상처〉에는 머리 부위에 난 상처를 꿰매는 과정이 상세하게 기록되어 있다. 환자의 상처를 치료하는 방법으로 수술을 택한 사례라고 볼 수 있다. 그는 수술을 집도하는 의사는 손톱이 길어서는 안 되며 평소에 손가락을 기민하게 움직이는 훈련을 하도록 강조했다. 기술이 정교해야 함은 물론 민첩하고 우아하게 이뤄져야 하고 환자의 고통을 최대한 경감시키도록 했다. 또한 수술에 함께 참여하는 간호사에게 환자의 수술 부위를 완전히 드러내도록 당부했으며 차분한 환경에서 환자가 편안한 자세로 수술에 임할 수 있도록 조치했다. 히포크라테스가 기록한 외과의사의 수술 도구로는 랜싯(lancet: 세모날, 양날의 끝이 뾰족한 의료용 칼)을 비롯한 각종 수술용 칼, 아연 또는 동으로 제조한 소식자(체내에 삽입하는 대롱 모양의 기구), 날이 직선 또는 곡선으로 된 칼, 두개골 수술용 관상톱, 치질을 불로 태우는 도구, 파이프형 내시경, 발치(拔齒)용 주사기와 핀셋 등이 있다.

그는 젊은 의사들에게 미지의 도시에 도착하면 우선 그 도시의 기후와 토양, 수질, 그리고 주민들의 생활방식을 유심히 살펴보도록 당부했다. 의사의 역할을 잘 해내기 위해서는 먼저 그 도시의 생활환경을 파악하고 있어야 제대로 된 치료를 할 수 있다고 생각했기 때문이었다. 〈공기, 물, 환경에 대하여〉라는 그의 저서에는 외부환경이 인체구조에 어떠한 영향을 미치는 지와 인종별로 서로 다른 체질을 지니고 있다는 사실을 최초로 소개하고 있다. 또한 의학을 제대로 이해하기 위해서는 반드시 이 책의 내용을 공부해야 한다고 강조했다. 의사는 현지의 계절적 특징, 바람, 냉기, 기온의 변화, 지역별 물의 맛과 체내에 끼치는 영향, 주민들의 생활방식, 기호, 음식, 운동여부, 게으른 기질, 거친 기질 등을 모두 파악하고 있어야 지역적 특징을 지닌 질병에 대처해 올바른 치료를 행할 수 있다는 것이다.

의사를 양성하면서 그는 특히 의사들의 윤리의식을 매우 중시했다. 빈부귀천에 상관없이 동등한 기준으로 환자를 대하도록 했으며 이처럼 고귀한 정신은 어둠의 시대에 갇혀있던 의학에 품위를 불어넣었다. 히포크라테스는 〈의사론〉에서 "의사는 건강한 신체와 단정한 외모를 지녀야 한다. 자신을 돌볼 줄 모르는 사람은 다른 사람을 돌볼 자격이 없다. 때와 장소를 가려 정숙한 분위기를 유지하고 생명을 구하는 데 최선을 다해야 한다. 이렇게 할 때 그는 비로소 의사로서 명성을 얻을 수 있을 것이다. 의사는 반드시 신중하고 성실하게 행동해야 하며 성실한 사람과 교제해야 한다. 또한 충동적이고 다급해 보여서는 안 되며 진중하고 온화하게 보여야 한다. 지나치게 낙관적인 것도 금물이다."라고 주장했다.

〈잠언〉이란 제목의 논문에서는 "인생은 짧고 예술은 길다." "기회는 얻기 어렵고 실험은 위험이 따르며 결단력은 그 무엇보다 중요하다." 등의 격언이 소개되어 있다. 이 말은 실천이 없는 학설은 뿌리 없는 나무와 같다는 것을 은유하고 있는 것이다. 이 밖에도 "폭식은 몸을 상하게 한다." "자연에 희망을 걸어라." 등의 말은 지금까지도 자주 사용하고 있다. 오늘날의 관점으로 볼 때 다소 과격한 표현도 눈에 띈다. 일례로 "극단의 질병은 극단적인 방법으로 치료한다." "약으로 치료할 수 없는 병은 수술로 치료할 수 있으며 수술로 치료할 수 없는 병은 불로 치료할 수 있으며 불로도 치료할 수 없는 병은 더 이상 치료할 방법이 없다." 등을 들 수 있다. 〈잠언〉은 6세기 무렵 라틴어로 번역되어 13세기 중엽에는 서유럽 중상류층 이상 가정의 필

독서로 자리매김했다.

히포크라테스의 교의는 의학의 길과 방향을 전면적으로 바꿔 놓았다. 의술이 개개인의 생활 속에 깊게 파고든 것이다. 히포크라테스는 의사와 환자의 관계를 '종교'가 아닌 '인간'의 기반 위에서 새로 정립하였다. 그러나 이처럼 혁명적인 개념은 수백 년 동안이나 경시를 받아왔다. 오히려 현대 의학과 더욱 밀접한 관계가 형성되었다고 볼 수 있다. 《히포크라테스 전집》은 당시 그리스 의학의 전부를 보여주고 있으며 그 깊이 있는 내용과 시대적 색채, 역동성 등은 지금까지도 독보적인 위치를 차지하고 있다.

히포크라테스가 후학을 가르쳤던 코스 학교는 그가 세상을 떠난 후 바로 쇠퇴일로를 걸었다. 그의 추종자들은 인류 의학을 이끌 위대한 학설이 더 이상은 나올 수 없을 것이라고 믿어 의심치 않았다.

그리스 의사의 진면목

한 국왕이 자신도 모르는 사이에 면역학의 원칙을 세워 세계 최초의 면역학자가 된 사례가 있었다. 폰투스의 국왕 에우파토르(Eupator, BC 132~63)는 계속된 궁중 암투 속에서 항상 암살의 두려움에 떨며 살았다. 어느 날 그는 독약에 강한 약재를 발견했는데 죄수에게 먼저 실험을 해보니 과연 효과가 있었다. 얼떨결에 독약 연구의 권위자가 된 그의 이름이 서방 해독제로 명명되기도 했다. '테리아카(theriaca)'라고 불리는 이 항독제는 당시 만병통치약으로 여겨졌으며 개량을 거듭하는 과정에서 64종의 약재가 결합된 형태로 발전했다. 곧 모든 약방에서 이 약을 팔기 시작했으며 특히 농민들에게 큰 환영을 받았다. 항상 논밭에서 일해야 하는 그들은 뱀과 곤충에 물리는 경우가 많았기 때문이었다. 약방에 테리아카가 떨어지기라도 하면 농민들의 분노가 이만저만한 게 아니었다. 기원전 215년 호

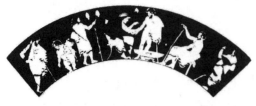

그리스 의사들의 각종 치료 장면
이는 향수병 위에 그려진 그림으로 중앙 부분에 의사가 환자의 팔에 방혈치료법을 시행한 후 마무리 처리를 하고 있는 장면을 볼 수 있다.

메로스와 동시대 인물이었던 니칸데르(Nicander)는 그리스의 유명한 의사이자 시인이었으며 약초에도 정통했다. 그가 지은 시에는 신이나 영웅 대신 뱀에 물린 사건과 뱀에 물린 상처를 치료한 '테리아카'가 등장하고 있다.

기원전 6세기경 제작된 것으로 보이는 병 그림에는 세르니 섬의 국왕이 당시 만병통치약이라고 불렸던 실피움(silphium)을 선박에 싣도록 명하는 장면이 나온다. 삼엄한 감시 속에서 포대에 담긴 실피움이 배의 갑판 위로 옮겨지고 있었다. 실피움은 세르니 섬에서만 나는 식물로 지중해 연안의 수많은 국가에 팔리면서 세르니 섬에 큰 부를 안겨 주었다. 이 식물의 모양은 세르니 섬의 모든 화폐에 새겨져 있다.

서기 79년 베스비우스 화산 폭발로 숨진 로마의 대작가 플리니우스의 기록에 따르면 당시 의사들은 신경계통의 질병과 기침, 쉰 목, 흉부 측면 통증, 식욕부진, 소화불량 등의 증상 치료에 이 약을 썼으며 연령이 비교적 많은 사람들에게 이 약을 처방했다고 한다. 그러나 당시의 한 야만족이 세르니 섬을 침략해 이 식물을 멸종시켰다. 그 후 실피움은 세상에서 사라졌으며 지금까지도 어떤 식물이 실피움인지 확인할 방법이 없다.

그리스 도시국가들이 점점 부흥하면서 해외 식민지를 확대하기 시작했다. 이러한 상황 속에서 그리스의 의학도 그 영향력이 점차 확산되어 약재 무역이 황금 무역을 능가할 정도였다. 그러나 당시의 의사들이 모두 히포크라테스와 같은 입지에 있었다고 생각하면 오산이다. 호메로스시대부터 그리스 의사들의 지위는 구두공이나 도자기공과 별다른 차이가 없었다.

오직 히포크라테스만이 이름난 명의로서 그 명성을 떨쳤으며 왕궁의 어의 자리에 올랐던 것이다. 그러나 다수의 보통 의사들은 생계를 유지하기 위해 각지를 돌아다니며 환자를 찾아 나서야 했다. 시장이나 마을의 임시 거처에서 작은 임시 간판을 내걸고 의료행위를 했으며 생계를 위해 '고객'을 속이는 경우도 다반사였다. 이에 대해 히포크라테스는 "의사가 잘못된 의료행위를 해도 오명을 얻는 것 외에 다른 처벌을 받지 않았다. 이렇게 습관이 되어버린 사람은 오명을 얻고서도 부끄러운 줄도 몰랐다."라고 개탄하기도 했었다.

의사들은 점술이나 마술로 환자를 끌기도 했는데 히포크라테스도 이러한 문제를 이미 인식하고 있었다. 그는 학생들에게 의사가 환자에게 병의 원인, 증상, 진행과정 등을 설명해줄 수 있다면 환자가 저절로 의사를 찾아오게 될 것이라고 강조했다. 또한 몇 가지 문진을 통해 환자의 증세를 집어낼 수 있다면 환자는 의사의 관찰력을 신뢰하게 된다고 말했다. 그러나 의사를 꿈꾸는 수많은 그리스 청년들이 히포크라테스 문하로 모여들었지만 이러한 문제들이 근본적으로 해결되지는 못했다.

당시에는 상설 진료소를 가진 의사들이 거의 없었다. 히포크라테스는 의사들에게 상설 진료소를 건립할 것을 제의했다. 진료소 안에는 의자, 청결한 수건과 이불 등을 구비해 놓고 환자의 눈을 자극하지 않는 범위에서 조명을 최대한 밝게 해놓아야 한다고 주장했다. 그러나 입에 겨우 풀칠을 면할 정도로 가난한 의사들에게 히포크라테스의 말은 한낱 꿈에 불과했다. 더구나 그들은 환자들의 위생 문제를 해결할 능력이 없었던 것이다. 심지어 델파이 지역의 의사들은 시약소(施藥所, dispensary 일종의 무료 진료소) 유지 명목으로 별도의 세금까지 내야 했다.

이러한 문제를 인식한 그리스 지방정부는 일부 마을에 시범적으로 공공 종합병원을 건립했다. 병원의 위생을 담당할 관리는 주민들이 직접 선출하도록 했다. 이 제도의 성공 여부는 현재로서는 알 도리가 없다. 다만 일부 역사 문헌에서 기원전 3세기경 전염병을 연구했던 한 의사가 아테네 시민을 잘 섬겼다는 이유로 푸른 올리브 관을 받았다는 내용을 확인해 볼 수 있다. 병원 위생을 담당했던 관리 중에는 올림픽 경기의 영구 좌석을 부여받은 사람도 있었다고 한다.

정부지원으로 진료소 외에 약국도 등장했다. 그리스어로 'Pantopoli'는 전문적으로 약을 조제했던 곳을 가리키는 말로 약국의 기원에 해당한다. 약을 조제하는 전문 약사들도 선보이기 시작했다. 그리스어로 'Rhizotomi' 는 약초 캐는 사람을 뜻하며 'Pharmakotribae'는 약초를 갈아 약을 만드는 사람을 가리킨다. 따라서 이들로부터 약사가 유래했다고 볼 수 있다.

서양 식물학의 아버지로 불리는 테오프라스투스(Theophrastus, BC 370~285)는 수많은 약용식물을 연구한 인물로 그의 저서 《식물문답록 Inquiryinto Plants》은 약용식물의 교과서로 자리매김했다. 이 책에 "박하 꽃 은 여성이 분만할 때 주로 사용했다. 박하 꽃은 분만을 도와주고 통증을 억제하는 효과가 있었다."라는 내용이 기록되어 있는 것으로 미루어 마취 제에 대해 초보적으로 인식하고 있었음을 알 수 있다.

의학의 성지 알렉산드리아

기원전 4세기 말엽 마케도니아 왕국의 필리포스 왕이 죽은 후 그의 아 들 알렉산더(Alexander, BC 356~323)가 왕위를 계승했다. 알렉산더는 두 차 례에 걸쳐 아시아, 페르시아, 이집트 등지에 원정을 실시해 의학을 포함한 그리스문명과 다른 나라 문명의 융합을 이룸으로써 헬레니즘 문화의 문 을 열었다.

알렉산더 대왕은 젊은 시절 마케도니아에 머물고 있던 아리스토텔레스를 스승으로 모신 적도 있었다. 그는 원정길에 대규모 자연과학 연구팀을 구성해 각지의 다양한 생물체 견본을 채집하고 의료, 미용에 효능이 있는 특수한 약초는 그 용도를 상세하게 보고하도록 했다. 또한 각양각색의 동식물 표본을 아리스토텔레스에게 가져다주기도 했다. 그리스 문명에는 수많은 지식이 공존했지만 상호 관련성을 찾기 어려웠다. 아리스토텔레스는 논리를 적용해 이러한 지식들을 하나하나 체계화시키기 시작했다. 바빌론, 시리아, 인도, 이스라엘의 의학기술과 지식도 하나로 융합되었는데 이는 그리스 문명의 가장 큰 특징 가운데 하나로 꼽을 수 있다.

기원전 324년 알렉산더 대왕이 세상을 떠나기 1년 전, 나일 강 삼각주를 방문한 적이 있었다. 그는 자신의 불후의 왕국을 기념하기 위해 이곳에 새로운 수도 '알렉산드리아' 성을 세웠다. 이곳은 향후 세계의 중심도시로 발전했다.

인구 60만의 이 새로운 도시에서 가장 주목받은 것은 70만 권의 책을 소장한 도서관이었다. 특히 그리스 철학자 프톨레마이오스(Ptolemaeus)는 《히포크라테스 전집》을 포함해 각종 서적을 두루 수집한 것으로 유명했다. 알렉산드리아 성은 연구와 학문의 중심지이자 대형 박물관으로 발전했다. 수학자 유클리드는 이곳에서 기하의 개념을 정립했으며 히파르코스는 천문학을 발견했다. 또한 아르키메데스(Archimedes)는 역학을 발전시키는 데 더욱 매진했다. 새로운 과학의 등장은 의학의 관찰, 측량 분야 발전을 더욱 가속화시켰다.

기원전 300년경 알렉산드리아 성에 실험실, 도서관, 임상실을 겸비한 의학교가 건립되었다. 포톨레미가 이곳에서 사형수를 해부학 실험용으로 사용했다는 기록이 있다. 이집트에는 시체를 방부 처리하는 전통이 있었으므로 이러한 제반 여건을 바탕으로 알렉산드리아에서는 해부학이 발전하게 되었다. 의학자들은 수없이 많은 인체해부를 진행하면서 인체의 신비를 하나씩 벗겨가기 시작했다. 이 부분은 히포크라테스도 소홀히 다루었던 부분이었다. 알렉산드리아는 명실상부한 해부, 생리학의 요람으로 거듭났다. 광적인 해부학자들은 인체의 자연적인 반응을 관찰하기 위해 600여 명의 사형수를 산 채로 해부하는 만행을 저지르기도 했다. 특히 해부학의 창시자로 불리는 헤로필로스(Herophilus)는 실험을 통해 지혜가 심장에서 나온다는 아리스토텔레스의 학설을 반박하고 지혜는 뇌에서 나온다는 사실을 입증했다. 그는 또한 혈액의 흐름을 관찰해 동맥과 정맥의 구조체계를 밝혀냈다.

헤로필로스는 그 시대 가장 유명했던 의사 가운데 한 명이었다. 해부학의 창시자로 불리는 그는 이론과 실험이 수평저울의 양쪽의 추처럼 의학의 균형을 이루기를 바랐다. 그는 전통적인 의료행위에 많은 불만을 지니고 있었으므로 해부를 통해 인체를 더욱 심오하게 이해하고자 했다. 로마의 의학자 갈레노스도 인체해부를 처음 시도한 인물로 헤로필로스를 꼽고 있다.

헤로필로스는 가장 먼저 십이지장과 전립선을 발견해 이를 명명했으며 간, 췌장, 침에 대한 연구를 시도한 인물이다. 그는 또 눈의 구조를 연구해 섬모체(纖毛體: 눈 안의 수정체를 둘러싸고 있는 근육성의 조직), 수정체, 망막, 맥락막(脈絡膜: 눈알의 뒷부분을 둘러싸고 있는 어두운 적갈색의 얇은 막) 등에 대한 기록을 남겼다. 또한 뇌와 척수 해부를 최초로 시도하여 감각신경과 운동신경을 분별해냈으며 신경, 대뇌, 척수의 관계를 밝혀냈다. 뇌수막, 제4뇌실 등에 관한 기록도 볼 수 있다. 아울러 당시로서는 유일하게 여성의 기관을 해부해 난소와 수란관에 대한 기록을 남기기도 했다. 신경과 혈관을 최초로 구분한 사람도 헤로필로스이다. 그는 심장 박동과 맥박의 관계를 연구하기도 했는데 일종의 시계를 발명해 맥박 측정을 시도한 적도 있다. 또한 약재를 매우 중시해 약을 '신의 손'이라 칭하기도 했다.

당시 또 한 명의 유명한 의사로 생리학자 에라시스트라투스(Erasistratus)를 들 수 있다. 그는 서양의 영기의학(pneumatism)을 창시한 인물로 꼽힌다. 영기의학(질병의 원인을 영기에 의한 생명력의 장애라고 믿는 의학)이란 세상에 수많은 생명의 영기가 존재한다는 이론이다. '생명의 영기'는 호흡을 통해 인체에 유입되며 허파에서 왼쪽 심장으로 다시 동맥으로 들어가 심장박동과 체온의 원동력을 제공한다는 내용을 담고 있다. 인체는 이를 빌어 음식을 소화하고 영양분을 흡수한다. '동맥의 영기'는 뇌에서 생성되며 신경을 통해 신체 각 부위로 전달된다. 이로써 인간은 감각을 느끼고 운동을 하게 된다. 그는 새에게 모이를 주고 소화되기 전후의 체중 변화를 연구한 적이 있었다. 이는 새의 배설물을 관찰하여 유형, 무형의 영양의 흡수, 분비, 배출 과정을 알아내려는 의도였다.

그는 또한 대뇌, 소뇌, 뇌실에 대한 연구를 통해 신경을 감각신경과 운동신경으로 구분했다. 감각신경은 감각을 받아들이고 운동신경은 감각을 전달한다고 생각했다. 그는 삼첨판(三尖瓣: 심장의 우심실과 우심방 사이에 있는 판막으로 심실에서 심방으로 피가 거꾸로 흐르는 것을 막아줌)을 명명하고 심실벽과 건삭(腱索: '힘줄끈'이라고도 하며 심실이 수축할 때 판막이 심방 쪽으로 밀려 나가는 것을 막아줌)의 형태를 묘사해 놓기도 했다.

에라시스트라투스는 동맥과 정맥이 보이지 않는 관을 통해 서로 교통할 것이라고 추측했다. 즉 간 → 동맥 → 심장 → 허파 → 정맥의 방향으로 혈액이 순환이 이뤄질 것으로 생각했는데 실제는 이와 정반대 방향이다. 그는 질병이 인체조직과 혈관에 기인한다는 액체병리학설을 부인했다. 또한 동맥출혈을 막는 방법으로 결찰술(結紮術: 동맥류를 묶어 역류를 차단하는 방법)을 주장했지만 당시에는 주목받지 못했으며 오히려 근대에 와서야 새로운 치료방법으로 주목받았다.

그는 "콩팥이 망가지면 왜 몸 전체에 영향을 끼치는가? 우리는 콩팥의 기능을 제대로 알지 못하고 있다. 그러나 너무 많이 알고 있을 필요도 없다. 국부치료법을 이용해 상처를 입은 부위부터 치료하면 되기 때문이다."라고 말했다. 그의 이 이론에 근거해 간 기능에 이상이 있는 환자에게 절개수술을 실시하기도 했다. 그의 이론은 질병의 원인을 중시하지 않는 대신 치료방법을 강조하는 '방법론학파'를 형성했다.

헤로필로스는 히포크라테스학파로 불려졌다. 그는 환자의 몸 전체에서 나타나는 증상에 주의를 기울여 증상에 맞는 치료를 실시해야 한다고 주장했다. 히포크라테스의 교의를 엄격히 준수했으므로 그는 후에 '교조주의학파'의 영수가 되었다.

알렉산드리아에는 당시 수많은 과학자와 의학자가 모여들었는데 젊은 의사가 가장 빨리 성공하려면 알렉산드리아의 학교에서 수학해야 할 정도였다. 특히 생리학과 해부학은 알렉산드리아의 학교만큼 선진이론과 지식을 구비한 곳이 없었다. 그러나 당시에는 졸업증서가 없었으므로 알렉산드리아를 사칭한 수많은 돌팔이 의사들이 나오게 되었다.

실험의학의 전성기는 매우 짧았다. 이후에는 임상 관찰 대신 수많은 학파의 논쟁이 난무하기 시작했다. 히포크라테스학파는 교조주의, 경험주의, 방법론, 성령론(聖靈論) 등으로 갈라졌다. 이들은 점점 거미줄처럼 복잡하게 얽히면서, 자신이 주장하는 이론을 증명하기 위해 연구를 하는 어이없는 상황으로까지 이어졌다.

제 6 장

고대 로마 의학
고대 제국 최후의 전성기

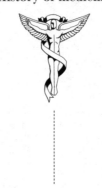

로마제국의 그리스 의사 환대

　알렉산더제국을 계승한 로마는 고대문명 제국의 최고 권좌에 올랐다. 로마제국은 방대한 영토는 물론 정치, 사회규범까지도 이미 완벽한 체계를 갖추기 시작했다. 로마에는 법률이 제정되고 원로원이 탄생했으며 공공위생 개념이 등장했던 것이다. 그러나 당시 최고의 과학자들로 손꼽혔던 바로(Varro), 아그리파(Agrippa), 세네카(Seneca) 등의 연구 범위도 지리, 원예, 의학의 범위를 벗어나지는 못했다. 그들은 사물에 대한 새로운 탐색을 시도했으나 과학실험에는 무관심했다. 로마제국은 탄생하던 시기부터 계속해서 영토가 확장되었다.

　서기 43년에는 지구 중앙에 열대지방이 분포하고 남반구와 북반구에 각각 온대지방이 분포한다는 것을 표시할 수 있을 정도였다. 여전히 물시계나 해시계로 시간을 계산했으며 지리학 이외의 학문은 괄목할 만한 발전을 이룩하지 못했다. 따라서 수준 높은 그리스 문명이 로마에 유입되면서 과학, 예술 영역에 큰 영향을 미치기 시작했다. 이처럼 정복자들이 피정복자의 문명에 동화되는 사례는 역사에서 수없이 반복되었다.

기원전 293년 로마에 페스트가 유행한 적이 있었다. 당시 로마의 의학은 여전히 신의 그늘에 가려져 있었다. 로마 신들의 힘으로 병을 극복할 수 없다고 판단한 그들은 그리스 신의 힘을 빌고자 아스클레피오스 신전으로 사절단을 파견했다. 그들이 로마로 다시 돌아오는 길에 티베르 강에 다다르자 그리스 신전에서 구해온 '신성한 뱀'이 갑자기 강물로 뛰어들었다. 기이하게도 이때부터 페스트가 사라졌다고 한다. 그 후로부터 그리스 의사들이 로마로 몰려들기 시작했다.

그러나 로마인들은 의사라는 직업을 매우 천시했다. 특히 고위계층이나 자유 시민계층은 의사를 볼품없는 직업으로 여겼기 때문에 노예나 포로들이 이를 담당했다. 과거 로마의 소박했던 시절을 그리워했던 로마 최초의 집정관 카토는 그리스 문명을 모두 거부했다. 물론 의사도 마찬가지였다. 그는 그리스 의사들이 로마인의 건강을 해치고 있다고 개탄했다. 그가 자신의 아들에게 보낸 편지에는 다음과 같은 내용이 기록되어 있다.

"그리스인들의 지식 따위를 받아들인다면 그날이 바로 로마의 멸망일 일 것이다. 특히 그리스 의사들은 자신들의 의학으로 야만인들을 멸망시키겠다고 벼르고 있다. 그들에게 야만인이란 바로 우리 로마를 가리키는 것이 아닌가! 그리스 의사들을 조심해야 한다."

카토는 로마에 있는 어떤 식물로 모든 병을 고칠 수 있다고 믿었다. 그 식물은 바로 양배추였다. 카토는 "양배추는 만병통치약이다. 타박상을 입었을 때 양배추 즙을 바르면 바로 회복되고 궤양이나 유방암에 걸렸을 때도 양배추를 갈아 치료할 수 있다."라며 그 효능을 굳게 믿었다. 그러나 결국 그의 이러한 고집 때문에 아내와 아들이 유명을 달리하고 말았다. 카토는 가족들이 죽는 한이 있어도 외국 의사를 청하지 않았던 것이다.

이에 반해 로마의 최고 권력층은 우수한 그리스 의사를 거부하는 것은 곧 자신의 건강을 해치는 일이라는 사실을 깨달았다. 기원전 91년 로마에 들어왔던 아스클레피아데스(Asclepiades)는 로마에서 최초로 받아들인 의사였다. 그는 성격이 원만하고 의술이 뛰어나 로마의 유명한 문인이자 정치가 키케로(Cicero), 집정관 크라수스(Crassus)의 총애를 받았다. 이것은 아스클레피아데스의 치료방법에 기인했다고 볼 수 있다.

그는 체내에는 수많은 원자가 순환하고 있는데 이 순환이 원활하지 않을 때 병이 생긴다고 여겼다. 이에 환자에게 목욕, 안마, 보행, 마차몰기 등을 시켜 체내의 무뎌진 원자들을 자극하는 데 중점을 두었다. 당시 점술가들이 환자들에게 불결하기 짝이 없는 혼합약을 강제로 먹이던 상황에서 그의 치료는 신선한 충격이었다.

아스클레피아데스는 환자에게 보통 2~3가지 치료법을 동시에 적용했다. 또한 '신속, 신중, 신바람'이 그의 3대 치료 신조였다. 아스클레피아데스는 당대 로마의 가장 유명하고 가장 부유하며 가장 세련된 의사가 되었다. 지금까지도 그와 관련된 수많은 전설이 전해 내려오고 있는데 아마도 후세 사람들이 지어낸 이야기들로 추정된다. 한 번은 그가 어떤 귀족의 장례식을 갑자기 중단시키고 곡을 하고 있던 가족들 앞에서 '시체'를 살려낸 적이 있었다. 그러나 유산과 작위를 상속받지 못하게 된 귀족의 가족들은 오히려 크게 화를 냈다고 한다.

아스클레피아데스는 히포크라테스의 체액설에 큰 관심이 없었다. 그러나 최초로 기관지 절개수술을 시도하고 급성병과 만성병을 구별하는 등 의학에 기여한 공로가 적지 않았다. 그는 또한 병의 주기를 관찰할 줄 알았으며 말라리아의 발열증상을 매우 구체적으로 묘사해 놓았다. 그동안 어두운 방안에 격리 수용되었던 정신병자들을 햇살이 비치는 밝은 방으로 옮기기도 했다.

기원전 46년 카이사르(Caesar, BC 100~44) 황제는 모든 의사들에게 시민권을 부여해 그들의 공로를 치하했다. 그 해 로마에는 큰 흉년이 들어 대부분의 외국인을 추방했으나 그리스 의사들은 예외를 인정받았을 뿐만 아니라 오히려 포상금까지 두둑이 받았다. 독재자였던 카이사르는 수중의 방대한 군대를 유지하기 위해 능

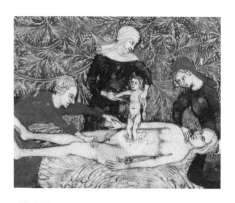

제왕절개술로 태어난 카이사르(14세기 삽화)
윌리엄 셰익스피어의 〈줄리어스시저〉에는 카이사르가 간질을 앓고 왼쪽 귀가 들리지 않는 병약한 존재로 표현하였다.

력 있는 의사들이 많이 필요했다. 따라서 외국인이나 심지어 적군이더라도 의사를 우대했다. 그를 보좌한 의사 가운데는 벌써 세균의 개념을 인지한 사람도 있었다. 그는 세균에 대해 "육안으로는 확인할 수 없는 작은 생물이 있는데 코로 들어가 인체의 질병을 일으킨다."라고 정의했다.

카이사르 황제가 암살당한 후에도 아스클레피아데스의 제자였던 무사스는 오히려 더욱 중용되었다. 당시 로마의 아우구스투스(Augustus) 황제는 고질적인 류머티즘을 앓고 있었다. 수많은 의사들이 온갖 방법을 동원해 치료했지만 모두 소용이 없었다. 이에 무사스는 황제에게 양배추 즙과 냉수를 대량 복용하게 했다. 그의 이 대담한 치료법으로 황제는 건강을 되찾았으며 그에게 수많은 상금을 내린 것은 물론, 서기 10년에는 의사들의 세금을 면제하는 칙령을 특별 반포했다.

로마는 군사의학 발전에 매우 큰 공헌을 했다. 전쟁이 빈번하게 발생했던 로마에서는 전쟁 시의 응급구조 제도가 확립되었다. 로마 군대는 보병 1대대(420명으로 구성)마다 한 명에서 네 명까지 의사를 배정했으며 매 군단, 또는 열 개 보병 대대에는 반드시 고위 외과 군의관을 두었다. 이는 그리

스 국왕이나 장군이 부상을 당해 신에게 구원을 청하던 것과는 완전히 다른 차원이었다고 볼 수 있다. 의료행위는 자비의 산물이 아니라 군대 병력을 확보하기 위한 수단이었던 것이다.

네로 왕조시대의 외과의사였던 디오스코리데스(Dioskorides, 40~90)는 원정 중에 수많은 약재를 수집해 서기 77년 《약물학》이란 저서를 남겼다. 이 저서에는 약의 조제, 진위 감별, 용도, 용량, 기능 등의 내용이 실려 있으며 600여 종의 식물이 소개되어 있다. 현재까지도 100여 종에 육박하는 약재가 현대 약물백과사전에 기록되어 있으며 이 가운데는 디오스코리데스가 최초로 발견했다고 알려진 아편도 포함되어 있다.

로마에는 요양제도가 확립되어 있었다. 전쟁이 장기간 계속되었으므로 부상당한 병사들을 로마로 돌려보내 쉬게 할 수 없었다. 결국 전문적으로 이들을 수용하는 기구를 설립하게 되었으며 뒤에 군병원으로 발전했다. 이러한 병원은 '긴 복도식 구조'를 띠고 있었으며 원활한 통풍을 유지하는 등 관리에 신경을 썼다.

지금도 도나우 강과 라인 강변에는 이와 같은 초기의 요양시설 유적을 찾아볼 수 있다. 이러한 요양시설은 병실을 비롯해 회복실, 욕실, 약방, 숙소 등이 구비되어 있었으며 의사가 아닌 군대에서 관리했다. 아우렐리우스(Aurelianus, 270~275 재위)는 270년 칙령을 반포하여 다음과 같이 요양시설에 대한 관리를 강화했다.

"모든 병사는 무료로 치료를 받는다. …… 병원에서는 정숙해야 한다. …… 소란을 일으킨 자는 태형(笞刑)에 처한다."

백과사전의 탄생

로마시대 의료업은 여전히 사회의 천시를 받고 있었다. 진정한 로마인이라고 자부하는 사람들은 외국인이나 노예, 평민에게 약을 조제해 줄 때 의식적으로 사전에 미리 정한 한 손만 사용할 정도였다.

고대 로마의 정치가이자 학자였던 플리니우스는 박학다식한 것으로 유명했다. 그는 지방장관과 재정부 부장, 해군제독을 역임했으며 백과사전에 해당하는《박물지 Natural History》를 저술했다. 서기 79년 화산을 관찰하기 위해 베수비오 화산에 올랐던 플리니우스는 화산 분출물에 화상을 입고 죽었다고 한다. 끊임없이 지식을 갈망했던 그는 호기심 때문에 목숨까지 잃게 된 것이다.

백과사전적 저서에 해당하는《박물지》는 2만여 개의 항목으로 이루어져 있으며 당시의 자연과학적인 지식과 사상에 대해 서술하고 있다. 그러나 어조가 매우 딱딱하여 흥미는 떨어진다. 플리니우스는 자연을 유일한 신으로 여겼으며 세속적인 일에 관심이 없었다. 그는 인류가 철을 사용해 철제무기가 등장하면서 전쟁이 더욱 참혹해졌다고 생각했다.

《박물지》에는 약용 식물학 분야의 지식을 비롯해 각종 질병의 치료방법 등 의학 관련 내용도 기록되어 있다. 특히 유전형질이 한 대를 걸러 나타나고 출생 후 성의 변이가 나타난다는 등 재미난 내용도 찾아볼 수 있다. 플리니우스는 당시의 보건위생 관련 내용도 기록하고 있는데 현대 의학 지식으로는 쉽게 이해할 수 없는 내용을 해석해 놓은 것도 있다.

이 밖에도 미신, 예언, 연애, 마술치료 등을 대거 수집해 놓은 것으로 미루어 그가 이와 같은 내용을 일말의 의심도 없이 믿고 있었음을 알 수 있다. 로마가 그리스를 정복하긴 했지만 자신들의 귀중한 문화유산은 대부분 상실해 버렸다. 심지어《박물지》는 로마인의 우매함을 상징하는 것이라고 볼 수 있을 것이다.

오히려 셀수스(Celsus)가 부유한 지주들을 위해 저술한《의학 De medicine》백과전서가《박물지》보다는 의학적 공헌도가 더 크다. 이 백과전서에는 농업, 군사이론, 철학, 법률학, 그리고 의학 등이 총망라되어 있다. 의학 관련 부분이 현재까지 유일하게 전해 내려오고 있으며 전문이 라틴어로 되어 있다. 이 부분은 14세기 교황 니콜라스 5세가 발견하여 1478년 플로렌스에서 출판했다. 이 책에는 고대에 유실된 의학저술이 수록되어 있는데 이를 통해 초기 알렉산드리아시대와 초기 로마시대의 귀중한 자료를 볼 수 있다.

셀수스는 이 책에서 의학의 체계적 분류를 시도했다. 이에 그리스 호메로스시대 이후의 의학 발전사를 비롯해 학파, 70여 명의 의사 명부 등을 기록했으며 이론과 실천의 균형적 발전을 강조했다. 그러나 당시 의사들에게 이 책은 무용지물이었다. 로마시대의 의사는 가업으로 이어지거나 사제지간에 전수되었으므로 제자들은 스승을 따라 진료소나 또한 환자를 찾아 떠돌며 의료행위를 했다. 즉 배움과 의료행위가 동시에 이루어졌다. 남녀를 막론하고 의사에 자원하거나 의사를 자칭하는 사람들은 누구나 의료행위를 할 수 있었으며 나라에서 특별히 간섭하지도 않았다. 일반적으로 의사들은 인문지식에 무지했으며 이러한 상황은 특히 외과의사들이 더 심해서 오직 경험에 의해서만 치료를 하기 일쑤였다.

이 책 1권은 음식과 위생에 대해 다루고 있다. 특히 청결을 강조했다. 상처 부위는 깨끗이 씻은 후 식초를 발라 소독의 효과를 거두었다. 2권은 병의 원인, 증세, 예후에 대해 논하고 있다. 3권에는 발열과 이에 대한 치료가 상세하게 기술되어 있다. 특히 말라리아의 발열증상에 대해 자세히 묘사하고 있으며 염증의 4가지 증상으로 붉고 부으며 열이 나고 통증을 동반한다는 특징을 기술했다. 4권에는 해부학 지식을 간략하게 설명하고 있으며 기침, 이질, 관절염, 근육경련, 전신부종, 척추후만증(척추가 휘어지는 증세), 편도선염, 비장비대증 등에 대한 내용도 기록되어 있다. 5권은 약물치료와 외상치료를 다루고 있다. 6권은 피부병과 궤양에 대한 내용으로 치질, 물사마귀, 음경암 등 40여 종의 피부병이 기술되어 있다. 셀수스가 명명한 피부병 가운데 현재까지 그대로 사용되는 것도 많이 있다. 7권, 8권은 외과, 골절, 탈골 등을 다루고 있어 더욱 중시되었다. 실질적인 면을 따졌던 로마인들이었기에 외과를 특히 중시했던 것이다.

여기에 기록된 사례를 보면 먼저 손가락을 이용해 편도선을 적출하는 수술, 그리고 랜싯, 불에 달구는 도구, 관상톱 등 외과수술 도구를 이용해 결석을 잘게 부수는 수술, 탈장, 부종 등을 치료하는 방법 등이 기술되어 있다. 셀수스는 최초로 심장병과 정신병을 언급했으며 결찰술을 통해 동맥의 출혈을 막는 방법을 언급하기도 했다. 그는 특히 상처처리 방법을 제대로 이해하고 있었다. 즉 상처 내부를 깨끗하게 처리하여 혈액이 응결되는 현상을 피해야 한다고 강조했다. 그렇지 못할 경우 염증과 고름이 생겨 상처가 잘 낫지 않기 때문이었다. 마지막으로 상처 주변을 꿰매거나 집게 같은 것으로 고정을 시키면 회복이 빨라진다고 기록해 놓고 있다. 셀수스가 기록한 외과 자료는 히포크라테스보다도 더 우수했다. 현재 소위 그리스 의학, 알렉산드리아의 해부학, 외과학이라고 불리는 지식은 모두 셀수스의 바로 저서《의학》에 바탕을 두고 있다.

로마제국의 공중위생

최초로 공중위생을 제도화한 민족은 유대인이었다. 로마는 이 공중위생의 범위를 행정과 건축 분야에서 확대 발전시켰다고 할 수 있다. 특히 기계를 잘 다루었던 재능을 발휘해 하수도, 하천 유량 조절 시스템 등 발달된 수로 체계를 확립했다. 기록상으로도 상수도 개념을 처음으로 도입한 도시도 로마로 확인되었다. 로마에는 14개의 상수도가 있었으며 하루 용수량이 100갤런(약 380리터)이 넘었다. 이는 현대의 위생학상 요구되는 1일

용수량의 수배에 달한다. 로마의 관개 시설은 이집트의 피라미드에 버금
갈 만큼 불가사의한 일로 여겨지고 있다. 하수도 시설은 이보다 더 이른
시기인 기원전 5~6세기경에 만들어졌으며 그 유적이 지금도 남아 있다.
로마에 흐르는 티베르 강은 식수로 사용할 수 없었기 때문에 로마 정부는
사빈 산의 샘물을 식수로 지정했다.

당시 로마에는 865개의 공중목욕탕과 800개의 개인목욕탕이 존재할
정도로 목욕탕이 성황을 이루었다. 기원전 3세기 무렵에는 욕탕이 3000
간이나 되는 대형 공중목욕탕이 등장해 수천 명을 동시에 수용할 수 있었
다. 목욕탕 부근에는 체육관, 경기장, 도서관, 휴게소, 화원, 식당, 집회장
까지 들어서게 되었다. 생활오수는 체계적으로 설계된 배수 시설을 통해
배출되었으며 정부에서 보수를 받는 전문 관리인이 관리했다. 로마는 늪
지대에 둘러싸여 있었기 때문에 수해를 자주 입었으며 도시 인구가 증가
함에 따라 번영과 함께 오염도 심해졌으므로 공중위생이 절실했다. 따라
서 식품에 대한 전문 조항과 규정이 정해져 있었다. 육류는 통풍이 잘 되
는 곳에서 판매해야 했으며 부패한 식품의 유통을 엄격히 금지했다. 로마
최초의 법전인《12표법》에는 성안에 시신을 매장하는 것을 금하고 기녀,
출산, 낙태를 엄격히 관리하는 등의 규정이 포함되어 있다.

또한 전염병을 막기 위해 로마 정부는 행정기구에 속하는 '의무총독(醫
務總督)'을 설치했다. 이 기관에서 실시하는 시험에 통과하면 정부에서 허
가한 의사 자격증을 취득할 수 있었다. 이로써 사회적으로 천시 받던 의사
라는 직업은 법률의 보호를 받으며 일정한 권리를 보장받게 되었다. 로마
제국 후기에는 의사는 환자를 돌보는 것에 그치지 않고 정치에 참여해 통
치자와 밀접한 관계를 맺기도 했다.

깨끗한 식수, 오염되지 않은 식품 공급은 전염병을 예방할 수 있었으며
도시생활의 위험요소를 크게 줄이는 효과를 가져왔다. 현대 의학의 관점

으로는 일종의 도시 복지정책에 해당한다고 볼 수 있다.

초기의 로마 의사들도 그리스 의사들처럼 왕진 가방을 들고 다녔다. 그 속에는 약상자와 아스클레피오스의 형상이 새겨진 상아 용기도 담겨 있었다. 의사가 되기 위해서는 의사로 자칭하기만 하면 되었다. 200년이 되기까지 의사는 등기제도도 없었고 국가의 감독도 받지 않았다. 또한 그들의 자격을 심사하는 제도도 없었다. 구두공, 이발사, 목수처럼 원하는 사람은 누구나 의사가 될 수 있었다.

상황이 이렇다 보니 자연히 돌팔이 의사들이 속출했다. 이 가운데 테살로스(Thessalus)라는 떠돌이 의사가 특히 유명했다. 그는 본래 방직공의 아들이었으나 로마에 들어온 후 누구든지 6개월 내에 의사로 만들어줄 수 있다고 큰 소리쳤다. 그는 히포크라테스를 '가련한 무식쟁이'로 치부했으며 자신의 묘비에 '모든 의사의 정복자'라고 새겨 놓았다고 한다. 플리니우스는 테살로스가 수많은 하류계층 청년들의 마음을 사로잡았다고 기록한 바 있다. 그렇다고 테살로스에게서 배울만한 것이 전혀 없는 것은 아니었다. 그는 임상 경험을 중시해 자신이 환자를 치료하는 자리에 언제나 수많은 제자들을 데리고 나타났다.

'약사'들의 약 장사 행위 또한 문란하기 이를 데 없었다. 그들은 제멋대로 약을 조제해 팔아 도처에서 원성을 사고 있었다. 심지어 '독약제조자'라고 불릴 정도였다. 사람들은 약의 명칭이 독특하고 값이 비쌀수록 쉽게 현혹되었다. 로마의 천재의사 갈레노스가 부잣집 종의 종양을 고쳐준 적이 있었다. 부잣집 주인이 갈레노스에게 비방을 가르쳐 달라고 청했는데 그가 쓴 약이 모두 값싼 약임을 알고 믿지 못하겠다는 표정을 지었다. 그는 갈레노스가 거지한테나 쓰는 값싼 약을 썼겠느냐며 진짜 비방을 숨기고 가르쳐 주지 않는다고 원망했을 정도였다. 로마에서는 약을 잘못 복용해 숨지는 사람들이 전염병으로 죽는 사람보다 많았다고 한다.

시간이 흐르면서 로마 정부는 점차 의학교육을 중시하기 시작했다. 의학교육은 '스승과 제자'의 전형에서 '교사와 학생'의 전형으로 바뀌게 되었다. 로마제국 말기, 3세기경에는 진정한 의미의 '의학교'가 생겨났다. 알렉산더 세베루스 황제의 통치 기간에는 칙령을 반포해 의사에게 의학을 가르칠 권리를 부여했으며 의학교를 설립했다. 갈레노스, 히포크라테스 등이 저술한 저서를 교재로 삼아 해부학(동물해부), 검시(檢視), 약물 등의 지식을 가르쳤다. 또한 의사 자격이 있는 사람만이 개업할 수 있으며 치료기술과 의학지식이 없는 사람이 의료행위를 하지 못하도록 했다. 이후 로마정부는 로마에서 의학을 가르치는 사람은 외국인을 포함해 모두 시민권을 얻도록 하는 규정을 반포했다.

당시의 의학교는 이미 직업적 성격이 강한 대규모 조직을 형성했다. 이 학교를 졸업한 사람은 나라의 합법적인 의사 자격을 얻게 되었다. 우수한 의사가 수없이 배출되면서 의사 직업은 고도의 전문성을 띠게 되었다. 비뇨기과, 산부인과, 안과 의사를 비롯해 이과(耳科), 수의학과, 치과 등이 생겨났으며 여성의사들도 많이 탄생했다. 군의관은 고대 의학에 있어서 최고의 권위를 상징했다. 의사들이 개인적으로 세운 사립병원은 중세에 이르러 공립병원으로 발전했으며 부자들은 개인 주치의를 두기 시작했다. 세계 최초의 자선 공립병원은 4세기에 한 노부인이 일반 시민들을 위해 세운 병원으로 로마에 위치하고 있다. 이는 세계 최초의 병원이라고 할 수 있다. 중세, 특히 11세기 이후에는 수많은 병원들이 속속 등장했다.

그러나 이러한 로마의 공중위생 체계도 훗날 몇 차례 유럽을 휩쓴 대규모 전염병을 막지는 못했다. 갈레노스와 같은 사고력과 관찰력이 뛰어난 의사가 수많은 저술을 남겼지만 제대로 계승되지 못함으로써 의학은 '교조주의'로 흐르게 되었다. 대규모 전염병이 만연하는 가운데 의학이 속수무책으로 당하고만 있자 의학에 대한 사람들의 신뢰감은 크게 떨어졌으며 다시 종교, 귀신, 마술 등을 숭배하기 시작했다. 결국 로마가 멸망하고 기독교가 부흥하면서 의학은 다시 암울한 시대로 접어들었으며 이러한 풍조는 문예부흥이 일어나기 전까지 지속되었다.

산부인과의 창시자

고대 의사들은 임종 직전의 환자와 출산이 임박한 임산부를 가장 꺼렸다. 임종 직전의 환자는 그나마 신중을 기할 수 있었지만 임신과 출산은 실로 그들 능력 밖의 일이었다. 피임약도 수많은 우여곡절을 겪은 후에야 겨우 발명되었다. 고대 이집트에는 피임 방법을 개발해 사용했다는 기록이 있다. 1869년 영국의학총회의 연례회의 석상에서는 "임신과 출산을 가로막는 모든 발명은 저급하기 짝이 없다."는 의견이 나오기도 했다. 1955년 미국의 유명한 산아제한주의자 마거릿 생어(Margaret Sanger)의 영향을 받아 핀커스(Gregory Pincus) 박사는 그의 동료들과 최초의 피임약을 개발했다. 마거릿은 당시 사회풍조를 저해한다는 이유로 감옥에 갇히기도 했다.

임신과 출산은 도덕, 윤리, 사회풍조 등의 문제와 긴밀하게 연결되어 있었다. 산업혁명이 일어나기 전까지 여성은 동서양을 막론하고 집안에 구속되어 있었기 때문에 임신과 출산에 무지할 수밖에 없었다. 출산에 있어서는 점술가와 산파의 기술이 중요하게 여겨졌다. 고대에 이미 제왕절개 수술이 이루어지긴 했지만 산모가 이미 사망했거나 죽기 직전에 행해지던 방법이었다. 그때까지도 수정(受精)과

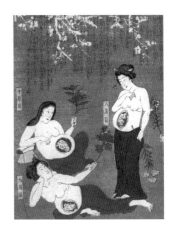

임신한 여성을 그린 동양화
예로부터 임신과 출산은 도덕, 윤리, 사회풍조 등의 문제와 긴밀하게 연결되어 있다.

정에 대한 생리적 지식은 무지한 상태였다. 물론 '경험 의학'의 발전으로 의사들은 일부 태아의 위치가 난산을 초래한다는 사실을 깨닫기 시작했다. 그러나 태아를 받아내는 일은 여전히 산파의 몫이었으며 의사는 돌발 상황이 발생했을 때 일부 의견을 건의하는 정도에 그쳤다.

고대 로마제국에 이르러 사회 전반에 걸쳐 성 개방 풍조가 만연했다. 고대 학자들이 '음란의 도시'라고 개탄했던 로마에는 도처에 매음굴이 난립하고 있었다. 클라우디우스(Claudius, 41~54 재위) 황제의 왕비 메살리나는 금발의 가발을 쓰고 유두에 금장식을 한 채 문 앞에 서서 거리를 지나가는 모든 사람을 유혹했다고 한다. 여성은 더 이상 집안에 구속되지 않았으며 드러내놓고 주색을 즐길 정도로 방탕한 시대에 접어들었다. 이러한 사회 풍조 속에서 원하지 않는 임신을 피할 길이 없게 된 여성들이 몰래 낙태를 시도하다가 사망하는 사고가 줄을 이었다. 방탕한 생활로 뜻하지 않은 곤란한 지경에 직면한 여성들 사이에서 피임을 호소하는 목소리가 커지기 시작했고 이들은 의사들에게 구원의 손길을 갈망하게 되었다.

그리스 에페수스의 소라누스(Soranus)는 산부인과의 창시자로 꼽히는 인물이다. 그는 알렉산드리아에서 의학 교육을 받고 로마에서 40년 동안 의술을 펼쳤다. 그의 논문은 각종 미신을 잠재우는 역할을 했으며 임신, 피임, 낙태 등에 대해 언급하고 있다. 또한 그의 사상은 체계적이고 상당 수준 현대화된 면모를 보이고 있어 향후 1500년 동안 이 분야의 교과서가 되었다.

소라누스는 자궁과 질에 대해 매우 정확하게 묘사하고 있다. 자궁은 일종의 컵 모양을 하고 있으며 성교와 월경을 할 때 열린다고 설명했다. 이 밖에도 월경, 임신과 출산, 피임, 임신중독, 산후조리, 분만 후 조리, 신생아 보호, 자궁출혈, 난산의 원인, 부적절한 태위(胎位)의 교정법, 개두술(craniotomy: 태아의 머리를 바수어 자궁에서 추출하는 수술), 태아 적출술(출산과 같은 방법으로 태아를 끄집어내는 방법), 태아말살(자궁 내의 태아를 각종 도구로 찧은 후 핀셋으로 집어내는 방법), 자궁종양, 성병, 임질 등에 대해 논술했다. 히포크라테스는 임신 중절을 원한다면 두 다리를 쭉 편 상태에서 마구 뛸 것을 권했다. 그러나 소라누스는 인공적인 유산을 매우 혐오했다. 그는 지방 또는 다른 혼합액체에 적신 모직물을 자궁에 집어넣는 피임 방법을 권했다.

소라누스는 소아과 분야의 발전에도 큰 공헌을 했다. 신생아는 출생한 지 3일째부터 모유 수유를 하며 처음 이틀 동안은 희석하거나 끓인 꿀을 먹이도록 했다. 이밖에도 이유(離乳), 치아 성장, 걸음마 교육 방법 등과 함께 다양한 소아 질병 예방법을 제시했다. 그는 또한 급성질병, 골절에 관한 저서를 남겼으며 그의 저서는 수 세기에 걸쳐 수많은 학자들이 도용했다고 한다.

갈레노스가 끼친 영향과 업적

소아시아 에게 해변에 위치한 페르가몬은 아스클레피오스 신전과 아스클레피오스 도서관으로 유명한 곳이다. 페르가몬 문화를 시기한 프톨레미 왕조(알렉산더제국이 멸망한 후 분열된 세력이 이집트 지역을 중심으로 발전한 국가)는 당시 종이 역할을 했던 파피루스의 수출을 금지했다. 그러자 페르가몬에서는 파피루스 대신 양가죽을 사용해 서책을 만들기 시작했다.

로마의 위대한 의사 갈레노스는 바

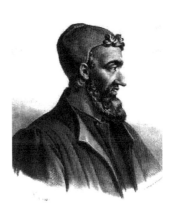

현대 의학의 아버지 갈레노스
고대 서양의 의학을 집대성하고 체액설 등 의학의 원리를 체계화한 사람으로서 해부학과 생리학에 조예가 깊었다. 그의 영향력은 의학의 암흑시대 중세 초기를 제외하면 '의학의 황제'로 군림하였다. 그러나 인체해부학에 기반을 둔 해부병리학이 확립되자 기존의 체액설을 핵심원리로 하는 고대 서양 의학은 설자리를 잃었다.

로 이 페르가몬 출신이었다. '갈레노스'란 이름은 '쉬지 않고 밀려오는 파도'라는 뜻을 가지고 있다. 그의 부친 니콘(Nicon)은 인자한 성품의 건축가였으나 모친은 히스테릭하고 괴팍한 성격의 소유자로 화가 나면 옆에 있는 하인을 물기까지 했다. 하루는 니콘이 꿈을 꾸었는데 꿈속에서 의학의 신 아스클레피오스가 나타나 그의 아들이 천부적인 의사가 될 것이라고 말했다고 한다.

페르가몬의 아스클레피오스 신전에는 '꿈 치료'를 받기 위해 수많은 환자들이 밀려들었으므로 의학도들에게 수많은 임상자료를 제공했다. 갈레노스는 부친의 기대를 저버리지 않았고 열세 살에 벌써 세 권의 책을 냈다. 그러나 그의 문장은 지나치게 긴 경향이 있었다. 그가 쓴 히포크라테스의 저술 해설서는 원문보다도 길었다. 이러한 문체를 싫어하는 사람이 많았기 때문에 그의 저서를 읽는 사람은 그리 많지 않았다. 스스로 천재라 자부했던 갈레노스는 총 300여 편의 작품을 남겼다. 그는 고대부터 의학계에서 쟁론이 끊이지 않았던 이론과 관념을 일목요연하게 체계화했다. 그의 작품 가운데 118편이 현재까지 전해지고 있으며 거대한 서책으로 18권에 이른다.

갈레노스는 농업, 건축업, 천문학, 점성학, 철학 등에 흥미를 느꼈는데 후에는 의학에 모든 정열을 쏟았다. 그는 열두 명이나 되는 서기를 고용해 밤낮으로 자기 주변에서 해부 관찰 장면, 병력, 논쟁, 자서전 등을 기록하도록 했다. 이러한 저서들은 후대에 그의 일대기를 확실하게 알려주는 구실을 했다. 이는 그가 다른 의사들과 명확하게 구분되는 점이다. 자신의 저서가 몰지각한 사람들에 의해 잘못 전해지거나 자신의 저서를 사칭하는 저술이 나올까 염려했던 갈레노스는 '저서목록'까지 만들어 놓았다.

새로운 의학지식에 목말랐던 그는 스미르나로 의학 공부를 하러 떠났으며 스물한 살에 이미 뛰어난 의술을 보유한 의사가 되었다. 또한 히포크라테스처럼 세계 각지의 의학이 발달한 곳을 두루 다녔다. 페니키아, 팔레스타인, 크레타 섬에서 알렉산드리아까지 그의 발자취가 남아 있다. 이러한 도시를 다닐 때면 그는 짐짓 아무런 의학지식도 없는 척했다. 그리고 플라톤, 에피쿠로스, 스토아, 아리스토텔레스, 디오스코리데스 학파의 학설을 공부했다. 그의 의학지식은 이미 동시대 다른 인물들을 초월하고 있었다.

초기의 갈레노스는 과학자, 실험가, 철학자, 신학자 등의 특징을 두루 갖추었다. 신비로운 분위기가 농후했던 그 시대에 그는 이미 상당 수준 과학적인 사고를 지녔다고 볼 수 있다. 그러나 후대 과학자들의 눈에 비친 갈레노스는 여전히 신비로운 인물이다.

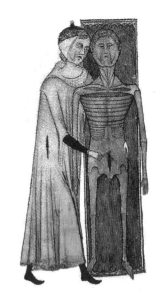

갈레노스의 인체해부 장면
갈레노스(갈렌)는 최초로 인체해부를 통한 실험을 하였을 뿐만 아니라 히포크라테스의 의학적 성과를 집대성하여 해부학, 생리학, 병리학에 걸쳐 방대한 의학체계를 확립하였다.

스물여덟 살이 되었을 때 고향으로 돌아온 갈레노스는 콜로세움에서 검투사들의 상처를 돌봐주었다. 이 기간 동안 그는 외상 치료에 대한 풍부한 경험을 쌓을 수 있었다. 후에 '상처는 신체의 창'이란 유명한 말을 남기기도 했다.

갈레노스는 의사가 해부학 관련 지식이 결여되어서는 안 된다고 여겼다. 그러나 당시는 인체해부가 금지되던 시기였으므로 그는 하마, 코끼리 등 동물실험으로 대신할 수밖에 없었다. 갈레노스의 해부학 저서는 총 16권으로 동물해부를 통해 얻은 지식을 인체에 적용하는 방식을 취했다. 일례로 송아지의 뇌에 뇌를 자극하는 망막(網膜)이 있는 것을 보고 인체에도 있다고 생각했으나 실제는 그렇지 않다. 그는 또한 근육에 대해서도 세밀하게 연구했으며 대뇌, 신경, 혈관체계에 대해서도 매우 상세하게 묘사해 놓았다. 특히 그의 해부학적 발견은 감탄을 금치 못하게 한다. 갈레노스는 동물실험을 통해 인후신경(오늘날 '갈레노스 신경'이라고도 불린다)을 절단하면 목소리를 내지 못한다는 사실을 발견했으며 동물의 수뇨관(輸尿管 : 콩팥에서 방광으로 오줌을 보내는 가늘고 긴 관)을 묶어놓고 관찰하여 오줌이 콩팥에서 만들어진다는 사실도 알아냈다. 또한 척추를 망가뜨려 불구의 원인을 밝혀내기도 했다. 갈레노스는 생전에 단 한 구의 시체밖에 해부해 보지 못했으나 해부학과 관련된 수많은 저서를 남겼다. 그는 매우 권위적인 어조로 자신의 이론을 펼쳤으나 그가 밝힌 '사실' 가운데 대부분은 돼지와 원숭이의 해부 결과로 얻은 것이었다.

만약 중세의 학자들이 갈레노스의 발견을 진지하게 고증해 나갔다면 해부학은 크게 발전했을 것이다. 그러나 갈레노스의 명성은 오랜 기간 식을 줄 몰랐으며 기독교와 이슬람교 모두 인체해부를 금지했으므로 르네상스 시대가 도래하기 전까지 갈레노스의 학설 가운데 잘못된 부분은 시정되지 않았다. 오히려 1559년 런던의학총회는 게인즈(Gaines)라는 회원이 갈레노스의 오류를 지적한 연구 결과를 철회하도록 요구하기도 했다. 결국 게인즈는 갈레노스와 학회에 사과성명을 냈다. 갈레노스가 틀렸다는 주장이야말로 의학계에서 가장 위험한 발상으로 간주되었던 것이다.

갈레노스는 서른두 살이 되던 해인 162년에 로마로 들어왔다. 이 변화한 도시에서 그는 손쉽게 자신의 자리를 찾을 수 있었다. 그는 자기와 동시대의 의사들을 자주 비판했다. 그들의 얕은 지식은 자신의 이론과 치료 기술에 견줄 수조차 없다고 생각했기 때문이었다. 또한 로마의 의사들이 돈벌이에만 혈안이 되어있고 귀족들에게 아첨만 일삼는다고 꼬집었다. 별다른 기술도 없이 아첨꾼에 불과한 의사들이 로마의 돈을 끌어 모으고 있다고 비난한 것이다.

갈레노스는 약물치료도 매우 중시했는데 가짜 약을 만들어 파는 약사들을 혐오했다. 그는 약용 성분이 있는 식물이 다른 부작용을 반드시 동반한다는 사실을 증명해 보였다. 즉 방대한 양의 식물로 알약, 가루약, 연고, 침제(浸劑: 생약의 약용 성분을 정제수 따위로 침출한 약), 탕약, 팅크(tincture: 동식물에서 얻은 약물이나 화학 물질을 에탄올 또는 에탄올과 정제수의 혼합액으로 흘러나오게 하여 만든 물

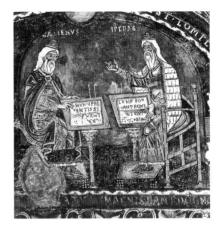

산타마리아 대성당의 프레스코 벽화
고대 서양 의학을 대표하는 갈레노스와 히포크라테스가 의학에 관하여 토론 중이다. 13세기에 그려진 그림이다.

약), 세척제 등 각종 약을 제조했다. 그의 약 제조법은 오늘날에도 '갈레노스식 제제'로 불리고 있다.

당시 로마에는 경험주의, 교조주의, 절충주의를 비롯한 수많은 의학학파가 난립하여 격렬한 논쟁을 벌이고 있었다. 환자들은 수만 가지 치료법을 두고 고민에 빠졌으며 진실로 그들의 병을 낫게 해줄 의사를 찾아 도처를 헤매었다.

갈레노스가 자신의 의술을 본격적으로 펼치기 시작한 해는 174년이다. 그때 아우렐리우스(Marcus Aurelius, 160~180) 황제는 게르만 민족과 전쟁을 치르고 돌아온 후부터 열병에 시달리고 있었으나 의사들은 속수무책이었다. 마침내 한 귀족의 추천으로 갈레노스가 입궁하게 되었다. 그는 황제의 시종들에게 몇 가지 물어본 후 황제가 단순히 위에 탈이 난 것임을 깨달았다. 이에 감송향(甘松香: 중국의 구이저우, 쓰촨 등지에서 나는 향긋한 풀)을 넣은 따뜻한 물에 붕대를 적셔 황제의 복부에 싸맸다. 마치 지금의 더운물주머니와 같은 작용을 한 것으로 효과는 바로 나타났다.

아우렐리우스는 갈레노스에게 다음과 같은 말을 몇 번이고 반복했다고 한다. "그렇소. 당신이 말한 대로 찬 음식이 내게 맞지 않은 것 같소." 이는 갈레노스가 시도했던 '반정립 이론'의 사례를 보여주는 것이다. 오한이 나는 병은 반드시 열기로 다스리고 체내에 오랜 기간 쌓인 물질은 설사약으로 배출하는 것 등을 그 예로 들 수 있다. 갈레노스는 식이요법, 약물요법 외에도 물리요법과 기타 보조치료법을 수없이 고안했다. 그는 자신이 고안해 낸 이러한 방법들이 특효를 낼 것을 믿어 의심치 않았다.

갈레노스는 황제가 자신을 '철학자', '교조주의에 영향을 받지 않는 의사'라고 칭송했다고 득의양양했다. 이때부터 갈레노스에게 환자들이 모여들기 시작했다. 그는 당시 우울증을 앓고 있던 집정관 아내의 치료를 맡았을 뿐만 아니라 갈리아, 이집트, 시리아 등지에서 편지로 도움을 청한 환자들까지 돌봐야 했다. 그는 처방전과 직접 조제한 약을 환자들에게 주었다. 그러나 지나치게 약에만 의지하려는 의사들을 향해서는 '약장수'라고 비판하기도 했다.

그가 치료한 사례 중에 가장 흥미로운 경우는 아마도 무명지와 새끼손가락의 감각을 잃어버린 페르시아 궤변가를 치료한 일일 것이다. 그의 병력을 살펴보던 중 척추신경을 다친 적이 있다는 것을 알게 된 갈레노스는 그에게 침대에 누워 휴식을 취하도록 권했다. 푹신한 물건으로 등을 높게 바치자 환자는 바로 병이 낫게 되었다. 갈레노스는 환자의 완신경총(brachial plexus, 팔과 손으로 내려오는 신경)을 치료해 그의 고질병을 고

갈레노스의 인체해부도
고대 로마의 인체해부도이다. 중세 무렵에 쓰인 갈레노스의 친필 원고에 고대의 4가지 체액설이 여전히 사용되고 있음을 볼 수 있다.

처준 것이다. 이 일은 로마 전체가 들썩거릴 정도로 화제가 되었다. 갈레노스의 치밀한 진단과 박학다식함을 엿볼 수 있는 대목이다. 후에 그는 신경마다 지배하는 피부, 근육이 정해져 있는데 이 궤변가는 피부 신경을 다친 경우에 해당한다고 설명을 덧붙였다.

갈레노스는 히포크라테스의 의학 이론을 이끌었다. 그의 가장 주요한 저서로는《인체 각 부위의 작용》17권을 들 수 있다. 생명체는 '식물적 영혼', '동물적 영혼' 그리고 '이성적 영혼'으로 되어 있으며 결국은 '공기'를 호흡함으로써 유지된다는 내용이 저서의 주요 골자이다.

그는 동맥이 혈액을 운반하는 것이지 공기를 운반하는 것이 아니라는 사실을 증명했다. 또한 최초로 신경, 뇌, 심장의 작용을 연구했다. 그는 사고를 하는 기관은 뇌이지 아리스토텔레스가 주장한 심장이 아니라고 말했다. 그러나 그도 동맥과 정맥에 의해 혈액순환이 이루어진다는 사실을 깨닫지는 못했다. 혈액순환 원리를 발견한 영국의 생리학자 윌리엄 하비(William Harvey, 1578~1657)는 당시 갈레노스가 혈액순환 이론에 이처럼 근접하고도 그 사실을 발견하지 못한 데 대해 의아함을 표했다. 따라서 갈레노스는 출혈을 막는데 지혈 대신 사혈 요법을 견지했다.

갈레노스는 기독교 신자는 아니었지만 유일신을 믿었으며 육체는 영혼이 주재한다고 믿었다. 그는 아리스토텔레스의 '목적론'을 신봉했기 때문에 자연계의 모든 사물은 존재 이유가 있다고 믿었다. 조물주가 세상을 창조한 데는 분명한 목적이 있었다는 것이다. 인간도 조물주의 창조물이다. 좌심벽이 우심벽보다 두꺼운 것은 심장의 수직적 위치를 유지하기 위함이다. 동맥벽은 그 안에 있는 미세공기를 분산하기 위해 매우 조밀하고 정맥은 혈액이 통과하며 전신에 영양을 공급할 수 있도록 수많은 구멍이 나 있다. 인체의 구조는 실로 완벽하다. 조물주가 아무 목적 없이 창조물을 만들지 않을 것이라는데 착안해 갈레노스는 끊임없이 만물의 근원을 파헤치기 시작했다. 그는 마치 이미 모든 답안을 찾은 듯 보였다. 우주 속에서 질서 있게 움직이는 모든 창조물은 위대한 조물주의 작품이라고 탄복했다. 그의 사상은 중세 스콜라철학의 밑거름이 되었으며 이슬람교에서도 이를 받아들였다. 그러나 이 때문에 의학은 교조주의로 흐르게 되었으며 갈레노스의 사상에 반하는 이론은 하나님에게 도전하는 이교도 사상으로 치부되는 결과를 초래했다.

기원후 200년에 즈음하여 갈레노스가 세상을 떠나고 난 후, 바로 문명의 암흑기가 도래했다. 갈레노스의 존재는 칠흑 같은 어둠이 오기 직전 하늘을 수놓은 노을에 비유할 수 있다. 세상은 그를 추월할만한 인재의 등장을 기다렸지만 그 기다림은 너무나 오래 지속되었다.

제 7 장

중세의 의학
암흑시대의 예고

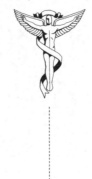
로마의 쇠락과 기독교의 부흥

온갖 전염병, 특히 페스트의 만연은 로마제국의 멸망을 재촉했다. 395년에 동로마와 서로마로 분열되었으며 서로마는 5세기경 게르만, 프랑크, 서고트, 반달 등의 침입으로 멸망했다. 그 후 서로마는 이민족들에 의해 사분오열되었으며 이민족의 침입을 받은 로마 시민들은 불안과 공포에 휩싸였다. 당시 그리스 의학이 점차 쇠퇴하면서 로마 의학의 전성기도 막을 내리기 시작했다. 진리와 과학에 대한 갈망이 퇴색하면서 찬란했던 아테네와 알렉산드리아의 문명도 역사의 뒤안길로 사라졌다.

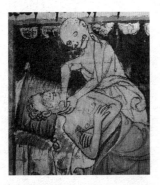

중세 유럽 페스트의 창궐
로마제국은 이민족의 침입으로 멸망하였으나 내부적으로는 사망률이 높은 전염병과 페스트(흑사병)의 영향력이 크게 작용하였다.

로마가 멸망에 이를 무렵 유목민족들이 로마에서 활보하기 시작했으며 대규모 페스트가 세 차례나 만연했다. 6세기 동로마제국 유스티니아누스(Justinian) 황제시대에 처음 발생하여 '유스티니아누스 페스트'라고도 불리는 이 전염병은 로마 전역에서 1억에 가까운 목숨을 앗아갔으며 반세기 동안이나 지속되었다. 당시 전염병이 발생할 수밖에 없는 시대적 요인을 살펴보면 첫째, 도시에 지나치게 많은 인구가 밀집되어 도시환경이 매우 불결했고 둘째, 동쪽에서 서쪽으로 인구의 대이동이 시작되었으며 셋째, 십자군원정(1096~1291, 8회) 등 전란이 끊이지 않았다.

전염병이 수많은 사람의 목숨을 앗아가고 있었지만 의학은 이에 속수무책이었다. 특히 페스트는 도시 전체를 말살시킬 만큼 위협적이어서 페스트가 유행하면서 논밭이 황폐해지고 열 가구 가운데 아홉 가구가 텅텅 빌 만큼 비참한 상황이 벌어졌다. 사람들은 돌아갈 곳도 잃고 거리를 배회하며 전염병의 공포에 그대로 노출되었다. 페스트에 걸리면 온몸에 물집과 고름이 생기고 붉은 반점, 흰 반점이 돋았으며 출혈과 질식으로 목숨을 잃게 되었다. 천연두, 선페스트(腺pest: 오염된 쥐벼룩에 물린 뒤 물린 부위에 종창이 나는 것을 시작으로 발열, 저혈압 등의 증상이 나타나는 병), 성홍열, 콜레라, 유행성 발진 티푸스, 디프테리아 등 전염병에 속하는 이러한 병들의 공통점은 바로 높은 사망률이었다.

의사들은 이와 같이 파괴적인 질병 앞에 속수무책이었으며 아무도 과학적, 합리적으로 질병의 과정을 연구하려 들지 않았다. '세상의 빛'이라고 불리던 철학도 이미 그 의의를 상실했다. 이 시대에는 키니코스학파(Cynicos學派, 소크라테스의 제자인 안티스테네스를 시조로 하는 고대 그리스 철학의 학파로 외적인 조건보다 본성에 따르는 자연스러운 생활을 행복의 신조로 삼았으며 견유학파라고도 불림)가 유행했으며 사람들은 더 이상 허구도 의식도 갈구하지 않게 되었다.

그리고 기다렸다는 듯이 점성술사들이 다시 사람들 앞에 모습을 드러냈다. 르네상스시대의 독일 화가 뒤러(Albrecht Dürer)의 1484년 목각 작품에는 토성, 목성, 화성이 전갈자리에서 만나 공기를 오염시킴으로써 매독이 유행하게 되었다는 내용이 묘사되어 있다. 사람들은 전염병이 만연하는 이유도 별자리가 불길해졌기 때문이라고 여기게 되었다.

천체는 신령과 필연적인 관계를 맺고 있었다. 신령스런 별자리에 의지하기 시작한 사람들은 바빌론과 앗시리아에서 기원한 점성학에 빠져들었다. 세상의 모든 일, 특히 인간의 운명이 하늘의 별자리에 달렸다고 생각하게 되었다. 즉 인체의 오른쪽은 태양이 관장하고 왼쪽은 달이 관장하며 금성이 목과 배 부위를 관장한다고 여겼다. 의사는 먼저 천문학에 통달해야 한다는 점성학 성향의 의사들도 나오기 시작했다. 천문 지식이 있는 의사는 신체 각 부위를 이에 상응하는 별자리에 견주어 질병의 유형과 특징을 설명했다. 아울러 자연에서 어떠한 약을 취하여 병을 치료할 수 있는지 알려주었다.

또한 사혈요법 등 외과수술은 반드시 별자리를 따져 시행해야 했다. 사혈요법을 실시한 인체 도안에는 신체 각 부위에 사람의 열두 띠를 상징하는 동물의 그림을 표기해 놓은 것을 볼 수 있다. 이는 사혈요법을 실시할 최적의 시기와 최악의 시기를 비롯해 질병의 예방법을 알려주기 위한 것이었다.

기독교가 흥성하면서 새로운 세계관이 대두하기에 이르렀다. 즉 세상에서 가장 행복한 곳은 천당이며 이 모든 것을 신에게 의지해야 한다는 사상이었다. 심판, 천국, 사망 등의 개념이 사람들의 뇌리 속에 깊이 박히게 되었으며 영혼은 존중하고 육체는 천시하는 의식이 대두했다. 기독교 사상에 따르면 만약 육체가 영혼의 선행을 방해하면 사망에 이른다고 했다. 인간은 죄를 씻기 위한 목적으로 사는 것이며 질병은 악에 대한 처벌이므로 누구나 감수해야 했다. 이러한 복음이 전파되면서 기독교는 의학의 새로운 인도주의적 모습을 선보였다. 즉 빈부, 신분, 인종, 계급에 관계없이 누구나 질병에서 구원을 받아야 한다는 것이었다. 이교도의 의학이 무시무시한 전염병 앞에 속수무책일 때에도 기독교는 자애와 사랑으로 실의에 빠진 사람들에게 다시 희망을 불어넣어 주었다.

의학이 무용지물이라고 생각한 사람들은 오로지 기도에 희망을 걸었다. 기독교 선교사들은 가난한 마을과 오지를 다니며 영혼과 육체의 구세주인 그리스도만이 가장 존귀한 의사라고 전파했다. 그리스도와 그의 제자들, 그리고 복음을 믿으면 질병과 장애, 고통에서 구원을 받게 될 것이라고 전했다. 질병의 원인을 묻는 행위조차 죄악에 해당하며 의사들의 약 처방, 수술 등과 같은 치료 행위도 신의 영역을 간섭하는 것이므로 죄악이라고 여겼다.

기독교가 흥성하면서 의학도 스콜라 철학의 영향을 받기 시작했다. 8세기에 접어들어 샤를마뉴(Charlemagne, 742~814) 대제가 궁정과 각지의 수도원에 신학원(schola, 스콜라)을 설립해 왕족과 귀족 자제들에게 고전철학을 가르치도록 했다. 이때부터 기독교 교의는 신성불가침의 영역에 포함되었다. 하나님이 아담의 몸에서 갈비뼈를 취해 하와를 만들었을 때 아담은 통증이 없었을까? 그렇다면 아담의 갈비뼈는 스물세 개이고 하와의 갈비뼈는 스물다섯 개일까? …… 이와 같은 의문점들이 스콜라학파의 핵심 주제로 떠올랐다. 스콜라철학은 의학의 발전을 더욱 어둡게 했다.

기적의 복음

의학은 신이 배제된 과학의 영역이다. 그러나 기독교가 흥성하면서 의학은 다시 원시 점술의학시대로 회귀하는 경향이 두드러졌다. 믿음치료, 부적, 마귀를 쫓는 의식 등은 정부의 인정을 받았을 뿐만 아니라 대중들의 신뢰를 받았다. 특히 기독교는 어떤 병자라도 받아들여 치료를 해주었다. 또한 로마의 요양원을 모방한 작은 여관을 지어 성지순례자들을 보호했는데 이 여관들은 병원의 역할도 했다. 수도사와 수녀는 갈 곳이 없는 유랑자들을 수용해 식사와 의복을 제공하는 등 세심하게 보살폈다. 그러나 치료를 해주지는 못했다. 그곳은 의사가 없는 병원이었기 때문이었다. 선교사들은 대개 무료로 병자들을 치료했다. 그들은 연민과 사랑으로 병자를 치료해 구세주의 찬사를 얻는데 만족해야 했다.

370년 성 바실(St. Basil)에 의해 최초의 카톨릭병원(크세노도키아Xenodochia, '빈자의 피난처'라는 뜻)이 세워졌다. 서양의 최초 병원은 400년경 로마에 세워졌다고 알려져 있다. 그러나 교회가 주도한 병원은 바닥에 타일을 깔기는 했지만 위생, 서비스 등이 매우 열악했다.

그리스도의 제자들은 사방으로 다니며 하나님의 나라를 전하고 질병을 치료하는 등 예전 유랑 의사들의 역할을 대신했다. 그리스도의 제자들과 교회의 목사들은 모두 의사가 되었다. 그들은 병자를 돕는 것은 일종의 사회적 책임이라는 의식을 그들이 접하는 사람들, 그리고 사회 전체에 주입시켰다.

정신적 요소가 질병치료에 영향을 끼친다는 사실은 부인할 수 없다. 동정심으로 충만한 마음은 정신력을 진작시키는 효과가 있다. 성경의 복음에는 예수 그리스도가 이러한 능력을 발휘해 기적을 일으킨 사례들이 기록되어 있다. 맹인의 눈을 뜨게 하고 팔뚝이 오그라든 환자를 회복시켰으며 심지어 죽은 사람을 다시 살리기도 했다. 예수는 하나님에게 도움의 손길을 청하는 기도를 드림으로써 기적적인 치료를 가능하게 했다. 사람들은 성유를 바르고 기도, 안수를 하는 방법으로 약물치료를 대신했다.

예수는 이 사람들이 몸에 마귀가 붙어 고통을 당하고 있다고 말했다. 그가 환자를 치료하는 방식은 따뜻한 말과 안수였다. 그러나 이와 같은 사실로 기독교도들이 의학에 무지했다고 단정하는 것은 무리이다. 누가복음에는 수종(水腫)에 걸린 병자의 이야기가 나오는데 그리스어로 수종은 'hydropikos'이다. 또한 '선천적 절름발이'라는 단어가 의미하는 임상학적 의의도 찾아볼 수 있다. '위축(atrophy)'과 '퇴화(withered)'된 손이라는 표현에서는 의학적 의미가 매우 세분화되어 있음을 알 수 있기 때문이다. 누가복음은 병자들에 대한 연민으로 가득하다. 의사였던 누가는 또한 여성의 신체적 약점을 잘 알고 있었으며 질병이 주는 정신적 고통에 대해서 충분히 이해하고 있었다.

초기 기독교 의사들은 병자를 치료하기에 앞서 자신의 사지를 절단하거나 눈동자를 찌르거나 치아를 뽑는 등의 순교의식을 먼저 거행했다. 이는 일종의 시험으로 순교의식을 거치고 나면 자신이 고통을 당했던 부분의 의사로 임명되었다. 즉 다리의 고통을 겪은 사람은 다리를 치료하는 의사로 임명되었던 것이다. 일례로 성 에라스무스(St. Erasmus)는 창자를 꺼내 보인 후 장을 치료하는 의사가 되었으며 성 저스트(St. Just)는 불에 달군 철모를 머리에 쓴 후 두통을 치료하는 의사가 되었다.

이 시기에는 믿음치료가 전성기를 구가했다. 그레고리(Gregory of Tours) 주교는 지방 의사에게 치료를 받는 병자들은 모두 이교도로 규정했다. 그는 성 마르티알리스(St. Martialis)의 성지를 순례하면 모든 병이 나을 수 있다고 주장했다. 이질에 걸린 사람은 그의 성지를 순례할 때 무덤에서 흙한 줌만 가져오면 나으며 혓바닥에 염증이 난 사람은 성전의 손잡이만 핥으면 바로 낫는다는 것이다. 그 결과 중세의 의학은 퇴보할 수밖에 없었으며 과학에 근거한 의학은 혼수상태에 빠졌다.

그러나 기독교가 점점 세속화되면서 수도원 부속 병원이 하나 둘 생겨나기 시작했다. 802년 풀다 수도원의 원장이었던 마우루스는 일반 환자 병실, 전염병 환자 수용 전문병원, 그리고 의사들의 숙소 등을 짓는 방안을 구상했다. 후에 약방을 추가하고 우수한 민간의 의사를 초빙하여 병원을 운영하도록 했다. 영국의 한 편년체 사서에게는 수도원이 소속 병원의 의사들에게 지급했던 봉록이 기록되어 있다. 즉 빵 한 조각, 맥주 한 항아리, 연봉 40실링을 지급했으며 생선이나 고기를 먹을 때는 수도사들처럼 신에게 기도를 드리도록 했다. 수도원 부속 병원에 대한 권리는 교회와 수도사의 수중에 있었다. 수도사들은 종종 치료와 종교의식을 결합했기 때문에 실제 의료수준은 그리 높지 않았다. 그러나 전반적인 구조는 현대적 개념의 병원에 매우 근접해 있었다. 봉건주의가 붕괴하고 병원이 재정적 곤란을 겪기 전까지 교회는 진료소와 병원을 계속 지원하며 가난한 환자들에게 희망을 심어주었다.

특히 교황 중에 의학에서 뛰어난 업적을 거두어 교황의 자리에 오른 사람이 있었다. 바로 요한 21세 페드로 히스파노(Pedro Hispano, 1210~1277)였다. 의사 집안 출신이었던 그는 《안과도감》이란 명저를 남겼다. 이 책에 소개된 기이한 처방은 민간에서 수집한 것으로 보인다. 일례로 어린 아이의 소변으로 눈을 씻는 방법은 높이 평가되었다. 그는 또한 가난한 사람들이 많은 돈을 들이지 않고 병을 치료할 수 있는 방법을 책으로 엮기도 했다. 이 가운데는 가정의 응급구조 방법을 다룬 것도 있다. 예를 들어 히스테리를 일으켜 기절한 경우에 후추 가루와 소금을 코로 흡입시키면 바로 깨어난다고 기록했다.

1276년 그는 교황의 자리에 올라 요한 21세라고 칭해졌다. 그러나 교황이 된지 불과 7개월 만에 갑자기 붕괴된 지붕에 깔리는 사고로 숨졌다. 그와 대립했던 자들은 요한 21세가 지붕이 붕괴될 때도 거울을 보며 자기 도취에 빠져 있었다고 성명을 낸 후, 이 사건은 직위에 자만한 사람들에게 울리는 경종이라고 경고하기도 했다.

최초의 의학교 – 살레르노

살레르노 의학이 등장하면서 중세의 의학에도 서광이 비추기 시작했다. 나폴리에서 남동쪽으로 42킬로미터 떨어진 곳에 위치한 살레르노 의학교는 중세 최초의 의학교에 해당한다. 살레르노 지역은 초기에 그리스 식민지였다가 기원전 194년부터 로마의 통치를 받게 되었다. 중세에 이르러 롬바르드족, 노르만족, 나폴리 로마족의 통치를 받았다. 이곳에서 언제부터 의학을 꽃피우기 시작했는지 알 길은 없지만 살레르노 의사들의 명망이 높아지면서 의학교를 건립하게 되었다. 이후 9세기 중엽에 이르러 살레르노 의학교는 이미 유럽의 유명한 의학교로 인정받기 시작했다. 유럽의 모든 의학이 집중된 살레르노 의학교는 기독교, 유대교, 그리고 아랍인들에게도 개방되어 있었다. 이에 살레르노는 '히포크라테스의 도시'라는 별칭으로 불리게 되었다. 의학지식을 갈망하는 사람들은 모두 살레르노 의학교로 몰려들었다.

11세기에 이르러 살레르노 지역의 일부 의학자들이 그리스어로 된 의서를 라틴어로 번역하면서 종교의 그늘에 가려져 있던 의학이 서서히 생기를 띠기 시작했다.

살레리노 의학교는 열 명의 의

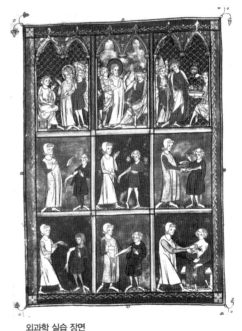

외과학 실습 장면
로저(Roger)가 쓴 《외과학 실습》에 있는 그림으로써 이탈리아 도시 살레르노에는 12세기까지 유럽 제일의 의학교가 있었다.

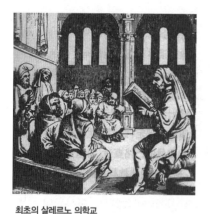

최초의 살레르노 의학교

중세는 기독교의 영향으로 상대적으로 의학의 침체기였지만 살레르노 의학교는 중세 대학교의 모태가 되었으며, 여성도 강의를 수강할 수 있도록 하였다. 특히 살레르노는 양생학을 중시하였다.

사 교수진으로 구성되어 있었으며 최고령자가 총장을 맡았다. 이들은 고대 그리스로마시대의 의학을 비롯해 아랍 의학까지 가르쳤다. 성직자들의 감시에서 벗어나 낙후된 교과서를 버리고 젊은 의사들에게 배움의 장을 마련해 주고자 했던 그들의 노력으로 이곳은 유럽 의학의 중심지로 급속하게 발전했다. 쾌적한 자연환경과 살레르노 의학교의 명성에 힘입어 수많은 환자들이 살레르노로 몰려들었다. 이곳에는 내과, 외과 진료소와 고아들을 보살피는 병원, 자선단체, 약국 등이 두루 갖추어져 있었으며 여성 교수들이 있었다는 점에 주목할 만하다. 이는 의학사상 매우 고무적인 선례를 남겼다. 현존하는 문헌자료에도 이들의 존재가 기록되어 있으며 실명을 거론한 자료도 있다. 일례로 "아기네스(Agyness)라는 여교수는 마치 자석이 쇠를 끌어당기듯 젊은 청년들을 매료시켰다."라는 내용이 있다. 또한 트로툴라(Trotula)라는 여의사가 지은 부인과 질병 관련 논문은 16세기까지 완벽한 교과서로서 그 역할을 했다.

살레르노 의학교의 교재는 주로 정제된 운율을 담은 시로 쓰였다. '시'로 된 교재는 중국에서는 극히 보편적이나 유럽 사람들 눈에는 매우 참신한 시도였다. 살레르노 의학교의 교수들은 간단하고 쉽게 읽을 수 있는 위생학 교재를 저술했는데 이는 역사적으로 가장 많이 팔린 의학 서적이 되었다. 1480년에 초판에 들어간 《살레르노 양생학》은 362수의 시로 시작해 3,520수까지 늘어났다. 이 의학교의 교수들이 운율시를 이용해 의학서적을 저술한 데는 잉글랜드 국왕에게 건강지식을 알려주려는 목적이 있었다. 즉 뇌를 과도하게 사용하지 말고 격분하여 심장에 부담을 주지 말며 술과 고기를 줄이는 한편, 조용한 환경에서 웃음을 잃지 말고 소식(小食)을 하도록 당부했던 것이다.

'시'를 이용한《살레르노 양생학》교재는 두말할 나위 없이 대성공을 거두었다. 이 교재들은 여러 차례에 걸쳐 프랑스어, 독일어, 영어, 이탈리어로 번역되었으며 1852년에는 300번째 판본 인쇄에 들어갔다. 민간에서도 시의 운율 때문인지《살레르노 양생학》이 크게 유행했으며 이로써 전 유럽 가정마다 보건위생 의식이 높아지게 되었다. 살레르노 의학은 단순하면서도 일상생활과 긴밀한 연관을 맺고 있었기 때문에 파급효과가 매우 컸다. 18세기에 이르러서는 모든 의학 문헌의 지침이 되었으며 오늘날에도 민간 의학을 중심으로 살레르노 의학은 여전히 그 명맥이 이어져 내려오고 있다.

당시 프로이센의 유명한 국왕 프리드리히 2세(Friedrich II)는 다음과 같은 규정을 법제화했다. 즉 살레르노 의학교의 학생은 반드시 3년간 고전 문학을 배우고 5년간 전문지식을 익힌 후 교수진과 왕실 일가로 구성된 위원회의 엄격한 시험을 통과해야 했다. 시험에 합격한 사람은 반지와 월계관, 증서 그리고 평화를 상징하는 입맞춤을 받았다. 의학교의 교재는 히포크라테스와 갈레노스의 저술을 모범으로 삼았다. 이 밖에도 액체병리학과 진단학도 중요한 과목으로 선정되었다. 살레르노 의학교의 액체병리학 교재는 1858년 위고(Wigo)가 저술한《세포병리학》이 출판되기까지 최고의 권위를 누렸다.

소변검사는 의사들이 인체의 이상을 알아보는 가장 손쉬운 방법이었다. 소변은 청진기 못지않게 중요한 진단 도구였다. 그러나 의사들이 자신의 능력을 돋보이게 하려고 과시용으로 소변검사를 실시한 점도 간과할 수 없다. 스페인의 점술가이자 의사였던 아날드(Arnald of Villanova, 1235~1311)는 "소변에서 아무것도 발견할 수 없었는데 환자가 계속 두통을 호소한다면 간이 막혔다고 알려주어라. 환자는 비록 이 말이 무슨 뜻인지 알지 못해도 여러 번 들으면 왠지 무척 중요한 얘기일 거라고 생각할 것이기 때문이다."라고 말했다. 이에 비해 살레르노 의사들은 소변을 통해 질병과 건강 상태를 분별해내는 예리한 눈을 가지고 있었다. 그들은 소변을 열여덟 가지 색깔로 구분했다. 살레르노의 의학고서 필사본에는 40페이지에 걸쳐 소변의 침전, 냄새, 용량, 그리고 치료 관련 비법 등이 적혀 있다.

12세기에 살레르노 의학교는 최고의 전성기를 맞이했다. 이 시기의 주요 활동은 모두 의학교의 가장 중요한 저술인《보건의학 Regimen sanitatis Salernitanum》에 기록되어 있다. 이 책에는 식사를 통한 영양섭취, 위생안전, 관장을 통한 배설, 사혈요법, 부항, 합리적인 약 복용 등 각 분야의 의학지식과 기술이 총망라되었다. 이 밖에도 1050년에 편찬되어 의학용어의 기초를 확립한《질병》을 비롯해《실천》등의 책이 있다.

살레르노의 의사들은 점차 중세의 미신을 버리고 히포크라테스 정신으로 돌아가기 시작했다. 그들은 환자의 음식, 생활습관 등에 관심을 기울였으며 관찰력과 지식을 바탕으로 한 이론을 형성해나갔다. 또한 그리스 의사들처럼 환자를 인간으로, 질병을 자연현상의 하나로 여겼으므로 일반적인 치료방법을 통해 병을 치료할 수 있다고 생각했다. 이때 이미 의사에 대한 호칭이 '메디커스(medicus, 치료)'에서 '피지커스(physicus, 물리)'로 바뀌어 있었다. 이는 의학이 단순한 기술이 아니라 자연과학 영역 속에 포함되었다는 것을 의미한다.

살레르노 의학교의 지침서 가운데는 의사가 환자의 신뢰를 얻는 방법을 다룬 책도 있다. 이 지침서에는 "의사가 환자의 집을 방문할 때 먼저 환자의 가족들에게 인사를 드리고 예의 바르게 행동해야 한다. 후에 환자에게 다가가 앉으며 가족들이 주는 음료를 받아든다. 이때 환자의 가정환경과 이웃들을 칭찬하도록 하고 환자와 가족의 건강을 축복해야 한다."는 등의 내용이 소개되어 있다.

살레르노 의학교가 배출한 의사들은 외상을 대담하게 치료하는 공통점이 있었는데, 이런 이유로 스스로 '내·외과에 모든 능한 의사'라고 칭했다. 이러한 개념은 그리스어의 '외과학(Chirurgie, '손'을 의미하는 'cheir'와 '작업'을 의미하는 'ergon'이 합쳐진 말로 손을 써서 하는 작업이라는 뜻)'에서 유래되었다. 독일어로는 '수공'을 뜻한다. 그런데 당시 수공업은 매우 천시를 받고 있었으며 그 때문인지 외과의사의 지위도 상당히 낮았다. 그러나 '내·외과에 모두 능한 의사'는 명망이 굉장히 높았다.

당시 스콜라학파의 의사들은 '외과'를 의학의 범주에 포함시키는 것을 못마땅하게 여기고 있었다. 1425년에 외과의사 한 명이 정식으로 비엔나 의대에서 '외과'를 전공하고자 했다. 그러나 외과를 경시하던 담임교수로부터 무려 세 차례나 거절을 당하고 말았다. 그로부터 40년이 흐른 후, 비엔나 대학에서는 처음으로 '외과'를 전공한 의사에게 학위를 수여했다.

살레르노 의학교가 의학 발전에 직접적인 공헌을 했다고는 볼 수 없다. 그러나 의학이 종교의 속박에서 벗어나 자유롭게 연구를 추진할 수 있는 길을 열어줌으로써 향후 의과대학이 발전하는 데 기여하였다. 여러 지방에서 속속 대학들이 설립되면서 살레르노 의

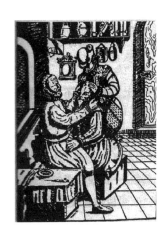

백내장 외과수술 장면
11세기 이탈리아 살레르노 의학파가 필사한 도안한 백내장을 치료하는 외과수술 장면이다. 수도사에 의해 설립된 살레르노 의학교는 기초 철학을 비롯해 의학전문 지식을 가르쳤으며 1년 동안 사제 간에 실습을 시행토록 했다.

학교도 이들과 경쟁하지 않을 수 없었다. 결국 이 과정에서 점점 쇠퇴일로를 걷게 되었다.

중세 의학의 또 하나의 특징은 약국이 성행했다는 점이다. 고대 그리스 시대에는 의사들이 직접 약용식물을 이용해 약을 조제했으며 따로 약국이 없었다. 약국은 수도원의 수도사들이 약용식물을 재배하면서 약을 만들기 시작했던 데서 기원한다. 당시의 약국관리 조례에는 조제약의 성분을 두 종류로 규정하고 있었다. 첨가제라고 불렸던 간단한 약물과 가공과일이라고 불렸던 조제약이었다. 독립적인 형태의 약국은 1240년 프리드리히 2세가 '살레르노 칙령'을 반포한 때로 거슬러 올라간다. 이 칙령에는 의사가 약 처방을 할 수 없으며 약국의 경영에 참여해서도 안 된다고 규정했다. 그러나 시간이 흐르면서 약국을 설립하고 경영하는 데 의사가 개입하지 않는 대신 약제사의 수준을 올릴 필요성이 대두되었다. 그들은 약국을 개업하기 전에 반드시 환자의 이익과 행복을 보장하겠다는 맹세를 해야 했다. 약품의 재료는 시간에 따라 변화하기 마련이지만 약국에 들어섰을 때 나는 익숙한 냄새는 아무리 오랜 시간이 흘러도 여전하다.

전염병의 확산

14세기에 페스트가 다시 세계를 강타했다. 이 병에 걸리면 환자의 피부에 수많은 검은 반점이 생기기 때문에 '흑사병'이라고 불렸다. 당시에는 이 병을 치유할 방법이 전혀 없었으므로 병에 걸리면 고통 속에서 죽음을 맞이해야 했다. 흑사병의 병원균은 검은 쥐의 피부, 털 등에 기생하는 벼룩이 옮기는 것으로 14세기에 갑자기 검은 쥐가 기하급수적으로 증가했다. 일단 발병하면 급속하게 확산되었는데 유럽에서만 2500만 명 이상 목숨을 잃었다. 이는 당시 유럽 전체 인구의 4분의 1에 해당하는 어마어마

한 수치였다. 동양에서는 1300만 명이 사망했다. 1348년 이탈리아 플로렌스는 인구의 절반이 줄었으며 베니스와 런던의 사망자 수도 각각 10만여 명에 달했다. 점성술사들은 토성, 목성, 화성이 일직선상에 놓이면서 이 같은 참사가 일어났다고 주장했다. 그러나

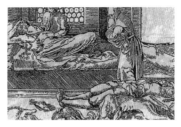

한스 발데즈의 저서 《전염병 치료》(1520)
전염병인 페스트가 만연해 사람과 가축이 죽어가는 가운데 아무런 손을 쓰지 못하고 있는 의사의 모습을 묘사했다.

성 프란체스코 수도회의 수도사 미첼(Michele)은 "돌림병은 호흡기를 통해 전염된다. 1347년은 하나님의 아들 예수가 사람의 몸으로 세상에 임한 날이다. 10월 첫째 날, 12척의 제노바 군함이 하나님께 죄를 짓고 도망쳐 메시나 항에 도착했다. 선원들은 심한 병에 걸렸는데 그들과 말을 나눈 사람들도 모두 감염되었다. 아무도 그들을 살리지 못했다."라고 설명했다. 여기서 그가 '전염'이라는 단어를 처음으로 사용했다는 데 주목할 필요가 있다.

흑사병이 동양에서 시작되었다는 설이 있다. 중앙아시아를 상대로 무역 활동을 하던 이탈리아의 상인들이 가장 먼저 전염되었다고 한다. 또 타타르족이 제노바의 한 항구를 3년 동안 포위 공격했는데 그 사이 타타르 군대에 전염병이 돌기 시작한 것이다. 그들은 시체를 탄알 대신 성벽 안으로 떨어뜨린 후 철수했다. 이때 용케 살아남은 이탈리아 사람들이 배를 타고 고향으로 돌아왔는데 겉으로는 건강해 보였지만 이미 병균에 감염된 상태였다. 전염병이 퍼지는 건 시간문제였다.

흑사병으로 사망자가 눈덩이처럼 불어나면서 노동력이 급격히 감소했다. 마을 전체가 폐허가 되고 논밭이 황무지로 변하면서 식량부족 사태를 예고했다. 흑사병에 이어 흉년과 기근이 유럽 전역을 다시 공포로 몰아넣

었다. 초유의 기근 사태에 범죄, 실업이 급증했으며 그 뒤를 이어 각종 자연재해와 유행성 독감, 괴혈병, 무도병(chorea: 경련성 신경질환) 등이 만연하게 되었다.

흑사병의 원인이 규명되지 않았던 탓에 사람들은 이 병을 그저 하늘의 형벌이라고만 생각했다. 그러나 병의 전염성에 대해서는 서서히 인식하기 시작했다. 흑사병이 발생한 지역의 주민들이 타지로 대규모 이동을 감행함에 따라 전염병이 확산되는 결과를 낳았기 때문이었다. 이에 병균 보유자가 타지로 이동하는 것을 막기 위해 정부 차원의 격리정책이 실시되었다. 고대에도 전염병을 피해 섬이나 타지로 숨어드는 사례가 많았는데 중세에는 더 심했다. 1374년 베니스항과 제네바항이 먼저 통관 및 검역제도를 실시해 흑사병이 발생한 지역의 선박은 입항을 금지했다. 그러나 이러한 조치는 너무 늦은 감이 있었다. 얼마 안 되어 흑사병이 만연했고 도시는 폐허로 변했기 때문이다. 그 후로는 흑사병 발생 지역에서 온 주민은 30일 동안 격리조치 하도록 했다. 프랑스 마르세유 지역은 1383년부터 흑사병 발생 지역에서 온 주민을 특별히 40일 동안 격리했다. 따라서 오늘날 검역, 격리의 뜻으로 쓰이는 Quarantine는 모두 프랑스어 Qu-arantain에서 유래했다. 프랑스어로 '40'에 해당하는 단어가 'Quaran+aine'이기 때문이다.

인류에게 흑사병은 다시는 돌이키고 싶지 않은 기억이다. 당시 사람들은 그때의 참혹한 광경을 다음과 같이 묘사했다. "이 무시무시한 재앙은 극도의 공포감을 몰고 왔다. 형제가 서로 나 몰라라 하는 것은 물론 숙부가 조카를 버리고 아내가 남편을 멀리했으며 심지어 부모가 자녀를 돌보지 않는 상황이 발생하기도 했다."

의사들은 대형 새를 연상시키는 방호복을 입고 다녔다. 새 부리처럼 입 부분이 앞으로 돌출된 가면을 썼는데 이 돌출 부위에 약을 넣고 다녔다.

이 방법은 의외로 효과가 있었다고 한다. 그러나 혹시라도 전염이 될까 무서워 환자를 거부한 의사들도 많았다. 일단 병에 걸리면 죽는 것은 시간문제였다. 그 중에는 죽어가는 몸을 이끌고 타지로 도주하는 사람도 있었다.

일부 의사들은 환자에게 '악취'를 이용해 치료해볼 것을 권했다. 공복으로 화장실에 들어가 몇 시간 동안 악취를 맡도록 한 것이다. 대부분의 의사들은 팔에 피를 내는 '사혈요법'을 사용했다. 그러나 이 방법은 환자의 체력을 소모해 오히려 사망 시기를 앞당기는 결과를 초래했다. 공기를 소독한다는 명목으로 거리에는 불길이 활활 타올랐으며 설사를 통해 신체를 정화하려는 사람들이 늘어나면서 설사약 소비가 급증했다. 물론 모두 효과를 기대하기 어려웠다. 결국 유럽 인구의 4분의 1이 목숨을 잃고 말았다.

결국 흑사병의 원인을 규명할 수 없었다. 기독교의 기도치료도 효과를 거두지 못했다. 불안과 공포에 휩싸인 사람들 사이에는 각종 기괴한 소문이 전염병처럼 번지기 시작했다. 그리고 점술가에게 도움을 청하거나 그들이 만든 약을 맹신하는 풍조가 다시 생겨났다. 점술가들의 약방은 북새통을 이뤘으며 사람들은 점술가들이 요술을 부려 이 원인 모를 무서운 병에서 그들을 구해줄 것이라고 믿었다. 점술가들은 진주분말, 말린 두꺼비, 구운 두더지, 늑대와 사슴의 내장, 양의 피, 닭의 위, 꼬치고기(Sphyraena pinguis)의 이빨, 게, 새우의 눈, 심지어 동물의 배설물까지 이용해 기괴한 약을 만들었다. 물론 일반적인 병을 고치는 약도 있었다. 어느 점술가가 다음과 같은 내용을 기록해 놓았다.

"뱀 고기는 나병의 특효약이다. 양의 피는 말라리아를 고칠 수 있다. 토끼를 불에 태운 후 재로 만들어 신장결석을 치료하고 숫소의 쓸개로 항문을 문지르면 배변에 효과가 있다. 후투티의 혀는 건망증 치료에 좋다. 궤양과 부스럼이 난 자리에는 생 지렁이를 올려놓으면 된다. 도살된 가축의 몸에서 온기가 남아 있는 내장을 꺼내 정신병, 어지럼증을 앓고 있는 환자의 머리 위에 올려놓은 후 내장이 부패될 때까지 기다린다. …… 동물의 배설물은 주로 연고의 재료로 사용한다. …… 향나무 연기로 성기를 쐬면 불임을 치료할 수 있다. 코피가 날 때는 달걀껍질을 태운 연기를 들이마신다. 당나귀 발굽을 태운 연기를 마시면 자궁 종양을 치료할 수 있다."

전염병이 유행하던 시기에 고행을 하는 수도사들이 잇달아 나타나기도 했다. 그들은 망토를 입고 가슴에 붉은색 십자가를 걸었으며 채찍으로 끊임없이 자신을 내리치면서 지역을 순회했다. 자신들의 고행으로 하나님이 이 '형벌'을 멈춰주시기를 바랐던 것이다. 그러나 이러한 수도사들의 고행 행렬은 점차 미치광이 행위로 변했다. 그들은 가는 곳마다 예술을 파괴하고 노략질에 방화, 강간까지 일삼았다. 그들이 아비뇽에 도착했을 때, 분노한 교황 클레멘스 5세(Pope Clement V)는 그들을 교회에서 추방했다.

15세기에 흑사병이 다시 유럽을 강타했다. 그러나 이때는 하늘의 형벌이라고 생각했던 전과 달리 공중위생 관념이 크게 대두되었다. 흑사병이 말기로 접어들 무렵에는 비누가 발명되어 감염률이 크게 떨어졌다. 현재 흑사병 병균은 미국 등 일부 국가의 실험실에만 존재한다.

중세 유럽을 공포로 몰아넣었던 또 하나의 전염병은 바로 나병이었다. 사람들은 유대인과 나병 환자가 전염병을 옮긴다고 생각했다. 583년 교회는 나병 환자가 마음대로 돌아다니지 못하도록 하는 칙령을 반포했다. 나병 환자들은 외투로 온몸을 감싸고 가죽부츠를 신고 손에 방울을 들고 다녀야 했다. 각 도시로 진입하는 입구에는 문지기들이 지키고 서서 미심쩍은 사람들을 우선 구류시켰다. 그들은 나병 환자들에게 수의를 입히고 석관 안에 눕혔다. 그리고 목사가 그들의 몸 위에 흙을 뿌린 후 이미 사망했다고 공표했다. 이때부터 나병 환자들은 구걸을 하며 겨우 목숨을 부지했다. 그들은 다른 마을에 들어설 때마다 성벽을 오염시켰다는 죄명으로 극형에 처해지기 일쑤였다.

후에 교회에서 나병 전문병원을 설립해 그들을 구원하기 시작했다. 앙리 1세(Henri I)의 왕비 마틸다도 병원을 설립해 환자들을 돌보았다. 그녀는 환자들의 상처를 닦아주고 상처에 직접 입을 맞추기도 해서 칭송이 자자했다. 나병 환자들을 격리시키기 위해 유럽 각국에도 나병 전문병원이 속속 건립되었다. 프랑스에는 무려 2천여 개의 병원이 설립되었다고 한다. 13세기 기독교 국가에 세워진 나병 전문병원은 총 1만 9천여 군데였다. 17세기에 나병이 급속히 줄어들면서 이들 병원들도 다른 용도의 장소로 전환되었다.

로마인들은 대중 목욕을 즐겼다. 게르만 민족도 하천에서 목욕하는 전통을 그대로 따랐다. 13세기에 이르러 대도시마다 공중목욕탕이 생기는 등 이러한 목욕 풍습이 다시 유행했다. 공중목욕탕은 일종의 해방감을 만끽할 수 있는 기회를 제공했다. 따라서 목욕할 기회를 박탈하는 것은 매우 중한 벌이었다. 교회가 헨리 4세를 추방하면서 온탕욕을 금지한 적이 있었다. 이와 반대로 누군가 함께 목욕을 하자고 청하면 이는 최고의 예우에 해당했다. 가난한 사람들에게는 돈을 모아 목욕탕에 가는 것이 큰 바람이기도 했다.

그러나 공중목욕탕이 좋은 취지로 세워지긴 했지만 온갖 사람들이 한 탕에 들어가기 때문에 매우 비위생적이었다. 결국 목욕탕은 전염병의 온상이 되었다. 페스트가 발생하면서 사람들은 전염병의 개념을 인식하기 시작했다. 14세기에 이르러 정부 차원의 목욕탕 사용의 제재초치가 내려졌다. 즉 전염병이 유행하는 동안에는 목욕을 금지시킨 것이다. 또한 전염병 환자의 경우 병이 나은 후 4주에서 8주 동안에는 공중목욕탕 출입이 금지되었다. 16세기 매독이 유행하면서 공중목욕탕에 치명적인 일격을 가했다. 이후 너도 나도 위생에 주의를 기울이면서 유럽의 공중목욕탕은 그 매력을 상실했다.

콜럼부스가 신대륙을 발견한 후 그의 선원들이 아메리카 대륙에서 가져온 건 갈취한 황금보석 뿐만이 아니었다. 반갑지 않은 손님인 매독을 함께 데려온 것이다. 1493년 프랑스가 이탈리아를 침략해 전쟁이 벌어진 후 매독이 크게 유행했다고 한다. 프랑스의 샤를 8세(Charles VIII)가 고용한 군인 가운데 콜럼부스의 선원들이 대거 포함되어 있었다. 전쟁이 끝나고 이들이 각자 자신들의 나라로 돌아가면서 매독은 유럽 전체에 급속하게 퍼지기 시작했다. 1498년 포르투갈 귀족 출신의 탐험가 바스코 다가마(Vasco da Gama)가 아프리카를 돌아 인도에 도착했다. 인도에도 매독이 상륙하게 된 것이다. 1517년 포르투갈 선박이 중국에 입항하면서 중국에도 매독이 만연하기 시작했다. 터키 사람들은 매독을 '기독교나라병'이라고 불렀다. 영국인들은 '프랑스 수두', 프랑스인들은 '나폴리병', 이탈리아인들은 '프랑스병', 중국인들은 '광창(廣瘡: 당시 포르투갈 선박이 상륙한 곳이 광동(廣東)이었으므로 매독은 이곳에서 먼저 유행하게 되었다)'이라고 불렀다. 매독(Syphilis)이란 명칭은 1530년 이탈리아 의사 프라카스토로(Girolamo Fracastoro, 1478~1553)에 의해 명명되어 공식적으로 사용되었다. 15, 16세기부터 매독 전문병원이 다수 설립되어 매독환자를 수용해 치료를 실시했다.

사혈요법과 스콜라철학

사혈요법은 '4가지 체액설'에 근거를 두고 있다. 사혈을 통해 질병의 원인 물질을 본래 기생하던 장기에서 다른 부위의 장기로 옮기는 데 그 목적이 있다. 병이 생긴 부위의 반대 방향으로 사혈하는 것을 '유도(誘導)', 병이 생긴 부위와 동일방향으로 사혈하는 것을 '기폭(起爆)'이라고 칭했다. 사혈요법은 안면홍조증과 통증 제거에 효과가 있었다.

살레르노 의학교의 《양생학》에는 "사혈요법은 분노를 진정시키고 슬픔을 기쁨으로 바꾸고 상사병에 걸린 남녀가 정신분열을 일으키지 않도록 도와준다."라는 내용이 나온다. 루이 14세(Louis XIV)의 왕비 마리아 테레사는 왕궁에서 음란한 얘기를 들을 때 얼굴이 붉어지는 것을 방지하기 위해 일주일에 두 번씩 팔뚝에 피를 냈다고 한다. 당시 '사혈요법'은 병적일 만큼 일상적으로 행해졌다. 상사병, 우울증 등에도 효과가 있었다고 한다.

당시에는 사혈요법이 건강의 첫걸음이라고 생각했다. 팔뚝을 찔러 피를 내는 방법은 질병을 일으키는 요소를 배출하는 가장 간편한 방법이었던 것이다. 보통은 작은 수술용 칼로 정맥을 절단해 피를 냈는데 경우에 따라서는 거머리를 이용하거나 부항을 뜨기도 했다.

사혈요법은 봄, 가을에 특히 성행했다. 의사들은 환자에게 사혈요법으로 체내의 원소들이 새로운 계절에 적응할 수 있다고 호언장담했다. 그러나 의사들은 사혈요법의 이론만 다루었을 뿐, 실제 수술은 이발사들에 의해 행해졌다. 이발사들이 이미 외과의사의 영역에서 활동하고 있었음을 알 수 있다. 의사들은 수술 행위를 매우 천시했으므로 절대 직접 수술을 하지 않았다.

사혈요법에 있어서는 시간이 매우 중요했다. 점성학의 원리에 따라 일자, 계절, 그리고 달의 위치 등을 모두 고려했다. 일례로 유방 부위는 반드시 게자리 별자리에 정확하게 진입했을 때 사혈을 시도하도록 했다. 환자의 체질에 따라 사혈 시간이 바뀌기도 했다. 그러나 직접 사혈 수술을 행한 이발사들은 점성학을 알지 못했으므로 당시 유행했던 '별자리에 따라 사혈 부위가 표시된 인체도'를 보면서 사혈을 시도했다.

또한 이 도안이 그려진 소책자에는 환자에게서 채취한 혈액의 색깔, 밀도, 거품여부 등을 어떻게 분석하는지에 대해서도 상세한 설명이 첨부되어 있었다. 물론 염증 여부도 관찰해야 했다. 사혈요법은 대개 공중목욕탕에서 행해졌다. 16세기에 이르러 접촉성 전염병에 대한 인식이 확산되면서 공중목욕을 금지하는 규정들이 반포되자 목욕탕은 점점 자취를 감추게 되었다.

그렇다면 수술을 이발사들에게 시킨 후 의사들은 무엇을 했을까?

1255년 전까지 교회는 아리스토텔레스의 작품 연구를 반대했다. 그러나 아랍에서 그의 작품들이 먼저 번역되어 큰 명성을 얻으면서 다시 유럽 학술계에도 영향을 끼치게 되었다. 당시 유행한 스콜라철학도 이러한 분위기 속에서 전성기를 맞이할 수 있었던 것이다. 일부 학자들은 "말의 이빨이 몇 개 났을 때 아리스토텔레스와 플리니우스 등 고대 철학자들의 작품을 열람할 수 있는가?"라는 문제를 놓고 열띤 토론을 벌이기도 했다. 토론이 격화되면서 두 파로 나뉘기 십상이었는데 누가 더 논리적으로 대중을 설득할 수 있느냐에 따라 승패가 갈렸다.

그러나 논쟁에만 너무 몰두한 나머지 정작 가장 중요한 일, 즉 말의 이빨을 확인하는 과정을 빠뜨리기 일쑤였다. 중세 사람들은 고대 철학의 권위, 교회의 예언 등에 대해서는 절대적인 지위를 부여했다. 과학은 그들의 저서를 연구하고 고증해 모든 문제의 답변을 찾는 수단에 불과했다. 그러나 이들이 고증하려는 문제들은 모두 기괴하기 짝이 없었다. 예를 들면 '바늘 위에 몇 명의 천사가 앉을 수 있는가?'라는 식이다.

학술계의 논쟁이 갈수록 격화되면서 스콜라철학의 영향은 의사들에게까지 미치게 되었다. 히포크라테스를 계승하고 환자에 대한 세심한 관찰을 위주로 했던 살레르노 의학교 의사들조차 의학은 '고대 저술을 연구하는 일종의 추론 기술'에 불과하다고 여겼을 정도였다. 아리스토텔레스의 논리 외에 다른 것은 토론할 가치조차 없었던 것이다.

14세기에는 장원(莊園)과 수도원이 쇠퇴하고 상업과 도시가 크게 발달했다. 상인들은 큰 부를 축적했으며 공업기술자들은 봉건시대의 과중한 세금과 교회의 속박에서 벗어나 자유를 누리게 되었다. 그러나 농노들은 여전히 생계가 막막했다. 가난과 오염이 새로운 공포로 다가올 무렵, 빈곤층으로 전락한 이들은 각 지역의 길드 조직에 가입하기 시작했다. 중세 말엽, 길드 조직은 사회 각 분야로 파고들어 업종별로 회원들의 관리에 나섰다. 또한 길드 조직은 도시행정과 연합한 형태로 발전했다. 걸인들도 자신들의 연맹을 맺을 정도였으므로 의사들이 예외일 수 없었다. 14세기 초 공업기술 분야 6위에 올랐던 플로렌스의 의사 길드는 다음과 같이 새로운 규정을 마련했다. 플로렌스 의사 길드의 고문위원이 실시하는 공개시험을 거치지 않고서는 그 누구도 플로렌스에서 의료행위를 할 수 없도록 한 것이다.

1348년 흑사병이 유행하면서 플로렌스에도 의사 부족 현상이 생겼다. 이처럼 사망률이 높은 전염병 앞에서는 의사라고해서 안전할 수 없었기 때문이었다. 의사 길드의 순위는 2위까지 치솟았다. 의사의 지위가 격상되는 분위기 속에서 정부 당국도 보다 많은 사람들이 의학을 공부하기 바랐다. 이듬해에 모든 의사들은 의학교에 등록하여 재교육과 정기적인 해부실험에 참여하도록 하는 법률이 통과되었다. 의사들의 수준을 높이기 위한 조치였다고 볼 수 있다.

1377년 뉘른베르크는 정부가 의사를 고용해 빈곤층을 치료하도록 하는 법적 발판을 마련했다. 정부의 의사로 고용되면 관련 법률에 따라 보수를 받을 수 있었으며 말 한 필과 장원에서 생산되는 상품까지 지급되었다. 이처럼 높고 안정적인 보수로 인해 의사들은 흑사병이 만연하던 시기에도 자신들의 자리를 굳건히 지켰다. 1426년 헝가리의 지기스문트(Sigismund) 황제는 도시마다 의사를 고용하도록 하는 칙령을 반포했다. 칙령에는 의사들이 가난한 사람을 치료하는 대가로 정부가 1년에 은화 백냥을 지급한다는 내용이 포함되어 있었다. 이 규정은 의사들이 절대로 무료로 의료행위를 하지 않는다는 것을 우회적으로 꼬집은 것이다.

볼로냐 대학

스승과 제자들로 구성된 하나의 집단이 형성되면서 '대학'의 기원이 싹 텄다고 볼 수 있다. 당시 이탈리아 최고의 번화한 도시 가운데 하나였던 볼로냐에서는 의학을 스콜라철학의 속박에서 해방시키는 역사적인 사조 가 형성되고 있었다. 11세기부터 줄곧 법률학교로서의 명맥을 유지해온 볼로냐 대학은 민주적 방식으로 학교를 운영했으며 대학에 자치권이 있 다고 과감하게 선포했다. 학생들은 스스로 교수를 선택할 수 있었으며 총 장을 추천할 수도 있었다. 또한 강의 내용을 스스로 취사선택하고 교수의 임면에 참여할 권리를 가졌다. 총장은 추기경을 비롯해 모든 직위의 사람 들을 관할했으며 그의 직위는 정부 관료의 성격을 띠었다. 대학도 '길드' 의 원칙에 따랐으므로 학생들이 학비를 납부한 후 최대한의 이익을 얻을 수 있도록 교수들은 하루도 결강할 수 없었다. 만약 긴급한 일로 해당 도 시를 떠나야 할 일이 발생하면 반드시 돌아오겠다는 약속으로 거액의 보 증금을 내야만 했다.

당시 볼로냐 대학은 인재의 산실이었다. 이 가운데 플로렌스의 타데우 스(Tadeus, 1223~1303)는 단테도 언급한 적이 있는 인물로 그에게 치료를 받으려면 고가의 비용을 지불해야 했다. 그는 아리스토텔레스의 저술을 번역해 《어떻게 건강을 유지할 것인가》라는 책을 편찬했는데 이 책에서 그는 매일매일 운동할 것을 강조했다.

볼로냐 대학은 남학생과 더불어 여학생도 모집했다. 여성을 의학도로 받아들인 최초의 대학인 셈이다. 중세 유럽문화의 중심으로 거듭나게 된 볼로냐 대학은 1156년 의과를 개설했으며 아랍어로 된 의학서를 교재로 삼았다. 볼로냐 대학에서는 13세기부터 본격적인 의학교육이 실시되었 다. 물론 현대 의학에 비하면 허술하기 짝이 없었지만 법학 대학의 강력한 보호 속에 있었기 때문에 종교적인 색채를 배제할 수 있었다.

살인사건이 발생하면 지방정부는 의사에게 검시를 의뢰해 단서를 찾고 자 했다. 1302년 아졸리니라는 귀족이 의문의 죽음을 당하는 사건이 발생 했다. 이에 바르톨로메오라는 의사를 불러 혹시 독살당한 것은 아닌지 검 시토록 했다. 중세 외과의사는 도살자나 사형 집행자와 다를 바가 없는 대 우를 받았다. 따라서 파리의 교수단체는 1350년 의대 졸업생들이 외과에 종사하지 못하도록 금하기도 했다. 그러나 볼로냐 의대는 외과를 매우 중 시했으며 해부학 연구를 다시 실시하기도 했다. 물론 인체 구조 이론은 여 전히 갈레노스의 학설을 근본으로 삼았다. 볼로냐 대학에서 새로운 외과 기술이 탄생할 수 있었던 것도 바로 이처럼 자유로운 학습 환경이 조성되 어 있었기 때문이었다. 볼로냐 대학에는 따로 점성학을 가르치는 교수도 있었다.

16세기까지 볼로냐 대학의 해부학은 유럽에서 최고의 권위를 누렸으며 후에 독립된 학과로 발전했다. 특히 이 대학 몬디노(Mondino) 교수는 당시 유행하던 해부학 지식을 종합해 책으로 냈는데 묘사가 매우 애매모호한 단점이 있었다. 일례로 인체의 심장 크기를 묘사하면서 "작지도 크지도 않다."라고 했을 정도였다.

볼로냐 대학이 학생들의 학사행정 참여를 허가한 데 반해 프랑스 파리 대학은 학사 관련 업무를 모두 교수들이 맡았다. 중세의 각 대학은 나름대 로의 학칙을 정해 놓았으며 이 가운데 일부는 지금까지도 그대로 시행되 고 있다. 당시에도 시험, 학위, 교과 등의 규정이 있었으며 의대 졸업생들 의 대부분은 교수를 직업으로 택했다. 중세의 대학들은 학교별로 학생 수 가 천차만별이었다. 볼로냐 대학, 파리 대학은 각각 5천 명에 달했으며 옥 스퍼드, 캠브리지 등은 3천 명 정도였다. 캠브리지를 비롯한 일부 대학은 그때부터도 학사, 석사, 박사 등의 학위를 수여했으며 대학의 교육기간은

중세 유럽 주요 대학 일람표

학교명	설립연도	학교명	설립연도
볼로냐(Bologna)	1113년	피사(Pisa)	1343년
몽펠리에(Montpellier)	1181년	프라하(Prag, Prague)	1348년
파리(Paris)	1110년	빈(Wien)	1365년
옥스퍼드(Oxford)	1167년	하이델베르크(Heidelberg)	1386년
파도바(Padova)	1222년	글래스고(Glasgow)	1453년
나폴리(Neapel)	1224년	뷔르츠부르크(Wurzburg)	1402년
메시나(Messina)	1224년	라이프치히(Leipzig)	1409년
파비아(Pavia)	1250년	로스톡(Rostock)	1419년
캠브리지(Cambridge)	1209년	프라이부르크(Freiburg)	1457년
리스본(Lissabon)	1287년	바젤(Basel)	1460년
팔레르모(Palermo)	1312년	부다페스트(Budapest)	1465년
플로렌스(Florenz)	1320년	코펜하겐(Copenhagen)	1478년

대개 4년에서 8년 정도였다.

유럽에 대학이 발전하면서 의학에 영향을 끼친 교수들이 대거 등장했다. 이때 아랍 의학도 큰 영향을 끼쳤다. 당시의 유명한 외과의사 숄리아크(Guy de Chauliac, 카울리아코, 1300~1368)가 저술한 《외과학총론 Chirurgia magna》에서는 아비센나(Avicenna), 라제스(Rhazes) 등의 학설을 거의 모든 페이지마다 인용하고 있다. 중세 후기에 이 책은 매우 인기를 얻어 15세기에 벌써 재판 14쇄에 들어갔다. 16세기에 이르러서도 계속 판본을 바꾸어 출판되었다. 또한 당시의 유명한 의사 페라리(Ferrari de Grado)가 저술한 책에는 아비센나의 학설이 3천 회 이상, 라제스와 갈레노스의 학설이 1천 회 이상, 그리고 히포크라테스의 학설이 140회 인용되었다. 일부 의사들은 점성학 교수를 겸하고 있었다. 17세기 말 파리 대학의 교수들은 혜성의 움직임이 전염병 유행의 징조인지, 달이 인

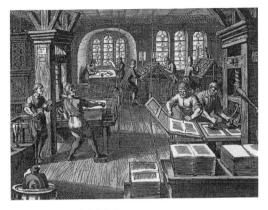

쿠텐베르크의 인쇄발명의 혁명

1440년 이전에는 목판활자를 이미 활용하였으나 쿠텐베르크에 의해 금속활자가 발명된 이후부터 인쇄술의 혁신을 가져왔다. 특히 각종 서적의 보급은 물론 성서의 공급으로 인하여 종교(기독교)의 대중화를 도모할 수 있었다.

체에 영향을 끼치는지에 대한 문제를 두고 토론을 벌이기도 했다. 그러나 18, 19세기에 이르러 점성학은 점차 쇠퇴했다.

인쇄술이 발명되기 전이었으므로 중세 유럽의 서적은 매우 진귀한 물품에 속했다. 당시 대학에서도 서적을 구하기가 매우 어려울 정도였다. 프랑스 국왕 루이 14세가 국가도서관에서 라제스의 저술을 찾아보려 했지만 그의 저술을 소장하고 있는 대학은 파리 대학뿐이었다. 그는 결국 파리 대학으로 사람을 보내 그의 저술을 빌려볼 수밖에 없었다.

'메스'의 중요성 부각

교회는 인체해부 반대 입장을 견지해 왔다. 교황 보니파키우스 8세 (Boniface VIII, 1235~1303)는 어떠한 이유로도 시체를 절단할 수 없다는 칙령을 반포했다. 이 때문에 당시 원정을 감행하고 있던 십자군은 전사자들을 끓는 물에 삶은 후 근육과 뼈를 분리해 그들의 뼈를 배에 싣고 돌아오

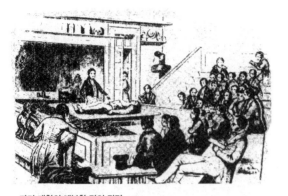

파리 대학의 해부학 강의 장면
학생들은 교수가 설명하는 갈레노스의 학설보다 눈앞에 놓인 시체에 더 많은 관심을 보였다.

곤 했다. 전우를 타향의 귀신이 되게 할 수 없다는 이유 때문이었다. 교회는 다시 이러한 야만행위도 금지하는 칙령을 내렸다. 인체해부는 여전히 금기사항이었고 이 때문에 대다수 대학에서는 의학이 발전할 수 없었다. 이러한 상황에서 볼로냐 대학은 교회를 제압하는 몇 안 되는 대학 가운데 하나였다. 중세부터 르네상스시대가 도래하기까지 자의적 인체해부는 엄격히 금지되었으며 1년에 한두 구 정도의 시체만 해부가 허락되었다.

이 때문에 해부는 암암리에 이뤄졌다. 젊은 의학자들의 지식에 대한 열정을 막기란 불가능했기 때문이다. 볼로냐 대학 최초의 해부학 교수 몬디노(Mondino die Liucci, 1257~1327)는 해부학을 새롭게 재탄생시킨 인물로 유명하다. 그는 볼로냐에서 1314년부터 10년 동안 후학을 가르쳤다.

몬디노의 강의 내용은 갈레노스의 학설을 크게 벗어나지 않았다. 당시 해부학 교수들은 강의실에 단정하게 앉아 손에 든 갈레노스의 저서를 한 문장씩 읽어내려가는 역할에만 충실했다. 그러면 조수가 시키는 대로 시종이 해부를 실시했다. 만약 해부 결과가 갈레노스의 묘사 내용과 다르면 갈레노스의 잘못을 지적하기보다는 시체에 변이가 생긴 것이라고 여겼다. 그러나 몬디노는 직접 해부학 실험을 집도하며 학생들에게 직접 인체를 확인할 수 있는 기회를 주었다. 그의 해부 방법은 매우 체계적이었다. 그에게 해부학 강의를 들었던 숄리아크는 다음과 같이 말했다.

"선생은 …… 시체를 탁자 위에 놓고 …… 4가지 관점에서 해부를 실시했다. 첫 번째는 가장 부패하기 쉬운 영양기관(생물의 영양을 관장하고 개체의 유지에 관계하는 기관. 보통 소화 기관을 말하나 넓은 뜻으로는 소화·호흡·순환·배설 따위의 여러 기관을 포함)을 먼저 살펴보는 것이었다. 그 다음은 형이상학적 관점에서 인체를 설명하고 세 번째는 인체 본연의 모습을 하나씩 관찰했으며, 마지막으로 사지(四肢)에 대해 소개했다 …… 그는 이러한 방법으로 인체, 원숭이, 돼지, 기타 동물들의 시체를 해부하며 해부학을 가르쳤다. 몽테빌레(Mandeville, 네덜란드 태생의 영국 의사, 사상가)처럼 도표를 이용해 강의하는 법은 없었다."

기초의학 주요 저서로 꼽히는 그의 《해부학 Anothomia》은 200년 동안 무려 재판 23쇄로 발행될 정도로 의학계에 큰 영향을 끼쳤다. 이 책에서는 "해부는 복부를 수직으로 가르는 것부터 시작한다. 배꼽 위를 기준으로 해부를 시작해 기관이 하나씩 드러나도록 한다."라고 기록했다. 향후 3세기 동안 모든 대학의 의대에서는 몬디노의 저서를 교재로 삼았다.

몬디노는 학자들이 저술을 남겨야 하는 이유에 대해 '첫째, 학자들과 정보를 나누고 둘째, 두뇌활동을 활발히 하기 위해서이며 셋째, 노년이 되어서도 이러한 지식을 잊지 않기 위해서'라고 설명했다. 몬디노는 해부학을 하나의 독립된 학과로 분리시켰으며 르네상스시대가 도래하기 전에 공개적으로 인체해부를 실시한 용감한 인물로 평가받고 있다.

몬디노의 제자 숄리아크는 볼로냐 대학을

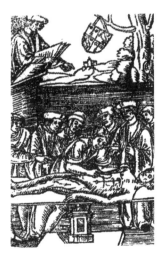

볼로냐 대학의 해부학과
중세는 막강한 교회의 영향력으로 인체의 해부학을 금지하였으나 볼로냐 대학은 몬디노의 《해부학》을 강의 교재로 삼았으며, 뿐만 아니라 독립된 학과로 분리시켰다.

졸업한 후 해부학의 신개념을 프랑스로 전파했다. 과거 외과의사는 환자의 외상만을 치료하면 되었지만 숄리아크는 외과학을 의학의 한 분야로 당당히 정립해 그 위상을 제고하는 데 크게 기여했다.

실제 수술에 있어서도 숄리아크는 '행동하는 외과의사'를 표방했다. 1363년 그는 세밀하고 정교한 해부연구 결과를 바탕으로 《대(大) 외과학 Great Surgery》이라는 교과서를 출간했다. 그는 이 책에서 외과의사가 갖추어야 할 4대 덕목으로 박학다식, 숙련된 기술, 민첩한 손놀림(당시에는 마취약이 없었으므로 수술시간을 최대한 단축해야 했다), 도덕적 수양 등을 꼽았다. 숄리아크는 견문이 넓고 미래에 대한 이상을 품은 인물이었다. 우수한 외과의사는 풍부한 의학지식, 특히 해부학에 정통해야 하며 겸손한 품성을 지녀야 한다고 강조했다. 대담하되 치밀해야 하며 위험한 상황에 대처할 수 있어야 한다. 진단은 신중하게 내리며 행동은 경건하고 자애로워야 했다. 자신의 의료행위 범위 안에서 합당한 비용을 받되 절대 탐욕을 부려서는 안되었다.

당시 파리 대학에서 외과학을 주도하고 있던 인물은 이탈리아인 랜프랭크(Lanfranc)로 13세기 프랑스 의학 발전을 이끌었다. 1295년 외과학 협회는 그에게 파리에서 외과학 강연을 하도록 청하기도 했다. 1296년 《대외과학》 저서를 완성했다. 랜프랭크는 외과의사도 반드시 의학적 지식을 갖추어야 하며 외과를 경시하는 의사는 훌륭한 의사로 볼 수 없다고 강조했다.

랜프랭크에 의해 외과학은 파리에서 다시 그 위상을 회복해 나갔다. 그러나 대부분의 외과수술은 여전히 떠돌이 이발사들에 의해 행해졌다. 의사들은 자신의 손에 직접 피를 묻히면 존엄성이 무너진다고 여겼기 때문이었다. 이러한 분위기 속에서도 랜프랭크는 자신의 의학적인 경험과 의학실천 이념을 바탕으로 저술 활동을 지속했으며 이탈리아의 '정교한 상처치료법'을 프랑스에 전파했다. 특히 그는 상처 부위에 흔적이 남지 않도록 세심한 주의를 기울였다. "가난한 사람을 치료할 때는 당신의 의술을 최대한 발휘하라. 부자들을 치료할 때는 최대한의 비용을 청구하라." 랜프랭크의 이 말은 의사들의 미묘한 심리를 절묘하게 표현해 낸 명언이 아닐 수 없다.

랜프랭크의 동료였던 몽테빌레가 저술한 《외과학》에는 다음과 같은 흥미로운 내용이 실려 있다. "환자의 기운을 돋

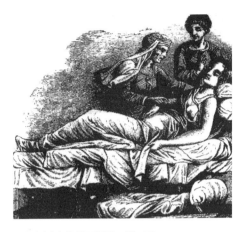

중세 여의사가 환자를 진맥하고 있는 모습
중세 기도원에서 환자를 보살피는 데서 간호의 필요성이 탄생되었다고 하는데 이는 종교적 신념(박애주의)에 따른 것이었다면 17세기에 와서야 전문 직업인으로서의 간호사가 탄생할 수 있었다. 특히 나이팅게일에 의해 간호 교육과 실무에 관한 개념이 정립되었다.

우기 위해서는 음악을 이용하거나 그가 미워하는 사람이 죽었다는 편지를 보여주라." 지금의 시각으로 보면 황당하기 짝이 없는 이 말이 당시에는 나름대로 일리가 있었다. 몽테빌레는 "혼자 타지의 여관방에서 음식을 시켜먹을 망정 당신이 치료해 준 환자와 함께 식사를 하지 말라. 그가 돈을 내고 나면 당신에 대한 친절도 사라질 것이기 때문이다."라고 말했지만 환자들에게 받아야 하는 진료비 때문에 늘 골머리를 앓고 있었다. 그가 치료를 마치고 나면 환자들은 감격에 겨워하거나 후회하며 가슴 치기도 했지만 처음에 약속한 비용을 자진해서 내는 사람은 단 한 명도 없었다. 가난한 사람이나 부자나 다 마찬가지였다. 몽테빌레의 《외과학》 서문에는 외과의사가 내과의사보다 진료비를 많이 받아야 하며 진료비를 내지 않으려고 일부러 허름한 옷을 입고 치료를 받으러 오는 부자 환자들을 잘 간파해 내야 한다고 강조했다.

외과수술에 대한 인식이 변화를 맞이하긴 했지만 위험성이 높은 만큼

의료분쟁에 휘말리는 경우가 매우 많았다. 1250년경 휴(Hugh)라는 의사는 어느 귀족의 수술을 거부한 적이 있었다. 수술을 하기 전에 먼저 수술이 실패하더라도 의사의 책임을 묻지 않겠다는 조건을 걸었던 것이다.

당시 외과의사들은 상처에 고름이 맺히는 것은 상처가 낫는 과정이라고 생각했다. 그러나 휴의 학생이었던 테오도르는 이러한 관점에 반대했다. 그는 수술이야말로 반드시 가장 청결한 환경 속에서 이뤄져야 한다고 주장했다. 테오도르는 선교사였으며 후에 주교의 자리에까지 오른 인물이었다. 그러나 종교적 신분은 외과의사로서의 그의 활동에 전혀 지장을 주지 않았다. 그는 외과의사들에게 "상처는 저절로 아물도록 해야 하지만 갈라지지 않고 반드시 서로 붙어 있도록 해야 한다."고 강조했다. 또한 상처를 치료하고 난 후에는 상처에 다른 이물질 접촉을 피해야 하며 특히 불로 지져 상처를 아물게 하는 행위는 절대 금지해야 한다고 주장했다. 불로 상처를 지지면 건강한 피부조직이 상하게 되기 때문이었다.

제 8 장

아랍 의학
알라의 음성

사라센의 유래를 살펴보면 아랍 민족에 의해 이슬람교가 탄생하였는데
중세의 유럽인들이 십자군 전쟁 이후
이슬람교도를 부르는 명칭으로 사라세니('초원의 유목민'이라는 뜻)라고 부른 데서 유래되었다.
(아랍 민족이 아닌 이슬람국으로는 터키와 이란이 있다.)

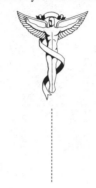

Concert
History of medicine

최고의 전리품

아랍인들은 방대한 제국과 찬란한 문명을 앞세워 세계 역사에 등장했다. 그들은 특히 의학의 발달에 지대한 공헌을 한 것으로 인정받고 있다. 《지혜의 낙원》,《만수르 의서》,《의학집성》,《의학전서》,《치료론》,《의학정전》,《안과의사 지침》 등의 의학 명저도 모두 이 시기에 등장했다.

이슬람교의 창시자 마호메트(Mahomet, 569~632)는 30여 년에 걸쳐 사막에 흩어져 있던 아랍부족을 통일한 후 이슬람 봉건제국을 건설했다. 중국의 사서 《대식(大食, 페르시아어로 'Tazi', 'Taziks'을 음역한 것)》에는 서아시아를 '사라센제국'이라고 칭하고 했다. 모하메드가 죽은 후 1세기 동안 아랍인들은 두건을 두르고 성전이란 미명 아래 아시아, 유럽, 아프리카 3개 대륙을 침략했다. 예루살렘에 침입한 후 시리아, 페르시아를 거쳐 인더스 강변까지 진군했으며 서쪽으로 스페인까지 침공하는 등 전체 유럽을 휩쓸었다. 이러한 침략 행위는 731년에서야 겨우 진압되었다.

아랍제국은 600여년 동안 지속
되었는데 세습 왕조 우마이야 왕조
(661~750, 옴미아드 왕조)와 아바스 왕조
(750~1258) 시기에 황금기를 맞았다.
아랍제국이 흥성하면서 주변의 수많
은 민족도 함께 발전을 이룩했다. 후
에 아랍제국은 바그다드와 코르도바
를 중심으로 동서 양쪽으로 나뉘어
각각의 칼리파(khaliifa, 칼리프라고도 하
며 정치와 종교의 권력을 아울러 갖는 이슬람
교단의 지배자)가 다스렸으며 고대 문
명의 중심지로 성장했다.

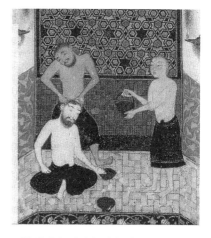

하룬 알 라시드의 사치스럽게 목욕하는 장면
아라비안 나이트의 〈천일야화〉에 나오는 위대한 지배자
인 하룬 알 라시드는 아바스 왕조의 제5대 칼리프이다.
그는 학술을 보호하고 장려하여 이슬람문화를 꽃 피운
인물이다.

아랍 의학은 시대별로 세 단계로
구분할 수 있다. 1단계는 '번역의 시대'이다. 즉 2세기, 그리스로마의 의학
이 아랍으로 전해지던 때를 말한다. 2단계는 8세기부터 11세기 말, 12세
기 초까지로 아랍 의학이 '최고 전성기'를 구가했던 시기이다. 유명한 의
사들이 수없이 배출되었으며 그 영향력도 매우 막강했다. 3단계는 '쇠퇴
기'로 1258년 몽골이 바그다드를 침입해 아랍의 칼리프 왕조를 멸망시킨
이후가 해당된다. 13세기 이후에는 유럽 의학이 아랍 의학을 대체하게 되
었다.

네스토리우스교(그리스도의 신성과 인성의 불일치를 주장하여 이단시된 기독교의 한
파)를 창시한 네스토리우스는 기독교의 본질에 대해 의혹을 제기했다가
431년에 콘스탄티노플로 쫓겨났다. 그는 시리아로 거처를 옮겼다가 다
시 페르시아로 달아났는데 페르시아 군주는 그를 매우 환영했다. 당시 페
르시아 서남부에 위치한 준디샤푸르는 인도, 시리아, 페르시아, 유대인 의

사들이 모두 모여들던 곳으로 아시아 의학의 중심지이자 아랍 의학학파의 요람이었다. 그들은 그곳에 대형 병원을 세우고 치료를 시작해 큰 명성을 얻었다. 8세기부터 조르주(Georges)라는 의사가 준디샤푸르 의학원을 경영했는데 칼리프의 요청으로 그리스 고대문헌을 번역하기도 했다. 그의 손자 가브리엘(Gabrielle)은 아바스 왕조 제5대 칼리프 하룬 알 라시드(786~809년 재위)의 병을 치료한 것으로 유명하다. 궁정 의사들 가운데 아무도 그의 병을 고치지 못하자 가브리엘을 부른 것이다. 하룬 알 라시드는 가브리엘의 의학지식을 시험해 보기 위해 유리그릇에 그가 아꼈던 동물의 오줌을 담아 내밀었다. "이 환자에게 무슨 약을 쓰면 좋겠소?" 칼리프의 물음에 가브리엘은 "보리올시다."라고 답했다. 그 오줌의 주인은 바로 당나귀였다.

왕비의 불륜에 분노한 왕이 그녀를 처형하고부터 여자들과 하룻밤만 지낸 후 계속 죽이면서 고위 관료의 딸이었던 세헤라자데도 같은 위기에 처했지만 1000일 동안 신비하고 매혹적인 이야기로 왕을 감동시켜 처형을 면했을 뿐만 아니라 마침내 그와 결혼하게 되었다는 《천일야화》의 탄생과 관련이 깊은 하룬 알 라시드는 바그다드 최초의 학교를 설립해 전문적으로 그리스 문헌을 번역하고 연구토록 한 인물이다.

7세기 아랍인들이 페르시아를 침략해 준디샤푸르 의학원과 도서관에 소장되어 있던 그리스 문헌 필사본을 모두 약탈해 갔다. 양가죽 위에 페르시아어로 번역된 그 문헌들이야말로 아랍인들에게 최고의 전리품이었다. 이 문헌들은 곧 아랍어로 번역되었다. 유럽에서 억압당하고 있던 히

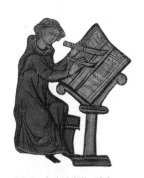

아랍 수도승이 필사하는 장면
그리스로마인들의 유명한 의학서적을 페르시아인들이 약탈한 것을 다시 아랍인들이 번역하여 의학지식을 널리 보급하기에 이르렀다. 중세에 이르기까지 종교 관련 서적뿐만 아니라 각종 서적도 필사에 의존할 수밖에 없었다.

포크라테스와 갈레노스의 학설이 아랍에서 새로운 생명을 얻게 된 것이다.

후나인 이븐 이스하크(Hunayn ibn Ishaq, 808~873)는 주관이 강한 의사이자 뛰어난 번역가였다. 그는 그리스 문헌의 번역이 한 권 완성될 때마다 칼리프 알 마아문(al Ma'mun, 813~833년 재위)에게 달려갔다고 한다. 번역한 책의 무게만큼 칼리프가 금을 하사했기 때문이었다. 이 때문에 후나인은 일부러 두꺼운 종이에 큰 글씨로 번역을 했다.

후나인이 처음 입궁했을 때 칼리프는 많은 재물을 미끼로 그에게 독약을 요구한 적이 있었다. 정적들을 제거하기 위해서였다. 그러나 후나인은 이를 거절해 1년 동안 옥에 갇히기도 했다. 칼리프는 후나인에게 생명까지 위협하며 독약을 다시 요구했으나 그는 또 거절했다. 후나인은 의사는 오직 생명을 구하는 자라고 잘라 말했다. 이에 칼리프도 감동해 결국 그를 풀어주었다고 한다.

연금술과 약사제도

연금술은 세계 각국에서 고루 발달했다. 연금술이 발달한 목적은 값싼 금속을 귀금속으로 바꾸고 불로장생의 약을 만들어내는 데 있었다. 아랍의 연금술은 이집트에서 전해졌다는 설과 중국에서 전해졌다는 두 가지 설이 있다. 중국은 최초로 연금술과 관련된 내용을 기록으로 남겼다. 비잔틴의 그리스인과 이슬람교를 신봉하는 아랍인들은 모두 중세 초 중국과 왕래했다는 기록이 있다. 연금술의 용어도 중국 도교 저서에 나오는 용어와 공통점을 보이는 것들이 많다.

무수한 실험을 거치면서도 연금술의 본래 목적은 달성하지 못했지만 이 과정에서 화학의 기초가 형성되었다. 증류, 승화, 결정, 여과 등을 통해 다양한 약을 조제할 수 있게 됨에 따라 전문 약국이 등장하는 계기를 마련했다. 지금 서양에서 사용하는 화학 용어 가운데는 에틸알코올, 알칼리, 알칼로이드, 알데히드, 화학(Chemistry), 증류기(distiller) 등 아랍어에서 유래한 것들이 매우 많다.

화학의 시조로 불리는 아랍의 유명한 연금술사 게베르(Geber, 본명은 자비르 이븐-하이잔(Jabir ibn-Haijan))는 8세기 무렵에 태어났다. 그는 동양의 연금술을 유럽에 전파해 이염화수은($HgCl_2$), 질산(HNO_3), 질산은(Silver Nitrate) 등을 질병 치료에 활용한 것으로 알려져 있다. 또한 증류기를 발명해 여과, 승화, 증류의 과정을 처음으로 시도했으며 혈액과 대소변을 검사하기도 했다.

아랍인의 의학지식은 대부분 그리스로마의 고대 문헌에서 얻은 것이다. 그러나 약재와 관련된 지식은 아랍에서 시작되었다. 영토가 확장되면서 아랍인들은 새로운 의학, 약학 관련 지식도 얻을 수 있었다. 그들은 이집트, 아프리카, 스페인, 인도, 페르시아 등지에서 다양한 식물의 뿌리, 줄기, 잎사귀, 종자, 나뭇진 등을 채집해 정리한 후 보관했다가 새롭고 신기한 약재들을 만들어냈다. 에틸알코올, 계피, 감로, 비소, 용연향(향유고래에서 채취하는 송진 비슷한 향료), 장뇌, 발삼, 붕사(붕산나트륨의 결정체) 등이 모두 이에 속했다. 당시 페르시아에서 제공되는 약재가 세계 6대 도시에서 제공되는 것보다도 많았다고 한다. 라제스, 아비센나 등 뛰어난 의사들은 다양한 식물을 이용해 수많은 질병을 고칠 수 있다고 생각해 이 분야에 깊이 파고들었다. 그들은 화학적 요령과 기계까지 동원해 당의정, 은박 포장의 환약 등 달콤한 약을 만들어냈다. 심지어 약에 장미 향수를 넣어 향기가 나도록 한 것도 있었다. 이밖에도 팅크, 연약(가루약에 시럽·꿀을 섞은 달콤한 약), 시럽, 발삼, 경고(단단한 고약), 연고 등을 발명했다. 약의 정제 과정이 발전하면서 합성화학(종류가 다른 화합물을 더 간단한 원료로부터 합성하는 분야)의 탄생으로 이어졌다.

이로써 약학은 빠르게 의학에서 분리되었다. 약사들은 명망 높은 기술자로 인정받았다. 정부의 법령에서도 약제사의 지위를 특별히 규정할 정도였다. 약의 조제는 더 이상 의사들의 영역에 속하지 않게 되었다. 그러나 독약과 독이 있는 성분의 약재 판매를 엄격하게 규제했으므로 약제사는 반드시 의사의 지시에 따라 약을 조제해야 했다. 이러한 규정들이 등장하면서 전문약사제도의 탄생을 앞당기긴 했지만 약사들이 완전히 약방의 통제에서 벗어나지는 못했다.

아랍 상선은 대규모 약재를 이탈리아로 운반하기도 했으며 15세기 초에는 중국 명나라 정화(鄭和, 명나라의 환관으로 1405년부터 일곱 차례 해상 원정을 실시한 인물)의 함대가 아랍에서 대규모 약재를 구입하고 의학지식을 교류했다고 한다.

아바스 왕조는 9세기 무렵 바그다드에 세계 최초의 병원을 설립한 후 1세기 동안 5개의 병원을 더 세웠다. 도시에서 의사 개인이 병원을 개업하려면 반드시 먼저 시험을 통과해야만 했다. 10세기 초에는 이동병원이 등장했는데 이는 의료기술을 외진 산골 농촌까지 확대 보급시키기 위해서였다. 982년 바그다드에 최초로, 체계화된 큰 병원이 지어졌다. 초기에는 의사가 안과의사와 외과의사(정형외과 포함) 등 25명 가량 되었다. 1184년 한 여행가의 기록에 따르면 병원이 마치 거대한 궁전 같았다고 묘사하고 있다.

십자군원정으로 이슬람 세계를 접한 유럽에도 드디어 병원이 설립되었다. 13세기 파리에 최초로 등장했는데 이는 아랍보다 무려 400년이나 뒤진 기록이다.

12, 13세기의 시리아, 이집트의 병원들을 살펴보면 아랍인들이 매우 합리적인 방법으로 병원을 설계한 것을 알 수 있다. 내부구조는 대개 십자

형태로 배치되었는데 중앙에 거대한 아치형의 로비 네 개가 자리했으며 로비마다 깨끗한 물이 공급되는 분수를 각각 설치했다. 이밖에 약방, 저장고, 도서실, 직원 생활구역, 주방 등의 시설도 갖추었다. 질병에 따라 진료를 받는 구역이 정해져 있었으며 정신질환자 전문병동도 마련되었다. 병원에는 담당 의사, 약제사 등이 대기하고 있었으며 당직 의사가 진료를 볼 때는 예약, 재진 등을 안배하도록 했다. 현대 대도시의 대형 병원과 마찬가지로 아랍의 병원도 의학교육의 기능을 담당하고 있었다. 병원의 건립과 운영과 관련된 재정은 대개 국가의 예산에 의존했다. 국가는 이 예산을 부유층의 상속세로 충당했다. 물론 부유층과 통치계급의 기부금도 병원의 자금 운영에 도움을 주었다. 의사가 개인적으로 환자를 치료해주고 소정의 치료비를 받는 경우가 있었지만 병원에서 이뤄지는 모든 의료행위는 무료였다.

임상경험주의자 라제스

아랍 의학의 황금시대는 850~1050년까지로 이 시기에 우수한 번역 작품들이 대거 등장했다. 또한 대수(代數)와 아라비아 숫자체계 등도 확립되었으며 별자리 목록도 만들어졌다. 최초의 약국도 등장하여 화학이 탄생할 수 있는 기반이 마련되었을 뿐만 아니라 수많은 신약이 탄생하기도 했다.

"의학은 종점이 없는 학문이다. 의사의 임상 경험은 책 속에 담긴 내용보다 더 큰 가치를 지닌다." 이는 임상경험주의자란 별칭을 지닌 아랍의 천재의사 라제스(Rhazes)가 한 말이다. 그는 철학자이자 화학자였으며 무엇보다도 뛰어난 의학자였다. 총 237권의 저서 가운데 의학, 화학 분야의 저술은 후대에 이르기까지 지대한 영향을 끼쳤다. 이 때문에 그는 아랍의 갈레노스, 이슬람 의학의 아버지로 불리고 있다.

라제스는 페르시아 동부를 거쳐 바그다드로 들어왔다. 40세가 될 때까지 노래, 비파연주를 즐기며 철학 연구에 몰두했으며 40세가 지나서야 의학에 입문했다. 예루살렘, 아프리카, 코르도바 등지를 유랑하며 진료했는데 여인과 약국을 그냥 지나치지 못하는 성격이었다고 한다. 물론 이를 통해 각종 자료를 수집한 것으로도 유명하다.

어느 날 그는 정부로부터 바그다드 시내에 병원을 세울 곳을 알아봐 달라는 요청을 받았다. 이에 도시 곳곳을 다니며 신선한 고기를 걸어두었다. 며칠이 지나 다시 고기가 걸려 있는 곳을 돌아본 그는 가장 부패가 덜 된 고기가 걸려 있는 곳에 병원을 짓도록 했다.

당시 가장 뛰어난 임상의사였던 라제스의 강의를 듣기 위해 아랍 각지에서 학생들이 모여들었다. 그는 학생들에게 다음과 같이 강조했다. "환자들은 언제나 좀 더 편안한 치료를 원한다. 그러나 통증이 수반되지 않는 치료는 있을 수 없다. 환자는 의사의 말을 믿고 따라야 한다. 만약 의사가 환자의 말에만 의지하고 자신이 진단을 내리지 않는다면 돌팔이가 되는 지름길을 선택한 것이다." 이는 지금 들어봐도 상당히 일리가 있는 말이다.

라제스는 다양한 치료법을 전수했으며 그의 저서는 중세 가장 유행한 의학교재였다. 그의 저서 《천연두와 홍역에 관한 논문 Treatise on the Small Pox and Measles》은 교의학(教義學, 특정한 종교의 교의를 연구하는 학문)과 의학을 다루고 있는데 모두 그의 창의적인 학설에 해당한다. 그는 실험과 관찰을 통해 합리적인 결론을 도출해 내려 애썼다.

"구역질, 피로, 짜증 등은 '뉴캐슬병(바이러스에 의한 조류의 급성 전염병)'에서 자주 발견되는 증상이며 등의 통증은 천연두의 특징적인 증상이다. 천연두에 걸리면 열이 나고 잇몸이 붉게 변하기도 한다. 종기에 고름이 맺히기 시작하면 우선 두 눈을 먼저 치료하고 코, 귀 순으로 치료해야 한다. 작고 흰 고름 종기들이 무더기로 나타나기 시작하면 종기에 고름이 없어지고 딱딱해지는데 이는 위험한 시기에 진입한 것이다. 발진이 생긴 후에 이러한 증상이 계속된다면 이미 생사의 기로에 선 상태이며 녹색, 또는 검은색 고름이 맺힌 종기가 생겨난 후 열이 계속 오르고 가슴에 통증이 느껴지면 최악의 상황을 예상해야 한다."

이 논문은 시대적으로는 중국의 《소씨병원 巢氏病源》(수나라의 소원방(巢元方)이 지은 의학저서, 610)보다 200여 년 정도 늦게 나왔다. 라제스는 중국 의사와 접촉한 적이 있었다고 하므로 중국 의학의 영향을 받았을 것으로 보인다. 그는 또한 천연두와 홍역을 명확하게 구분한 최초의 인물이다. 수은 연고를 치료에 사용하기도 했으며 유럽에서는 '수은 화합물'을 최초로 사용한 인물로 알려져 있다.

그의 대표작《의학집성》은 백과사전식 의학저서로써 15년의 시간을 들여 완성했다. 《의학집성》은 그리스, 인도, 페르시아, 아랍, 심지어 중국의 의학적 성과를 바탕으로 주로 질병과 그 진행과정, 치료효과 등에 대해 기술하고 있다. 특히 탈장, 신장·방광 결석, 치질, 관절염 등 외과학 분야와 소아마비 등 소아과, 전염병, 원인 규명이 불분명한 병 등에 대한 풍부한 임상 경험과 이론이 망라되어 있다. 라제스는 또한 봉합술과 정신치료법을 처음 발명한 인물이다.

《의학집성》은 라틴어로 번역되어 유럽에 널리 전파된 후 갈레노스의 의학저서를 대체하기에 이르렀다. 르네상스시대에는 이 저서의 필사본이 여러 차례에 걸쳐 출판되었으며 당시의 유명한 의사들이 주석을 달기도 했다. 이밖에도 라제스의 저서로는《의학입문》, 《의학의 끝》, 《정신병학》, 《약물학》, 《갈레노스 의학서의 의문점과 모순》 등이 있다. 라제스는 과학적 성과가 인간의 사고와 관점을 변화시킬 수 있다고 믿었다. 선인들의 사상에 얽매이지 않고 심지어 그를 뛰어넘는 우수한 학자들에 의해 과학이 발전한다고 여겼던 것이다.

10세기에 등장한 아랍의사 알부카시스(Albucasis, 936~1013)는 '외과학의 아버지'라는 찬사를 받는 인물이다. 이슬람 통치 시기에 스페인에서 태어 났다.

당시 서유럽에서는 외과의사를 경시하는 풍조가 농후했다. 성직자 신분의 의사들이 손에 피를 묻히는 것을 거부했기 때문이었다. 특히 1163년에는 의학교와 의사들에게 외과 선택을 금지시킴으로써 해부학이 쇠퇴하는 결과를 초래했다.

이는 동방, 특히 이슬람교를 신봉하는 지역에서도 마찬가지였다. 아랍에서는 알라신의 계시에 따라 여성 환자를 가까이 할 수 없었으며 생사에 관계없이 신체를 절단하는 행위가 금지되었다. 따라서 해부학과 외과학이 발달할 수 없었다. 이러한 금기사항 때문에 외상에는 불로 태우는 소작법이 주로 사용되었다. 따라서 산부인과와 외과 분야에서 아랍의사들의 성과는 거의 전무했다고 볼 수 있다.

알부카시스는 처음으로 백열소작법(초고온의 소작기로 조직을 태우는 방법)을 이용해 환자를 치료했다. 이처럼 '불을 이용한 치료법'으로 50여 종의 질환을 치료했다고 한다. 이밖에도 다양한 기기를 발명해 외과수술을 발전시킨 공로를 인정받고 있다.

복수(腹水)를 빼내는 파이프, 요도에 삽입해 요로결석을 찾아내는 소식자, 고름 종기를 적출하는 메스 등은 그가 발명한 대표적인 외과 도구에 해당한다. 핀셋과 장선(양의 창자로 만든 수술용 봉합실), 그리고 오늘날 산부인과에서 사용하는 질 내시경, 질 확대용 겸자 등도 있었는데 당시 조산사들이 과연 실제로 이러한 도구를 사용했을지는 의문이다. 어쩌면 이 도구들은 모두 책 속에만 존재하는 발명품들인지도 모른다. 그는 오늘날 발허분만법이라고 불리는 분만자세에 대해서도 묘사했는데 이는 산모가 등을 대고 누워 둔부를 테이블 가장자리에 대고 두 다리를 늘어뜨리는 자세이다.

《의학 수첩》은 그가 10년 동안 쌓아온 의학지식과 경험을 기록한 책으로 방대한 임상 경험을 포함하고 있어 의사는 물론 의학을 공부하는 학생들에 유용한 자료를 제공하였다. 또한 최초로 200여 개에 달하는 외과기기 도안과 사용법을 소개하고 있다. 알부카시스는 외과의 치료 과정을 소작법, 수술용 칼을 이용한 절개법, 사혈요법, 접골 등으로 구분했다. 초기의 결석제거, 치골궁(좌우의 두덩뼈가 연결된 아래쪽에 생기는 각) 벌리기 등의 방법도 이 책을 통해 확인할 수 있다. 알부카시스는 치의학의 선구자로도 알려져 있는데 치아 교정 수술을 실시한 적도 있다고 한다.

알부카시스의 고향인 스페인 코르도바 시에는 지금도 그의 이름을 명명한 도로(Calle Albucasis)가 있으며 그가 설계한 외과용 도구들은 스페인, 튀니지, 파키스탄 등의 박물관에 진열되어 있다.

의학의 왕자 아비센나

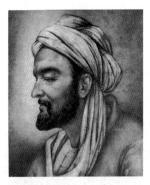

아비센나 초상화
이슬람의 의사이며 철학자로서 아리스토텔레스 학문의 대가였으며, 중세 유럽의 의학과 철학에 큰 영향을 미쳤다. 아비센나는 히포크라테스, 갈레노스와 함께 '의학의 3대 지존'으로 꼽히는 인물이다.

아비센나(Avicenna, 980~1037)의 본명은 이븐 시나(Ibn Sina)로 아비센나는 유럽 사람들이 그를 부르던 호칭이었다. 그는 히포크라테스, 갈레노스와 함께 '의학의 3대 지존'으로 꼽히는 인물이다. 애주가에다 떠돌이였지만 아랍의 학술을 발전시킨 위인이자 현실과 미래에 대한 호기심과 풍부한 상상력을 지닌 학자이기도 했다.

아비센나는 980년 페르시아 부하라

의 인근 마을에서 태어났다. 기억력이 매우 뛰어났던 그는 열 살에 이슬람의 경전인 코란을 줄줄 외웠으며 열두 살 때에는 법률을 논할 수 있을 정도였다. 열일곱 살이 되었을 때는 이미 철학, 자연사, 시, 수학, 법학, 의학에 모두 통달했다. 그러나 아리스토텔레스의 《형이상학》은 40회나 통독했지만 완벽하게 이해하지 못했다고 시인했다. 아랍 최고의 문화도시 바그다드로 의학을 공부하러 떠났던 그는 '의사는 환자를 세밀하게 관찰해야 한다'는 히포크라테스의 사상에 깊은 감동을 받았다. 1년 후 사만(Saman) 왕국의 만수르(Mansour) 국왕의 병을 고쳐준 것을 계기로 국왕의 시의(侍醫)가 되었다. 이때부터 왕실의 자료를 자주 접할 기회가 생겼으며 후에 각 나라의 궁정에도 출입하기 시작했다.

아비센나가 스물한 살 때 부친이 병으로 세상을 떠났다. 그로부터 2년 후에 사만왕조도 멸망해 아비센나는 중앙아시아 지역의 여러 나라를 떠돌게 되었다. 우선 카스피해 부근 다이라만에 위치한 페르시아의 한 작은 나라 왕에게 몸을 의탁하려 했지만 그가 도착했을 때 왕은 이미 폐위된 후였다. 이때부터 그를 기다리고 있는 건 고난과 시련의 나날이었다. 심지어 감옥에 갇힌 적도 있었다. 한 지인의 도움으로 겨우 거처를 마련한 그는 논리학, 천문학 강의를 하며 집필 활동에 열중했다. 이 시기는 아비센나의 초기 철학 저술들이 완성되었던 때로 《의학정전》도 이때부터 집필에 들어갔다. 비록 고된 나날이 이어졌지만 아비센나는 굴하지 않고 다양한 영역에서 수많은 저서를 완성했다. 이 가운데 가장 뛰어난 작품은 역시 후세에 큰 영향을 끼친 의학교과서 《의학정전》이다.

《의학정전》에는 질병의 증상과 약리학에 대한 방대한 지식들이 망라되어 있다. 그는 《의학정전》의 서문에서 다음과 같이 밝히고 있다. "의학은 과학의 한 영역으로 인류에게 건강 관련 지식을 알려주는 학문이다. 건강할 때 건강을 지키고 건강을 잃었을 때 이를 다시 회복하도록 도와주는 역

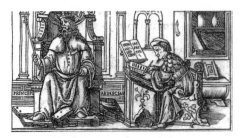

아비센나의 《의학정전》 *《의학규범》이라고도 함
책이 널리 보급되는 동시에 라틴어로 번역되어 유럽에서 의대의 필수과목 교재로 등장하곤 했다. 이 그림에서는 아비센나가 학생들을 가르치는 중세 무렵의 교수로 묘사되고 있다.

할을 한다."

《의학정전》은 총 5권으로 되어 있다. 제1권은 총론으로 의학의 정의, 기본 학설, 진맥, 질병 관찰 및 분류, 소변검사법, 보건위생, 장세척, 사혈요법, 소작법 등 일반적인 내용들이 실려 있다. 제2권은 각종 약재를 소개하고 있으며 제3권은 신체부위에 따라 질병의 원인, 증상, 치료에 대한 내용으로 구성되어 있다. 제4권은 발열, 유행병, 외과, 골절, 탈구 등 전신에 나타나는 증상을 기록하고 있으며 제5권은 처방전과 약의 조제법이 나와 있다.

내용적으로는 히포크라테스와 그 학파의 학설 및 3세기 로마 갈레노스의 일부 학술을 흡수하고 중국과 인도 의학도 참고했다. 또한 질병이나 사망의 최대 원인을 감염성 질병으로 규정했다. 현대 의학에서도 병원체 즉, 병원균, 진균, 바이러스 등을 통해 질병의 원인을 규명한다. 아비센나는 페스트, 천연두, 홍역 등의 질병이 모두 눈에 보이지 않는 병원체가 일으킨다고 생각했다. 그는 물과 토양이 질병을 일으키는 물질의 매개체가 되며 이러한 병원체는 토양과 식수를 통해 전염되므로 '소독'의 중요성을 강조했다. 그는 십이지장충이 장내 질병을 일으킨다는 사실을 밝혀냈을 뿐만 아니라 이를 정확하게 진단해 내는 방법도 인지하고 있었다. 진단은 주로 진맥에 의존했다. 그는 진맥 부위를 48개로 구분했는데 이 가운데 35개는 중국 서진(西晉)의 학자 왕숙화(王叔和)가 지은 《맥경 脈經》에 소개된 내용과 매우 유사하다. 일부 중국 의사들도 아랍을 통해 서방으로 진출했던 것을 알 수 있다.

아비센나는 주거 환경과 식수의 위생문제를 매우 중시했다. 그가 소개한 수료법(水療法), 식이요법, 요도 주사법, 동물실험으로 약효를 확인하는 방법 등은 모두 과학적 가치를 지닌 방법들이다. 임상 분야에서 그가 이룩한 연구 성과를《의학정전》에 나오는 내용들을 우선적으로 살펴보자.

안면마비 증상의 경우 중추신경 이상과 말초신경 이상 두 종류로 나누어 설명하고 있으며 황달은 담관경색(膽管梗塞)이나 벌레, 뱀에게 물려 그 독에 중독되어 발생한 몇 가지 경우로 나누고 있다. 이밖에도 늑막염, 농흉(膿胸, 늑막 안에 고름이 괴는 병), 유문협착(幽門狹窄, 위의 유문부 내강(內腔)이 좁아져서 위의 내용물이 잘 지나가지 못하게 된 상태), 위궤양 등 수많은 질병에 대해 자세하게 설명했다. 홍채(虹彩)의 확장, 수축 작용 및 눈동자의 운동에 관계되는 여섯 가지 근육에 대한 연구 논문도 게재되어 있다. 또한 신약을 사용하거나 보급하기 전에 동물과 인체 실험을 진행해 약의 안정성을 점검해봐야 한다고 주장했다.

《의학정전》의 결점으로는 해부학과 생리학 지식의 결여를 들 수 있다. 한 가지 재미있는 사실은 그는 '사랑'에 빠진 상태를 일종의 '정신분열' 증상이라고 단정했다. 그의 눈에 비친 '사랑'은 일종의 심리적인 병이었던 것이다.

《의학정전》은 12세기에 이탈리아 크레모나 지역에 거주하는 제럴드(Gerald)라는 학자에 의해 처음 라틴어로 번역되었다. 15세기 후반에《의학정전》은 30여 년 동안 무려 16차례나 출판되었다. 이 가운데는 히브리어 번역본도 있으며 후에는 영어 번역본으로 출판되기도 했다. 12세기에서 17세기에 이르는 600여 년 동안 유럽의 수많은 대학에서《의학정전》을 교과서로 채택했다. 이 책은 히포크라테스와 갈레노스의 의학저술과 이론을 종합하여 정리했으며 아리스토텔레스의 생리학 관련 저서도 참고했다. 그의 업적은 천주교의 생물학과 의학의 관점을 하나로 통합한 토마

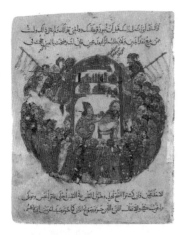

아비센나의 사혈치료 강의 장면
그가 쓴 《의학정전》은 체액설에 바탕을 두고 해석
하였던 갈레노스와 히포크라테스의 의학지식을
집대성한 책이다. 이 그림은 제자들에게 직접 사
혈치료 시범을 보이는 장면이다.

스 아퀴나스(Thomas Aquinas, 중세 가톨
릭 철학을 집대성한 이탈리아의 스콜라 철학자)
에 비유되곤 한다. 물론 《의학정전》에
도 오류는 있었다. 그러나 6세기 동안
유라시아 의학에 큰 영향을 준 대작
임에는 의심의 여지가 없다. 이에 대
해 캐나다의 유명한 의학교육자로 후
에 존스홉킨스 대학의 내과의사로 초
빙되었던 윌리엄 오슬러(William Osler,
1849~1919) 박사는 "《의학정전》은 그
어느 저술보다도 오랜 시간 의학계의
'성경'으로 인식되어 왔다."라고 평가
했다. 《의학정전》은 현대 의학의 기반을 형성하는데도 매우 중요한 역할
을 했다.

《의학정전》이 완성된 후 얼마 지나지 않아 아비센나는 하마단으로 들어
왔다. 당시 국왕의 복통을 고쳐준 인연으로 대신에 임명되었으나 자유분
방한 성격 때문에 조정의 다른 대신들의 미움을 사서 도망해 은거하는 처
지에 이르기도 했다. 후에 복통이 재발한 국왕이 그를 불러들였으며 다시
대신에 임명되었다. 그로부터 수개월 후 하마단과 에스파한 왕국 사이에
전쟁이 발생했다. 하마단의 왕자는 아비센나를 성에 가두었는데 후에 에
스파한이 하마단 성을 점령한 후 그를 풀어주었다. 평소 의술이 뛰어난 아
비센나를 존경했던 에스파한의 왕자는 그에게 시의가 되어 달라고 부탁
했으며 철학과 문학 고문의 자리도 맡겼다. 이에 아비센나는 10년 동안
비교적 안정적인 생활을 영위할 수 있었다. 그의 대부분의 저서도 이 시기
에 완성되었다. 1037년 57세로 세상을 떠나기 전까지 그는 이곳에서 생

활했으며 술과 여인, 일중독으로 사망했다고 한다. 죽기 전 3일에 한번씩 《코란》을 통독하고 자신의 모든 재산을 가난한 사람들에게 나눠 주었다.

아비센나의 저서는 백여 종에 달하며 수학, 법학, 철학, 의학, 화학, 물리학, 천문학, 지질학, 음악, 문학, 언어학 등을 총망라하고 있다. 그러나 애석하게도 대부분 유실되었으며 그 가운데는 의학과 관련된 16종의 저서도 포함되어 있다. 특히 시를 잘 지었던 그는 8종의 의학 서적을 시로 써내려갔다고 한다. 물론 대부분 유실되어 지금까지 전해 내려오는 것은 드물다. 아비센나는 각 민족의 의학적 경험과 지식을 대거 흡수하거나 정리하는 업적을 남겼을 뿐만 아니라 유럽과 아시아의 의학, 과학 지식 교류를 촉진했다. 그는 수백 년 동안 '의학의 왕자'로 군림했다.

아비센나의 저서는 오늘날의 시각으로 봐도 위대한 대작에 해당한다. 또한 아랍 의학의 최고 경지를 보여주는 이정표였다. 지금도 파리 대학에 가면 화랑에 걸려 있는 아랍 의학의 두 거장 라제스와 아비센나의 초상을 볼 수 있다.

아랍의 의사들

중세 아랍의 의사들은 서로를 적대시했다. 말 한 마디만 귀에 거슬려도 독약을 만들어 사생결단을 내려 들었다.

옛날 어느 궁정에 두 명의 의사가 있었는데 사이가 굉장히 나빴다. 그 중 한 명이 돌도 녹일 만큼의 강력한 독약을 만들었다. 그는 누구도 이 독약의 해독제를 만들어내지 못할 것이라고 자신했다. 그러나 그의 상대는 그보다 훨씬 더 막강했다. 단지 해독제를 만들어냈을 뿐만 아니라 바로 옆에 피어있던 장미 한 송이를 꺾어 저주를 건 후 다시 상대방에게 건네 향기를 맡도록 권했다. 잠시 망설이던 그 의사는 향기를 맡자마자 바로 죽어버렸다. 사실 그 장미는 그냥 장미일 뿐이었다. 공포가 그를 죽음으로 몰고 간 것이다.

이 이야기는 아랍 의사들 사이에 경쟁이 얼마나 심했었는지를 대변해 주는 증거인 셈이다. 이러한 경쟁구도가 의학의 발전을 이끈 면도 있었다. 특히 아벤조아르(Avenzoar, 1113~1162, 아랍 이름은 이븐주르(Ibn Zuhr))는 아비센나의 《의학정전》이 휴지조각에 불과하다며 강력한 비판을 가했던 인물이다. 그는 갈레노스의 사상도 강도 높게 비판했다. 기존 사상에 대한 비판적인 시각 때문이었던지 그는 위, 식도에 암이 발생한다는 사실을 발견했으며 이 경우 위장으로 관을 넣어 영양분을 공급하는 방법을 고안해 내게 되었다. 당시 한 고위 대신이 식도 폐쇄 증상을 보이자 그는 양의 방광을 이용하여 환자의 위에 직접 우유, 계란, 죽 등을 넣어 영양분을 공급했다.

아벤조아르는 선대의 저술을 무조건 맹신해서는 안 되며 자신의 논점으로 비평할 줄 알아야 한다고 강조했다. 의사로서 그는 이론보다 임상 경험을 더욱 중시했다.

아벤조아르와 그의 제자들은 '주석의 달인' 아베로에스(Averroes the Commemtator, 1126~1198, 아랍 이름은 이븐 루슈드(Ibn Rushd))와 친분이 두터웠다. 아베로에스는 의사보다 철학자로 더 잘 알려져 있는 인물로 법률, 철학, 의학 등의 분야를 연구했다. 그는 세비야, 코르도바의 법관이었으며 안달루시아 지역의 총독을 역임하기도 했다. 이슬람교도 기독교도 아니었던 그는 아리스토텔레스의 학설에 꼼꼼하게 주석을 단 것으로 유명하다. 아베로에스는 일생 중 단 이틀 밤만 책을 보지 않았다고 한다. 그의 부친이 세상을 떠난 날과 결혼한 날 밤이었다. 아벤조아르의 저서 《의학개설》은 갈레노스의 저서처럼 백과사전식으로 되어 있으나 임상 실험보다 이론에 더 치중하는 경향이 있다. 또 다른 저서 《의학원리》는 포괄적인 의학입문서에 해당한다. 조직학 연구의 선구자로 꼽히는 그는 천연두를 한

번 앓고 난 사람은 다시 천연두에 걸리지 않는다는 사실을 발견하기도 했다. 또한, 혈관, 운동, 보건위생 분야까지 연구 범위를 넓혔다.

아벤조아르의 제자 가운데 가장 뛰어났던 인물은 모세스 벤 마이문(Moses ben Maimum, 1135~1204)으로 마이모니데스(Maimonides)라는 이름으로

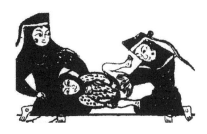

아랍의 조산사 자궁탈출증 치료
아랍 의학이 낙후된 원인을 종교적인 이유로 인한 해부학 지식의 부족에서 찾을 수 있다.

더 잘 알려져 있다. 그는 아랍인이 아니라 유대인이었다. 코르도바 출신으로 이슬람의 이교도 박해를 피해 모로코, 예루살렘, 카이로 등지로 피해 다녔다. 아랍인들은 유대인의 언어능력을 높이 샀다. 이러한 능력을 알고 있던 칼리프도 이들에게 고전의학서를 히브리어와 라틴어로 번역토록 했다. 후에 유대인 의사들이 이러한 역서를 중앙아시아로 들여오면서 의학 발전에 큰 공헌을 했다. 그들은 곧 궁정 의사의 지위에 오르는 등 명성을 얻기 시작했다.

마이모니데스는 부친과 형이 죽은 후 의술로 밥벌이에 나섰다. 후에 그는 살라딘(Saladin, 1138~1193, 이집트 아이유브 왕조의 시조)의 궁정 시의로 발탁되었다. 살라딘은 1187년 십자군을 격파하고 예루살렘을 탈환했으며, 제3차 십자군도 격퇴하여 세력을 확보했다.

마이모니데스는 아리스토텔레스와 갈레노스의 학설을 비롯해 모세의 율법까지 연구했다. 그는 유대 신앙과 아리스토텔레스 철학을 조정해보려고 시도했으나 히브리 전통에 위배된다는 이유로 정통 신앙인들의 배척을 받았다. 그의 스승 아벤조아르처럼 마이모니데스도 의사보다 철학가로 더 유명하다. 그의 의학저서 가운데 우울증에 걸린 살라딘의 장자를 위해 지은 책이 있는데 식이요법과 보건위생 관련 내용들이 포함되어 있

다. 이 책의 일부 내용은 13~15세기 이탈리아 작가들의 건강 위생 관련 서적에 인용되기도 했다. 마이모니데스가 세상을 떠나자 유대인과 이슬람교도 모두 슬픔에 빠져 3일 동안 통곡하며 애도했다고 한다.

이슬람 역사상 가장 위대한 외과의사로 꼽히는 인물은 아부 알 카심으로 라틴어로는 알부카시스(Albucasis)이다. 그의 일생에 대한 자료는 거의 남아 있지 않으며 저서로 의학백과사전에 해당하는 《방법》이 있다. 이 책에는 그 시대의 외과수술과 관련된 방대한 내용이 수록되어 있는데 당시 아랍인들이 사용했을 것으로 추정되는 200여 종의 외과수술 도구 도안과 설명도 실려 있다.

그는 갈레노스를 가장 존경했으며 아랍 의학이 낙후된 원인을 해부학 지식의 부족에서 찾았다. 그는 외과의사들에게 다음과 같이 경고했다. "알라는 알고 계신다. 당신이 지금 환자를 위해 수술을 하고 있는지, 아니면 단지 재물을 위해 수술을 하고 있는지."

아랍의 과학, 철학은 인류 문화에 귀중한 유산을 남겼다. 의학은 당시 아랍의 군주 칼리프의 지지와 비호를 받으며 특히 그리스 문화, 고적을 보존하는 데 공헌했다. 그 당시의 화학자들은 약리학의 과학적 기초를 확립하는 데 기여했을 뿐만 아니라 세속 의사들의 존재 중요성을 입법자들에게 일깨워주었다. 이로써 아랍 의학은 오랜 기간 번영을 누렸다.

1258년 몽골이 바그다드를 침략해 아랍제국을 폐허로 만들었다. 이때부터 아랍의 생활 풍속은 과거의 기억 속에만 존재하게 되었다.

제 9 장

르네상스시대의 의학
휴머니즘 의학

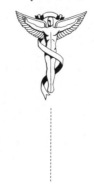

새로운 시대의 개막

중세, 길고 긴 암흑의 시간이 흐른 후, 14세기에 발생한 페스트가 세계를 황폐화시키고 있었지만 문명의 진보를 막을 수는 없었다. 14세기 초부터 이미 새로운 시대가 기다리고 있었다.

1453년 터키가 콘스탄티노플을 점령하면서 동로마제국은 멸망했다. 이때 수많은 학자들이 그리스 문화유산을 들고 서방으로 이주하게 되었다. 그리스 문화는 교조주의, 스콜라철학의 맹렬한 기세 속에서도 여전히 굳건히 살아남았다. 또한 상업이 급속하게 발달하면서 자유로운 경쟁 환경이 필요했던 상공업자들은 개성의 해방과 인문주의(人文主義)를 주장하기 시작했다. 인문주의는 인간을 사상의 중심에 둔 이념으로 인간이 신앙의 속박에서 벗어나 현실세계에 관심을 갖도록 했다. 당시는 중국의 화약, 나침반, 제지기술 등이 유럽으로 전파되던 시기였다. 인쇄술을 비롯해 예술, 시가, 건축 등에 응용된 신기술로 인해 지식의 홍수를 이루게 되었으며 이는 문예부흥시대로 진입하는 원동력으로 작용했다.

1543년 코페르니쿠스(Nicolaus Copernicus)가 '지동설(地動說)'을 주장하면서 자연과학분야에서 기독교의 천동설에 도전했으며 자연과학은 이를 계기로 신학에서 해방되었다.

16세기에 콜럼버스가 아메리카 대륙을 발견하고 마젤란이 세계 일주를 하는 등 지리상의 발견이 이뤄지면서 사람들의 견문과 지식이 크게 높아졌다. 중세의 제한적 세계관은 이러한 항해가 성공을 거두면서 모두 사라지게 되었다. 이때는 두 가지 사상이 크게 유행했다. 하나는 그리스로마시대 문헌에서 진리를 찾으려는 복고 조류였으며, 또 하나는 특히 인체와 예술의 자유, 언론의 자유를 갈망하는 개성 해방의 조류였다.

쾌락을 용인하고 개성을 추구하는 인간 중심의 사상으로 무장한 이 새로운 조류는 '인문주의(humanism)'라 일컬어졌다. 인문주의는 라틴어의 후마니타스(humanitas), 인간애에서 유래했으며 고대 로마시대의 작가 키케로가 사용한 적이 있다. 당시의 인문주의자들은 스스로를 휴머니스트(humanist)라고 칭했다. 인문주의는 다양한 사상, 문화 유파를 흡수했는데 "나는 인간이다. 인간의 모든 것을 나는 이해해야 한다."라는 기치를 내걸었다. 그들은 중세와 완전히 결별한 새로운 시대를 갈망하고 있었다.

'르네상스(Renaissance, 문예부흥)'는 1855년 프랑스의 역사학자 미슐레(Michelet)가 처음 사용한 용어로 16세기 '세계와 인류에 대한 탐색'을 총칭하는 뜻으로 사용되었다. 인간이 다시 역사 무대의 주인공이 되었으며 천당과 지옥이 아니라 자신과 우주의 신비로 시선을 돌리기 시작했다. 지식과 미에 대한 갈구로 학자들은 고대문헌을 탐독하고 그리스 예술의 항구성에 다시 매료되었다. 그리고 그 문헌 속에 담긴 지혜를 통해 자아를 발견하게 되었다. 과학 연구는 양적인 팽창의 시대로 접어들었다. 치밀한 측량이 관찰과 추론을 대신하고 수학은 실험 과학의 잣대로 변신했다. 이는 의학에도 직간접적으로 영향을 끼쳤다. 이 때문에 르네상스시대는 '탐색의 시대(The Age of the Eye)'라고도 불렸다. 예술은 진부한 모방에서 벗어나 자연에서 영감을 찾기 시작했다.

그러나 이러한 변화가 가져온 성과는 소수의 부유층만이 누릴 수 있었다. 대부분의 유럽 사람들은 여전히 중세와 별반 다르지 않은 생활을 영위했다. 오늘날의 역사학자들은 르네상스가 이성, 사고의 절대적 변화를 이끈 것은 사실이지만 물질적인 변화를 가져온 것은 아니라고 주장한다. 의학 분야도 마찬가지였다. 여전히 점성술이 사용되고 있었고 질병 진단과 치료 역시 소변 검사, 사혈요법에 의지했으므로 돌팔이 의사와 사기꾼이 도처에서 들끓고 있었다.

그러나 이성, 사고의 변혁이 이뤄지면서 의학계에 혁명의 새바람을 몰고 온 네 명의 의학자가 탄생했다. 바로 갈레노스와 아비센나의 저작을 정면으로 비판하며 모든 질병은 고유의 치료방법이 존재한다고 주장한 파라셀수스(Paracelsus), 상처 감염의 개념을 정리한 파레(Pare), 정신병리학의 개념을 재정립한 와이어(Weyer), 갈레노스의 그늘에서 벗어나 해부학의 역사를 다시 쓴 베살리우스(Vesalius) 등이다.

르네상스가 의학에 끼친 영향은 크게 '인문주의'와 '해부학' 두 가지로 정리해 볼 수 있다. 전자는 의사들의 치료방법을 개선하고 새로운 의료기기를 등장시킴으로써 치료 과정에서 환자가 받는 고통과 통증을 최대한 경감시켰다. 후자는 해부학을 외과에서 분리시켜 그 독립성을 인정받음으로써 스콜라철학의 추론적 논리에서 벗어날 수 있었다. 의사들은 의학, 건강, 과학 등에 새로운 의의를 부여하며 이론 연구와 실험 관찰에 힘을 쏟기 시작했다. 의학은 기존의 성과를 토대로 새로운 발전의 기틀을 마련했다. 당시 화가들도 그들의 뛰어난 기량을 발휘해 의학교재에 사용될 도안을 제공함으로써 의학 발전에 기여했다.

의학은 인간의 생명을 다루는 분야이므로 다른 과학 분야와 근본적으로 다르다. 르네상스를 계기로 의학은 큰 발전을 이룩했으며 대학은 더 이상 교회의 속박을 받지 않고 의학의 새로운 지식들을 다룰 수 있었다. 자유로운 학술 연구가 이뤄지면서 전통 속에 뿌리박힌 오류들을 찾아내기 시작한 것이다. 특히 인체해부를 통한 진정한 생명교육과 인본주의적 치료의 물꼬가 트였다. 중세 의학의 발전을 가로막던 견고한 종교적 성벽이 무너지면서 의학이 드디어 인간의 의학으로 거듭나게 되었다.

의학을 향한 예술가들의 열정

르네상스시대에는 미켈란젤로(Michelangelo), 라파엘로(Raffaello), 뒤러 등 위대한 화가들이 탄생했다. 그들은 인체의 외형을 정밀하게 연구해 체형을 과학적으로 묘사해냈으며 특히 근육과 골격 구조를 파악하기 위해 직접 해부까지 실시했다. 이들은 인체가 느끼는 고통과 분노의 감정을 면밀히 관찰하며 환자와 노인의 모습을 매우 상세하게 그리기도 했다. 뒤러는 자신의 초상화를 그려 주치의에게 보낸 적이 있는데 그 그림에는 "내가 손가락으로 가리키는 황색 원으로 표시된 부분에 통증이 있소."라고 적혀 있었다.

이들 예술가 중에는 인체구조와 그 기능에 대한 관심이 '예술'의 영역을 벗어날 정도로 열광적인 경우도 있었다.

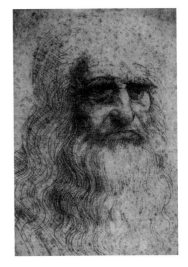

레오나르도 다빈치의 초상화
다빈치는 천재적인 예술가이자 시인이었으며, 또한 엔지니어, 건축가, 물리학자, 생물학자, 지질학자, 해부학자였다.

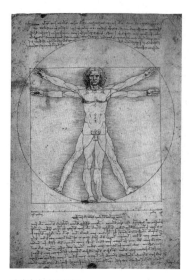

다빈치의 인체비례도

비트루비우스(Vitruvius)는 비례, 대칭, 형식미를 강조했던 로마의 유명한 건축가였다. 다빈치는 비트루비우스의 '건축십서'에서 영감을 얻어 인체해부도를 그렸다고 한다.

특히 레오나르도 다빈치(Leonardo da Vinci, 1452~1519)는 의학과 과학 두 분야에 모두 지대한 공헌을 했다. 인간이 공포, 고통을 느낄 때의 표정을 묘사하기 위해 교수대까지 가서 사형수를 관찰할 정도였다. 그는 섬세한 관찰력과 뛰어난 회화 실력을 동원해 인간의 감정, 인체가 지닌 비밀을 밝히려 했다.

다빈치는 천재적인 예술가이자 시인이었다. 또한 뛰어난 엔지니어, 건축가, 물리학자, 생물학자, 지질학자, 해부학자였다. 초기에는 이탈리아의 화가이자 조각가였던 베로키오(Andrea del Verrocchio, 1435~1488)의 수하에서 그림을 배웠으며 플로렌스의 '산타 마리아 노바 병원'에서 해부학을 공부했다. 후에 밀라노에서 당시 유명한 해부학 교수였던 마르칸토니오 델라 토레(Torre, M. A. D)와 함께 인체해부학 백과전서 제작에 착수했다. 그들은 인간이 출생에서 사망에 이르기까지의 과정은 물론, 머리부터 발끝까지 인체의 구조를 상세하게 묘사했다. 물론 생리적 기능과 비교해부학적 지식도 함께 기록했다. 그는 자신의 노트에 다음과 같은 내용을 기록해 놓았다.

"이러한 도안을 보는 것보다 해부 실험을 직접 보는 것이 더 낫다고 말하는 사람도 있을 것이다. 물론 그 말이 맞다. 아무리 똑똑한 사람이라 해도 단순한 그림 한 장으로 인체의 모든 부위를 이해하기란 불가능하기 때문이다. 나는 열 구의 시체를 해부해 장기와 조직의 분류 작업을 했다. 혈관 주변의 매우 작은 근육을 떼어낼 때 모세혈관에 아주 미미하게 피가 스며든 것을 제외하고는 전혀 출혈이 없었다. 시체는 오랜 시간 보관할 수 없으므로 여러 구의 시체를 동시에 해부해 인체의 각 부위별 지식을 얻었다. 또한 서로 다른 차이점을 발견할 수도 있다. 나는 이 일을 매우 사랑한다. 그러나 그 앞에 수많은 장애가 버티고 있다는 것을 알고 있다. 이러한 장애를 이겨낸다 해도 깊은 밤 어둠 속에서 이 많은 시체를 분리하고 가죽을 벗기는 작업은 무섭고 두려운 작업임에 분명하다. 비록 내가 두려움을 극복했더라도 회화 실력이 없으면 눈에 보이는 이 상황을 그대로 옮겨 놓을 수 없다. 또한 그림에 재주가 있다고 해도 인체에 대한 해박한 지식이 없으면 모두 허사이다. 인체에 대한 지식과 그림 그리는 재주를 모두 가지고 있는가? 그렇다면 기하 도형에 대한 지식과 근육의 역량, 강도를 산출해낼 줄 몰라도 된다. 이보다 더 필요한 건 인내심과 근면함이기 때문이다."

다빈치와 토레는 산토 스피리토 시체안치소에서 무려 30구가 넘는 시체를 해부하며 1000여 장의 해부도를 그렸다. 이는 인체구조와 기능을 묘사한 매우 뛰어난 소묘로 예술과 해부학을 완벽하게 융화시켰다는 평가를 받고 있다.

15세기까지 해부학은 외과학과 함께 강의를 받아야 했다. 1570년이 되어서야 이 두 분야가 완전히 독립하게 되었다. 중세에 해부학은 골격, 신경, 근육, 동맥, 정맥 등 5종의 해부 도안을 사용했다. 질병과 상처가 났을 때의 인체의 상황을 묘사한 이 도안은 수백 년 동안 전혀 수정되지 않았다. 그 후 몬디노시대부터 1539년을 전후해 인쇄술이 발달하자 조잡하기 짝이 없는 인체 기관 도안들이 쏟아져 나왔다.

이러한 조잡한 그림에 비해 다빈치가 그린 인체해부도는 투시화법, 기하학, 인체 비례 등의 연구 결과로 탄생한 완벽한 도안이었다. 해부학은 다빈치의 손에서 새로 태어났다고 해도 과언이 아니다. 그러나 토레가 페스트로 세상을 떠나면서 다빈치도 해부학 백과전서 작업을 중단할 수밖에 없었다. 만약 이 백과전서가 출판되었다면 의학은 훨씬 빠른 속도로 발전했을지도 모른다. 그들의 작품은 해부학의 아버지로 불리는 베살리우스보다 40년이나 앞선 것이다.

다빈치는 말년에 로마로 이주했다. 그러나 로마교황은 성경 모독을 이유로 다빈치의 인체해부를 금지했다. 그가 해부학에서 거둔 성과는 그의 예술작품의 가치와 맞먹는다고 할 수 있다. 그러나 안타깝게도 출판되지 못했으므로 그 파급효과는 기대에 미치지 못했다. 이 위대한 작업은 그가 세상을 떠났을 때 겨우 네 살에 불과했던 베살리우스에 의해 완성되었다.

다빈치가 세상을 떠난 후 120여 권이나 되는 그의 자필 원고는 여러 제자들의 손에서 유럽 각지로 흩어져 버리고 말았다. 후에 영국의 왕실 윈저 가문의 도서관에서 대부분의 원고가 발견되었고 1784년 윌리엄 홀만 헌트(William Holman Hunt)에 의해 출판되었으며 1898년에서 1901년까지 영어, 독일어, 프랑스어로 번역되어 파리, 토리노에서도 출판되었다.

다빈치는 '파우스트 박사(모든 것을 알고 체험하여 자아를 무한으로 확대하려는 성향을 지닌 사람)'이다. 동성애 성향을 가졌던 그는 사생아였다고 한다. 스물세 살이 되던 해에 '동성애'를 했다는 죄명으로 재판에 회부된 적이 있었다. 비록 무죄로 석방되었지만 이 일은 그에게 심리적으로 큰 상처를 남겼다. 이때부터 다빈치는 아무도 신뢰하지 않았으며 원망과 적대심에 가득 찬 태도를 보이곤 했다. 그러나 인간관계는 매우 원만했다. 르네상스시대에는 왕실 왕자들의 지원을 받았으며 꽤 오랫동안 아름다운 미소년이 그의 옆을 지키기도 했다. 물론 그는 자신의 가장 측근에게도 경계심을 늦추지 않았다. 다빈치는 자신의 발명품과 새로 발견한 사실들을 다른 사람들이 알게 될까봐 전전긍긍했다. 또한 늘 공포심과 지적 갈망 두 가지 상반된 감정에 시달리고 있다고 토로했었다. 어두컴컴한 동굴 너머에 과연 무엇이 기다리고 있는지 공포 속에서도 한 걸음씩 다가서는 습성이 있었던 것이다. 그는 자신의 일상은 물론 자연에도 신비와 두려움을 가지고 있었으나 또 수단과 방법을 가리지 않고 그 비밀을 파헤치려 했다. 시대에 영합하지 않는 주관이 있었기 때문에 예술가로서 뿐만 아니라 과학자로서도 뛰어난 성과를 거두게 되었다.

해부학을 연구하면서 다빈치는 한 번도 억측을 하는 법이 없었다. 갈레노스의 저술은 거들떠보지도 않았으며 인체 해부를 통해 직접 눈으로 보는 것만 믿었다. 즉 실험과 관찰을 통해 결론을 도출하고자 했다. 그는 과학과 예술은 자연을 대상으로 한다고 생각했다. 또한 과학은 경험에서 시작된다고 여겼다. "외부에 대한 인식은 우리가 느끼는 감각에서 출발한다. 감각을 거치지 않은 사상은 허상에 불과하므로 진리를 기대할 수 없다." 다빈치의 관점을 잘 말해주는 대목이다.

그는 해부에 들어가기 전에 먼저 흐르는 물과 석회수로 장기를 깨끗이 씻었다. 그리고 장기 안에 파라핀을 넣었다. 그가 발명한 이 방법은 지금까지도 그대로 사용되고 있다. 그는 근육운동을 관찰하기 위해 철사로 다리 모형을 만들기도 했으며 안구 구조를 파악하려고 눈알을 삶아 그 응고된 부분을 관찰하기도 했다. 또한 최초로 태반과 뇌신경에 대해서도 연구했다. 대뇌 해부를 처음 시도한 인물도 바로 다빈치였다. 그는 장기를 서로 다른 방향의 횡단면으로 나누어 세밀하게 관찰해 그 구조와 상호관계를 묘사했다. 이는 현대 해부학에서도 사용하는 방법으로 장기를 정면, 측면, 후면에서 관찰한 후 인체의 구조, 형태를 밝히는 과정을 말한다. 다빈치는 자궁의 형태, 태아가 모체 자궁 안에 있는 위치 등도 정확하게 묘사했다. 또한 안구의 시각 부위를 모형으로 만들어 물체가 망막에 잡히는 원리를 설명했다.

근육을 해부하는 과정에서 다빈치는 근육마다 특수한 기능이 있다는 것을 발견했다. 관상동맥과 그 혈류를 도식화하고 정맥판막에 대해서도 연구했지만 심장이 좌, 우에 각각 심방, 심실로 되어 있다는 사실까지는 인식하지 못했다. 다만 심장이 인체의 모든 혈관이 시작되는 근육기관이며 심장 판막이 있어 혈액을 한 방향으로만 흐르게 한다는 사실을 밝혀냈다. 공기는 바로 심장으로 들어오는 것이 아니라 호흡을 통해 허파로 먼저 들어가는 것을 발견한 후, 허파의 기관지가 바로 심장과 연결되어 있다는 갈레노스의 견해를 부정했다. 그는 또한 동력학의 관점으로 혈액순환의 관계를 설명하려고 시도한 바 있다.

매독 – 문명인의 명함

콜럼버스는 신대륙을 발견한 위대한 항해가였지만 화류병이라고 불렸던 매독을 유럽에 상륙시킨 불명예도 안고 있다. 이 위대한 항해가의 발길이 닿는 곳마다 매독은 급속히 유행하기 시작했다. 인도, 중국, 일본은 물론 스페인에서 유대인과 이슬람교도를 추방하면서 매독은 북아프리카까지 퍼지게 되었다. 문명인의 명함이란 풍자적인 비유로 매독은 콜럼버스가 닻을 내리는 항구마다 그 이름을 내밀었다.

오늘날 아메리카 대륙에서 발굴된 4000~6000년 전의 유골 687개 가운데서도 매독의 흔적이 발견되었다. 매독은 최소한 800년 전부터 유행했던 것으로 짐작된다. 중국 명나라시대에 포르투갈 사람들이 중국에 들어오면서 먼저 광동에 매독이 유행하기 시작했다. 이 때문에 중국에서 매독은 '광창'이라고 불렸다. 명나라의 유명한 문인이자 희극작가였던 탕현조(湯顯祖)가 매독에 걸린 그의 벗 도융(屠隆)에게 칠언절구 10수를 지어 보낸 적도 있었다.

1494년 프랑스의 샤를 8세가 이탈리아를 침략했다. 나폴리 왕국의 왕위계승권을 주장해온 샤를 8세는 프랑스, 스페인 연합군을 나폴리에 투입했다. 스페인 군인 가운데는 콜럼버스의 항해에 참여했던 사람도 있었다. 이들이 서인도제도에 도착했을 때 그곳에서 기이한 병, 즉 매독에 걸렸다고 한다. 콜럼버스가 다시 배를 돌려 바하마제도에 도착했을 때 그는 이곳이 인도라고 착각했다. 이에 곧 진지를 갖추고 군대를 재정비하기 시작했다.

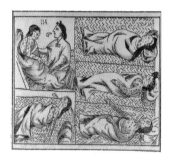

콜럼버스가 퍼뜨린 매독
신대륙에서 가져온 2가지 선물은 담배와 매독이다. 이로 인해 유럽 상류사회에 유행하게 되었다. 오늘날에도 이와 유사한 에이즈가 비슷한 경로로 전염되고 있다.

이 기간 동안 콜럼버스의 선원들은 현지 토착민과 함께 생활하며 그곳 여성들과 성관계를 맺었다. 그러나 바하마제도의 인디언들은 이미 아주 옛날부터 매독 병균을 지니고 있었던 것을 그들이 어찌 알았을까?

매독에 감염되면 온 몸에 궤양이 생겨 얼굴조차 알아볼 수 없게 된다. 매독 병균은 생식기에 딱딱한 궤양이 생기는 것을 시작으로 몇 주 안에 전신에 피부 발진을 일으키며 심하면 진물이 흐르는 구진(丘疹: 피부 표면에 돋아나는 작은 병변)이 발생하기도 한다. 수년 후에는 인체조직이 변형을 일으키고 신체적 혹은 정신적으로 무기력해진 환자는 결국 사망하고 만다. 프랑스와 이탈리아의 전쟁이 지속되는 동안 군인들은 나폴리의 매춘부들에게 매독을 옮겼고 프랑스의 승리로 전쟁이 끝난 후 이 매춘부들에 의해 프랑스 군대에도 매독이 유행하게 되었다.

1년 후 프랑스 군대는 나폴리에서 돌아왔다. 그로부터 3년 후 매독은 프랑스, 독일, 스위스, 네덜란드, 헝가리, 러시아에까지 만연했다. 르네상스시대 위대한 화가의 한 명으로 꼽히는 뒤러가 유럽을 여행하며 벗에게 보낸 편지에는 거의 모든 사람이 이 병에 걸린 것 같다고 개탄하는 내용이 담겨 있다.

아메리카 대륙이 발견될 당시, 로마는 기방에서 막대한 세금을 거둬들이고 있었다. 이탈리아의 어느 역사학자가 소개한 바에 따르면 당시 베니스 인구 30만 명 중에 12만 명이 매춘부였다고 한다. 매독의 전염속도가 얼마나 빨랐을지 짐작이 가고도 남는다.

매독이 처음 유행했을 때 사람들은 나병과 많이 혼동했다. 이 병은 성접촉뿐만 아니라 다른 감염경로도 전염이 되었다. 이탈리아 사람들은 이 병을 '프랑스 병'이라고 칭했으며 프랑스 사람들은 '나폴리 병'이라고 칭하며 분개했다. 또한 독일 사람들은 '스페인 종기'라고 불렀다.

매독이 급속하게 만연하면서 이탈리아, 터키, 영국은 프랑스를 탓하고 프랑스는 이탈리아를, 러시아는 네덜란드를, 스페인은 토착민을, 인도와 일본은 포르투갈을 탓했다. 1497년 파리 정부는 본래 파리 시민이 아닌 사람들 중에 매독에 걸린 모든 사람을 추방한다는 명을 내렸다. 스코틀랜드 또한 매춘을 금지하는 명을 내려 이를 어겼을 경우 신체에 낙인을 찍는 엄한 벌로 다스렸다.

매독이 유럽에 만연하면서 러시아와 전쟁을 벌였던 프랑스는 나폴레옹의 패배를 매독에 돌리기도 했다. 전체 군대의 40%가 매독으로 사망했기 때문이었다. 모차르트, 모파상, 베토벤 등도 심한 매독에 걸렸었다고 한다. 매독은 유전되기도 했다. 노르웨이의 극작가 입센(Henrik Johan Ibsen)의 작품 《유령 Gengangere》에는 주인공 오스왈드가 유전성 매독에 걸린 인물로 나온다. 매독 환자는 말기에 정신이상을 일으킬 수 있다. 프랑스의 극작가 브리외(Brieux)는 《매독 환자 Les Avar iés》라는 희곡에서 방탕한 생활을 하는 청년이 결국 아내의 사촌 여동생에게 유전성 매독에 걸린 아이를 낳게 만든다는 내용을 소개했다.

2006년 영국 브레드포드 대학 연구팀은 헐 시의 한 수도원 묘지에서 매독에 걸린 것으로 보이는 시체를 발굴하기도 했는데 약 1300~1450년 전에 생활했던 수도사로 추정되었다.

콜럼버스는 1492년에서 1502년까지 항해를 계속했으며 1502년에 아메리카 대륙 카리브해 연안에 도착했다고 한다. 따라서 콜럼버스가 항해를 떠나기 전에 유럽에는 이미 매독이 유행했다는 설도 있다. 아무튼 이 시기에 즈음해 유행하기 시작한 매독은 서양문명의 발전과 발을 맞추어 5세기 동안 만연했다. 일부에서는 아메리카 대륙이 유럽에 자신의 존재를 알린 선물이라고 비꼬기도 한다.

어느 나라, 도시를 막론하고 매독과 자신을 연관시키고 싶지 않았을 것이다. 당시 의사들도 이 '불명예스러운 병'을 진찰조차 하려 들지 않았다. 매독은 유럽의 공중목욕탕, 매춘업소, 여관 등에서 주로 발생했으므로 사람들은 이를 '성병(性病)'이라고 부르기 시작했다. 병의 정확한 원인을 알 수 없었으므로 의사들은 금식, 땀내기, 사혈, 배설 등의 방법으로 이를 치료하려 했으나 효과는 없었다.

질병이 발병한 곳에 그 치료방법도 있다고 했던가! 아메리카 대륙에 정착한 스페인 사람들은 현지의 유창목(癒瘡木), 스페인어로는 팔로산토(Palo Santo, 성스러운 나무)라고 하는 납가샛과의 상록 교목이 매독에 특효가 있다는 것을 발견하게 되었다. 그곳의 인디언들은 이 나무로 수많은 피부병을 고치고 있었던 것이다.

기적을 불러일으킨 이 나무는 르네상스시대의 새로운 '묘약'으로 떠올랐다. 스트라다누스(Stradanus)의 동(銅)으로 만든 작품 '매독 보고(Nova Reperta)'에는 의학계가 유창목의 효과를 극찬한 대목을 찾아볼 수 있다. 조각의 왼쪽은 매음이 행해지는 장소로 환자 한 명이 침대 위에 누워 유창목으로 만든 탕약을 마시고 있다. 이는 환자가 10여일 만에 처음으로 섭취한 영양분이었다. 의사가 환자 앞에 유창목 가지를 들고 서 있으면 환자가 이미 건강해졌다는 것을 의미한다. 그림 오른쪽에는 한 시종이 바닥에 앉아 유창목을 쪼개고 있다. 그 옆에는 두 명의 조수가 무게를 달아 탕약을 끓이고 있다. 유창목에서 나온 거품은 매독환자의 하감(下疳, 매독의 초기 궤양으로서 무통·경화성(硬化性)·부식성 구진이 감염 부위에 발생하는 것)에 바르는 약으로 사용했다.

아우구스부르크의 거상 푸거가(Fugger家)는 유창목 무역을 독점해 막대한 이윤을 챙겼다. 그러나 유창목을 남용하면 생명을 위협할 수 있다는 사실이 밝혀지면서 그 명성도 차차 수그러들었다.

후텐의 매독일기

'매독'이란 명칭이 처음 유럽에 등장한 해는 1503년이다. 그전에는 300여 종의 다양한 이름으로 불렸다. 세계 최초의 유행병 전문가 프라카스토로(Hieronymus Fracastorius, 1483~1553)가 《매독 Syphilis sive Morbus Gallicus》이란 제목의 의학시를 발표한 것을 계기로 이 명칭은 지금까지 계속 사용되고 있다. 프라카스토로는 의사이자 시인이었으며 물리학, 지질학, 점성학, 병리학을 연구하던 학자였다.

그는 고대 그리스 신화에 등장하는 양치기의 이름 가운데 '시필리우스(Syphilus)'란 부분을 취해 매독의 명칭으로 사용했다. 시필리우스는 태양의 신 아폴로에게 죄를 지어 사지가 부러지고 뼈, 치아가 드러나 썩는 형벌을 받았다. 또한 숨을 쉴 때마다 악취가 뿜어 나오고 목소리를 낼 수 없었다고 한다.

'매독'이란 새 명칭이 사용되고부터 이 질병에 대처하려는 움직임도 빠르게 확산되었다. 프라카스토로는 《매독》에서 질병의 증상과 수은, 유창목 등을 이용한 치료방법을 서술해 놓았다. 특히 임상 경험을 사실적으로 생동감 넘치게 묘사했다.

매독을 '유행병'에 포함시킨 그는 '발진티푸스'를 최초로 발견하기도 했다. 1546년 출판된 《전염병학 De Contagione》에는 "직접 느낄 수 없는 수많은 '질병의 종자'들이 빠르게 번식한다."고 언급하는 등 '세균'의 개념이 최초로 언급되어 있다. 그는 전염병의 경로를 세 가지로 설명했다. 첫째는 접촉을 통한 감염이며 둘째는 옷, 침대시트, 개인물품 등 매개체를 통한 감염, 셋째는 공기 속에 있는 세균을 통한 감염이다. 또한 뱀에 물린 것과 같은 중독 증상과 전염병을 구별하기도 했다. 전염병을 방지하기 위해서는 세균 박멸이 가장 중요하다고 강조했다. 그는 폐결핵이 세균감염에 의한 질병이라고 정의했다. 따라서 가장 이상적인 치료방법은 부식제(腐蝕劑 : 피부나 점막의 불필요한 조직을 썩게 하거나 파괴하여 제거하는 약)로 세균을 박멸하는 것이라고 주장했다.

현미경을 이용해 세균의 존재를 직접 확인하기까지 이는 매우 획기적인 논리였다. 그러나 프라카스토로의 시대를 앞선 의식은 실험이나 관찰로 증명되지 않았기 때문에 폭넓은 지지를 얻지는 못했다.

또한 그가 비록 매독을 세밀하게 연구하기는 했지만 매독의 원인은 여전히 별자리의 혼란에서 찾고 있었다. 그는 점성학에서 독보적인 위치를 차지하고 있는 인물로 사람들은 그를 독일 세균학의 창시자로 불리는 바서만(August von Wassermann, 1866~1925)과 비교하기도 한다.

당시 외과의사들에게 매독은 '불치의 병'이나 다를 바가 없었다. 이 때문에 매독에 걸린 환자들은 금품을 노린 돌팔이 의사들에게 속는 경우가 허다했다. 돌팔이 의사들은 갈레노스의 약초 치료법 대신 금속 치료법을 택했다. 그들이 주로 사용했던 수은은 독성이 강해 피부와 장기에 심각한 손상을 주었을 뿐만 아니라 만성 수은중독까지 유발했다. 따라서 양심의 가책을 느낀 일부 의사들은 점차 수은을 사용하지 않게 되었다. 1세기 무렵, 고대 그리스의 의사 디오스쿠리데스(Dioskurides)는 일찍이 수은을 과다하게 사용해서는 안 된다고 경고한 바 있다. 네덜란드어 가운데 '돌팔이 의사'를 지칭하는 'Qacksalber'는 당시 의사들이 남용했던 '수은(Quecksiber)'에서 유래한 것이다.

수은 치료가 백해무익했던 것은 아니었다. 1497년부터 1907년까지 의사들은 임상 실험을 통해 수은의 양과 용법을 끊임없이 개선했다. 매독에 사용하는 근육주사에 적당량의 수은을 가하면 매독의 나선균을 억제하는 효과가 있었다. 그러나 독성이 매우 강했다. 매독 치료에 '요드'를 사용하는 의사들도 있었다. 그러나 요드제는 나선균을 죽이지 못하고 대신 육아종(肉芽腫: 육아 조직을 형성하는 염증성 종양)을 제거하는 작용만 했다.

인문주의자이자 비평가였던 후텐(Ulrich von Hutten, 1488~1523)은 매독에 걸린 후 열한 차례나 수은 치료를 받았기 때문에 그 고통과 후유증을 누구보다도 잘 알고 있었다. 침이 끊임없이 흐르고 언어장애를 유발하며 구강염증도 생겼다. 또한 손, 안면근육, 혓바닥이 떨리고 심각한 두통이 수반되었다. 요도가 막히는 요폐 증상이 나타나고 쉽게 흥분하는 등 성격에도 영향을 미쳤다. "고름이 맺힌 종기가 밤처럼 딱딱해지고 심한 악취를 풍기며 진물이 흘렀다. 이 냄새를 맡은 사람들은 누구나 그가 병에 걸렸다는 것을 알 수 있었다." 후텐이 참담한 마음으로 써내려간 일기의 일부 내용이다.

그는 스무 살이 되기도 전에 매독에 걸렸다. 그때부터 자신의 치료 과정을 일기로 써내려갔다. 그가 남긴 이 기록은 가치를 따질 수 없을 만큼 진귀한 자료에 해당한다. 1519년 후텐은 이 책이 출판되어 나오자 당시 대주교였던 알반(Alben of Mayence)에게 바로 건넸다. 후텐처럼 자신의 경험을 책으로 엮은 인물에는 아편중독자로 실제 자신의 이야기를 다뤘던 드퀸시(De Quincey)가 있다.

후텐의 《매독일기》에 나오는 일부분을 살펴보자. "고름에서 나온 진물이 피부조직에 침투하고 있었으므로 수은 치료를 받지 않을 수 없었다. 의사는 뜨거운 수은 연고를 고름이 맺힌 종기에 바른 후 밀폐된 화로 속으로 나를 밀어 넣었다. 신선한 공기를 마실 수 없었으므로 허약한 환자들은 이 과정에서 질식해서 목숨을 잃거나 심장 쇠약에 걸렸다. 그곳에 머무는 30일 동안 '기아치료(饑餓治療)'를 받았다. 밀폐된 화로 안은 뜨거운 석탄으로 인해 찌는 듯이 더웠으므로 환자들은 수건을 끊임없이 바꿔야 했다." 이처럼 고통스러운 과정 때문에 차라리 죽는 게 낫겠다고 그만두는 사람들이 많았지만 후텐은 10여 차례 수은 치료를 받은 후 건강을 되찾았다. 그 후에 드디어 유창목이 발견되었다. 그는 40여 일 동안 유창목 즙을 복용한 후 매독에서 완치될 수 있었다.

1907년부터 1943년까지는 매독치료에 '비소(砒素)'를 사용했다. 1905년 드디어 매독의 병원체가 발견된 후 독일의 내과의사이자 혈청학자였던 파울 에를리히(Paul Ehrlich, 1854~1915)와 일본인 하타 사하치로(秦佐八郎, 1873~1938)에 의해 '기적의 비소제'인 '살바르산'이 등장했다. 이 약은 매독 나선균뿐만 아니라 다른 나선균도 파괴할 수 있었다. 그 후 수은보다 치료효과가 월등한 비스무트(Wismut, 질소족에 속하는 약간 붉은빛을 띤 은백색의 금속 원소로 자석에 반발하는 반자성 성질이 있고 수은을 제외한 금속 중 열전도도가 가장 낮다)로 만든 치료제도 등장했다.

1943년 페니실린이 발명되어 매독치료의 새 시대가 열렸다. 페니실린은 매독 나선균의 활동을 억제하는 효능이 뛰어났으며 부작용이 적고 나선균을 완벽하게 제거할 수 있었다. 1950년대에 접어들면서 새로운 항생제가 계속 발명되었기 때문에 매독은 6세기 전 만연할 때처럼 더 이상 공포의 대상이 아니었다.

의학의 구세주 등장

"내가 의학을 구원할 것이다. 의학의 구세주 자리는 다름 아닌 나의 것이다." 바젤 대학교의 파라셀수스(Paracelsus, 1493~1541)가 책상을 손으로 내리치며 학생들에게 열변을 토하고 있다. "갈레노스는 사기꾼이요, 아비센나는 주방장에 불과하다. 16세기를 구원할 의학의 구세주는 나뿐이다. 과학을 모르고 의술의 경험이 없는 자는 누구도 의사가 될 수 없다."

파라셀수스는 당대의 기인이었다. 그를 존경하는 사람의 수만큼 비판하는 사람도 많았다. 그는 생전에 자연과학, 점술, 유태교의 신비철학, 연금술 등에 많은 관심을 가졌다. 그의 눈에 이 모든 학문은 서로 분리할 수 없는 일심동체와 같았다.

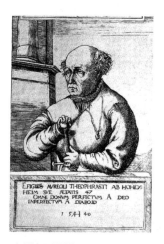

파라셀수스 초상화
스위스의 의사. 연금술사로서 르네상스시대 의학의 혁명을 일으킨 인물이다. 그는 갈레노스로부터 발전한 교조주의와 권위주의를 경시하고 천연 물질을 이용한 치료를 중시해 화학, 약학을 임상의학의 영역으로 끌어들였다.

그는 매우 날카로운 어조로 동시대 의학자들을 비웃었다. "과거의 의학은 시체를 양산하는 재주밖에 없었으며 의사들은 얄팍한 지식을 아무것도 모르는 환자들에게 팔아넘기는 자들이었다. 의사에게 필요한 건 경험과 여행, 그리고 겸손이다." 그는 심지어 바젤 대학교의 동료 교수들과도 어울리려 하지 않았으며 스콜라 철학파 의사들은 평생 한 무더기의 책만 끼고 살 인물들이라고 비판했다. 이에 비해 자신은 다른 의사들처럼 히포크라테스나 갈레노스의 사상을 그대로 추종하지 않을 뿐더러 경험과 노동을 통해 얻은 사실을 신뢰한다고 강조했다.

신중한 심리학자이면서 화학을 의학에

접목한 선구자였지만 지금껏 수많은 의학도가 숭배해마지 않았던 위인들의 위상을 깎아내리고 그동안 의학이 이뤄온 모든 성과를 부정했다. 파라셀수스의 이처럼 대담한 주장이 나오면서부터 의학은 여러 갈래로 분화되기 시작했다. 그리고 그를 허풍쟁이라고 비판하는 목소리도 나오게 되었다.

파라셀수스는 1493년 스위스의 아인지델른(Einsiedeln)에서 의사의 아들로 태어났다. "의사는 대자연이란 위대한 책을 두 발로 읽을 줄 알아야 한다."라고 한 자신의 말을 지키기라도 하듯 1517년부터 1526년까지 그는 전 유럽을 일주했다. 그리고 여행 중 짬을 내어 비엔나, 쾰른, 파리, 몽펠리에에서 공부를 하곤 했다. 그는 자칭 1519년 이탈리아 페라라 대학에서 의학학사 학위를 받았고 또 모 대학에서 석사 학위까지 받았다고 주장하고 있지만 증명할 방법은 없다.

그는 평생 유랑생활을 했다. 이베리아 반도, 폴란드, 리투아니아, 러시아 등지를 두루 다녔으며 네덜란드와 베니스에서는 군의관 생활을 하기도 했다. 영국의 콘월, 스웨덴의 주석광산까지 도달한 적도 있었다.

파라셀수스는 때와 장소를 가리지 않고 사소한 것이라도 늘 펜을 들고 다니며 기록에 열중했다. "나는 늘 생명의 위협을 무릅쓰고 지식을 찾아나섰다. 매춘부, 도살자, 이발사들에게 배움을 구하는 것을 왜 부끄러워해야 하는가?"라고 당당하게 말할 정도였다.

1526년 그는 마침내 유랑생활을 마감했다. 그해 그는 바젤 시에 있었는데 마침 그곳의 한 출판업자와 만나게 되었다. 다리에 병이 생긴 출판업자는 다리를 절단해야 할 처지에 놓였는데 파라셀수스가 손쉽게 그를 고쳐주었다. 이 출판업자가 도처에 파라셀수스의 의술을 칭찬하고 다녔기 때문에 바젤의 수많은 시민들이 그에게 몰려들었다. 파라셀수스는 그들의 고질병을 하나하나 고쳐주었고 이에 그곳 귀족들의 신뢰를 얻을 수 있었다. 결국 그들의 추천을 받아 바젤 대학교의 교장과 바젤 시 의회의 고문 의사에 임명되었다. 당시 파라셀수스는 자신감에 넘쳐있었다. 그리고 바젤 시 정부에 감사를 표하며 학생들에게 자신의 모든 치료기술을 전수하겠노라 호언장담했다.

"의사가 있어야 할 자리는 환자의 병상 옆이다." 이는 히포크라테스의 유명한 말이다. 그는 학생들에게 이 말을 강조하며 의사의 품성이 그 어떤 약보다도 환자의 회복에 긍정적인 영향을 미친다고 주장했다. 파라셀수스가 임상 경험의 중요성을 얼마나 중시했는지 알 수 있는 대목이다.

그는 강의를 할 때도 강의실이 아닌 환자의 병상 옆에서 진행했다. 오랜 여행의 경험으로 파라셀수스는 노동자, 농민, 상인의 특정 질병을 구분할 줄 알았다. 특히 광산 노동자들의 폐병을 면밀히 관찰해 최초로 직업병의 개념을 정립하기도 했다. 그는 자신의 지식을 아낌없이 학생들에게 전수하며 그들이 진정한 임상의 전문가가 되기를 희망했다. 중세의 복잡한 처방전 대신 처방전의 간소화를 주장했다. 파라셀수스는 완벽한 의사는 의사인 동시에 철학자, 점성학자, 연금술사여야 하며 무엇보다도 후덕한 품성을 갖추어야 한다고 보았다. 이러한 자질을 갖추었을 때 비로소 의사가 기술자와 구별된다고 생각한 것이다.

파라셀수스처럼 전통을 파괴하는 성향을 지닌 사람들이 대학에서 오래 살아남기란 쉬운 일이 아니었다. 그는 결국 2년 만에 대학을 떠나게 되고 말았다. 당시 학생들에게 그는 라틴어 대신 '소에게나 어울리는 말'이라고 천대받았던 게르만 언어로 강의를 했다. 하루는 화로 옆에서 강의를 진행한 적이 있었다. 그는 갈레노스와 아비센나의 서적을 모두 화로에 던져버리고 나서 처음부터 다시 시작하자고 말했다고 한다. 파라셀수스는 소극적인 겁쟁이들 때문에 의학이 수세기나 퇴보했다고 비판했으며 대학 내 교수들은 잘못된 사상이나 전파하고 있다며 비판의 강도를 높였다. 그의 이러한 행보는 도처에서 물의를 일으키게 되었다. 결국 짧지만 찬란했던 교수 생활을 접고 그는 바젤을 떠나 유랑 의사의 신분으로 돌아왔다.

파라셀수스는 수많은 나라를 여행하는 중에도 놀랄 만큼 많은 저술을 남겼다. 비록 이처럼 두꺼운 전서를 남긴 이유가 동시대 의사들의 어리석음을 폭로하기 위해서라고 말했지만 그의 독창적인 사상과 학술은 전대미문의 성과를 담고 있다. 그는 정신병리학 영역에서도 선구적인 역할을 했다. 영리한 정신과의사라면 인간이 신성(神性)과 수성(獸性)을 동시에 가진 존재라는 사실을 인식해야 한다고 강조했다. 인간이 자아를 실현하기 위해서는 반드시 수성을 극복해야 한다는 것이다. 이는 정신분석이론에 나오는 자아와 초자아의 투쟁에 비견되는 이론으로 이 개념을 주장한 프로이트보다도 앞서 나온 논리였다. 특히 '간질'을 유심히 관찰해 마비, 언어장애 등이 머리 손상과 관련이 있다는 것을 발견했다. 조금 황당한 비유지만 그는 정신병의 단계를 '개'에 비유해 설명했다. 정신박약자는 건강한 개, 정신질환자는 미친개라고 했는데 이는 인간의 '수성'이 자연스럽게 터져 나온 것일 뿐 '인성'은 이에 영향을 받지 않는다고 주장했다. 따라서 인간의 내재된 본능으로 '발광'의 욕구를 누르고 이성으로 정상적 사고를 유지하도록 해야 한다고 생각했다.

따라서 그는 정신병 치료에 큰 자신감을 보이지 않았다. 그는 다만 철학적 입장에서 환자를 대했다. "정신병도 물론 치료가 필요하다. 정신병은 병의 근원이 정신에 있다. 믿음이 병을 유발할 때도 있지만 믿음으로 병을 치료할 수도 있다." 그는 의지력, 정신력이 육체에 지대한 영향을 끼친다고 생각했다. 특히 여성과 남성은 완전히 다른 객체이므로 치료방법도 달라야 한다고 주장했다. 그는 '잠재의식'에 대해서도 '실체는 존재하지 않지만 강력하게 작용을 하는 무엇'이라고 정의한 바 있다.

파라셀수스는 자신을 철학자로 여겼다. 신의 지혜를 추구하며 인간의 영혼, 또는 영원에 지대한 관심을 가지고 있었다. 그에게 의사는 '약을 만드는 사람'이나 '장사꾼'이 아니라 '신의 사자'로서 신을 대신해 존귀한 의술을 펼치는 자라고 주장했다. 육체는 '해부학의 살아 있는 실체', 즉 우주의 일부분이라는 것이다. 의학은 '신의 사명'이므로 의사는 '환자의 대소변 약탕기'에만 향하던 눈을 들어 천체를 관찰할 줄 알아야 한다고 주장했다. 그가 관심을 기울인 해부학의 대상은 인체 근육이 아니라 인체를 구성하는 화학원소였다. 이는 당시의 해부학 사조와 불협화음을 만들어낼 수밖에 없었다. 르네상스시대의 뛰어난 의사들은 대부분 신의 영역에서 해방되어 인간에 더 가까이 접근해야 된다고 주장했기 때문이었다. 파라셀수스는 '신진대사'의 개념을 제기해 인체의 화학작용이 생명과 인체를 통제한다고 여겼다. 약용식물의 효능도 그 외형에 따라 결정된다고 주장했다.

파라셀수스가 1536년에 발표한 논문 〈4대 원소의 정령(Elemental Sprites)〉에는 고대 4대 원소의 개념을 새롭게 정의했다. 그러나 신화적 경향과 연금술 영역에 가까운 이러한 정의는 4대 원소를 완전히 의인화하여 의학의 범주를 벗어나 있었다. 오히려 후대의 환상, 공상 소설에 큰 영향을 끼쳤다고 볼 수 있다. 바람의 원소는 실프(Sylph), 흙의 원소는 그노메(Gnome), 불의 원소는 살라멘더(Salamander), 물의 원소는 운디네(Undine, 또는 Ondine)이다.

여기서 실프는 그리스, 이집트의 신화학에서 유추한 것이고 그노메는 전설 속에 나오는 땅의 정령, 또 살라멘더는 신화에 나오는 불속에 살고 불을 먹는 도롱뇽(영원)으로 12세기부터 유럽에서 조직을 나타내는 표지로 사용한 문장에서 가리키는 불은 바로 화염 속의 '영원'을 상징하는 것으로 파라셀수스가 '영원'을 불의 정령으로 소개하였다. 그리고 마지막으로 운디네는 '헤르메스 신화'에 나오는 물의 정령에서 기원한다.

신학과 의학의 교량을 만들기 위해 파라셀수스가 얼마나 노력을 기울였는지 알 수 있다. 의학의 새로운 기원을 열게 한 그는 훗날 '화학의학의 아버지', '현대 화학요법의 대부'로 불리게 되었다. 과거 의학은 약용식물의 천하였다고 볼 수 있다. 그러나 파라셀수스에 의해 화학요법의 개념이 등장했다. 연금술의 영역에서 이미 잊혀진 원소의 개념을 다시 끄집어내 새로운 치료법을 고안해낸 것이다. 그는 세상이야말로 신이 창조했다는 것을 굳게 믿었다. 또한 생명은 원기(元氣)라는 뜻을 지닌 '아르케우스(archaeus)'에서 온 것이며 물질은 유황, 수은, 소금 3대 원소로 만들어졌다고 확신했다. 이는 그가 증류실험 도중에 발견한 사실에 근거한 것이었다. 증기를 농축하였을 때 증류병 안에는 유황과 액체상태의 소량의 수은, 그리고 건조한 상태의 소금이 남아있었기 때문이었다. 점성술을 신뢰했던 그는 목성은 간, 화성은 담낭, 달은 뇌, 태양은 심장, 토성은 비장, 수성은 허파, 금성은 콩팥에 영향을 미친다고 생각했다.

파라셀수스와 관련해서 다음과 같은 신화적 얘기가 전해 내려오고 있다. 그가 지니고 다니는 칼자루 속에 '진정한 철학자의 돌'이란 이름의 약이 들어 있는데 이는 모든 병을 고칠 수 있는 우주의 묘약이라고 알려져 있었다. 파라셀수스도 굳이 이러한 설을 부인하지 않았다. 연금술사에게 묘약이란 각종 약초, 광물질을 증류시킨 후 정제한 것이거나 금속을 제련해 얻은 것이었다. 파라셀수스는 아연, 유황, 철, 비소, 황산구리, 수은 등 화학약품의 사용을 적극 주장했으며 특히 수은을 매독치료에 사용토록 권장했다. 또한 아편을 혼합해 만든 약과 술에 적신 연고도 치료약으로 쓸 것을 제안했다.

그의 이러한 주장은 연금술이 더 이상 금을 만들어내는 허상의 작업이 아니라 광물질을 제련해 신약을 만들어내는 분야로 거듭나게 만들었다. 단순해 보이는 주석, 은, 유황 등의 광물질을 의학에 도입함으로써 갈레노스시대에 말린 약초 가루 형태나 고약에 머물던 약리학의 범주를 크게 확대시켰다. 이는 인류가 화학의 시대로 접어드는 신호탄이었다.

그러나 금속치료는 부작용이 매우 큰 단점이 있었다. 양심에 가책을 느낀 의사들은 환자에게 금속 중독을 경고하고 나섰다. 파라셀수스도 이 때문에 당혹감에 휩싸였지만 그래도 낙관적인 태도를 견지했다. 당시에는 마차 수레바퀴에 윤활유를 발랐는데 일부 의사들은 윤활유를 환자의 상처에 바르기도 했다. 이에 파라셀수스는 금속이 윤활유보다는 효능이 탁월하다고 주장했다. 비록 반대의 목소리가 높아지기도 했지만 화학의 시대는 이미 거스를 수 없는 시대의 대세였다.

1541년 독일의 잘츠부르크의 주교는 이곳으로 피신해 온 파라셀수스를 받아들였지만 몇 주가 흐른 9월 24일 그는 48세의 나이로 세상을 떠났다. 후에 등장한 그의 추종자들은 파라셀수스의 신비한 분위기만 흉내낼 뿐 그의 사상과 학술은 저버리는 안타까운 결과를 낳았다.

인체 해부의 서막

독일의 유명한 문학가 괴테(Goethe)는 해부학이 지식욕을 만족시켜 주기는 하지만 잔인한 광경을 참고 봐야하는 고충이 따른다는 이중적인 견해를 밝힌 적이 있었다.

우리는 인체의 비밀이 모두 밝혀진 시대에 살고 있다. 인체를 구성하는 뼈, 근육, 심장, 간, 비장, 허파 등에 대해 이미 속속들이 알고 있는 상태이다. 인간이 자신의 신체구조를 이해하기 위해 메스와 나누는 대화, 그것이 바로 '인체 해부학'이다. 해부학은 의학의 기본으로 건축설계사의 설계도면과 같은 존재이다.

기원전 2800년 전, 이집트의 상형문자에는 당시 미라를 제작할 때 내장은 해부해서 처리했다고 기록되어 있다. 비록 단편적인 형태이긴 했지만

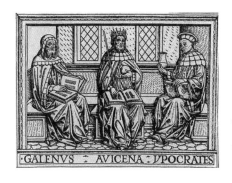

파격적이고 역동적인 의사 파라셀수스
그는 연금술, 약리학에도 관심이 많았으며, 바젤 대학에서 강의할 때 갈레노스와 아비센나의 저서를 학생들 앞에서 불태우는 기행을 저지르고 고전 의학을 강하게 비판하다가 결국엔 추방되었다.

그때부터 인류는 이미 초보적인 해부학 지식을 갖고 있었다고 볼 수 있다.

고대 그리스 크로톤(지금의 이탈리아 남부 크로토네 지역)의 알크마이온 (Alcmaeon, BC 500년 전후)은 역사상 최초의 해부학자이다. 그는 생물학 사상 처음으로 해부학 저서를 저술했다고 한다. 그의 해부학 저서는 수많은 동물 해부의 경험을 바탕으로 쓰였다. 알크마이온은 해부학 지식을 얻기 위해서는 동물을 체계적으로 해부해 보아야 하며 특히 살아있는 동물을 대상으로 해부를 실시할 필요가 있다고 주장했다. 그 후 일부 의사들은 외상을 입은 환자, 나체 운동선수, 레슬링 선수, 사고로 사망한 자, 그리고 미라를 제작하는 과정에서 해부학 지식을 얻기 시작했다. 몇몇 대담한 사람들 중에는 인체해부 금지 명령을 어기는 자도 있었다. 기원전 3세기경 알렉산드리아 의학원의 교수들은 교수형을 당한 죄수의 시체를 가지고 해부를 실시했으며 때로는 죄수를 산 채로 해부하기도 했다. 이때 해부 기술이 개선되고 용어가 정리되는 등 해부학, 생리학이 초보적 발전을 이룩했다. 중국에서는 기원전 4세기경 인체해부 지식과 기혈의 순환 등을 다룬 의서《편작난경 扁鵲難經》,《내경》 등이 등장했다.

그러나 고대에는 종교의 영향으로 시체 해부가 금지되었다. 해부는 인간을 존중하지 않고 신을 모독하는 행위로 간주되었기 때문이다. 인도의 힌두교는 시체를 접촉하는 것조차 교리로 금지하고 있었다. 이 교리를 어기면 바로 종단으로부터 추방되었다. 이 때문에 동물의 내장과 부패한 동물의 시체만 가지고 해부학을 연구했으므로 그 성과는 미미할 수밖에 없었다.

갈레노스는 동물해부에서 발견한 사실을 그대로 인체에 적용했다. 따라서 그의 학설 가운데는 실체 인체의 구조와 다른 부분이 많을 수밖에 없었다. 중세 의학사에서 '원숭이 해부학자'로 불린 갈레노스는 오랜 시간 최고의 권위를 인정받았다. 그러나 의학의 새로운 돌파구를 찾으려는 진보적인 의사들(이 가운데는 신부, 일반 신도들도 있었다)은 교회의 속박에 울분을 터뜨렸다. 《성경》 어디에도 시체 해부가 종교적 신앙에 위배된다는 부분이 없었기 때문이었다.

유럽에 대학이 발전하면서 볼로냐, 파도바, 살레르노 등이 의학교육의 메카로 떠올랐다. 교회가 대학의 인체해부를 극렬하게 반대하고 나섰지만 최초의 대학 내 인체해부실은 종교의 교리가 가장 엄격했던 이탈리아에 처음 등장했다. 그 뒤를 이어 스페인, 프랑스, 영국 등의 의학교에서도 이탈리아를 모방한 해부학이 속속 개설되었다.

후에 베살리우스가 현대 인체해부학을 확립한 뒤부터 대학마다 '해부실'을 설치한다고 법석을 떨게 되었다. 일부 급진적인 의학자들은 실제 인체해부 시범을 보이며 해부학 지식을 전수하기도 했다. 16세기 해부학 강의를 받은 한 의학도가 당시의 광경을 다음과 같이 묘

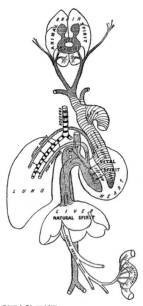

혈액순환 모식도
갈레노스 학설에 소개된 혈액순환의 원리를 표현한 그림이다.

사했다.

"해부실은 수많은 의학도와 일반 시민, 젊은 여성들로 발 디딜 틈조차 없었다. 또한 수도사들도 자리에 앉아 교수의 강의에 귀를 기울이며 인체 해부의 전 과정을 빠짐없이 지켜보았다. 해부 첫날, 복부의 내장 해부를 시작으로 둘째 날은 흉부의 장기, 셋째 날은 두개골 내부, 넷째 날은 사지의 근육, 혈관, 신경, 뼈, 척추 등이 차례로 해부되었다. 일반인들은 별도의 비용을 지불해야 해부과정을 볼 수 있었고 인체 생식기 등의 해부를 참관할 경우 추가비용을 내야 했다."

그러나 해부학이 발전하기 위해서는 이에 상응하는 시체 확보 문제를 해결해야 했다. 정부는 해부학이 사망자의 사인을 밝히는데 결정적인 역할을 할 수 있다고 보고 14세기 중엽부터 사인이 불분명한 사망자가 발생하면 법관은 대학의 외과의사에게 검시를 요청했다.

법관이 의사들의 검시결과를 점차 신뢰하게 되면서 1526년 뷔르츠부르크 법원은 법정에 참여해 검시를 담당하는 의사들에게 시체 한 구당 20페니의 보수를 지급하기로 결정했다. 그로부터 4년 후 카를 5세(Karl V)는 독일 최초의 형사 · 형사소송법인 《형사법》을 제정해 의사들이 상해나 사인을 검사하는 데 협조할 수 있는 법적 근거를 마련했다. 폭력으로 상해를 입었거나 사인이 불분명한 사건에서 해부는 필수적인 조사과정으로 인정받게 되었다. 독일의 형법학자 포이에르바흐(Feuerbach, 1775~1883)는 법의학을 의학의 독립된 분야로 정립한 인물이다.

당시는 해부용 시체가 늘 부족한 상황이었으므로 이를 빙자한 살인사건이 빈번하게 발생했다. 1828년 스코틀랜드의 에든버러에서는 세상을 깜짝 놀라게 한 엽기적인 사건이 발생했다. 게리 부부가 그들이 묵고 있던 여관에서 혈흔과 낯선 사람의 시체를 발견해 경찰에 신고했는데 경찰이 의사와 함께 도착했을 때는 시체가 이미 사라지고 난 뒤였다. 그들은 곧 인근 해부학교의 교수 로버트 녹스(Robert Knox)를 떠올렸다. 그는 부족한 해부학용 시체를 금품으로 사들이고 있었던 것이다.

경찰이 해부실로 들어가서 시체를 보관하는 지하실의 문을 열었을 때 게리 부부는 자신들이 보았던 시체를 찾아냈다. 범인은 바로 여관주인이었다. 그는 재물에 눈이 어두워 자신의 여관에 투숙한 손님을 죽인 후 팔아넘겼던 것이다. 또한 이번이 처음이 아니었다는 것이 밝혀져 더욱 충격을 안겨줬다. 이 사건으로 당시 잉글랜드와 스코틀랜드는 한동안 공포에서 헤어나지 못했다. 1829년 1월 28일 이 여관주인은 교수형에 처해졌다.

이 사건을 계기로 유럽 각국은 해부학 관련법을 제정하기 위한 토론회를 연거푸 개최했다. 그리고 1889년 최초의 해부학 관련법이 제정되었다. 이 법 조항에는 "자살한 자, 교수형에 처한 죄수, 사망 후 시체를 수습할 가족이 없는 죄수, 고아, 신원불명의 사망자 등의 범위 내에서 해부학 연구를 추진할 수 있다."라고 규정했다.

인체 해부학의 아버지 베살리우스

레오나르도 다빈치가 해부학에 큰 공헌을 한 것은 사실이지만 진정한 해부학의 시조는 바로 벨기에 출신의 안드레아스 베살리우스(Andreas Vesalius, 1514~1563)이다. 그는 브뤼셀에서 약제사의 아들로 태어났다. 그의 부모는 라인 강변의 베젤 지방 출신이었으므로 아들의 이름을 베살리우스라고 지었다. 그는 루뱅, 몽펠리에, 파리 등지에서 의학을 공부했다. 그러나 파리에서 의학을 배울 때 해부학 강의 방식에 큰 불만을 품게 되었다. 당시 파리 대학에서 해부학을 강의하던 안데르나치(Andernach) 교수는 갈레노스의 추종자였다. 인체 해부학 실습에 하등동물의 다리가 등장하기 일쑤였으며 강의과정은 갈레노스의 학설을 증명하는데 그쳤다. 인체

해부를 하는 날은 반원형으로 둘러앉은 학생들 앞에서 이발사가 커다란 칼로 근육을 무지막지하게 잘라내곤 했다.

하루는 해부 실습 도중 교수의 실수를 발견한 베살리우스가 강단 앞에 나가 이를 증명해 보인 적이 있었다. 그의 해부 기술은 강의실 전체를 깜짝 놀라게 했다. 해부학에 대한 집념에 불탔던 베살리우스는 가끔 교수대에 매달린 죄수의 시체를 훔쳐오기도 하고, 친구와 함께 파리 외곽에서 시체를 찾아 헤맸으며 가끔 서로의 눈을 가린 채 뼈 맞추기 내기를 하는 등 다소 엽기적인 행동까지 보였다. 베살리우스도 다빈치처럼 어두컴컴한 곳에서 희미한 촛불에 의지해 시체를 관찰했지만 이를 통해 숙련된 해부 기술과 인체에 대한 귀중한 기초자료를 얻을 수 있었다.

어느 날 베살리우스는 교수대에서 뼈만 남은 시체 한 구를 손에 넣었다. 까마귀들에게 뜯겨 살점은 거의 남아있지 않았다. 그는 시체의 뼈를 흩뜨린 후 자루에 담아 집까지 가져왔다. 다행스럽게도 그의 이 기괴한 행동을 눈여겨 본 사람은 없었다. 베살리우스는 가져온 시체를 커다란 용기에 담아 삶은 후 뼈만 발라 말리고 표백하는 과정을 거쳐 다시 짜맞추기 시작했다. 이로써 세계 최초의 인체 골격표본이 탄생하게 되었다.

그는 학교 안에서도 이미 괴짜로 소문이 나 있었다. 학교 당국은 그에게 학위를 부여하지 않았을 뿐만 아니라 오히려 학적에서 제명시켜 버렸다. 결국 베살리우스는 파리를 떠나게 되었다.

1537년 그는 파도바 대학의 해부학 교수로 임용되었다. 당시 파도바는 유럽에서 1,2위를 다투는 의과대학교였으며 그에게 해부 연구용 시체도 충분히 공급했다. 파도바에서 그의 해부학 강의가 있을 때면 500여 명의 학생과 의사가 운집했다. 베살리우스의 강의는 체계적이면서도 전문적이었다. 특히 정맥, 혈관, 생식, 골격 구조를 도표화하여 이해를 도왔다. 이러한 도표는 티치아노(Vecellio Tiziano, 이탈리아 르네상스의 대표적인 화가의 한 사람)

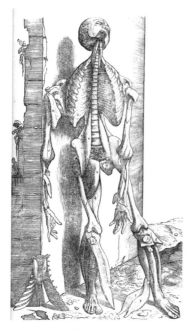

인체의 골격 해부도

인체해부학의 창시자 베살리우스의 명저 《인체의 구조》에 실린 칼카르가 만든 목각 작품이다. 인체의 근육과 신경을 나타낸 그림은 의학계에 커다란 반향을 일으켰다.

의 제자였던 칼카르가 그린 것이었다. 그 후에도 칼카르는 베살리우스의 저서에 정교한 삽화를 더함으로써 베살리우스의 명성을 높이는 데 일조했다. 당시 의사, 의학도 가운데 이 도표를 탐내지 않는 사람이 없을 정도였다. 그 해 베살리우스는 파도바 지역 의학, 해부학 담당 관리에 임명되었다.

1538년 그는 칼카르가 그린 도표 가운데 여섯 장을 골라 출판했는데 그림과 설명 모두 나무랄 데가 없었으므로 출판되자마자 순식간에 모두 팔렸다.

그 후 5년 동안 베살리우스는 점차 갈레노스의 학설을 버리고 자신만의 학설에 몰두하기 시작했다. 1543년 해부학 사상 불후의 명작으로 꼽히는 《인체의 구조 De corporis humani fabrica libriseptem》7권을 출판했다. 당시 그의 나이는 스물여덟 살에 불과했다. 이 책은 같은 해에 출판된 코페르니쿠스의 저서 《지동설》과 함께 종교와 신학에서 해방되도록 영향을 끼친 양대 서적에 이름을 올리게 되었다.

베살리우스의 저서는 베니스가 아니라 바젤에서 출판되었다. 바젤의 유명한 출판상 오보린은 인문주의자로 명성이 높은 인물이었다. 그는 베살리우스 저서의 가치를 한눈에 알아보았다. 그리고 이 책은 의학계에 파란을 일으켰다. 갈레노스의 학설을 숭배했던 당시 대다수 교수들은 베살리우스의 저서를 배척했으며 이 영향은 점차 유럽 학술계 전반을 뒤흔들게 되었다. 베살리우스의 스승이었던 실비우스(Sylvius)를 포함해 수많은 학자들이 그를 삼류학자, 미치광이로 치부했다. 베살리우스가 갈레노스의 학설 가운데 '인체의 다리를 굽은 형태'로 본 것은 개의 골격을 그대로 적용한 것이라고 비판하자 실비우스는 갈레노스시대의 사람들은 본래 다리가 굽어 있었다고 반박했다. 또한 그때와 비교해 지금은 바지폭이 좁아졌기 때문에 다리도 곧게 변한 것이라고 주장했다. 만약 인위적인 변화를 가하지 않는다면 다리는 본래 굽은 형태로 돌아갈 것이라는 논리였다.

그러나 가장 큰 압력을 행사한 곳은 역시 교회였다. 《성경》에는 아담의 갈비뼈로 하와를 만들었다고 기록되어 있었으므로 교회는 남자의 갈비뼈가 여자보다 한 개 적다고 굳게 믿었다. 따라서 베살리우스의 학설은 교회와의 정면 충돌을 피할 길이 없었다. 이때부터 베살리우스는 교회의 압박에 시달리게 되었다.

《인체의 구조》는 663페이지에 달하는 방대한 저서로 278장의 정교한 목판화가 삽입되어 있다. 삽화에 등장하는 인체는 모두 운동하는 자세를 취하여 각 장기의 기능을 나타내는 데 용이하도록 했다. 이를 르네상스시대 인문주의 정신의 상징이라고 해석하는 학자도 있다. 베살리우스는 과거의 의혹을 풀 수 있는 실질적인 증거 자료를 제시했다. 그의 저서는 과학과 예술의 이상적인 결합을 보여주었으며 의학에 객관성을 부여하였음은 물론 시각적 효과를 불어넣었다. 이로써 명실상부한 해부학의 기초를 확립하게 되었다.

베살리우스는 책의 서문에서 의사는 해부학의 지식을 반드시 갖추고 있어야 한다고 강조했다. 그는 장사꾼들이 의약을 장악하는데 반대 입장을 표명했으며 의사의 사회적 지위가 낮은 이유 때문에 의학 발전이 더뎌지고 있다고 주장했다. 해부학 강의에 있어 그는 특히 실습 경험을 중시했다.

"나는 실제 인체해부를 통해 인체구조를 밝힐 수 있었다. 갈레노스도 시체 해부를 실시했지만 인간이 아니라 동물을 대상으로 했으며 대부분이 원숭이였다. 당시의 시대적 상황이 어쩔 수 없었으므로 그의 잘못이라고 할 수 없다. 그러나 지금 인체를 직접 관찰할 수 있는데도 과거의 잘못된 관점을 견지한다는 것은 큰 잘못이라고 할 수 있다. 위대한 의학자를 기념하기 위해 그의 잘못된 판단까지 숭배해야 할 필요가 있는가!"

베살리우스는 갈레노스의 학설 가운데 200여 곳의 오류를 지적하고 그는 과학이 아니라 생각에 의해 학설을 세웠다고 주장했다. 그가 가장 먼저 지적한 갈레노스의 오류는 정맥과 심장의 묘사였다. 그는 종격(縱隔 : 가슴 안에서 양쪽 허파를 둘러싸는 가슴 막 사이의 부분)과 막의 해부학 구조를 자세하게 묘사했다. 또한 갈레노스가 간, 담관, 자궁, 턱뼈 등에 잘못 묘사한 부분을 수정하고 흉골의 구조와 꼬리뼈(등뼈의 가장 아랫부분에 있는 뾰족한 뼈. 사람의 경우 대개 4개의 꼬리뼈 분절이 붙어서 이루어져 있다)의 뼈 수에 대해서도 설명했다. 특히 심장의 구조와 관련해 심실에 막이 있고 그 막에 구멍이 나 있다는 설을 부인했다. 그는 심장 판막의 구조를 정확하게 묘사해 혈액순환의 기본 개념을 정립했다. 마지막 장에서는 생체 해부에 대해 논하고 있는데 역시 갈레노스의 주장을 반박하고 있다. 그는 후두를 떼어낸 동물이 인공호흡으로 생명을 유지할 수 있다는 것을 증명했다. 또한 인종에 따라 두개골의 구조도 다른 것을 발견했다. 게르만 민족은 얼굴 길이가 짧고 플란더스 민족은 얼굴이 길었다. 베살리우스는 해부학이야말로 살아있는 학문이라고 강조했다. 인체의 모든 기관, 골격, 근육, 혈관, 신경이 상호 밀접한 관련을 맺고 있으며 각각의 기관은 모두 살아 움직이는 조직이라고 보았다.

베살리우스의 저술에 하자나 오류가 전혀 없는 것은 아니다. 그는 순환 계통에 대해서는 완벽하게 파악하지 못했다. 수정체가 안구 중간에 위치하고 정맥이 간에서 나오며 코 안에 근육이 있고 뇌에 7개(본래는 12개 임)의 뇌신경이 있다고 주장한 것 등이다.

《인체의 구조》가 출판된 후 교회의 압박을 견디기 어려웠던 베살리우스는 침통한 심정으로 출판을 기다리고 있던 모든 서적을 전부 불태워버렸다. 그는 자유로운 교수직도 해부학도 모두 포기했다. 어쩌면 연구와 실전 치료 둘 사이에서 고민에 빠졌던 것인지도 모른다. 아무튼 베살리우스는 파도바를 떠나기로 결정했다. 그리고 신성로마제국 카를 5세(Charles V, 스페인의 카를로스 1세, 1516~1556년 재위)의 궁정의사가 되었다.

의사가 된 후에도 베살리우스는 해부학자 시절 부럽지 않은 명성을 누렸다. 특히 펠리페 2세(Philip II)가 궁녀를 쫓아가다가 궁궐 계단에서 떨어져 심하게 다쳤을 때 그를 치료한 일화가 유명하다. 다른 궁정의사들이 속수무책일 때 베살리우스는 그에게 '수술'을 시도했다. 즉 그의 이마 두 군데에 칼집을 내어 고름을 빼낸 것이다. 그 후 펠리페 2세는 빠른 회복세를 보였다.

1559년에 베살리우스는 프랑스 앙리 2세가 사경을 헤매고 있는 자리에 불려갔다. 당시 프랑스의 유명한 의사였던 파레도 그곳에 있었다. 앙리 2세는 기사들과 창술을 겨루던 중, 창에 오른쪽 눈 위쪽을 찔리는 중상을 입었다. 베살리우스는 앙리 2세가 찔렸던 창을 가지고 죄수 네 명의 시체 눈 위쪽을 똑같이 찔러보았다. 이 실험을 통해 앙리 2세가 입은 상처는 나을 가망이 없다는 사실을 알게 되었다.

베살리우스의 명성이 높아질수록 스페인 궁정의사들의 질투심도 걷잡을 수 없이 커져갔다. 순수 이론 연구를 추구하던 베살리우스가 해부실험은 고사하고 온갖 음모가 난무하는 궁궐에서 얼마나 우울했을지 그 심정은 짐작하고도 남는다. 그는 궁정의사들의 계략으로 종교재판에 회부된 적도 있었다. 베살리우스가 스페인 귀족의 시체를 해부한 적이 있었는데 가슴을 열었을 때 심장이 뛰고 있는 것을 함께 있는 감시관이 보았던 것이다. 그는 아직 죽지 않은 인체를 해부했다는 죄목으로 기소되었다. 종교재판에 회부된 그는 결국 사형을 선고받았다. 그러나 펠리페 2세가 나서 예루살렘으로 성지순례를 보내는 선에서 마무리되었다.

1564년 성지순례를 끝내고 파키스탄에서 귀국하던 베살리우스를 실은 배가 좌초되었다. 그는 겨우 그리스 자킨토스 섬까지 떠밀려 왔으나 뜨거운 태양열과 배고픔을 견디지 못하고 그곳에서 숨을 거두었다. 향년 50세였다.

전쟁, 외과학의 급부상

중세에는 의사도 등급이 있었다. 내과의사는 지위가 매우 높았던 데 반해 외과의사는 학술단체에도 참가할 수 없을 정도로 지위가 낮았다. 스콜라 철학파 의사들도 외과학을 배우고 또 이를 가르쳤지만 메스, 즉 수술용 칼을 잡는 것을 매우 수치스럽게 생각했다. 그들이 외과수술을 위해 하는 일이란 대장장이, 사형집행인, 목욕탕 인부, 이발사들 중에서 조수를 선택하는 것뿐이었다. '외과'라는 뜻의 'Chirurgie'는 '손'을 의미하는 'cheir'와 '작업'을 의미하는 'ergon'이 합쳐진 말로 손을 써서 하는 작업에서 유래된 말이다. 황제가 칙령으로 외과의사와 그들의 치료 행위가 '고상'한 것이라고 발표까지 했지만 아무 소용이 없었다.

르네상스시대의 외과의사의 사회적 지위는 지금과는 비교조차 되지 않았다. 방광결석을 제거하는 의사들의 지위가 그나마 조금 높았을까? 당시 유행했던 사혈요법과 손발의 굳은살을 제거하는 간단한 수술을 하는 의사들은 사회적 지위가 매우 낮았다. 그들은 법적 지위에도 차이가 있었으며 학위가 없어 의학교에서 강의를 들을 수도 없었다. 옷차림도 서로 달랐는데 특히 전쟁터에서 화살, 탄알 등을 빼내고 외상, 골절을 치료하는 사람들은 반팔 옷을 입은 하급 의사들이 대부분이었다.

이러한 전통적 편견은 18세기 말 파리의 외과의사 피에르 조제프 드소

가 외과학을 확립하고 난 후에야 조금
씩 누그러졌다.

초기 봉건군주에 종속된 군인들은
전쟁에서 부상을 당하면 스스로 의
사와 약을 찾아다녀야 했다. 16세기
에 들어서면서 이러한 상황에도 변화
가 일어났다. 기병부대가 점차 쇠퇴하
고 보병부대가 보편화되었으며 화약
병기의 시대에 진입하면서 화상, 열상
(裂傷), 그리고 원인불명의 생리적, 정
신적 질환이 나타나기 시작했다. 새로

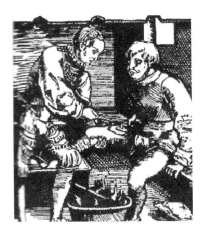

16세기 무렵 불에 달군 철로 상처를 지지는 모습
원시적인 상처치료를 할 때 지혈의 일환으로 시행되던
치료법인데 세균 감염을 막아주지는 못한다.

개발된 무기는 사정거리, 기동성, 화력 등이 뛰어나 군인들이 부상당할 위
험성이 그만큼 높아졌으며 부상의 심각성도 나날이 커졌다. 따라서 예전
처럼 부상병들이 스스로 의사와 약을 찾아다니기가 근본적으로 불가능해
졌다.

대규모 전쟁이 연이어 발생하면서 외과의사들의 지위도 격상되기 시
작했다. 장병들의 치료를 보장하기 위해 군의관을 충분히 확보해야 할 필
요성이 크게 대두되었으며 보수도 협의하여 책정하는 단계에 이르렀다.
1449년부터 1450년까지 뉘른베르크가 포위공격을 받은 적이 있었다. 뉘
른베르크 위원회는 현지의 외과의사 두 명을 고용했는데 모두 지위가 낮
은 하급 의사들이었다. 그러나 이 두 명의 외과의사들은 빈부귀천, 주야를
가리지 않고 환자들에게 수술, 치료를 수행하여 그 명성이 매우 높았다.

외과 군의관들은 지위, 보수는 차치하더라도 고루한 고대 의학 이론에
서 자유로울 수 없는 압박까지 받고 있었다. 갈레노스와 히포크라테스가
어떻게 화약병기의 위력을 상상할 수 있었겠는가? 그때까지도 대포에 의

한 총상은 치료방법이 전무한 상태였다. 외과의사들은 그들이 본 적도 없는 상처를 단지 상상해낸 치료법으로 처리할 수밖에 없었다. 전쟁터의 후방에 마련한 야전병원에는 연일 대포에 부상당한 환자들이 밀려들었다. 이처럼 밀려드는 부상병들을 치료하면서 외과의사들은 노하우를 축적하기 시작했으며 갈수록 손놀림도 빨라졌다.

전란의 화염이 유럽 전역에 퍼지면서 거리마다 팔, 다리를 잃은 사람들이 늘어났다. 그들 대부분은 대포의 포탄에 맞아 부상당한 사람들이었다. 이들의 수가 급속히 증가하면서 인력 부족 현상이 심각해졌으며 정부가 더 이상 좌시할 수 없는 상황으로 치닫고 있었다. 이러한 현상을 막기 위해서는 외과 군의관들이 한시라도 빨리 고대의 접골법을 응용해 새로운 치료법을 개발하는 수밖에 없었다. 그리스인들은 부목, 견인 방법을 비롯해 붕대에 풀을 먹이고 점토로 고정하는 방법들을 이미 알고 있었다. 또한 14세기의 숄리아크는 중력과 도르래를 사용하기도 했다. 외과 군의관들의 주도 아래 기술자들은 고대 접골의 다양한 방법들을 부활시켰다. 이에 따라 골절 환자에게는 부목을 대고 정교한 견인기를 발명해 척추수술에 활용했다. 16세기 말엽에 이르러서는 정형외과의 개념이 완벽하게 정립되었다.

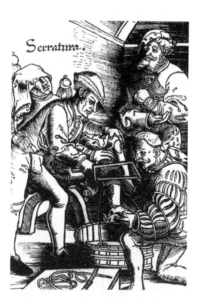

게르스도르프의 《외용 약제에 관한 야전서》에 수록된 삽화
보병부대의 군사의학에 대한 기반을 다진 작품이다. 최초로 마취를 하지 않은 상태에서 사지 절단 수술을 하고 있다.

1517년 독일과 프랑스의 접경에 위치한 스트라스부르에서 일종의 도해 서적인 《외용 약제에 관한 야전서 Feldtbüch der Wundartzney : Neulich getruckt und gebessert》가 출판되었다. 17세기까지 독일어판으로 출판되었으며 그 후에 네덜란드어와 라틴어판으로 선보였다. 이 책은 자신을 '사팔뜨기 한스'라고 칭한 '한스 폰 게르스도르프'가 지은 것으로 보병부대의 군사의학에 대한 기반을 다진 작품이다. 위대한 외과 군의관으로 명성이 높았던 게르스도르프는 1450년 알프스의 한 작은 마을에서 태어났다. 여느 외과의사들과 마찬가지로 그 역시 이발사로 출발했다. 학업을 마친 후에는 떠돌이 의사로 지내다가 후에 외상을 주로 치료하는 군의관이 되었다. 군의관으로서 뛰어난 업적을 인정받은 그는 스트라스부르의 시민권을 획득하고 이 도시의 외과의사로 임용되었다.

《외용 약제에 관한 야전서》 서문에는 그림이 한 점 소개되어 있다. 전쟁에서 온몸에 부상을 입은 사람이 독자들에게 전하는 말이다.

"온몸이 상처투성이가 된 나는 피부가 썩어들어 갈 정도로 비참했다. 신이시여, 속세의 의사 '사팔뜨기 한스'를 만나게 해 나를 고통에서 해방시켜 주소서."

이 책에는 저자 자신이 발명한 각종 치료도구와 수술과정 모식도가 소개되어 있으며 직접 설계한 견인기 도안도 실려 있었다. 이밖에도 부상으로 움푹 들어간 두개골을 복원하는 기계를 비롯해 항문과 질을 진찰하는 내시경 등 그의 천재성이 엿보이는 기계들도 볼 수 있다. 그의 견인수술과 천공수술은 매우 정교했다. 당시 사람들은 총상이 중독과 같다고 생각했지만 게르스도르프는 총알탄두를 조심스럽게 꺼내고 부드러운 기름을 상처에 발라 아물도록 했다. 이 책에 가장 많이 등장하는 내용은 총상 치료법이다. 특히 괴저(壞疽, 혈액 공급이 되지 않거나 세균 때문에 비교적 큰 덩어리의 조직이 죽는 현상) 현상이 나타날 경우 먼저 죽은 조직을 제거하고 상태가 극도로 심각하면 절단을 고려하도록 당부했다. 또한 상처는 우선 봉합하도록 강조했다. 봉합 방법은 불에 달군 철로 상처 부위를 지지거나 약품을 바르는 전통적인 방법을 비롯해 혈관 결찰, 상처 부위가 깊은 경우는 이를 꿰매어 지혈하는 방법 등을 사용했다.

파레 – 신이 환자를 낫게 한 것이다

"1536년 프랑스 국왕인 프란시스(Francis)는 이탈리아 토리노를 정복하기 위해 대규모 원정군을 파견했다. …… 요새를 수비하던 이탈리아군은 우리 프랑스군의 맹공을 막기 위해 안간힘을 썼다. 격렬한 전투가 벌어져 총상 환자가 속출한 탓에 외과 군의관들은 눈코 뜰 새 없이 분주하게 움직여야 했다. 나는 아직 초보 의사였기 때문에 총상을 치료해본 적이 없었다. …… 끓는 기름이 상처에 닿으면 분명 통증이 엄청날 터인데. 나는 우선 다른 의사들의 치료 과정을 지켜보았다. 그리고 그들이 펄펄 끓는 기름을 병사들의 상처에 붓는 것을 본 후에야 겨우 용기를 내 그 방법을 따라할 수 있었다. 그러던 어느 날, 기름이 떨어진 바람에 나는 어쩔 수 없이 달걀노른자에 장미꽃 기름과 테레빈유를 섞어 병사들의 상처에 바르게 되었다. 그날 밤 상처에 끓는 기름을 바르지 못한 부상병들은 죽을 것 같은 두려움에 잠을 청할 수조차 없었다. 결국 나는 내가 치료한 병사들이 무사한지 살펴보기 위해 동이 트기도 전에 일어났다. 그러나 예상 외로 내가 고안해낸 연고로 치료한 병사들은 약간의 통증만을 호소했을 뿐 상처 부위가 부어오르지도 염증이 생기지도 않았다. 오히려 상처에 끓는 기름을 부은 병사들이 극도의 고통을 호소했고 그 상처 부위도 벌겋게 부어올라 있었다. 그때 나는 결심했다. 총상을 입은 불쌍한 병사들에게 상처에 끓는 기름을 붓는 잔인한 방법을 다 시는 사용하지 않겠다고."

성실함과 측은지심, 그리고 천부적 인 관찰력을 갖춘 한 초보 의사의 아 이디어 덕분에 상처에 펄펄 끓는 기 름을 붓거나 상처 부위를 뜨거운 인 두로 지지는 야만적인 치료방법이 마 침내 사라지게 되었다. 그 초보 의사 가 바로 프랑스인 파레(Ambroise Pare, 1517~1590) 였다.

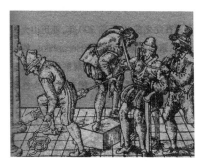

파레가 고안한 탈골 접합기
우선 도르래를 이용해 팔뚝을 잡아당긴 후 수건으로 탈골 된 팔뚝을 접합시키고 있다. 그는 32년간 외과 종군의사 로 임상치료 경험과 실험을 통하여 근대 외과학에 큰 족 적을 남겼다.

파레는 당시의 비전문적이고 이론에만 얽매여 있던 외과학을 새롭게 재 탄생시켰다. 또한 이 볼품없었던 외과 군의관에 의해 전쟁터의 수많은 부 상병들이 목숨을 건질 수 있게 되었다. 프랑스 북부도시 메츠 전투에 참여 했던 부상병 사이에서는 파레에 대한 찬사가 끊이지 않았다. 1553년 헤 이스팅스 성에 억류되어 있던 병사들도 전쟁이 끝난 후 그를 목마 태운 채 거리를 행진할 정도였다. 파레가 포위망을 뚫고 성안으로 들어가 부상병 들을 치료해 주었던 것이다. 프랑스 국왕 네 명의 주치의를 담당했던 파레 는 파리의 의과대학 '꼴라쥬 산 콤'의 교수로 추대되기도 했으며 상처를 치료하는 새로운 방법들을 수없이 고안해냈다.

당시 외과 군의관들 중에는 이발사 출신이 많았다. 파레 역시 이발사 집 안 출신이었으므로 의사로서 정규교육을 받지 못했다. 의학서적은 대개 라틴어와 그리스어로 되어 있었기 때문에 이 두 언어를 할 줄 몰랐던 그는 이론을 익히는 과정에서 한계에 부딪힐 수밖에 없었다. 결국 실전 경험을 통해 노하우를 쌓아갔다. 파레의 부친은 이발사였으며 그의 형은 이발사 출신의 외과의사였다. 어린 시절 파레는 그의 형 밑에서 의술을 익혔다.

그 후 파리에 있는 '오텔 디외'라는 병원의 외과 레지던트로 있다가 군의관이 되었다. 1536년 파레는 그의 첫 번째 전지였던 툴롱 성 전투에 군의관으로 참전했다. 그는 언제나 이 시기에 있었던 일들을 가슴 깊이 새겨두었다고 한다.

"우리는 서로 엉망으로 뒤엉킨 채 정신없이 성안으로 진격했다. 발아래로 무수한 병사들의 시체가 밟혔고 그중에는 중상을 입고 아직 목숨이 붙어있는 병사들도 있었다. 말발굽에 채일 때마다 그들은 괴성을 지르며 울부짖었다. 그 울부짖는 소리가 들릴 때마다 나는 가슴이 저며 오는 것 같았다."

파레가 성안으로 들어가자 한 노병이 그에게 중상을 입은 병사 세 명을 가리키며 살 가망이 있는지 물었다. 진찰을 마친 파레가 고개를 가로젓자 노병은 잠시의 망설임도 없이 칼로 부드럽게 그들의 후두(喉頭)를 베어 고통에서 해방시켰다. 이 광경을 지켜본 파레는 너무 놀라 움직일 수조차 없었다. 마치 자신이 그 세 명의 병사를 죽인 것 같은 죄책감을 느꼈다. 이런 파레를 옆에서 위로하던 노병은 만약 자신이 중상을 입어 가망이 없는 것으로 판단되면 똑같은 방법으로 고통에서 해방시켜 달라고 당부했다.

파레는 30년간의 야전 외과의사 생애 동안 전쟁터를 학교로 삼아 외과 이론을 하나씩 정립해 나가기 시작했다. 피드먼트 전쟁의 첫 교전에서 한 병사가 심한 부상을 당했다. 다른 병사들은 이미 그를 포기했지만 파레는 그가 걱정이 된 나머지 연대장에게 부상병을 계속 돌볼 수 있도록 허락을 구했다. 파레의 극진한 보살핌을 받은 부상병은 기적처럼 살아났다. 이는 병사들의 사기를 북돋우는 효과를 가져왔다. 병사들은 자신들의 얼마 안 되는 용돈을 모아 파레에게 감사를 표했다. 그의 전기에는 겸손한 마음으로 다음과 같이 적혀 있다.

"나는 상처를 싸매줄 뿐 신이 그를 낫게 한 것이다."

사지 절단 수술에 있어서는 파레도 '소작법'으로 지혈을 했다. 그 자신이 낸 통계에 따르면 절단 수술을 한 환자 가운데 3분의 1정도만이 살아남았다고 한다. 이처럼 낮은 생존 확률에 불안감을 느낀 파레는 알렉산드리아 의학교 외과의사들이 사용했었던 결찰법을 이용해 지혈에 나서는 등 절단 수술 방법을 개선하기 시작했다. 이로써 혈관 결찰법이 다시 세상에 전해지게 되었다. 비록 신이 지켜준다고 해도 상처를 싸매는 기술이 쉬운 것은 아니었다. 헤이스팅스 전투에서 파레는 매춘부 네 명을 고용해 자신이 고안해 낸 붕대를 항상 청결하게 빨아서 말리도록 했다. 그러나 당시에는 양가죽처럼 두꺼운 아마포밖에 생산되지 않았으며 물과 비누도 턱없이 부족했다.

1545년 파레는《총상치료법 La Méthod de traicter les playes faites par les arquebuses et aultres bastons à feu》이란 저서를 발표했다. 이 책에서 그는 특히 대포로 인한 외상 치료법을 획기적으로 개선한 내용을 담았는데 전통적으로 내려오던 야만적인 소작법을 거부했다. 파레는 라틴어를 할 줄 몰랐으므로 그의 저서는 모두 프랑스어로 되어있다. 이는 르네상스시대에 있어 매우 혁신적인 행위였다. 파레는 외과 전반에 고루 영향을 끼쳤다. 소작법을 개선하고 붕대를 고안해낸 것 말고도 대퇴경부 골절 치료 방법을 최초로 기술했으며 안면외상 봉합의 정확한 방법을 묘사해 놓았다. 이밖에도 구순열(口脣裂, 입술갈림증), 구개열(口蓋裂, 입천장갈림증) 수술의 개선방법과 코 복원 수술, 기관지 절개 수술, 전립선 제거 수술, 골절·탈골 접합 수술, 탈장 수술, 자궁 적출 수술, 탈장대(脫腸帶, 탈장된 부분을 제자리에 넣고 밖에서 눌러 두르는 띠) 응용 방법, 머리 외상 치료 및 천공수술의 적합성 등을 소개하고 있다. 또한 제왕절개 수술을 피하기 위해 자궁 내 태아가 위치를 바꾸도록 하는 수술을 시도했으며 여성이 스스로 직접 삽입할 수 있는 관장기기를 발명해 내기도 했다.

그러나 파레도 새로운 외과 기계, 수술 방법 등 과학적인 내용을 다루면서도 파라셀수스처럼 신화적 요소를 가미한 반인반수, 인어 등의 신화와 전설에 심취했었다.

그는 외과학의 뛰어난 업적에 힘입어 미천한 이발사 출신의 의사였음에도 의원의 자리에까지 올랐다. 또한 앙리 2세, 프랑수아 2세, 샤를 9세, 앙리 3세 등 4명의 프랑스 왕의 주치의로 활약했다. 비록 소망했던 소르본 대학에 몸담지는 못했지만 1554년 꼴라쥬 산 콤의 교수로 임용되었다. 파리 대학의 의사들은 여전히 이발사 출신의 외과의사를 얕잡아 보았던 것이다. 파레와 파리 대학 사이에 일종의 '명예를 건 전쟁'이 시작되었으나 국왕의 격려 속에 언제나 파레가 최종 승리를 거두었다.

1569년 파레는 드디어 전쟁터를 떠나 파리로 돌아오게 되었다. 마침 전쟁에서 대포에 무릎을 다친 한 귀족이 파레를 찾았다. 그는 7개월 동안 수많은 의사들에게 치료를 받았지만 전혀 차도가 없었다. 파레는 우선 그의 침대시트를 깨끗한 것으로 갈고 침대 옆에 매일 싱싱한 생화를 갖다 놓아 그 향기로 상처에서 나는 악취를 약화시켰다. 또한 큰 솥을 갖다놓고 위에서 가는 물줄기가 솥 안으로 떨어지도록 해 마치 비가 내리는 것과 같은 분위기를 자아냈다. 이는 환자의 수면을 도와주는 효과가 있었다. 그는 또 어릿광대를 불러 귀족에게 계속 웃음을 주도록 했다.

1572년 프랑스의 가톨릭 귀족과 시민들이 파리에서 위그노(Huguenot, 프로테스탄트) 개신교도들을 무참하게 학살하는 사건이 발생했다. 파레도 개신교도였는데 샤를 4세가 그를 자신의 궁전에 숨겨 보호함으로써 겨우 목숨을 보전할 수 있었다. 사건이 진정된 후 샤를 4세는 파레에게 신앙을 바꾸도록 권했으나 파레는 이를 단호한 대답으로 거절했다.

"폐하께서는 제게 어머니의 자궁으로 돌아가는 것과 전쟁에 참전시키지 않는 것, 폐하를 떠나지 않는 것과 미사를 보도록 강요하지 않는 것 등

4가지를 약속하셨습니다. 잊지 않으셨을 줄 압니다."

1575년 그는 1천 페이지에 육박하는 《파레 전집》을 출판했다.

"나는 상처를 싸매줄 뿐 신이 환자를 낫게 한 것이다."

파레의 이 명언은 그의 묘비에도 새겨져 있다.

새 생명의 탄생, 제왕절개 수술

여성은 인류 역사에서 늘 차별받는 존재였다. 지금도 이러한 경향은 여전히 존재한다. 여성의 난소는 1672년 네덜란드의 해부학자 그라프(Reinier de Graaf, 1641~1673)가 처음 발견했다. 그보다 훨씬 이전인 기원전 300년 알렉산드리아의 의사이자 해부학자인 헤로필로스(Herophilos, BC 340~250)가 시체를 해부하면서 여성의 생식선을 발견해 '여성 고환'이란 명칭을 붙인바 있다. 그리스 고대 문헌에는 이집트인들이 피임을 목적으로 난소를 절제했다는 기록이 남아있다. 르네상스시대에 베살리우스가 컬러 삽화까지 넣어 출판한 7권의 대작 《인체의 구조》에도 여전히 '여성고환'이란 용어를 그대로 사용했다. 1827년에야 동물학자이자 발생학자(생명의 근원을 밝히는 일에 종사하는 사람)인 칼 에른스트 폰 베어(Karl Ernst von Baer, 1792~1876)가 처음으로 여성의 난자를 발견했다. 여성의 생식구조에 무지했던 그 시대에 출산이 여성에게 얼마나 큰 고통이었을지 충분히 짐작할 수 있을 것이다.

숄리아크의 《외과학총론》에는 산부인학과 관련된 부분이 단 세 단락뿐이다. 또 다른 저서에서는 '여성'을 자연생물학 가운데 '독사' 뒤에 안배하기도 했다. 여성을 독사보다도 더 강한 독을 지닌 존재로 인식했기 때문이었다. 월경 현상도 성경에 나오는 하와의 원죄에서 비롯된 당연한 결과라고 여겼다. 일부에서는 체내 4가지 원소의 과잉현상의 소치로 보기도 했다. 여성이 남성보다 본래 혈액이 더 많기 때문에 한 달에 한 번씩 이를 배출한다고 생각한 것이다. 도미니크교단(1215년 도미니크가 세운 탁발 수도회로 정통 신앙 옹호, 신학의 학문적 중요성 인식, 복음 전파를 목적으로 한 가톨릭의 한 교단)의 이론가 마그나는 여성이 남성보다 '열'을 많이 지니고 있으므로 여성의 정상적인 성행위 금지는 잘못된 행위라고 비판했다. 르네상스시대에는 이처럼 기괴한 이론을 담은 의서들이 무수히 등장했다. 그리고 정통파 의사들은 여성의 생식기 질병을 치료하면 자신의 존엄성이 훼손되는 것처럼 여겼다. 여성은 하와의 후손으로 원죄의 화신들이라고 생각했기 때문이다.

사실 고대 그리스인들은 산과를 매우 중시했으며 특히 조산사의 역할에 큰 의미를 부여했다. 남자 의사들은 '히포크라테스 선언'에 입각해 여성의 생식기관 접촉이 엄격하게 금지되었기 때문이다. 중세 무렵 살레르노 의학교의 여학생들이 아기를 받아내는 기술을 배우긴 했지만 이는 당시 상류사회 여성들만이 누릴 수 있는 특권이었다. 사회 하류계층의 산모와 영아 사망률은 여전히 증가 추세에 있었다. 15세기에 이르러서야 정부에서 교육시킨 조산사가 등장했다.

당시 대부분의 조산사는 정부가 고용한 사람들이었다. 정부 당국은 산부인과 관련된 문제, 심지어 강간을 당한 여성도 이들이 처리하도록 했으므로 의사들은 여성과 괴리되어 있었다고 볼 수 있다. 산과에 무지한 조산사들 때문에 중세 산모들은 산욕열과 난산의 위험에 그대로 노출되어 있었다. 그들의 생존확률이 3분의 1에 미치지 못한 때도 있었다. 심지어 분만이 임박한 산모들에게 계단을 오르내리게 하고 크게 소리를 지르게 하는 등 우매한 행위도 서슴지 않았다. 재채기를 유도하기 위해 약품가루나 후춧가루를 코에 들이대거나 아무런 효과도 없는 약물을 끝도 없이 들이키게 했다. 또한 더러운 손으로 산모의 허리에 기름을 발라 꾹꾹 문지르기 일쑤여서 정상적인 분만을 기대하기 어려웠다.

결국 외과의사가 불려오고 나면 태아는 조각난 형태로 자궁에서 끄집어내지기 일쑤였고 혹시 산모가 이미 사망한 후라면 제왕절개 등으로 태아를 살려내고자 시도하기도 했다. 1280년 쾰른 의회가 공표한 법령에는 태아가 질식하는 사태를 방지하기 위해 조산사는 반드시 사망한 산모의 입을 벌려 놓아야 한다는 규정이 등장했다. 원시 부족의 산파들도 중세 조산사보다는 그 기술이 앞서 있지 않았을까?

르네상스시대에도 여전히 조산사들이 출산을 담당했으며 의사는 관여하지 못하도록 법으로 금지했다. 1522년에는 함부르크

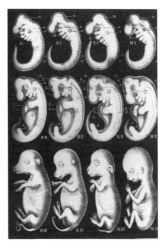

동물학자 헤켈이 제시한 배아 발생과정(1891년)
폰 베어는 모든 동물은 난세포에서 발생을 시작한다고 세포설을 주장하면서 후성설을 지지했다. 헤켈이 제시한 돼지, 소, 토끼, 사람의 발생과정을 그림으로 나타냈다.

의 한 의사가 산모의 분만을 유도하던 중 체포되는 사건이 발생했다. 조산사는 그에게 억지로 여성 옷을 입혀 바로 화형시켜버렸다.

사람들은 산모가 고통 속에서 신음하며 아이를 낳는데 익숙해져 있었다. 이 때문에 의학의 모든 분야가 눈부신 발전을 거듭하고 있던 시기에도 산과는 여전히 제자리걸음을 하고 있었다. 스트라스부르에서 1513년《산모와 조산사의 장미화원》, 1595년《조산사》란 책이 발간되고 1610년 4월 21일 최초의 제왕절개 수술이 실시되었다는 기록이 남아있을 뿐이다.

《산모와 조산사의 장미화원》의 저자는 단 한 번도 태아를 받아본 적이 없는 로슬린이라는 내과의사였다. 그는 단지 고대문헌에 나오는 출산 관련 기록과 우화들을 편집해 책으로 발간했기 때문에 참신한 내용을 기대하기 어려웠다. 그런데도 이 책은 무려 200여 년 동안 산과의 교재로써 최고의 판매량을 기록했다. 다만 여성의 임신과 출산을 다룬 아름다운 삽화

가 실려 있는데 그림에는 열 살은 되어 보이는 태아가 거대한 자궁 속에 버티고 있는 것을 볼 수 있다.

1537년 헨리 8세의 세 번째 왕비 시모어가 왕이 그토록 원하던 아들(에드워드 6세)을 낳았으나 분만 후에 바로 숨을 거두었다. 이 사건은 잉글랜드에 산과에 대한 관심을 불러일으켰다. 1545년에는 레이놀드(Reynolds)가 《산모와 조산사의 장미화원》을 《인간의 탄생》이란 제목으로 새롭게 단장해 출판했는데 역시 날개 돋친 듯 팔렸다.

《조산사》를 저술한 메르퀴르는 본래 도미니크수도회의 수도사였다. 후에 유럽을 떠돌며 베니스, 파도바 등지에서 의술을 펼치기도 했다. 이 책에는 골반이 수축되었을 때 제왕절개 수술을 실시해야 한다는 논리가 처음으로 소개되어 있으며 조산사들이 개선해야 될 방법들이 조목조목 실려 있다. 그는 또한 비스듬히 누운 자세로 분만하는 방법을 다시 권장했는데 이는 1889년 발허가 다시 응용하기도 했다.

민간에서는 제왕절개 수술을 '카이저슈니트(Kaiserschnitt)'라고 불렀는데 이는 로마황제 카이사르에게서 유래했다. 카이사르는 제왕절개로 탄생했다는 설이 있다. 중세 가톨릭교는 정식 세례를 받은 사람에게만 제왕절개 수술을 할 자격을 주었다. 17세기에 이르러 만약 태아가 모체 자궁에서 바로 사망할 가능성이 큰 경우에 '세례 침'을 이용해 태아에게 세례를 주었다.

1610년 4월 21일 뷔르템베르크 대학 의대에서는 인류 역사상 최초로 살아있는 산모를 대상으로 한 제왕절개 수술이 실시되었다. 그 산모는 포도주통 테를 만드는 직공의 아내로 실수로 부딪히면서 자궁의 위치가 잘못되었던 것이다. 목사까지 참석한 자리에서 예레미아스(Jeremias)라는 의사가 수술을 집도했다.

그러나 결과는 매우 비관적이었다. 태어난 아이는 9년 동안 생존했으며 산모는 수술 후 4주 만에 원인불명의 병으로 세상을 떠난 것이다. 이후에도 제왕절개 수술은 빈번하게 이뤄졌지만 대개 산모의 죽음으로 끝나는 경우가 많았다. 외과의사들의 제왕절개 수술 실패에 은근히 고소해 하던 조산사들은 이를 '고의적 살인'이라고 비하하곤 했다.

눈을 망치는 사람, 안과의사

로마의 역사학자 플리니우스는 당시 로마의 네로 왕이 안경을 썼다고 기록한 바 있다. 네로 왕은 에메랄드로 만든 안경을 쓰고 격투기를 관람했다고 한다. 안경을 만들기 위해서는 우선 빛의 굴절 현상을 알고 있어야 했다. 빛의 굴절 현상을 발견한 사람은 11세기 아랍의 의사 이븐 알 하이탐(Ibn Al-Haytham)이었다. 그는 유리구슬을 통해 사물을 보면 본래보다 더 커보인다는 사실을 발견했다.

1260년 마르코 폴로(Marco Polo)는 중국을 여행하던 중에 한 노인이 안경을 쓰고 작은 글씨를 보고 있는 광경을 보게 되었다. 중국 고대에 등장한 안경은 큰 타원형이었으며 안경알은 수정, 석영, 황옥, 자수정 등이고, 테는 거북의 등껍질로 만들었다. 당시 안경은 말 한 마리의 가격에 맞먹을 정도로 매우 고가의 제품이었으므로 신분과 지위를 상징하기도 했다.

13세기에 이르러 영국의 철학자이자 자연과학자인 로저 베이컨(Roger Bacon)은 노인들에게 돋보기를 사용하도록 권장하기 시작했다. 그로부터 1세기가 지

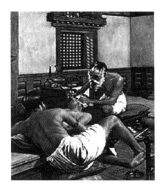

16세기 초 백내장 수술 장면
기원전 600년 인도의 의사 슈슈르타 (Susruta)가 백내장 수술을 실시했다는 기록이 남아있다.

난 후 드디어 유럽에서 안경이 발명되었다. 처음 선보인 안경은 안경알을 테로 연결해 고정시킨 것으로 손으로 잡고 사용해야 했다. 이 안경은 돋보기와 크게 다르지 않았으므로 책을 읽을 때만 사용했다. 당시 베니스와 뉘른베르크는 투시력이 뛰어난 고급 안경을 만드는 도시로 유명했다.

그 후에 코에 걸치는 안경이 발명되었으나 너무 크고 무거워 코에서 자주 떨어졌다. 이에 모자 앞 챙으로 눌러 고정시키거나 안경에 줄을 달아 귀나 뒤통수에 묶었다. 르네상스시대에 인쇄술의 발달에 힘입어 각종 저술들이 쏟아져 나옴에 따라 안경이 크게 유행하게 되었으며 안경점들은 큰 돈을 벌었다.

백내장은 지금도 안과의 주요 질환으로 꼽히는 병이다. 기원전 600년 '인도의 히포크라테스'로 불렸던 의사 슈슈르타(Susruta)가 백내장 수술을 실시했다는 기록이 있다. 그는 수술 전에 손을 깨끗이 씻고 수염을 깨끗이 깎았으며 증기로 수술실을 소독했다. 수술이 시작되면 먼저 환자의 눈에 입김을 쐬어 온기를 불어넣은 후 엄지손가락으로 동공 안의 수정체가 보일 때까지 백내장을 문질렀다. 이어 조수에게 환자의 머리를 손으로 받치게 한 후 환자에게는 환자 자신의 코끝에 시선을 고정시키도록 했다. 슈슈르타는 뾰족한 침을 동공 안으로 넣어 진물과 점액이 흘러나오도록 한 후, 백내장이 눈 옆으로 밀려나도록 했다. 마지막으로 기름을 묻힌 면화 천을 7일 동안 붙여놓았다. 물론 운 좋게 다시 광명을 찾은 사람들도 있었지만 의사들이 동공의 정확한 위치를 제대로 찾지 못해 시력을 잃는 경우도 많이 발생했다. 슈슈르타는 녹내장의 치료방법도 개발했으며 자신의 기술을 수많은 제자들에게 전수해 주었다.

7세기 아랍이 페르시아를 정복한 후 페르시아가 장악하고 있던 의학지식이 아랍으로 전수되었다. 아랍은 이를 유럽에까지 전파했다.

그러나 중세 유럽에서 안과 질환은 거리의 소점포에서 치아를 뽑는 발치 기술자들이 주로 치료를 해주었다. 백내장 수술도 아주 저렴한 가격으로 시술 받을 수 있었다. 통증도 출혈도 없이 몇 분도 채 안 되어 다시 광명을 찾은 환자들은 그 기술에 놀라움을 금치 못했다. 이들이 주로 사용했던 시술도구는 철이나 구리로 만든 것으로 구두공이나 도축업자들이 사용하던 뾰족한 침과 크게 다를 바가 없었다. 이 뾰족한 침을 이용해 수정체의 혼탁한 부분을 긁어낸 후 유리체(琉璃體: 수정체와 망막 사이의 안구 속을 채우고 있는 반고체의 투명한 물질) 안으로 밀어 넣었던 것이다. 따라서 환자들은 잠시 광명을 찾았다가 '의사'들이 떠나고 나면 시술 부위가 감염되어 실명하는 경우가 다반사였다. 당시 백내장은 체내의 원소들이 혼탁해져서 일어난다고 생각했다.

아우구스티누스의 궁정 안과의사를 지냈던 게오르그 바티시(Georg Bartisch)는 이렇게 '눈을 망치는 사람'들을 강도 높게 비판했다. 그는 베살리우스와 그의 문하생들로부터 실용적인 안과 해부학 지식을 배운 바 있다. 1583년에는 안과 관련 책을 저술하여 해부학적 지식과 실용적인 치료법을 자세하게 설명했다. 특히 백내장의 종류를 세밀하게 구분했으며 사시교정을 위한 특수 마스크를 발명하기도 했다. 그의 책 안에는 이 특수 마스크를 묘사한 삽화도 함께 실려 있는데 수직 방향으로 두 줄의 긴 타원형의 틈이 벌어져 있어 이 틈을 이용해 안구 근육 운동을 실시할 수 있었다.

또한 은으로 만든 단단하고 예리한 침을 사용해 백내장을 제거했다. 그는 당시 유행하던 안경이 무용지물이라고 비판하기도 했다. 인간의 눈은 두 개면 족하므로 굳이 네 개일 필요가 없다는 것이 그의 주장이었다. 또 하나 흥미로운 것은 수술 이틀 전부터 의사는 반드시 금욕생활을 해야 한다고 강조했다. 그래야 청결을 유지하고 수술 시 고도의 집중력을 발휘할 수 있다고 했다. 그러나 당시 의사들은 환자보다는 아내가 우선 순위였다. 따라서 이 같은 주장은 거의 실현성이 없었다.

중세 의사들의 저서 중에서는 황당한 내용이 상당히 많다. 심지어 의사는 반드시 부적을 지니고 있어야 마귀의 수작에서 안전하다고 생각하기도 했다. 또한 안과의사는 남성만이 그 자격이 있다고 주장하는 사람도 있었다. 여성은 체내 원소의 영향으로 수술에 실패할 가능성이 많다는 이유때문이었다.

1700년, 파리의 외과의사 피에르 브리소(Pierre Brisseau)가 백내장을 앓았던 병사의 시체를 해부하면서 백내장이 수정체가 흐려지면서 생기는 병임을 발견하게 되었다. 그러나 그의 이러한 주장은 인정받기는커녕 오히려 격렬한 반대에 부딪혔다. 떠돌이 의사들과 어설프게 안과 교육을 받은 이들은 여전히 뾰족한 침을 이용해 백내장을 치료하려고만 했다. 독일의 생리학자 헤르만 폰 헬름홀츠(Hermann Von Helmholtz)가 검안경(檢眼鏡)을 발명한 후에야 브리소의 주장이 인정받게 되었다.

코 복원 수술

코 복원 수술은 고대 인도에서 처음 등장했다. 고대 인도의 법률에는 죄수, 전쟁포로의 귀와 코를 자르는 규정이 있었다. 이에 2세기 의학 관련 문헌에 벌써 코 복원 수술을 실시한 한 외과의사의 이야기가 등장한다. 그는 얼굴이 망가진 환자의 뺨과 이마에서 코 크기만큼 피부를 떼어 원래 코부위에 꿰맨 후 붕대로 감아 두 피부를 봉합시켰다고 한다. 그러나 코가다시 생기긴 했지만 마치 흉측한 살덩어리를 붙여 놓은 것처럼 너무나 보기 흉했다.

15세기 나폴리의 한 시인이 자신의 친구에게 보낸 편지에 다음과 같은 내용이 기록되어 있었다.

"자네, 코를 새로 만들고 싶은가? 그렇다면 나를 찾아오게. 시실리에 브랑카(Branca)란 용한 의사가 있는데 팔에서 근육을 떼어내거나 노예의 코를 베서 새로 코를 만들어 준다네. 이곳에 오면 원하는 모양대로 얼마든지 코를 새로 만들 수 있단 말일세."

이탈리아에는 14세기부터 성형수술이 발달했는데 당시 두 가문이 수술의 비법을 쥐고 있었다. 하나는 시실리의 브랑카 일가였으며 또 한 가문은 이탈리아 남서부 칼라브리아 지역에 위치하고 있었다. 그들은 수술방법을 절대 외부에 노출시키지 않았다.

1580년대에 볼로냐 대학의 해부학 교수 타글리아코치(Tagliacozzi, 1546~1599)가 드디어 이 수술의 비밀을 밝혀내게 되었다. 그의 코 복원 수술은 거의 완벽에 가까웠으므로 후대 사람들은 그를 '성형외과의 아버지'로 칭하고 있다. 당시는 매독 때문에 코가 무너지고 얼굴이 망가진 환자들이 매우 많았다. 또한 중세 유럽에도 범죄자나 부정을 저지른 여인은 코를 베는 형벌에 처했다.

타글리아코치 교수로 인해 볼로냐 대학은 코 복원 수술을 하려는 사람들의 성지처럼 인식되었다. 그러나 보수적인 가톨릭교회의 압박 속에서 타글리아코치는 의학과 윤리 두 가지 압력에 시달렸다. 그는 조물주가 부여한 외모가 손상되었을 때, 이를 회복시켜 주는 데 성형수술의 의의가 있다고 여겼다. 성형수술은 외모만 회복시키는 것이 아니라 환자들의 정신을 고무시키는 효과도 가져올 수 있다고 믿었던 것이다. 그의 이러한 사상은 의술보다도 더 빛을 발했다. 성형수술의 의의를 정신적 측면에서 해석해냈기 때문이었다.

새 코를 만들기 위해서는 이에 필요한 피부 근육을 환자의 팔에서 절취해야 했으며, 절취한 피부 근육을 이식한 부위에서 떨어지지 않을 때까지 고정시키는 것이 관건이었다. 타글리아코치는 수술이 끝난 환자들에게 2~3주 동안 팔뚝과 전신을 붕대로 감아 놓았는데 마치 갑옷과 투구를 걸친 것 같았다. 이는 환자들에게 매우 고통스러운 과정이었다. 당시 이 과정을 목격한 한 법학자는 코를 벤 죄수에게 응당 다시 새로운 코를 붙이도록 하는 규정을 만들어야 한다고 주장하기까지 했다. 그 정도로 코 복원수술은 코를 벨 때보다 몇 배나 더한 고통이 수반되었다. 수술이 끝난 후에도 환자는 새 코를 보호하는 데 면밀한 주의를 기울여야 했다. 특히 겨울이 되면 금속으로 모자를 만들어 코까지 덮었다.

1597년 타글리아코치는 자신의 첫 번째 성형수술 관련 저서 《이식수술에 관하여》를 발표했다. 그는 향년 54세로 생을 마감해 볼로냐의 한 여수도원에 묻혔다. 그가 죽은 후에 마귀들이 그 영혼을 괴롭히는 바람에 밤새 울부짖어 고요한 여수도원을 혼란 속에 빠뜨렸다고도 하고 그의 시신이 파헤쳐져 벌판에 버려지는 벌을 받았다는 설도 있지만 모두 확인된 바는 없다.

당시 사람들은 인간의 외모는 하나님이 창조하신 것이기 때문에 인간이 간섭할 권리가 없다고 믿었다. 프랑스의 대문호 볼테르(Voltaire)의 시에서 타글리아코치를 조소하는 내용을 찾아볼 수 있으며 파레도 그를 비판했다고 한다. 신학자들의 공격은 더욱 맹렬했다. 그가 신의 영역에 간섭하고 나섰다고 비판했으며 그의 수술 성과는 마귀의 조화라고 치부하며 교회에서 추방할 것까지 주장했다. 당시 해부학자들과 같은 운명에 처했었다고 볼 수 있다.

코 복원 수술과 관련해 민간에서도 수많은 이야기가 떠돌았다. 결투에서 코를 베인 남자가 자기 팔에서 피부 근육을 절취하기 싫어 짐꾼에게 살한 점을 사서 새 코를 만들었다. 그런데 13개월쯤 지났을 때 새로 만든 코가 점점 차가워지더니 결국 떨어지고 말았다. 나중에 알고 보니 코가 차가워질 무렵에 그 짐꾼은 이미 병에 걸려 몸져누웠으며 그가 숨을 거두는 순간 코도 떨어졌다고 한다.

타글리아코치가 죽은 후에 그도, 그가 했던 코 복원 수술도 점차 잊혀졌다. 그러던 중 1816년 몽마르트 전쟁 때 베를린의 외과의사 칼이 코를 베인 병사에게 성공적으로 복원수술을 함으로써 이 기술이 다시 등장하게 되었다.

르네상스시대의 의사들

네덜란드의 조각가 헨드리크 골치우스(Hendrick Goltzius)는 병세에 따라 의사에 대한 태도가 바뀌는 환자들의 심리를 예리하게 풍자한 적이 있었다. 병이 위중할 때 의사는 그들에게 희망이요 천사이지만, 건강을 되찾은 후엔 막대한 의료비를 청구하는 악마로 변하는 것이다. 어쩌면 이는 시대가 바뀌어도 변치 않는 진리일지도 모른다.

르네상스시대는 의사들에게 극도로 혼란을 준 시대였다. 그들은 소변검사 용기를 손에서 놓을 수 없었고 4대 원소설에 입각해 시도 때도 없이 팔뚝에 사혈요법을 실시해야 했으며 페스트에서 비듬까지 온갖 질병을 치료하느라 눈코 뜰 새가 없었다. 외과의사들은 외상과 골절을 치료하고 이발사들은 발치까지 했으며 대중목욕탕에선 부항치료가 성행했다. 그렇게 모든 것이 일상 속에 녹아 있었다. 병자가 아직 살아있는 한, 의사의 권위는 여전히 막강했다.

전통적인 의사들은 긴 가운을 입고 유창한 라틴어를 구사했으며 상처에 직접 접촉하는 것을 꺼렸다. 마치 자신이 신이나 된 듯 환자에게서 멀찌감치 떨어져 조수에게 지시만 내리며 입으로 모든 치료를 했다. 일반 환자들에게 그들은 너무나 괴리된 존재로서 신뢰감을 형성할 수 없었을 뿐만 아니라 고액의 치료비도 부담이 되었다. 이에 비해 돌팔이 의사들의 삶은 자유롭고 유쾌했다. 그들은 환자들 가까이 있었고 늘 자신만만했으며 못 고치는 병이 없었다. 이는 환자들에게 커다란 위안이 되었다. 마치 그 시대 위대한 예술가들처럼 그들도 인본주의적 자아를 가졌다고나 할까?

한때 뉘른베르크에서 떠돌이 의사의 의료행위를 금지하는 칙령을 반포한 적이 있었다. 그러나 실효성은 없었다. 1421년에는 잉글랜드의 헨리 5세가 돌팔이 의사들을 질책하며 정식 의사들에게 치료를 받도록 유도했으나 역시 효과를 거두지 못했다. 일반 민중들은 돌팔이 의사라는 것을 알면서도 그들을 찾았다. 자연과학자 베이컨은 일반 민중들의 심리를 이해할 필요가 있다고 주장했다. 대부분의 사람들은 정식 의사를 찾기 전에 떠돌이 의사나 점술가, 마술사를 찾는데 이미 익숙해져 있었던 것이다.

사람들은 병에 걸렸을 때 의사에게 치료받는 것을 포기하는 대신 스스로 관련 서적을 찾아보며 의학지식을 쌓기 시작했다. 특히 《의사들의 회진록》이란 책이 인기였는데 어려운 이론 대신 실제 치료 경험을 담은 의사들의 대화가 담긴 일종의 질병 사례집이었다.

상업과 문화의 발달에 힘입어 도시가 급속하게 발전했으며 공중위생의 안전성도 크게 높아졌다. 1518년 영국의 헨리 8세는 토마스 리너커(Thomas Linacre)라는 의사에게 의사협회를 조직해 런던의 모든 의료행위를 감독하도록 했다. 또한 옥스퍼드와 캠브리지 졸업생 외의 모든 의사는 자격증을 구비하도록 규정했다. 의료행위를 감독하는 의사협회는 어느새 정부기구의 성격을 띠게 되었다. 이 기구는 1551년 왕립의학협회로 재탄생했다. 유럽 최초의 순수 의학기구가 등장한 것이다.

헨리 8세는 의학의 발전에 고무적인 역할을 한 인물이다. 그는 프랑스와의 전쟁 중에 다리에 궤양을 앓은 적이 있어서 의학의 중요성을 몸소 체험했던 것이다. 헨리 8세는 왕립의학협회 외에도 '이발사 외과의사 연맹'의 성립을 허가했다. 이로써 외과의사는 단순 노동자였던 구두공, 청소부 등과 구별되어 그 사회적 지위가 크게 향상되었다.

당시 영국은 종교적 변혁의 회오리에 휘말리지도 않았거니와 파라셀수스나 파레처럼 의학사상 위대한 인물이 배출되지도 않았다. 그러나 의사들이 연합해 조직을 결성하고 학생들에게 실질적인 교육을 실시함으로써 안정적인 발전을 이룩할 수 있었다. 특히 캠브리지는 의학교육의 메카로 거듭나게 되었다.

1591년 뉘른베르크 관리위원회가 독일 최초로 의사협회를 결성해 여기에 최고 의료관리기구 직책을 맡겼다. 그 후 독일의 다른 도시에서도 점차 이러한 정책을 모방하기 시작했다.

뉘른베르크 의사협회의 주석은 대학교 의학과의 주임교수를 담당하거나 다른 실력 있는 의사를 초빙해 주임교수직을 맡길 권한도 지니고 있었다. 각종 포럼을 열어 난치병의 증상과 치료방안에 대한 열띤 토론을 벌였으며 의사의 등급 결정, 초임자 교육, 의료사고 판결 등의 일상 사무를 관장했다.

그러나 초기에는 협회에 등록된 의사들이 너무 많아서 오히려 업무 효율이 떨어지는 결과가 빚어졌다. 환자들은 동일한 병에 의사마다 처방전이 달라 골머리를 앓거나 의사들이 자기 의견만 고집하며 싸우는 통에 제대로 치료도 못 받고 죽음을 맞곤 했다. 따라서 의사협회를 보는 시각이 곱지만은 않았다. 특히 전염병이 크게 유행하던 시기에 병원은 아이러니하게도 '죽음의 집'으로 불려졌다.

그러나 독일의 의사협회는 발전을 거듭했다. 1685년, 브란덴부르크 왕국에 의약협회가 성립되었는데 18세기 초에 '의약건강최고협회'로 재탄생해 체계적, 효율적으로 보건위생 사업을 추진하게 되었다.

세르베투스와 카르다노

세르베투스(Servetus, 1511~1553)는 인체해부학의 창시자로 불리는 베살리우스의 벗이자 제자였다. 그가 베살리우스보다 세 살 위였다. 1511년 스페인 북부 나바라에서 출생했으며 스페인에서 보통교육을 받은 후에 어머니의 고향이었던 프랑스로 떠났다. 처음에는 리옹의 한 인쇄소에서 교열 일을 하다가 파리로 옮겨와 점성학을 공부했다. 후에 파리 대학 의학과에 입학해 베살리우스와 같은 실험실에서 일하기도 했다. 그의 저서 《그리스도교 회복》에는 혈액이 심장에서 흘러나와 허파를 지나 온몸을 순환한 후 좌심실로 돌아온다는 내용이 소개되어 있다. 허파가 붉은 이유도 심장에서 흘러나온 혈액이 통과하기 때문이라고 주장했다. 그러나 당시 이 혈액순환이론은 가설에 불과했을 뿐, 완벽하게 증명되지 못한 상태였다. 또한 그는 신학의 입장에서 의학을 연구했기 때문에 의학을 크게 발전시키지는 못했다.

《그리스도교 회복》은 당시 유럽 전체에 광범위하게 퍼져있던 알렉산드리아의 신학자 아리우스(Arius)의 교의에 바탕을 두고 있다. 이 교의의 핵심은 '유일신론'으로 삼위일체를 반대했다.(영국의 위대한 과학자 뉴턴(Isaac Newton)도 이 교의를 따르는 신도였다고 한다.) 그러나 당시 각국 정부는 이 주장이 이단적 성향을 띠고 있다고 격분했다. 1723년 영국이 신앙의 자유를 허락하는 방식으로 기독교를 허용했지만 '삼위일체론'은 여전히 단호하게 반대하고 있었다.

세르베투스는 자신의 저서 《그리스도교 회복》을 16세기 종교개혁을 주도했던 칼뱅에게도 보냈다. 여기에 칼뱅의 착오와 잘못을 지적해 놓은 서한을 함께 동봉했다. 그는 칼뱅과 진지한 토론을 벌이길 원했지만 오히려 종교계의 논쟁으로 번지면서 파장을 일으켰다.

세르베투스의 학설을 본 칼뱅은 분기탱천하여 세르베투스가 자신이 있는 성에 오는 날이 눈을 감는 날이 될 것이라고 경고했다. 그리고 천주교에 그에 대한 수배령을 내렸다. 결국 세르베투스는 체포되어 감옥에 갇히게 되었다. 그러나 같은 감옥에 있던 죄수들의 도움으로 탈옥해 이탈리아 남부 나폴리로 도주했다. 그는 제네바에서 다시 칼뱅과의 설전을 준비했으나 불행히도 제네바의 한 교회에서 또 체포되고 말았다. 직접 재판에 참석한 칼뱅은 세르베투스에게 그의 저술이 '이단적 진술'이며 '선동적인 책자'임을 인정하도록 요구했다. 그러나 세르베투스는 자신의 신념을 견지했다. 결국 그는 이교도로 판정되어 1553년 10월 27일 제네바에서 화형을 당했다.

독일의 철학자 엥겔스는 세르베투스가 혈액순환 과정을 발견하려는 순간 칼뱅이 그를 잔인하게 태워 죽였다고 개탄했지만 실은 혈액순환 과정과 세르베투스의 죽음은 큰 상관이 없었다. 세르베투스가 혈액순환 과정을 발견해 죽음을 당한 것이 아니기 때문이다. 그가 죽은 후 발베르데(Valverde)라는 의사가 재판에 참여했던 주교와 이야기를 나누던 중 우연히 세르베투스의 혈액순환 이론을 듣게 되었다. 그는 세르베투스의 이론을 도용해 1556년 해부학 논문을 발표했다. 사실 허파에서 나온 혈액이 전신을 순환한다는 이론은 쉽게 증명할 수 있는 학설이 아니었다. 세르베투스에 앞서 13세기 아랍의 과학자 이븐 알 나피스(Ibn al Nafis)가 혈액순환의 개념을 먼저 소개한 적이 있었다. 따라서 세르베투스의 죽음 때문에 혈액순환 이론이 75년이나 늦게 등장했다는 주장은 어불성설이다.

이탈리아 파비아에서 태어난 카르다노(Jerome Cardan, 1501~1576)는 수학자로 명성이 높으며 인류역사상 최초로 발진티푸스의 임상 경험을 묘사한 인물이다. 그는 사생아로 태어나 불우한 어린 시절을 보냈으며 도박에 빠져 마흔 살이 될 때까지 한 푼 없는 빈털터리였다. 젊은 시절 그의 손에는 하루도 주사위가 떠날 날이 없었다고 한다. 그러나 젊은 시절에는 수학과 물리에 심취하기도 했었다. 1520년 파비아 대학에 들어갔으나 나중에 파두아에서 의학을 공부했다. 사생아라는 이유만으로 밀라노 의대로부터 거절당했지만 얼마 후 보란 듯이 유럽에서 가장 명망 높은 의사의 반열에 올랐다. 이탈리아의 수많은 대학에 임용된 그는 수학 강단에도 서게 되었다. 뛰어난 의술을 바탕으로 귀족, 추기경, 국왕의 주치의를 담당하기도 했다. 카르다노는 점성의학을 굳게 믿었으므로 별자리로 모든 병을 진단하고 치료할 수 있다고 생각했다. 하루는 검은 고양이 한 마리가 자신이 집필하고 있던 의학 논문을 찢어버린 일이 발생했다. 그 후 마치 무슨 계시라도 받은 듯 그는 파비아 대학의 총장직을 사퇴하고 의사로서의 길을 걸었다.

1545년 카르다노는《위대한 술법 Ars Magra》이란 저서를 통해 '3차 방정식'의 해법을 발표했다. 이는 '카르다노 공식', 또는 '타르탈리아(Tartaglia, 독학으로 수학에 통달한 이탈리아의 수학자로 3차 방정식의 해법을 발견한 인물로 알려져 있다) 공식'이라고 하는데 카르다노가 타르탈리아의 해법을 도용했다는 소문이 나면서 두 사람이 원수지간이 되었다고 한다.

《위대한 술법》에는 4차 방정식의 해법도 기록되어 있는데 이는 그의 제자 페라리가 발견한 것이다. 카르다노는 '복수(複數)'의 개념을 가장 먼저 사용했으며 '확률'의 기본 이론도 정립했다. 그의 저서《확률이라는 게임에 관한 책 Liber de ludo aleae》에는 주사위를 두 개, 또는 세 개 던졌을 때 특정 숫자가 나오는 계산법이 기록되어 있다.

이밖에도 시각장애인들이 사용하는 점자(점자체계를 만든 루이 브라유의 이름을 따서 브라유(Braille)라고도 함)로 청각장애인들과 교류하는 방식을 고안해 냈으며 만능 회전축, 자물쇠 등을 발명하기도 했다. 그는 유체역학(流體力學, 기체, 액체 따위의 운동을 연구하는 학문) 연구에 있어서도 많은 성과를 거두었다.

1552년의 어느 날, 스코틀랜드의 에든버러 지역을 여행하던 카르다노는 그곳의 대주교가 병에 걸렸다는 얘기를 듣게 되었다. 현지 의사들은 대주교가 결핵에 걸렸다고 판단했으므로 이미 모두 포기한 상태였다. 하지만 카르다노가 6주 동안 세심하게 관찰한 결과 대주교는 결핵이 아니라 천식에 걸렸을 뿐이었다. 이에 대주교의 깃털 베개를 생사 베개로 바꾸고 10시간 이상 숙면을 취하게 했으며 화원을 산책하고 자주 머리를 감도록 조치했다. 또한 닭 스프나 우유 등 담백한 음식을 섭취하도록 식단을 새로 짜는 등 대주교가 건강을 회복할 때까지 그를 곁에서 보살폈다.

카르다노는 매우 불행한 가족사를 지닌 인물이었다. 먼저 그가 가장 사랑했던 막내아들이 부정한 아내를 죽인 죄로 사형을 언도받았다. 집행 시간이 다가오자 그는 고통스럽게 주먹을 움켜쥐었는데 손에서 피가 배어 나올 정도였다고 한다. 그의 딸은 매춘부가 되어 매독으로 세상을 떠났으며 또 다른 아들은 도박에 미쳐 몰래 그의 재산을 빼돌리기 일쑤였다.

1570년에 그는 예수가 탄생했을 때의 별자리를 계산하다가 이교도로 몰려 감옥에 갇히기도 했다. 그의 아들마저도 그를 이교도로 모는데 동조했다고 하니 안타깝기 그지없다. 그러나 아이러니하게도 주교가 그를 점성술사로 고용해 감옥에서 풀어주었다. 그 후 로마로 건너가 교황 그레고리 13세로부터 연금을 지원받아 《나의 생애 De propria vita》라는 자서전을 집필했다. 그는 점성술로 자신이 죽는 날을 계산하기도 했다.

카르다노는 실로 파란만장하고 매우 광적인 삶을 살았다. 또한 그 자신이 의사였음에도 불구하고 의사란 직업을 매우 혐오했다. 부자나 귀족을 치료하는 건 운 좋은 의사들의 몫이었다고나 할까? 의사는 비천하고 고달픈 직업이며 노예의 병이나 고치는 저급 노동으로 치부했다.

당시 연금술사들도 점성학을 신봉했다. 이들은 스스로 별자리를 주재할 능력이 있다고 믿는 자들이었으므로 질병을 고치는 것쯤은 식은 죽 먹기로 여겼다. 자신들이 마음만 먹으면 우주의 비밀을 밝혀 새로운 생명도 창조해 낼 수 있다고 믿었다. 그 시대에 명성이 높았던 연금술사로 투른나이저(Leonhard Thurneyser, 1530~1596)란 사람이 있었다. 그의 부친은 아들이 금세공사가 되기를 바랐지만 그는 파라셀수스에 심취해 몰래 오스트리아 티롤 지방의 광산에서 야금술을 연구하러 다니곤 했다. 그의 정성에 감동한 오스트리아 페르디난트(Archduke Ferdinand) 공작은 그가 전 유럽을 다니며 야금술의 비밀을 연구할 수 있도록 경제적 지원을 해주었다. 충분한 자원과 설비를 확보한 그는 그만의 '묘약'을 만들기 시작했다. 투른나이저는 한 번도 제대로 의학을 공부한 적이 없었지만 자신이 '만들어낸' 금덩이로 병을 고칠 수 있다고 주장했다. 금속에 대한 지식만 있으면 의사가 될 수 있다고 생각한 것이다. 후에 세계 각지에서 그의 점성술 그림을 구하려는 편지가 쇄도했다. 이를 처리하기 위해 비서를 열두 명이나 두었을 정도였다. 또한 직접 인쇄소를 세워 자신의 작품들을 인쇄하기 시작했다. 그는 페르디난트 공작에게 베를린 부근의 한 시내에서 금을 정제해 낼 수 있다고 큰소리를 쳤지만 결국 실패해 페르디난트 공작의 마음도 그에게서 멀어지게 되었다.

제 10 장

17세기 의학
과학의 황금기

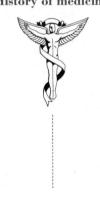

측량의 시대 도래

유럽의 해외 식민지 개척이 활발해지면서 17세기 유럽의 문화와 예술
은 르네상스시대에서 바로크(Baroque)시대로 접어들었다.

'바로크'는 스페인과 포르투갈 지역에서 유래한 말로 '일그러진 진주
(barroco)'라는 뜻이다. 유럽에서는 '도리에 벗어난', '비상식적인', '가식적
인' 등의 뜻으로 사용되었다. 바로크시대는 17세기에서 18세기 전반기,
즉 1600년에서 1750년대에 이르는 시기로 르네상스시대(1452~1600)에
이어 등장했으며 후에 고전주의, 낭만주의로 이어졌다.

당시 유럽에는 귀족 상류사회를 중심으로 살롱문화(상류 가정의 객실에서 열
리는 사교적인 모임)가 유행했다. 이곳에서 국가, 정치, 문학, 예술을 토론하고
승마, 궁술 등의 취미를 교류하기도 했다. 영국의 경험주의 철학자 베이
컨은 모든 지식은 경험에서 비롯된다고 주장했다. 베이컨의 명언 "지식이
곧 힘이다."라는 말은 수세기 동안 학자들의 지식에 대한 욕구를 자극했

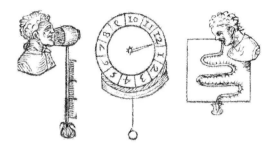

산토리오가 발명한 체온계와 맥박시계
이탈리아의 산토리오는 갈릴레이의 발명품에 착안해 세계 최초로 체온계를 발명하였다. 1720년 독일의 파렌하이트의 의해 화씨 온도계가 발명되었고, 1742년 스웨덴의 셀시우스에 의해 섭씨 온도계가 만들어졌다.

다. 유럽에도 변혁의 회오리가 불기 시작해 네덜란드에 먼저 혁명이 일어나 새로운 국가가 탄생했다. 영국은 전제주의 왕권이 무너지고 의회제가 도입되었다. 정치가 종교의 속박에서 벗어나기 시작한 것이다. 종교재판이 여전히 사람들의 사상 통제를 강화하고 있었지만 무시무시한 화형대도 지식에 대한 갈망을 막을 수는 없었다. 갈릴레이, 뉴턴 등 세계적인 과학자가 등장하면서 유럽은 세계문명의 중심지로 떠오르게 되었다.

초기 철학자들의 관심은 세계를 구성하고 있는 '원소'의 성질을 밝히는 것이었다. 시간이 지나면서 이는 점점 과학자들의 영역으로 옮겨지게 되었다. 1592년 갈릴레이(Galileo Galilei, 1564~1642)는 파도바에서 그의 앞에 모인 수많은 관중들에게 새로운 지식을 전파했다. 그의 강의를 듣기 위해 모인 사람들은 대부분 의사였다. 그는 이들을 상대로 자신이 발견한 새로운 이론을 들려주었다. 또한 망원경, 체온계, 시계추 등 수많은 기구를 발명하기도 했다. 갈릴레이는 학생들에게 다음과 같은 사실을 강조했다.

"앞으로 측량의 시대가 도래할 것이다."

이탈리아의 의사 산토리오(Santorio, 1561~1636)는 갈릴레이의 발명품에 착안해 세계 최초로 체온계를 발명했다. 또한 심장박동을 측정할 수 있는 추를 만들어 환자의 맥박을 재기도 했는데 이 기구는 후에 '맥박시계'라고 불렸다. 맥박시계는 환자의 맥박에 따라 추를 조절할 수 있어 정확하게 맥박을 측정할 수 있었다. 산토리오는 자신이 발명한 맥박시계를 통해 맥박의 수학적 규칙성을 도출해냈다고 자신했다.

그러나 그의 최대 야심작은 체중계였다. 작은 방만한 크기의 저울인데 그는 이 체중계를 통해 30년 동안 자신의 체중을 쟀다고 한다. 이 과정에서 신체의 일부가 공기 중에 노출되는 순간 체중에 변화가 일어난다는 사실을 발견했다. 음식을 섭취하거나 배설을 하지 않아도 신체에 일어나는 미묘한 변화, 산토리오는 이를 '눈으로는 볼 수 없는 땀'이라고 정의했다. 그는 인체의 신진대사의 비밀을 최초로 인식했던 것이다.

당시 파비아 의대를 졸업한 또 한 명의 걸출한 의사가 등장했다. 바로 혈액순환의 원리를 증명해 낸 하비였다. 그는 갈릴레이의 동력과 기계 원리를 이용해 동맥의 혈류 과정을 알아낸 후 심장의 비밀을 밝혀냈다.

당시는 모든 것이 측량의 대상이었다. 실험과 측량을 통한 과학이념이 사람들의 머릿속에 자리 잡게 되었다. '과학'은 더 이상 '추론'이 아니라 반복 실험을 통해 정확한 숫자로 증명되는 학문이 된 것이다.

측량을 바탕으로 탄생한 정밀의학은 기존 의학을 일신하는 효과를 가져왔다. 새로운 의료기기와 약품이 등장해 그동안 점술로 추측하던 질병의 증상을 정확하게 규명할 수 있게 되었다. 이는 의학의 미래를 바꿔놓았다. 지금은 물론 감기만 걸려도 진찰과 검사를 통해 증상을 명확하게 규명할 수 있고 환자 본인이 체온계로 열을 재는 등 간단한 진단을 할 수도 있다.

연금술에서 분리된 화학은 점차 근대 화학의 면모를 갖추게 되었다. 독일의 의사이자 의약 화학자인 리바비우스(Andreas Libavius, 1540~1616)는 화학의 실용성을 높인 인물로 꼽힌다. 그가 편저한 《화학적 주제에 관하여 Rerum chymicarum liber》(1611~1613)에는 수년간 그의 실험 성과가 망라되어 있으며 화학교과서의 면모를 갖추고 있었다. 그는 화학을 독립된 과학의 한 분야로서 확립하는데 크게 기여했으며 실험실의 건축도안을 직접 설계하기도 했다. 1683년 알트도르프(Altdorf)란 건축가가 그가 설계한 도안대로 실험실을 건축했다.

벨기에의 유명한 의사이자 화학자인 헬몬트(J. B. van Helmont, 1597~1644)는 화학의 정량(定量)연구를 추진했던 인물로 저울을 광범위하게 사용했다. '버드나무를 이용한 광합성 실험', '모래 실험' 등은 초기 화학사에 있어 정량 연구의 전형을 보여주는 사례이다. 그는 화학이 연금술에서 독립해 가는 과도기를 대표하는 인물이라고 볼 수 있다. 또한 인체의 화학적 반응을 연구해 생명의 신비를 밝힐 수 있을 것으로 생각했다. 이에 인체의 소화과정을 유심히 관찰했으며 특히 소변량의 변화에 주의를 기울였다. 인체의 기능을 어느 정도 알게 된 후 그는 사혈요법이 흡혈귀와 다를 바가 없다며 강하게 비판했다.

헬몬트가 의사가 된 이유는 매우 흥미롭다. 한번은 그가 어느 여성과 악수를 나눈 후에 옴이 옮은 적이 있었다. 갈레노스파의 의사들은 간의 이상 때문이라고 진단했지만 그는 스스로 자신의 병을 치유하기로 결심했다. 반복적인 실험을 거친 후에 그는 유황 연고로 '옴'을 고칠 수 있다는 사실을 발견했다. 그는 자신의 실험과 경험을 정리한 저서《창조집》에서 다음과 같이 언급했다.

"질병에서 회복된 환자는 혈액 중에 면역이 생겨 같은 병이 다시 걸리지 않는다. 또한 그의 혈액으로 같은 증상이 나타나는 환자를 치유할 수 있다."

비록 면역체계의 기본 개념이 확립되긴 했지만 의학계에는 여전히 신비주의적 색채가 남아있었으며 신구 의학 이론의 충돌은 피할 수 없었다. 위대한 과학자들의 이론에도 모순은 존재했으며 신비주의자들도 나름대로의 합리성을 갖춘 부분이 있었기 때문이었다.

이때부터 물리 의학과 화학 의학이 확실히 구분되기 시작했으며 의학은 바야흐로 황금시대로 접어들었다. 현미경의 등장으로 미생물의 세계가 눈앞에 펼쳐지는 등 과학은 인간의 시야와 시력을 몇 배나 확대시켜 주었다. 당시 발명된 눈금판, 자명종, 자, 저울, 렌즈 등의 기구는 지금도 과학, 의학 분야에서 광범위하게 사용되고 있다.

과학의 새로운 시대를 알리는 종소리가 들리는가?

윌리엄 하비의 신념과 열정

"나의 신념은 진리를 사랑하는 것이다."

"나의 신념은 진리를 사랑하고 공정함을 잃지 않는 것이다."

혈액순환 이론을 확립한 윌리엄 하비는 자신의 신념을 이렇게 써내려갔다. 비록 악필의 극치였지만. 영국 남부 써리 지역에 위치한 하비의 고향 집 화원에서는 하비가 사색과 휴식을 즐기던 동굴이 발견되기도 했다.

윌리엄 하비는 1578년 영국 남서부 포크스톤에서 출생했다. 캠브리지 대학을 졸업한 후 1598년 이탈리아의 파비아 대학에 입학했다. 당시 갈릴레이가 이 대학에서 강의를 하고 있었으며 파비아 대학은 자유로운 분위기의 학풍으로 유명했다. 하비는 해부학에 열의를 쏟고 있었다. 그는 스승 파브리키우스(Fabricius ab Aquapendente, 1537~1619)로부터 정맥판막이 혈액의 역류를 방지한다는 사실을 배웠다. 또한 갈릴레이의 영향을 받아 물리학의 '질량'의 개념을 '혈액순환' 실험에 이용하기도 했다. 하비의 가설을 살펴보면 다음과 같다.

"좌우심실에는 각각 56g 정도의 혈액이 들어있고 맥박은 분당 72회 뛴다. 따라서 시간당 맥박 수는 4,320회이며 한 시간 동안 좌심실에서 주 동맥으로 흘러 들어가는 혈액의 양과 우심실에서 폐동맥으로 흘러 들어가는 혈액의 양은 각각 56×4,320=241,920g(약242kg) 정도 된다. 이처럼 많은 혈액의 양은 사람의 정상 체중의 세 배가 되므로 다른 장기보다 받는 압력이 훨씬 크다."

그는 먼저 심장이 혈액순환의 원동력임을 증명했다. 심장 판막이 혈액의 역류를 막아 혈액이 한쪽 방향으로만 흐르게 하는 것도 혈액순환을 증명하는 사례에 해당한다.

갈레노스는 '간이 혈액 순환의 중심'이라고 주장했다. 좌심실 안에 공기 또는 공기를 함유한 혈액이 존재하고 심장 오른쪽에 격막이 있는데 그 격막에 눈에 보이지 않는 구멍이 있어 혈액을

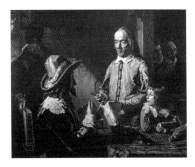

혈액순환이론을 정립한 윌리엄 하비
파도바 대학에서 갈릴레이의 강의를 듣고 물리학의 '질량'의 개념을 '혈액순환' 실험에 이용하기도 했다. 하비는 해부학과 외과학에 관심과 열의를 쏟았으며, 그의 혈액순환이론은 더욱 유명해졌다. 1628년에 쓴 〈심장과 혈액의 운동에 관하여〉라는 책에 수록된 그림이다.

좌심실로 운반한다는 것이었다. 이러한 갈레노스의 주장은 레오나르도 다빈치와 베살리우스가 이미 부정한 바 있지만 당시의 시대적 압력으로 인해 번복되지 못했다.

하비가 내린 결론은 다음과 같다. 일정량의 혈액이 심장에서 흘러나와 동맥을 거쳐 전신으로 운반되며 정맥을 통해 다시 심장으로 들어온다. 이것은 심장의 소순환에 해당한다. 혈액은 우심실에서 허파로 이동하고 허파에서 좌심실로 이동한 후 전신으로 순환하는데 이는 소순환과 구별되는 또 다른 순환이라고 볼 수 있다.

1602년 런던으로 돌아온 하비는 엘리자베스 여왕의 궁정의사였던 브라운의 딸과 결혼했다. 그 후 성 바르톨로메 병원의 의사로 재직하며 해부학과 외과학 강의를 했으며 혈관체계에 대한 연구도 계속했다.

하비는 동시대 경험주의 철학자 베이컨과 찰스 1세, 제임스 1세 등과 돈독한 친분을 유지했다. 특히 찰스 1세는 하비의 연구에 매우 큰 관심을 보였다. 그는 특별히 황실 화원에 사슴을 여러 마리 기르며 하비가 해부학적

새로운 발견을 할 때마다 사슴을 가지고 증명해 보이도록 했다. 하루는 왕실 대신이 발을 헛디뎌 굴러 떨어지며 심한 외상을 입은 적이 있었다. 찰스 1세도 하비의 행동을 모방하며 그의 심장에 손을 대 보기도 했다. 그러나 이미 그는 숨을 거두어 심장은 미동도 하지 않았다.

찰스 1세는 당시 152세까지 살았던 전설의 장수 노인 '올드 파(Old Parr)'의 시신을 하비에게 검시토록 한 적도 있었다. 올드 파는 88세에 결혼했고 102세 때 강간죄를 범하기도 했으며 130세에도 밭일을 거뜬히 할 정도로 건강했다. 그러나 152세 때 런던에 온 후 오염된 공기와 기름진 음식 때문에 바로 병을 얻어 몸져눕게 되었으며 결국 다시는 일어나지 못했다고 한다. 하비의 검시보고서에는 그가 늑막염에 폐렴이 겹쳐 사망한 것으로 되어 있다.

1616년 런던 왕립의학협회의 강좌에서 하비는 드디어 혈액순환이론을 발표했다. 그러나 이 이론이 의학계에 파란을 일으킬 것을 알고 있었기에 그는 매우 신중한 자세를 취했다. 또한 다양한 방법을 동원해 반복적인 동물실험을 진행하는 등 연구를 지속했다. 후에 다시 12년 동안 자신의 이론을 정리해 저서로 출간했다.

혈액순환 이론은 1571년에 피사의 내과의사이자 식물학자였던 안드레이(1524~1603)가 먼저 제기한 바 있다. 그 역시 초보적인 수준에서 대순환과 소순환으로 나누어 혈액순환을 묘사했는데 하비는 이를 완벽하게 증명해 낸 것이다.

1628년 프랑크푸르트 도서박람회에《혈액순환론: 심장과 혈액의 운동에 관하여 De Motu Cordis et Sanguinis in Animalibus》라는 72페이지 분량의 작은 책이 등장했다. 혈액이 온몸을 순환하며 그 원동력은 바로 심장이라는 혁명적인 이 이론은 큰 반향을 일으켰다. 물론 지금은 의학의 가장 기본적인 개념에 해당한다.

혈액순환의 원리가 밝혀진 후, 질병의 원인 규명에 대한 연구도 활발하게 이뤄졌다. 현대의 생리학을 비롯해 심장학, 혈액학도 모두 하비의 이 저서를 계기로 발전하게 되었다. 수혈, 정맥주사, 바이패스 수술(bypass 手術.중요한 동맥 따위가 막혔을 때 우회로를 만들어 피가 잘 흐르게 하거나 자신의 다른 혈관을 사용하여 장애가 있는 관상 동맥 따위에 대신 연결하여 쓰도록 하는 수술) 등도 모두 혈액순환의 이론에 바탕을 두고 있다. 이때부터 생리학은 하나의 독립된 분야의 과학으로 자리매김했다. 또한 18세기에는 생리학에 바탕을 둔 병리학의 개념이 정립됨으로써 근대 임상의학이 본격적으로 발전하게 되었다. 하비의 이론 가운데 유일한 결점은 모세혈관의 존재를 증명해내지 못한 것이다. 모세혈관은 1661년 마르첼로 말피기(Marcello Malpighi)에 의해 밝혀졌다.

하비가 혈액순환의 윤곽을 보여주긴 했지만 아무래도 관찰, 실험에 방법적인 제한이 따랐으므로 세부적인 면은 소홀할 수밖에 없었다. 후에 그를 추종한 수많은 과학자들이 더욱 더 정밀한 기기들을 이용해 세부적인 이론을 증명해 나갔다. 하비는 육안으로 확인되는 것들만 발견하는데 그쳤지만 그의 결론은 의학사에 길이 남을 위대한 발견임에 분명하다.

그러나 혈액순환론도 당시 등장했던 수많은 신이론처럼 조롱과 비판을 면할 수 없었다. 물론 하비는 이에 전혀 개의치 않았다. 에든버러 대학의 프림로즈(G. Primrose) 교수는 "예전의 의사들은 혈액순환이론을 몰랐어도 환자의 병을 고칠 수 있었다."며 하비를 공격했다. 프랑스의 해부학자 리올랑(Jean Riolan, 1577~1657)은 혈액순환의 '순환'이란 말에 빗대어 혈액순환론을 지지하는 의사들을 '순환하는 의사', 즉 '떠돌이 의사'라고 비꼬기도 했다. 파리 대학의 교수들도 아주 오랜 기간에 걸쳐 혈액순환이론을 인정하지 않았다. 하비는 작고 마른 체형에 까무잡잡한 피부의 소유자였다. 그는 허리춤에 찬 단검을 만지작거리는 습관이 있었으며 자신을 매도하는 학자들에게 언제나 이성적인 태도로 반박했다. 그러나 논리적으로 하비를 당할 수 없었던 학자들은 "우리는 갈레노스의 오류를 따를지언정 하비의 진리를 따르지 않을 것이다."라는 입장을 견지했다.

그 후에 하비는 찰스 1세의 지원으로 옥스퍼드 대학에서 생태학 연구를 계속해 1651년 두 번째 저서 《동물의 발생 Exercitationes de Generatione Animalium》을 발간했다.

이 생태학 관련 저서는 의학계 전반에 매우 깊은 영향을 끼쳤다. 고대 아리스토텔레스는 고등동물과 인류의 생식은 양성결합의 결과라고 주장했는데 육체는 여성에게서 영혼은 남성에게서 나온다고 설명했다. 16세기 파라셀수스는 남성의 정액이 배태의 근원이 된다고 주장했다. 그는 화학적 방법으로 정액이 태아가 되도록 시도한 적이 있으며 '인조 인간'을 만들기 위한 시도도 감행한 적이 있었다.

하비는 이 책에서 71종의 동물이 배태, 성장하는 과정을 기술하고 있다. 또한 계란 안에 있는 투명한 반점에서 병아리가 발육을 시작한다고 주장했다. 또한 동물의 태아세포는 각 부분이 단계별, 순차적으로 성장한다는 후성설(後成說. Epigenesis)을 주장했다. 양성이 결합해 태아세포가 만들어진다는 것을 알고 있었지만 그는 여전히 모든 생명은 '알'에서 나온다는 생각을 견지했다. 당시에는 포유동물의 '알'이 발견되기 전이었지만 그의 학설은 난자론(Ovist)이 등장하는 계기가 되었다. 이 이론은 19세기 독일의 동물학자 베어(Baer)가 현미경을 이용해 증명해 보였다.

혈액순환론을 비롯해 하비가 주장한 모든 새로운 이론은 그의 경험과 실험에 바탕을 두고 있다. 그는 이 실험의 결과들을 귀납적으로 정리해 후대 의학 연구의 모범을 보였다. 그러나 당시에는 현미경이 발명되기 전이었으므로 혈액순환 이론 가운데 모세혈관 연구는 제한을 받을 수밖에 없었다. 따라서 그의 이론이 교착 상태에 빠질 수밖에 없었던 것도 이미 예견된 결과였는지 모른다.

하비는 1657년에 세상을 떠났다. 자녀가 없었던 그는 자신의 연구 업적을 왕립의학협회에 기증해 '자연의 섭리'를 밝히는 데 사용하도록 유언하기도 했다.

미생물의 위대한 발견

르네상스시대에는 광학(光學)이 눈부신 발전을 이룩했다. 1590년 네덜란드 미델뷔르흐에는 안경점을 운영하던 얀센(Hans Jansen)이라는 사람이 있었다. 어느 날 아들이 크기가 서로 다른 볼록렌즈를 겹쳐 보며 놀고 있는 것을 무심코 보게 된 얀센은 갑자기 멀리 있는 물건이 마치 바로 눈앞에 있는 것처럼 가깝게 느껴지는 현상을 발견하게 되었다. 호기심이 발동한 그는 두 개의 볼록렌즈를 동관(銅管)에 고정시켜 보았다. 세계 최초의 망원경은 이렇게 탄생했다. 한편에서는 얀센이 아니라 그 옆에서 또 다른 안경점을 운영하던 다른 이웃 사람이 발명했으며 전쟁에 이용하도록 네덜란드 정부에게 바쳤다는 설이 있다. 망원경에 대한 소식은 유럽 전역에 급속하게 퍼졌다.

천문학자들은 망원경을 이용해 우주를 관측하기 시작했다. 돋보기가 등장해 작은 물건이 크게 보이는 기이한 세계가 눈앞에 펼쳐졌다. 그리고 드디어 현미경이 탄생했다. 1609년 6월 베니스를 방문했던 갈릴레

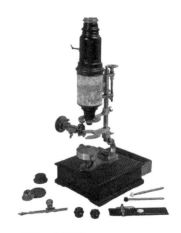

레벤후크의 현미경
우리가 알고 있는 망원경을 탄생시킨 원동력은 안경점을 운영하던 얀센에 의해서 비롯되었으며, 초기에는 천문학자들에 의해 망원경과 현미경이 발명되었다. 특히 미생물(세균)의 존재는 레벤후크의 250배율의 현미경으로 인하여 밝혀지게 되었다.

이도 망원경에 대한 소식을 듣게 되었다. 그는 곧바로 파비아로 돌아와 망원경 연구에 몰두한 결과, 우주를 관측하는 망원경은 물론, 본래 크기보다 70배나 크게 볼 수 있는 '복식현미경(대물렌즈와 접안렌즈로 확대된 상을 관찰하는 현미경)'까지 제작했다. 이때부터 학자들 사이에 현미경 제작 붐이 일어나기 시작했다.

1665년 영국의 레벤후크(Leeuwenhoek, 1635~1703)는 복식현미경을 모방해 배수가 140배나 되는 현미경을 제작해 최초로 세포를 관찰했다. 이때부터 육안으로는 볼 수 없었던 신세계가 눈앞에 펼쳐지게 되었다. 인류의 시야는 동물 체내의 세포구조까지 관찰해 낼 수 있을 정도로 넓어져 수많은 기적을 불러일으켰다.

레벤후크는 1632년 네덜란드의 델프트에서 출생했다. 열여섯 살 때 부친이 세상을 떠나면서 학업을 그만두고 암스테르담으로 올라와 잡화점 점원으로 일했다. 그러나 그는 틈만 나면 옆집 안경점으로 달려가 안경 기술자에게 렌즈에 광을 내는 법을 배웠다. 이 방법을 금방 터득한 그는 방직제품의 실 가닥을 세는 데 렌즈를 사용하기 시작했다. 1674년에 레벤후크는 드디어 단식현미경을 제작하는 비법을 깨우치게 되었다. 장방형의 금속판 두 개에 작은 구멍을 낸 후 그 사이에 자신이 직접 광택을 낸 렌즈를 끼웠다. 이 금속판 두 개를 나사못으로 연결시킴으로써 관찰 대상에 따라 거리를 조절할 수 있도록 했다.

처음 단식현미경을 이용해 물체를 관찰한 그는 스스로 놀라움을 금치 못했다. 닭털의 섬모(纖毛)가 마치 나뭇가지처럼 굵게 보였으며 벼룩과 개미의 다리가 한 그루 나무와 같이 거대하게 보였기 때문이었다. 그는 현미경 앞에 펼쳐지는 세계가 마치 기대에 가득 차서 열어보는 선물상자처럼 환상적이었다고 회고한 바 있다.

잡화점 점원 생활을 마감하고 다시 고향인 델프트로 돌아온 그는 시청에서 경비원으로 일하며 남는 시간에 현미경으로 자연현상을 관찰하기 시작하면서 점점 현미경에 매료되어 갔다. 레벤후크는 90세까지 장수했는데 그동안 무려 250개의 현미경을 비롯해 렌즈 400여 개를 수집했다. 이 가운데는 본래 크기보다 200~300배까지 확대해서 볼 수 있는 렌즈도 포함되어 있었다.

레벤후크는 대학에 다닌 적이 없기 때문에 모국어인 네덜란드어 외에는 라틴어도 다른 어떤 언어도 할 줄 몰랐다. 그는 현미경의 비법이 혹시 다른 사람에게 알려질까 조바심 내며 혼자만 독점하려 했으므로 당시 과학자들은 오히려 그와 친해지려고 안간힘을 썼다. 네덜란드의 유명한 해부학자 그라프(Reinier de Graaf, 1641~1673)도 예외일 수 없었다.

그라프는 췌장액을 발견하고 연구한 인물로 유명하다. 췌장에서 분비되는 인슐린은 현대 의학의 중요한 연구 분야에 해당한다. 그는 누관(瘻管, 장기와 몸 표면 또는 두 장기 사이에 생긴 비정상적 통로)을 이용해 개의 췌장에서 분비되는 물질을 다른 용기에 담아 저장해 두고 같은 방법으로 침샘에서도 타액이 분비되도록 하는 실험을 했다. 어느 날 그는 아무런 준비도 하지 않은 상황에서 아직 온기가 남아 있는 프랑스 선원의 시체를 해부한 적이 있었다. 마침 췌장액이 분비되어 나오자 그는 한 치의 망설임도 없이 그것을 조금 들이켜 보았다. 그리고 인체에 있는 각종 '샘' 기관이 질병치료의 열쇠일지도 모른다고 느끼기 시작했다. 그러나 그라프의 이러한 생각은 그로부터 200년이 흐른 뒤, 프랑스의 생리학자 베르나르(Claude Bernard)가 췌장액이 소화에 관여한다는 사실을 밝혀낸 후에야 비로소 증명되었다.

그라프는 실비우스의 제자로 런던 왕립학회와 매우 긴밀한 관계를 유지하고 있었다. 1680년 그라프의 추천을 받은 레벤후크는 왕립학회의 회원이 되었다. 그는 한 번도 학회에 출석한 적은 없었으나 1673~1723년까지 자신이 발견한 사실을 학회에 보고했다. 그가 보고한 내용은 왕립학회

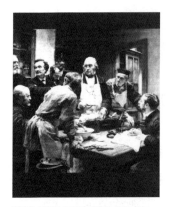

생리학 실험의 기초를 제공한 베르나르
글리코겐이란 용어를 처음 사용한 인물로서
생리학 연구를 위해 의사를 포기하였다. 토끼
를 해부한 그는 동물보호론자인 아내와 이혼
하기도 하였다.

의《철학회보 Philosophical Transactions》에 수
차례 실렸다. 1683년에는 레벤후크가 그린
세균 그림이 소개되기도 했다. 이때부터 레
벤후크는 의학계에서 '세균학의 아버지'란
칭호로 불리게 되었다. 그러나 정작 그는
자신이 무엇을 발견한 것인지 잘 알지도 못
했다. 그러나 뛰어난 현미경 제작 기술자임
에는 분명했다. 과학의 문외한이었던 레벤
후크가 오직 현미경만을 이용해 어떠한 과
학적 성과를 거두었는지 살펴보자.

1668년, 그는 처음으로 적혈구 세포가
토끼의 귀에 있는 모세혈관을 통해 흐르는 모습과 개구리의 다리에서 순
환하는 과정을 관찰해 냈다. 이는 인류 최초로 기기를 이용해 눈에 보이지
않은 세포를 관찰한 기원이 되었다.

1674년, 적혈구 세포의 모양을 정밀하게 묘사해 냈으며 세균과 원생생
물을 관찰하기 시작했다. 1675년, 빗물을 받아놓은 통에서 단세포 미생
물, 즉 원생생물을 발견하게 되었다. 1676년, 트리코모나스(Trichomonas,
동물성 편모충류에 속하는 원생동물로 긴 편모를 가지고 있다)를 발견함으로써 미생물
학의 신기원을 열었다. 그는 자신의 잇몸에 낀 이물질을 현미경으로 관찰
한 적이 있는데 현미경 너머로 꿈틀거리는 무수한 미생물들의 움직임을
보고 깜짝 놀라지 않을 수 없었다. 그 자신의 말을 빌리자면 그 작은 생물
들은 무척 신이 난 듯 움직였으며 그 수는 유럽 인구보다도 훨씬 많았다고
한다. 그러나 이 발견은 인류의 존엄성을 훼손했다는 비판을 받으며 수많
은 학자들의 분노와 반발을 샀다.

1677년, 그는 동물의 정자 모양을 묘사하며 정자가 태아세포 발육에서

차지하는 중요성을 증명했다. 그 당시 정자는 섬모충의 모양일 것이라는 설이 150여 년이나 내려오고 있었다.

1683년, 다시 자신의 잇몸에 낀 이물질을 관찰하며 더 작은 단세포 생물을 발견했다. 그는 이 생물들이 마치 작은 뱀처럼 유연하게 움직였다고 기술했다. 그로부터 200년이 흐른 후에야 사람들은 당시 레벤후크가 발견한 것이 세균이었다는 것을 알게 되었다.

1684년, 레벤후크는 매우 정확하게 적혈구 세포를 묘사함으로써 모세혈관의 존재를 입증했다. 이로써 하비의 혈액순환론은 완벽하게 증명될 수 있었다.

1688년, 그는 올챙이 꼬리를 관찰하면서 혈액순환 과정을 직접 확인할 수 있었다. 이러한 혈액순환 현상은 서로 다른 부위 50여 군데에서 관찰되었다. 가느다란 혈관을 통해 꼬리 중앙에서 가장자리로 혈액이 운반되고 있었으며 각 혈관 끝에 구부러진 부분, 즉 방향을 전환하는 부분이 있어 혈액을 다시 꼬리 중앙 부분으로 수송하고 있었다. 이처럼 꼬리 중앙 부분으로 혈액이 다시 돌아오는 것은 심장으로 되돌아가기 위해서였다. 혈액을 신체 각 부분으로 보내는 혈관이 동맥, 다시 심장으로 되돌아가는 혈관이 정맥인 것이다. 동물의 혈관이 동맥과 정맥으로 이루어져 있다는 사실이 입증된 셈이다.

1702년, 수많은 하등동물과 곤충의 생활사를 관찰하기 시작했다. 그는 물이 있는 곳에는 언제나 미생물이 살고 있다고 주장했다. 또한 곤충의 알이 부화해서 유충이 되는 과정을 관찰하기도 했다. 세균은 다른 생명을 먹이로 살아가는데 먹이가 있는 곳에서는 급속하게 번식하는 것을 발견했다. 그러나 먹이가 없어지는 순간 바로 대량 사망으로 이어졌다. 이처럼 먹고 먹히는 관계는 생명을 담보로 한 잔인한 전쟁이었다. 그는 '굴'의 번식과정을 관찰하면서 세균이 아무리 많아도 굴을 멸종시킬 만한 위력은 없으며 세균과의 전쟁에서 단 한 마리의 '굴'만 생존해도 굴은 다시 순식간에 엄청난 양으로 번식하는 것을 관찰했다. 그러다가 번식이 과잉상태에 달하면 다시 세균이 출현해 생태계의 균형이라도 이루려는 듯 '굴'들을 공격했다. 생존, 생태계의 균형을 유지하는 조물주의 지혜에 탄복하지 않을 수 없는 대목이다.

레벤후크는 곤충의 구조를 관찰하면서 대부분의 곤충들이 겹눈을 가지고 있는 것을 발견했다. 주변의 다른 생명체를 신속하게 발견하기 위해서였다. 또한 진딧물은 수정 없이 번식하는 것을 발견했다. 현대 과학에서는 '단성생식(單性生殖)'이라고 부르는데 암컷이 수정 없이 유충을 만드는 방법을 말한다.

역사에 한 획을 그은 획기적인 발견으로 레벤후크의 명성은 전 세계에 퍼졌다. 영국 여왕과 러시아의 표트르대제를 비롯한 수많은 명사들이 그를 직접 방문할 정도였다. 그는 대학의 정규 과학교육을 받진 못했지만 육안으로 볼 수 없는 미생물의 세계를 밝혀냄으로써 18, 19세기 초 세균학과 원생생물학 연구의 발판을 마련했다.

레벤후크와 동시대를 살았던 유명한 과학자로 키르허(Athanasius Kircher, 1602~1680)를 들 수 있다. 독일 태생의 성직자였던 그는 고대 이집트를 연구하는 고고학자였다. 1656~1657년에 페스트가 로마에 유행했을 때 그는 페스트로 죽은 환자의 몸에서 혈액 몇 방울을 채취하여 현미경으로 관찰한 적이 있었다. 그리고 현미경 너머로 꿈틀거리는 무수한 생명체의 움직임에 깜짝 놀라고 말았다. 그는 아주 작고 재빠르게 움직이며 육안으로 볼 수 없는 이 기생균이 바로 동물 사이에 페스트를 전염시키는 주범이라고 생각하게 되었다. 키르허는 유기체에 의해 전염이 일어나는 과정을 처음으로 관찰했다. 파리 한 마리가 병균이 든 과즙을 마신 후, 날아가는 중에 분비물을 음식물에 떨어뜨렸는데 사람이 그 음식물을 먹으면 바로 병에 감염되었다. 이러한 결론은 이탈리아의 자연과학자 프라카스토로(Fracastoro)의 영향을 받은 것으로 보인다. 그러나 엄밀히 말해 키르허가 본 것은 세균이 아니라 혈구였다.

최초의 수혈 수술

혈액은 생명을 상징한다. 외과수술에 있어 수혈은 가장 기본적인 조치에 해당한다. 만약 어느 나라에서 대규모로 혈액을 비축하기 시작하면 바로 전쟁이 일어날 신호로 볼 수 있다. 고대 이집트에서는 혈액으로 목욕하면 체력을 회복할 수 있다고 여겼다. 고대 로마시대의 격투사들은 결투에서 패해 죽기 직전의 상태에 놓인 사람의 피로 체력을 보충했다고 한다.

1628년 하비는 혈액이 허파에서 정맥을 통해 동맥으로 이동한다는 혈액순환이론을 발표했다. 런던왕립학회에서 먼저 이 학설을 옹호하고 나섰으며 학회의 회원들은 객관적인 실험을 통해 이를 증명하고자 노력했다. 그 후 로버트 후크(Robert Hooke, 1635~1702)가 현미경을 이용해 인체의 가장 기본적인 단위, 세포를 발견했으며 이어 이탈리아의 저명한 학자 말피기에 의해 모세혈관의 기능이 밝혀졌다. 세포학, 미생물학의 창시자 레벤후크는 닭 벼슬, 토끼 귀, 박쥐 날개,

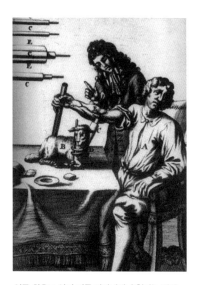

인류 최초로 양의 피를 사람에게 수혈하는 장면
오늘날 수혈은 기본적인 의료행위지만, 과거에는 목숨을 건 도박이었다. 란트슈타이너에 의한 ABO식 혈액형의 발견은 수혈의 성공으로 외과학이 더욱 발달하는 계기가 되었다. 그 이전 1692년에 양의 피를 사람에게 수혈하였지만 실패하면서 금지되기도 했다.

뱀장어 꼬리 등을 관찰해 모세혈관의 존재를 다시 한번 입증하며 하비의 혈액순환 이론을 완벽하게 마무리했다.

이러한 새로운 발견과 학설에 힘입어 왕립의학협회는 처음으로 수혈을 시도하게 되었다. 하비의 순환이론에 따르면 혈액에 액체상태의 약물을 넣고 인체의 각 부위에 주사할 수 있다고 했다. 이에 의학협회의 한 회원이 새의 깃털과 개의 방광을 이용해 주사기 대용품을 만든 후 이를 이용해 약을 '생명체'에 주입하는 시도를 하게 되었다. 그는 건축가였다고 한다.

의학학회의 관련 문헌에는 "투여하는 약물에 따라 구토, 설사, 중독, 흥분, 심지어 사망까지 동물들의 반응이 다를 수 있다."라고 기록되어 있다.

이 시도가 성공한 후 1665년 영국의 해부학자 리처드 로벨(Richard Lovell)은 혈액을 인체에 직접 주입하는 방법을 생각해 내게 되었다. 그는 우선 학회회원들 앞에서 동물을 대상으로 공개적인 첫 수혈을 실시했다. 은으로 만든 가는 관을 이용해 개 두 마리의 목동맥과 목정맥을 서로 연결해 혈액이 흐르도록 한 것이다. 수혈 실험에 이용된 개는 생명을 유지했다.

동물을 이용한 첫 수혈 실험이 성공하자 그는 양, 소, 개의 혈액을 혼합해 다시 한번 실험을 시도했다. 이 실험에서 그는 공기 중에 그대로 노출된 동물의 허파에 검은색 정맥혈을 주사한 후 혈액의 빛깔이 점점 선홍색으로 변하는 과정을 관찰했다. 혈액의 빛깔이 변화하는 것은 동물의 허파가 공기 중에 노출되면서 일부 물질을 그대로 흡수해 빚어진 것이라고 설명했다.

수혈의 결과가 이처럼 이상적이라면 질병을 막을 수 있는 것은 물론 불로장생도 가능할 것 같았다. 당시 회원들은 만약 양의 피를 개에게 수혈하면 개의 등에도 보드라운 양털이 자라날 것으로 예상했다. 이와 관련해 재미있는 일화도 전해진다. 아무도 자신을 해치지 못하도록 암사자의 피를 수혈 받으려는 여성이 있었을 뿐만 아니라 부부 사이가 원만하지 못할 경우 서로의 피를 수혈하면 모든 원한이 해결된다고 여기기도 했던 것이다.

1667년 11월 23일 드디어 인체 수혈이 시도되었다. 왕립의학협회의 '수혈부'의 주재 아래 로벨은 아서 코가(Arthur Coga)라는 이름의 가난한 목사에게 양의 피 340g 정도를 수혈했다. 실험은 매우 성공적이었다. 수혈을 받은 후 목사는 다시 태어난 듯 몸이 훨씬 좋아졌다고 진술했으며 다만 약간의 두통을 호소했다고 기록되어 있다.

프랑스의 궁정의사였던 데니스는 1667년까지 수 차례 동물수혈 실험을 한 인물이다. 로벨이 아서 코가에게 수혈을 실시하기 4개월 전, 데니스는 흑열병(黑熱病)에 걸려 사혈요법으로 치료를 받느라 매우 허약해진 젊은이에게 230g의 양의 피를 수혈한 적이 있었다. 수혈을 받은 젊은이는 다소 기운을 차리게 되었다.

그 시대에 혈액은 정신, 성격, 영혼 등과 긴밀하게 연관이 되어 있었다. 데니스는 인체 수혈에 성공하며 이와 관련해 학술논문을 발표한 바 있다. 그는 이 논문에서 인류가 동물의 피를 수혈 받는 정당성을 철학적 입장에서 설명하고 나병, 궤양, 정신병 등 혈액에 기인한 질병의 치료방법 등을 기술하고 있다.

그러나 데니스의 두 번째 수혈수술의 결과는 향후 150년 동안 수혈이 다시는 의학계에 등장하지 않을 정도로 큰 파장을 불러일으켰다. 당시 수혈 치료를 받게 된 환자는 파리 근교 귀족의 시종이었던 자로 매독을 앓고 있었다. 그가 발작을 일으킬 때면 아내를 심하게 구타하는 것은 물론 온 마을에 불을 지르고 다닐 정도였다. 1667년 겨울 그 시종이 다시 발작을 일으켜 알몸으로 파리 시내를 활보하기 시작했다. 한 귀족이 그를 발견해 데니스의 거처로 데려오게 되었다.

데니스는 약 280㎖ 정도의 송아지 피를 그에게 수혈했다. 온순한 송아지의 피로 그의 발작을 멈출 수 있기를 바랐던 것이다. 데니스는 두 차례 수혈을 실시했는데 첫 번째 수혈이 끝난 후에 환자의 병세는 다소 호전되는 것 같았다. 그러나 두 번째 수혈을 실시하자 환자는 갑자기 발열, 복통에 식은땀, 혈뇨 등의 증상이 나타나기 시작했다. 현대 의학의 관점으로 보면 이는 명백한 '거부 반응'이라고 볼 수 있다. 고열과 쇼크에 시달리던 환자는 사경을 헤매다가 기적적으로 회생했으며 당분간 발작 증상도 없어졌다.

그러나 1668년 1월말 그는 또 다시 발작을 일으켜 세 번째 수혈을 받게 되었으나 결국 수혈 도중에 사망했다. 환자의 아내가 데니스를 살인죄로 고소했는데 그는 의학적인 입장에서 법정을 설득하지 못하였고 환자의 아내가 남편에게 독을 먹였거나 남편을 방치해 죽음에 이르게 했다고 답변했다.

수개월의 소송으로 프랑스 사람들은 모두 '수혈'이란 단어를 인식하게 되었다. 법정은 결국 데니스의 무죄를 선고했으나 파리의학교수협회는 허가받지 않은 수혈은 일체 금지한다는 성명을 냈다. 그 후 수혈은 의학 교과서에는 계속 등장했지만 아무도 다시 시도하려는 이가 없었다. 적어도 공개적인 수혈은 더 이상 이뤄지지 않았다. 이 사건은 프랑스 의회에서도 큰 논쟁을 일으켰으며 결국 수혈을 금지하는 법률이 제정되었다.

국제교류시대의 도래

독일의 유명한 천문학자 요하네스 케플러(Johannes Kepler, 1571~1639)는 대자연의 소박함, 일관성, 그리고 나름대로의 역할이 주어진 모든 생명체를 찬미했다. 이 말은 17세기의 과학적 이념을 잘 대변해 준다. 이 시기에는 케플러를 비롯해 갈릴레이, 데카르트, 뉴턴 등 천재적인 학자들이 배출되어 과학의 신기원을 열어주었으며, 의학 역시 괄목할 만한 발전을 이룩했다.

바빌론, 이집트, 인도, 중국, 이스라엘, 그리스, 로마의 의학은 주변 여러 나라에 매우 큰 영향을 끼쳤다. 그러나 이러한 영향은 시간이 흐르면서 점차 퇴색해 의학의 학문적 영역에만 머무는 데 그쳤으며 의사, 과학자들 사이의 교류와 협력은 거의 전무했다고 볼 수 있다. 근대 의학은 자연과학에서 실험 연구의 영역으로 점차 이동하게 되었다. 갈릴레이는 모든 현상에는 그 변화를 주도하는 수학적 법칙이 존재하며 학자들의 사명은 이를 찾아내는 것이라고 주장한 바 있다. 데카르트가 신봉했던 철학의 기저는 너무나 유명한 그의 명언 "나는 생각한다. 고로 존재한다."에 모두 함축되어 있다. 베이컨은 과학자들에게 지식을 체계화하는 방법을 연구하도록 요구했다.

중세 후기에 건립된 대학들은 오랜 기간 스콜라철학 사상에 속박되어 있었기 때문에 생명력을 거의 잃어버린 상태였다. 당시 학자들은 대부분 서한을 주고받으며 문제를 토론하곤 하였지만 바로크시대에 접어들면서부터 모든 편견과 교조주의적 사상에서 벗어나 수학적 방법으로 세상의 법칙을 공식화하곤 했다. 이러한 분위기 속에서 로마, 플로렌스, 런던을 중심으로 점차 과학협회가 성립되기 시작했다. 1603년 로마에 설립된 이탈리아 스라소니 아카데미를 비롯해 1635년 프랑스 학회, 1662년 런던 왕립학회, 그리고 1700년 라이프니츠(Leibniz)가 프리드리히 1세(Friedrich I)를 설득해 베를린 과학학회를 설립하게 되었다.

1680년을 전후해 파리에서 처음으로 의학전문 잡지가 발간되었으며 영어, 독일어 번역서도 출간되었다. "과학은 법칙이다." 갈릴레이의 이 말은 의학전문 잡지 탄생의 전주곡이었는지도 모른다. 그리고 과학은 점차 국경이 사라졌다. 영국의 근대 화학을 이끈 보일(Boyle)은 이탈리아에서도 활약했으며 이탈리아의 생리학자 말피기의 명성은 볼로냐를 넘어 런던까

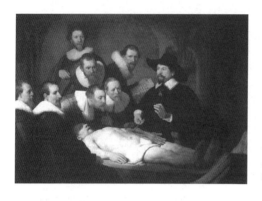

튈프 박사의 해부학 강의 장면
《해부학 강의》는 네덜란드의 화가 렘브
란트의 26세 때 작품으로써 유명하다.

지 자자했다. 하비의 혈액순환론 또한 영국, 독일을 거쳐 전 유럽에 알려
지며 대규모 토론이 벌어지기도 했다.

국제교류를 통한 협력은 이미 거부할 수 없는 대세로 굳어졌으며 17세
기 의학의 가장 큰 특징 가운데 하나로 꼽힌다.

네덜란드의 라이덴 대학교는 이 시대의 정신을 대표하는 요람이었다.
스페인 대군이 라이덴을 포위하고 맹공을 퍼부었지만 라이덴 시민들은
용맹하게 싸우며 성을 지켜냈다. 1574년 10월 2일 네덜란드 오렌지 왕가
의 윌리엄 왕자는 댐의 수문을 열어 스페인 군대를 수장시켰다. 윌리엄 왕
자는 라이덴 시민들의 강인한 의지에 감동해 두 가지 상을 제정하고 시민
들 스스로 선택하게 했다. 첫 번째는 10년 동안 세금을 면제하는 것이고
두 번째는 라이덴에 대학을 설립하는 것이었다.

라이덴 시민들이 두 번째 조건을 선택함으로써 탄생한 라이덴 대학에
윌리엄 왕자는 '자유의 전당'이란 이름을 붙여주었다. 라이덴 대학은 대문
을 활짝 열고서 파비아나 이탈리아 대학으로 가려던 학생들에게 새로운
의학의 전당으로 올 것을 독려했다. 이 때문에 라이덴 대학의 명성은 전
유럽에 퍼지기 시작했다. 네덜란드 화가들의 그림에서도 볼 수 있듯 당시
회화의 소재로 가장 각광받던 것이 바로 의사의 모습이었다. 네덜란드의

유명한 풍속화가 얀 스텐(Jan Steen)도 의사가 병상을 지키는 모습만 20여 폭을 그렸다. 물론 이 가운데는 머릿속에서 결석을 꺼낼 수 있다며 떠벌리고 다니는 유랑의사들의 모습도 포함되어 있다. 의사를 빙자한 이들 사기꾼들은 조수에게 결석을 미리 맡겨두었다가 수술을 진행하며 몰래 자신의 손에 넘겨받는 수법을 썼다. 암에서 백내장에 이르기까지 이들은 못 고치는 병이 없었다. 그들은 자신의 의사 학위를 대개 모자에 붙여두었다.

그전까지 학생들은 환자를 직접 대하는 경우가 매우 드물었다. 다만 경전을 암송하고 구술과 필기시험을 통과하면 누구나 학위를 발급받을 수 있었다. 그러나 점차 '의학은 환자 옆에 존재한다'는 말이 현실화되기 시작했다. 1658년 프랑스의 화학 의학파 실비우스가 라이덴 대학에 부임하면서 임상학 강좌를 개설했다. 그는 열두 개의 병상이 마련된 진료소를 근거지로 삼고 학생들에게 직접 환자들과 접촉토록 했다. 학생들은 매일 병원에 들러 환자의 증상을 관찰하고 그들의 고통어린 하소연을 들어준 후 병에 대한 의견을 기록해야 했다. 실비우스는 그들의 기록을 확인하고 질병을 판단하는 방법을 알려주었다.

라이덴 대학은 의학계에 새바람을 불러일으켰다. 경전을 달달 외던 교육방식이 환자를 직접 대하는 임상의학을 중시하는 방향으로 바뀌었기 때문이었다. 이러한 학풍은 곧 유럽 전 대학으로 퍼지게 되었다.

라이덴 대학의 명성이 높아질수록 이곳으로 몰려드는 학생들의 수도 늘어났다. 또한 각종 학술대회가 빈번하게 개최되면서 학자들이 이동하는 기회가 많아짐으로써 학문은 유구한 역사 도시에 머물지 않고 새로운 도시에서 새로운 학풍을 형성하게 되었다. 라이덴 대학이 가장 대표적인 사례라고 볼 수 있다.

이러한 분위기 속에서 지식은 급속도로 발전했다. 르네상스시대에 자연과학은 여전히 철학의 한 갈래였다. 그러나 17세기에 이르러 관찰과 실험이 중시되면서 새로 나타나는 현상에 대한 과학적 해석이 무엇보다도 중요하게 되었다. 물론 철학적 해석도 무시할 수 없었다. 지식은 실험과 고증의 고리에 묶여있었기 때문에 매 과정 검증을 거쳐야 했다. 이는 현대의 과학도 마찬가지이다. 그리고 이 과정은 폭넓은 국제교류를 통해 실현 가능성이 높아지고 있다.

생기를 잃어버린 외과학

16세기 해부학은 인체의 정확한 구조와 기본적인 장기의 형태도 파악하게 됨으로써 획기적인 발전을 이룩했다. 그러나 시체를 해부하다 보면 어딘가 어색한 구조와 병변을 일으킨 부위를 종종 발견하게 되곤 했다. 이 때문에 이러한 변이 구조와 질병의 관계를 밝히는 새로운 학문이 등장했다. 바로 병리해부학이다.

처음에는 병변을 일으킨 장기를 육안으로 관찰하는 데 그쳤지만 점차 병변의 원인 찾기에 역점을 기울이게 되었다. 병변의 원인을 환자에게 설명함으로써 환자의 신뢰를 얻어 치료 효과를 높일 수 있었기 때문이었다.

1651년 테르트르라는 의사가 자신의 방광에 결석이 있는 것을 발견했다. 그는 거리의 의사들에게 수술을 맡기기가 두려운 나머지 여러 증인들이 지켜보고 있는 가운데 직접 자신의 복부를 절개해 100g이 넘는 결석을 꺼냈다. 이 사건은 '역사상 가장 용감한 수술'이라고 당시 신문에 대대적으로 보도되었으며 한 화가에 의해 그림으로 묘사되기도 했다. 지금도 그때 꺼낸 결석과 수술에 사용했던 나무 손잡이로 된 칼이 라이덴 대학 병리실험실에 보관되어 있다.

이 시기에 등장한 서적 가운데 몇 권을 소개하면 다음과 같다. 1658년 스위스 샤프하우젠의 웹퍼(JJ. Wepfcr, 1620~1695)는 중풍의 원인이 뇌출혈에 있다고 주장했다. 이탈리아 란치시(G. M. Lancisi, 1654~1720)는 그의 저서 《돌연사에 대하여 De subitaneis mortibus》에서 심장비대, 판막이상, 각종 심장병, 주동맥 협착 등이 돌연사의 원인이 될 수 있다고 설명했다. 또한 이탈리아의 해부학자 보렐리(G. A Borelli, 1608~1679)는 역학의 원리와 수학적 방법을 동원해 골격 운동 과정에서 발생하는 지렛대 작용, 근육운동, 인체 중심의 위치 등을 규명했다. 그는 1680년 〈동물의 운동에 대하여〉란 논문을 발표해 근육의 크기, 구조, 공기와 물에 저항하는 힘 등을 설명했다. 이러한 공로에 힘입어 보렐리는 '현대 운동역학의 창시자', '생물역학의 아버지' 등으로 불리고 있다. 17세기 후반기에 덴마크의 해부학자 닐스 스텐슨(Niels Stensen, 1648~1686)은 근육 기능의 바이블로 불리는《근육학 원리》를 발표했다. 이 책에서는 근육의 구조와 수축현상에 대해 상세하게 기술하고 있다. 그러나 이처럼 괄목할 만한 성과들도 외과학에는 전혀 영향을 미치지 못했다.

당시 파리 대학 의대 총장이었던 바댕(Ba-Dinh) 교수 역시 외과의사를 '장화 신은 시종', '수염을 기른 채 면도날을 휘두르는 바람둥이'라고 비하하는 발언을 서슴지 않을 정도로 그들의 사회적 지위는 매우 낮았다. 정식 외과의사도 이발사보다 조금 나은 수준일 뿐이었다.

거리의 의사들은 이발사들보다도 더 지위가 낮았다. 그러나 이들 중에도 간혹 기술이 뛰어난 의사들이 있었다. 특히 음부 부위를 횡으로 절개해 결석을 제거해 내는 수술을 하는 볼리외(Fererjacques de Beaulieu)는 궁정 의사들까지도 감탄을 금치 못할 정도였다. 1698년 궁정 의사로 왕궁에 들어간 그는 자신을 멸시하던 외과의사들의 눈을 휘둥그레지게 만들었다. 결국 앞다투어 그에게 지도를 청하게 되었다. 그러나 자유로운 생활을 원했던 볼리외는 얼마 지나지 않아 고향으로 돌아와 가난한 사람들에게 의술을 베풀기 시작했다. 돈이 없는 사람들에게는 무료로 결석을 치료해 주기도 했다.

17세기에도 전쟁이 30년 동안 지속되어 외과 군의관들은 전쟁터에서 수많은 지식과 경험을 쌓을 수 있었다. 그리고 파레의 활약에 힘입어 프랑스 궁정은 꼴라쥬 산 콤 대학에 외과의 훈련 과정을 개설하는데 동의했다. 그러나 다른 지역에서는 여전히 이발사들이 앞치마를 두르고 정통 의학의 길과는 다른 길을 걸었다. 각 학회를 중심으로 깊이 있는 연구가 이뤄지면서 대담한 의사들이 전례 없이 행한 수술도 교과서에 실리게 되었다. 특히 마테우스(Matthaus Gottfried Purmann, 1648~1721)와 스쿨테투스(Jehⁿnes Scultetus, 1595~1645)가 공저한 교과서에는 수혈에 대한 내용이 자세하게 소개되어 있다. 전쟁터에서 의사는 대담한 기지와 민첩한 융통성이 요구될 때가 많다. 따라서 이 책에는 복부를 두드려 진찰하는 타진(打診) 기술에 대한 내용도 수록되어 있다. 타진 기술은 위장에 대해 상당 수준 파악하고 있어야 진찰이 가능하다.

17세기에 외과학이 방향을 잃고 방황했던 것이 사실이지만 일부 국소적으로 발전을 이룬 부분도 있었다. 특히 유방암 수술은 의사들이 자신감을 많이 회복한 분야였다. 유방암 수술은 고대 그리스시대부터 시행되었다. 당시에는 유방 전체를 절제하지 않았기 때문에 병의 진전 속도를 늦추는 데 그쳤다. 13세기에 이르러서야 랜프랭크가 유방을 완전히 절제해야 수술의 효과를 제대로 거둘 수 있다고 지적했다. 이 때문에 이 책에는 의사들이 암을 치료할 때 지나치게 보수적인 방법, 일례로 약물치료만 고집하면 환자에게 더 큰 고통을 줄 수 있다고 경고했다. 따라서 유방암이 발견되면 유방을 완전히 절제하고 소작법(燒灼法)을 이용해 상처를 처리하도록 했다. 소작법은 수술용 칼을 불에 데워 무균상태로 만들어주기 때문이었다. 비록 소독의 개념이 아직 정립되지 않은 시기였지만 그들은 경험을 통해 소작법이 대량 출혈을 막고 암세포 재발을 막을 수 있음을 깨달은 것이다. 이로써 암 수술도 외과 영역에 처음으로 포함되었다.

근대 임상학의 아버지 토마스 시드넘

의사들이 논쟁과 탁상공론으로 시간을 허비하는 동안 병자들은 죽음으로 내몰렸다. 이는 17세기의 의학계에선 흔한 일상이었다. 따라서 의학사상 눈에 띄는 발명도, 발견도 없었던 의사가 단지 의사들에게 환자들이 있는 병상으로 돌아가자고 호소해 임상학의 중요성을 일깨웠다는 사실만으로 세인의 존경을 한 몸에 받게 되었다. 바로 '근대 임상학의 아버지'로 불리는 토마스 시드넘(Thomas Sydenham)이다. 18세기에 나타난 임상학을 빛낸 또 하나의 인물인 라이덴 대학의 헤르만 보어하브(Hermann Boerhaave)는 사람들이 시드넘의 이름만 언급해도 모자를 벗고 예의를 표할 만큼 시드넘을 존경했다.

대영박물관을 창건한 것으로 유명한 영국의 내과의사 슬론(Hans Sloane, 1660~1753)이 젊은 시절 추천서를 받아들고 시드넘의 문하에 들어가기 위해 그를 찾아간 일이 있었다. 식물학, 해부학을 비롯해 모든 학과를 섭렵했다고 자신을 소개한 슬론에게 시드넘은 "해부학, 식물학이라니 무슨 되지도 않는 말을 하고 있는가! 환자의 병상에 직접 가보라. 그곳에서만 질병이 무엇인지 배울 수 있다."라며 호통을 쳤다고 한다.

시드넘은 영국의 와인포드이글에서 출생했다. 찰스 1세와 의회의 전쟁이 한창이던 시절 그의 집안은 의회파에

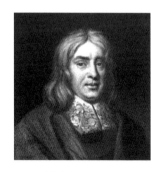

근대 임상학의 아버지 시드넘의 초상
시드넘은 환자의 병상이 아닌 책상에서 탁상공론을 벌리는 의사들에 실망하였다.

속한 상류사회 가정이었다. 1642년 옥스퍼드 대학에 입학했으나 내전(청교도 혁명)이 발생하자 학업을 포기하고 의회파 크롬웰 군대에 입대했다. 이 전쟁에서 그의 두 형이 목숨을 잃었으며 그 자신도 죽을 고비를 몇 번이나 넘겼다. 시드넘의 큰 형은 크롬웰의 동료이자 혁명세력의 핵심 인물이었다. 형의 후광을 업고 그는 1년 정도만 공부한 후 캠브리지의 의학학사 학위를 얻게 되었으며 위령의 날(All Souls' Day)에 마침 공석이던 학교의 임원으로 선임되었다. 이때부터 본격적으로 임상의학에 매진했던 것으로 보인다.

또 다시 내전이 발생하자 시드넘도 의회파 군대에 재입대했다. 그가 생전에 거둔 성과는 의회 의원이라는 신분과 무관하지 않았다. 그러나 크롬웰이 사망하고 찰스 2세가 왕위에 오르면서 시드넘도 자연히 대중과 접촉할 기회를 잃게 되었다. 이때부터 그는 완전히 의학에만 몰두했다. 시드넘이 런던에 정착해 개업하던 당시에는 왕실과 귀족의 심한 배척을 받았다고 한다.

그는 지병인 통풍으로 30년 동안 고생했다. 말년에는 의사를 포기해야 될 정도로 병세가 악화되었다. 그러나 그는 매우 낙관적이고 또 유머러스한 인물이었다. "포도주를 마시면 통풍에 걸릴 것이오. 만약 마시지 않으면 통풍이 당신을 찾아올 것이오." "통풍은 대개 부자들이 잘 걸리는 병이오. 가난한 사람 중에 더러 걸리는 경우가 있지만 우매한 사람들은 좀처럼 걸리지 않지요. 하지만 나 같은 사람은 예외라 의외로 적은 확률에 잘 들어맞는다오." 시드넘은 꽤나 조소적인 성격을 지니고 있었던 것 같다.

오랜 기간 병마에 시달린 경험 때문인지 그의 치료방법은 환자에 대한 동정심과 배려심이 많이 배어 있었다. 그는 항상 학생들에게 "질병과 사망 앞에서 사람은 누구나 평등하다. 의사 자신도 병에 걸릴 수 있다는 사실을 명심해야 한다. 환자를 대할 때 더욱 온화하고 인내심 있게 대하라."

고 강조했다.

시드넘은 히포크라테스 추종자로 체액설에 심취했는데 자연적 치유를 강조한 히포크라테스의 이론에도 뜻을 같이했다. 체내의 모든 요소가 균형을 이루는 것이 중요하다고 여겼기 때문에 특히 '양생'을 중시했다. 1676년에《의학의 관찰 Observationes Medicae》이란 제목의 저서를 발간했는데 이 책에서는 사람이 병에 걸리더라도 자체 저항력을 이용해 치유될 수 있다고 주장했다. 또한 의사는 해부학 실습, 생리학 실험을 하는 사람이 아니라 질병에 걸린 환자를 돌보는 자로서 환자를 유심히 관찰해 질병의 본질을 파악하는 것이 중요하다고 했다. 해부학, 생리학 지식은 그 다음에 연구해도 늦지 않으며 물론 이러한 연구의 목적도 질병의 분석과 치료에 두었다.

이 책에는 15년 동안 발생했던 유행병의 상황과 치료방법 등이 상세하게 기록되어 있으며 질병을 증상에 따라 분류한 뒤, 치료에 임하도록 했다. 즉 질병이 발생했을 때 체내의 자체 저항력으로 치유할 수 있는지의 여부를 파악한 뒤, 치료 전후의 변화를 관찰하게 한 것이다. 그는 이러한 분류 원칙에 입각해 류머티즘, 무도병, 단독, 늑막염, 폐렴, 히스테리 등의 증상을 기록했으며 통풍에 관한 논문을 발표하기도 했다. 환자의 증상을 관찰해 병력을 꼼꼼히 기록하고 전형적인 증상과 기타 병리학적 과정을 정리하면서 질병의 본질을 파악하는 체계를 확립했다고 볼 수 있다.

그의 사상에 영향을 받은 각국의 의사들은 각종 질병에 대한 임상 결과를 활발히 교류하기 시작했다. 이로써 다양한 질병의 특징과 발병과정을 기록할 수 있게 되었으며 질병에 대한 정확한 진단이 가능해졌다. 그전까지 환자를 직접 대하는 임상의사는 떠돌이 유랑의사나 이발사, 도축업자 등이 대부분이었다. 이들은 미신, 저주 등이 치료에 더욱 효과가 있다고 생각했다. 이러한 생각은 대학에서 강의를 하는 의사라고 다를 바가 없었다. 당시 존 태너(John Tanner)라는 의학 교수가 있었는데 그는 인체를 소우주에 비유하면서 복부는 대지, 복강의 정맥은 지중해, 방광은 대서양, 심장은 태평양이라고 비유하기도 했다.

뛰어난 관찰력의 소유자였던 시드넘은 경험과 관찰만이 의사의 유일한 지식의 원천이라고 생각했다. 그는 키나나무 껍질이 말라리아 치료에 효과가 있다는 사실을 발견한 후 이를 광범위하게 전파하기 시작했다. 당시 의학계는 말라리아 치료법에 골몰하고 있었다. 그들은 체내의 오염된 체액을 배출해야만 말라리아가 나을 수 있다고 생각했기 때문에 환자들에게 구토, 배뇨, 땀을 내도록 했다. 시드넘은 새로운 치료법이 등장해도 잘 믿지 않는 사람이었지만, 어느 날 키나나무 껍질이 열병에 특효가 있는 것을 직접 목격하게 되자 주저 없이 키나나무 껍질을 이용해 약을 개발했다. 그는 열병에 키나나무 껍질이 잘 드는 것처럼 모든 질병, 심지어 통풍, 페스트, 천연두 같은 병에도 특효약이 있을지 모른다고 생각하게 되었다.

시드넘은 성홍열과 홍역을 구별해 처음으로 '성홍열'을 명명한 인물로도 유명하다. 또한 최초로 아편을 환자의 통증 경감 치료제로 사용했다. 그는 '시드넘 적제(滴劑, 방울약)'라는 아편치료제를 발명해 심장병 치료에 이용했다. 시드넘의 아편 사랑은 매우 유별난 것으로 알려져 있다. 아편을 대신할 만한 약은 이 세상에 없으며 아편이 없는 의사는 절반의 의사에 불과하다고 말할 정도였다. '아편 철학자'란 별명도 이런 열정 때문에 얻은 것이다.

임상 경험을 중시한 그는 실험, 역학, 화학적 관찰의 결과를 실제 치료에 이용한 적이 거의 없었다. 과학의 진보를 부인하지 않았지만 신뢰하지도 않았다. 그는 심지어 인간의 뇌는 가장 기본적인 진리도 이해하지 못할 만큼 제한적이라고 생각했다. 이 때문에 오랜 기간 의학계의 주류를 형성했던 의학교과서를 전혀 믿지 않았으며 해부학, 생리학에도 관심이 없었다. 과학의 진보는 자신의 일, 즉 의료와는 상관없는 일이라고 치부한 것이다. 그는 오직 자신의 경험만을 믿었다. 시드넘의 의술에 감탄한 한 환자가 평상시에 어떠한 책을 읽느냐고 그에게 물어본 적이 있었다. 그는 아주 담담하게 '돈키호테'라고 대답했다. 어쩌면 '환자'만이 그가 읽어야 할 의학교과서였을지도 모른다.

따라서 시드넘은 시대와 어울리지 않는 인물이었다. 의사의 본분은 환자의 병을 이해하고 치유하는 것이라고 강조했기에 그는 당시 의학계의 이단아가 되는데 주저하지 않았다. 이 때문에 52세가 되었을 때에야 의학박사 학위를 받을 수 있었다.

1689년 12월 29일 시드넘은 런던에서 숨을 거두었다. 그러나 그의 독특한 개성과 사상은 수세기 동안 후대에 지대한 영향을 끼쳤다.

신약의 등장

의학의 연구와 실제 응용 사이에는 언제나 괴리가 있기 마련이다. 영국의 런던 왕립학회를 떠들썩하게 만든 획기적인 발견도 프랑스로 넘어가면 미미한 영향에 그치고 만다. 각종 학회에 소속된 학자들은 새로운 의학의 발전 방향을 두고 열띤 토론을 벌였지만 환자들에게 주는 처방전은 여전히 관장, 사혈요법, 설사 등 수세기 전부터 전해내려 오던 고리타분한 방식에 불과했다. 물론 지금처럼 부작용에 대한 친절한 설명도 없었다. 17세기에는 두 가지 신약이 등장해 큰 반향을 불러일으켰다. 바로 안티몬과 키니네였다.

안티몬(Antimony : Sb, 백색의 광택 나는 금속 원소로 활자 합금, 도금, 반도체 따위의 재료로 쓰임)은 15세기 유럽의 연금술사들에 의해 발견되어 당시에는 늑대 모양의 부호로 표시했다. 광석을 굽는 과정에서 금속 형태로 분해되어 나왔는데 얼핏 보기에는 아연과 비슷해 초기에는 아연으로 오해받기도 했다. 17세기에 안티몬의 성질을 상세하게 설명해 놓은 《안티몬의 승리》라는 책이 독일에서 출간되었다. 안티몬의 특징은 열을 받으면 수축하고 냉각될 때 팽창하는 것이었다. 외관상 은백색의 광택을 띠고 있으며 녹는 점과 끓는 점에 큰 차이가 없다. 아연보다는 약 2배 정도 무겁지만 떨어뜨리면 쉽게 부서지는 특성이 있었다. 그러나 무엇보다도 비상(砒霜)에 버금가는 독성이 있는 것으로 밝혀졌다. 안티몬을 먹은 돼지가 살이 더 통통하게 오른 것을 발견한 한 학자가 이를 영양실조에 걸린 수도사에게 먹인 적이 있었는데 그 수도사는 그만 죽어버렸다. 그러나 이로부터 1세기가 지난 후에야 안티몬이 양약인가, 독약인가를 두고 격렬한 토론이 벌어졌다.

파리 대학 의대 총장이었던 바딘 교수는 안티몬을 약으로 사용하는 데 반대했다. 그는 안티몬이 약으로 사용되면서 30년 전쟁에서 목숨을 잃은 병사들보다도 더 많은 사람이 죽었다고 개탄했다. 그러나 그는 융통성이 결여된 고지식한 인물로 언제나 권위를 상징하는 긴 가운을 걸치고 나타났으며 오만하기가 이루 말할 수 없었다. 자신의 두 아들을 의사로 만들기 위해 연구실에 가둬두고 히포크라테스와 갈레노스의 저술을 달달 외도록 했으며 이러한 사실을 자랑스럽게 떠벌리고 다녔다.

바딘은 17세기 중엽 파리 교수단을 대표했던 인물이지만 그의 치료방법은 매우 고루했다. 우선 사혈요법을 실시해 피를 철철 흘리게 한 뒤 설사약을 잔뜩 복용하게 했다. 자신의 가족들에게 실시했던 치료방법이라고 해서 다를 리가 없었다. 그의 아내는 가슴에 피가 고여 열두 차례나 사혈요법을 받았고 아들도 감기 치료를 위해 열두 차례나 사혈요법을 받았다고 한다. 그는 체내의 나쁜 체액을 억제하고 간 기능이 정상으로 돌아온 후에야 사혈요법이 효과를 거둘 수 있다고 생각했다. '안티몬'을 둘러싼 논쟁에서 바딘이 패배할 수밖에 없었던 이유는 짐작하고도 남는다.

1658년 젊은 황제 루이 14세가 갑자기 알 수 없는 병으로 쓰러졌다. 장티푸스라는 초기 진단이 내려졌지만 백약이 무효했다. 결국 예전에 루이 14세의 성병을 고친 적이 있었던 비요(Villot)라는 의사가 왕궁으로 불려오게 되었다. 비요는 루이 14세에게 안티몬을 처방했고 그는 곧 건강을 되찾았다. 과연 안티몬이 약효를 발휘한 것인지 증명할 바는 없지만 그때부터 사람들은 안티몬을 만병 통치약으로 여기게 되었다.

　　비록 안티몬의 논쟁에서는 패했지만 바딘도 의학사에서 공헌한 부분이 있었다. 그는 파리의 약제사들이 불필요한 약제까지 처방해 병자들에게 바가지를 씌우는 행위를 비판했다. 그 자신이 먼저 솔선수범하여 처방에 사용하는 약을 60가지 이하로 줄였으며 게 눈, 위석 등 약효가 증명되지 않는 약은 사용하지 않았다. 당시에는 약 처방에 지렁이, 여우의 허파, 늑대의 기름 등 점술학적인 요소가 포함되었다.

　　1635년, 알로에, 설사약, 자황(雌黃), 아니스(anise, 향료로 사용되는 산형과의 한해살이 풀) 등을 섞은 '스코틀랜드 약'이 처음 선보였는데 1875년까지 선풍적인 인기를 끌었다. 근대 임상학의 아버지로 불리는 시드넘도 생사를 재가공하여 환약을 만들었는데 찰스 2세가 5,000파운드라는 거금을 주고 샀다는 얘기도 있다.

　　이처럼 다양한 약품들은 질병 치료에 기본적으로 쓰였으나 가격이 대체로 비쌌다. 1633년에는 환약 하나에 1.5파운드나 하는 경우도 있었다. 의

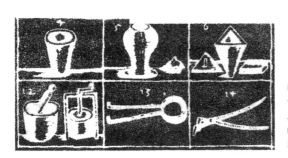

대도시 약방의 필수 도구
17세기는 과학혁명을 주도하던 시대였으므로 치료와 관련된 다양한 각종 의료기기도 발명되었다.

사와 약사는 언제나 다소 긴장된 관계를 맺어왔다. 당시 의사들의 눈에 약사는 '독약 제조자'에 불과했으며 그들의 지위는 굴뚝청소부와 다를 바가 없었다. 그러나 17세기에 이르면서 약제사들의 지위는 나날이 높아졌다. 페스트가 전 유럽을 강타했을 때 수많은 의사들은 도망가기 바빴지만 약제사들은 그들의 자리를 굳건하게 지켰기 때문이었다. 당시 화학, 실험과학 분야에서 신약이 등장하기 시작했으며 의사들도 점점 약에 대한 의존도가 커져갔다.

약사들은 의사들과 달리 오랜 기간 환자들과 직접 접촉하면서 노하우가 축적되었고 무료로 유익한 처방을 해주는 경우도 많았다. 당시 사람들은 약사들이 의사보다도 오히려 병을 더 잘 파악한다고 입을 모을 정도였다. 이러한 분위기 속에서 약사들의 수입이 의사보다도 많아지게 되면서부터 자연히 의사들의 불만이 쌓이게 되었다.

그러나 약사들의 지위가 높아지면서 그들이 처방하는 약값도 함께 높아지기 시작했다. 심지어 약사들은 강도나 사기꾼과 다를 바 없다는 말이 나돌 정도였다. 왕립의학회가 환약 한 알과 탕약 한 제에 6파운드나 받은 약사를 고소한 적도 있었다. 이에 영국 정부는 1618년 왕립의학협회로 하여금 런던의 약사들을 감시 감독케 하는 법률을 제정했으며 의학회는 합법적으로 런던의 약사, 약방, 부당한 의료행위 등을 감시하는 권한을 갖게 되었다. 그러나 이 법률이 실효를 거두지는 못했다. 약사의 청구서가 환자와 의사간의 분쟁으로 번졌으며 과도한 약값을 통제할 수 있는 방법이 사실상 없었기 때문이었다. 결국 1696년 왕립의학협회는 빈곤층을 대상으로 한 저가 약국을 개업하게 되었다.

17세기 말, 당시 중국의 강희제가 말라리아에 걸린 적이 있었는데 프랑스, 포르투갈의 선교사들이 준 약으로 살아났다고 한다. 그의 스승 조인(曹寅,《홍루몽》을 지은 조설근의 조부)이 양저우(楊州)에서 공무를 집행하던 중에 말라리아에 걸렸다는 소식이 들려오자 강희제는 선교사들에게서 받은 약을 보내 그를 살렸다는 설도 있다.

이처럼 말라리아에 특효를 보인 약이 바로 키니네이다. 키니네는 페루 총독 친천(Chinchon) 백작의 부인이 말라리아에 걸렸을 때 현지 인디언들이 키나나무 껍질을 가지고 와서 그녀를 살리면서 세상에 알려지게 되었다. 그 후 천주교 예수회의 선교사들이 오랜 기간 찾아 헤맨 결과 남미 페루의 안데스 산에서 이 키나나무를 발견하게 되었다. '분류학의 아버지'로 불리는 스웨덴의 식물학자 린네(Linne)가 친천 백작의 이름으로 이 나무의 이름을 명명했다.

페루에서 발견된 이 신기한 약은 곧 유럽시장에도 등장했다. 말라리아에 특효를 보인 이 약의 등장으로 시드넘의 의술마저도 그 빛이 바랜 듯했다. 당시 루고(Cardinalde Lugo)라는 거상의 지원 아래 천주교 선교사들이 이 약을 전 세계에 보급하게 되었다. 그러나 신교를 믿는 국가들은 "천주교의 나무껍질 따위는 먹지 않겠다."라며 이 약을 거부했다. 영국 의회파의 영수 크롬웰도 말라리아에 감염되었으나 끝내 이 약을 거부해 사망하고 말았다.

유럽에서 키니네의 수요가 점점 증가하자 네덜란드인들은 키나나무를 그들의 식민지였던 자바 섬에 옮겨 심을 궁리를 하기 시작했다. 두 차례에 걸쳐 페루에 식물학자를 보내 키나나무 묘목을 훔쳐온 결과 1854년에 키나나무 500여 그루를 자바 섬에서 재배하게 되었다. 이 가운데 살아남은 열여섯 그루의 키나나무는 향후 인도네시아를 키나 왕국으로 만들어주었다. 지금도 인도네시아는 키나의 최대 수출국의 지위를 유지하고 있다.

키나는 전 세계를 변화시킨 식물이라고 할 수 있다. 당시 유럽에는 중국의 《본초강목》과 같은 약초와 관련된 저술이 많지 않았다. 키나의 발견은 갈레노스 학설을 반박하는 중요한 근거로 작용했으며 약리학 발전의 토대를 마련했다고 볼 수 있다. 그 후 1820년에 이르러 프랑스의 화학자 피에르 펠레티에(Pierre Joshep Pelletier)와 조셉 카방투(Joshep Bienaime Caventou)가 키나에서 키니네와 신코닌(Cinchonine, 키나에서 추출된 알칼로이드)을 분해하는데 성공했다. 1880년에는 프랑스의 외과의사 알폰스 라브랑(Alphonse Laveran)이 현미경으로 말라리아에 걸린 환자의 혈액을 관찰해 말라리아 원충을 발견했으며 1944년 하버드 대학의 과학자 로버트 언더우드(Robert Underwood)와 윌리엄 되링(William Doering)이 처음으로 키니네를 인공적으로 합성하는데 성공했다. 이처럼 화학, 약학, 병리학적인 진보를 거쳐 키니네는 말라리아를 퇴치하는 현대 의약품으로 진화하게 되었다.

전염병에 무릎을 꿇은 의학

비엔나 시 중심엔 한 줄기 갈색 연기 같이 기이한 모양의 기념비가 세워져 있다. 가까이 다가가 보면 고통으로 일그러진 표정의 인물상들이 그 기둥을 둘러싸고 있고 기둥 아래에는 왕이 왕관을 손에 들고 꿇어 앉아 있다. 이 기둥이 바로 페스트 기념비(Pestaule)이다. 17세기, 전 유럽을 휩쓴 페스트로 수많은 도시가 텅 빈 폐허로 변했으며 권력도 부도 죽음의 문턱에 선 병자들을 살릴 수 없었다. 전례 없는 무서운 재앙은 유럽 인구 절반의 목숨을 앗아갔다. 권력의 상징이었던 왕마저도 죽음으로 내몰린 백성들을 구하기 위해 자신의 왕좌를 걸고 하늘에 무릎을 꿇었던 것이다.

17세기는 유행병, 전쟁, 기아 등 3대 재앙으로 얼룩진 시대였다. 30년 전쟁이 불러온 전염병은 유럽을 처참하게 유린했다. 영국은 아일랜드를 정복하면서 남녀노소 가리지 않고 무참하게 살육해 아일랜드 인구의 3분의 1이 사망했다. 전염병과 기아로 황폐화된 아일랜드에서는 몇 리를 걸어도 사람, 아니 살아있는 생명체를 만나기 어려웠다.

합스부르크 왕조와 영-프간의 전면전이 벌어지자 이틈을 타고 스웨덴의 구스타브 2세(Gustav II)가 유럽으로 진군했다. 종교혁명으로 칼뱅파와 루터파 신도들은 도처에서 쫓기는 몸이 되었다. 터키 귀족들의 내분이 나날이 격화되었으며 러시아는 폴란드의 손에서 우크라이나를 빼앗았다. 프랑스 리옹의 인구 절반이 목숨을 잃었고 이탈리아 밀라노는 8만 6천 명, 베니스는 50만 명이 사망했다. 러시아는 1601~1603년에 만연한 페스트로 모스크바에서 12만 7천 명이 죽었으며 1603~1613년까지 독일, 프랑스, 네덜란드, 영국에도 페스트가 유행하면서 수많은 사람들이 목숨을 잃었다. 1625년 네덜란드는 페스트로 7천 명이 사망했다.

　발진티푸스, 이질, 천연두 등의 전염병도 함께 발생했으며 천연두는 미국 식민지 대서양 연안까지 만연했다.

　16세기가 시작되면서 사람들은 이미 기존에 두 차례 발생했던 전염병의 참상을 점점 잊어가고 있었다. 그러나 그 무시무시한 공포가 다시 닥치자 의사에 대한 믿음은 완전히 무너졌다.《로빈슨 크루소》의 저자 다니엘 디포는《역병의 해 일지 Journal of the Plague Year》에서 이렇게 기록하고 있다. "전염병에 대항할 수 있는 약은 아무것도 없었다. 질병을 예방할 수 있는 약은 모두 의사들이 움켜쥐고 있었다."

　전염병이 만연하던 시기에 '인구통계학'이란 새로운 영역의 학문이 등장했다. 1662년 영국의 존 그라운트(John Graunt)는 런던에서《사망보고서에 관한 자연 및 정치적 소견 Natural and Political Observation Made upon the Bill of Mortality》이란 최초의 인구통계 보고서를 출판했다. 페스트가 유행하는 동안 혹시 장기간 가족들과 떨어져 격리될지도 모른다는 두려움 때문에 사망을 조작하는 사례가 빈번하게 발생했으므로 이 보고서에 나와 있는 수치가 정확하다고는 볼 수 없다. 그러나 사망률의 통계를 바탕으로 남아의 출생률이 여아의 출생률보다 높다는 사실을 유추해 낼 수 있다.

1665년 페스트가 잉글랜드를 엄습하자 런던은 순식간에 거대한 시체 안치실로 변하고 말았다. 살아있는 사람과 이미 죽은 사람, 그리고 죽어가는 사람까지 한데 몰아넣은 격으로 죽음의 그림자가 도처에 드리워져 있었다. 가족 중에 한 사람만 감염되어도 가족 전체가 집안에 연금 상태로 격리되었다. 열쇠 구멍까지 꼼꼼히 틀어막고 군사들로 겹겹이 포위해 전염을 막으려 했지만 감염자가 워낙 많아 전혀 효과가 없었다. 이러한 격리 정책은 도시 전체를 파멸로 몰아넣었다.

페스트를 옮기는 범인은 쥐의 몸에 기생하는 벼룩이었지만 당시 사람들은 개와 고양이가 전염시킨다고 생각했으므로 정부는 인력을 고용해 닥치는 대로 개와 고양이를 도살했다. 거리마다 공기를 정화시킨다는 미명 아래 불길이 치솟았다. 사람들은 여전히 아무런 효과도 없는 구시대적 방법으로 무력하게 전염병에 대항했던 것이다.

이러한 상황에서 런던 시의원이 왕립의학협회에 해결 방안을 촉구했다. 의학협회는 4개 도시의 의사를 고용해 페스트에 걸린 빈곤층을 돌보게 하는 방안을 냈지만 전혀 현실성이 없었다. 사망한 환자의 의복은 바로 폐기하고 환자들은 4시간마다 깨우도록 했다. 한 번 자면 일어나지 못하는 경우가 종종 발생했기 때문이었다. 의사는 페스트에 대항하는 특수 액체를 만들어 약사들에게 주며 아직 병에 걸리지 않은 사람들에게 나눠주도록 했다.

그러나 전염병이 대규모로 유행하게 된 원인을 규명하지 못한 상태에서 이러한 노력은 모두 허사였다. 1년 후 런던 시민 가운데 6만 8,956명이 사망했다. 이는 정부의 공식적인 통계이므로 실제 사망자 수는 이보다 훨씬 많았을 것으로 추정된다. 이러한 상황 속에서도 기적은 있게 마련이었다. 라벤더가 많이 생산되었던 한 작은 마을은 신기하게도 전염병을 피해갈 수 있었다.

17세기에 발생한 페스트는 런던을 비롯해 수많은 도시로 번졌으며 이는 바다 건너 북미에까지 전염되었다.

1607년 북미 대륙 개척의 꿈을 안고 버지니아 호에 올랐던 사람들은 최초의 정착지에 '제임스타운'을 세웠다. 전염병은 바로 이 제임스타운을 기점으로 퍼지기 시작했다. 4년이 지날 무렵 제임스타운의 전체 인구 398명 가운데 380명이 페스트로 목숨을 잃었다. 백인들에게 새로운 땅을 주기 위해 인디언들이 페스트의 저주를 받았다는 황당한 유언비어를 떠벌리는 사람을 더 이상 찾아볼 수 없게 되었다.

북미 개척자들이 이처럼 허무하게 죽어간 것은 어쩌면 이미 예견된 일이었다. 대서양을 건너 먼 땅으로 이주했건만 이곳엔 의사도 약도 찾아보기 어려웠다. 따라서 버지니아 호의 선장 존 스미스가 치료를 받으러 런던까지 온 일이 이상할 것도 없었다. 라이덴, 런던의 유명의사들 중에 누가 감히 도시의 안락한 진료실을 버리고 황무지로 올 생각을 하겠는가? 따라서 초기 기독교의 한결같은 발전 모델처럼 이곳에서도 선교사들이 의사의 역할을 대신했다. 그들은 환자에게 육체적, 정신적 위안을 줄 수 있는 유일한 사람이었다.

물론 코네티컷 주의 주지사 존 윈드로프(John Winthrop)처럼 예외적인 인물도 있었다. 그는 베를린에서 의학을 공부했으며 왕립학회의 회원이었다. 그러나 그가 아무리 뛰어난 의사였다고 해도 의약품이 부족한 상태에서 몰려드는 환자들을 다 감당할 수는 없었다. 현지에서 나는 식물을 이용할 때도 있었지만 그것마저 여의치 않을 때는 선교사들처럼 정신적인 위안을 주는데 그쳤다. 배가 아파서 찾아온 환자에게 보름이 될 때까지 기다린 후 버터를 바른 탄알을 먹도록 하거나 사자의 갈기로 왼쪽 팔뚝을 쓸어 내려 보라고 권하기도 했다.

미국의 개척시대는 수많은 전설을 탄생시켰다. 당시의 개척자들이 어떻게 지금의 강대한 미국의 모습을 상상할 수 있었겠는가? 여성들은 여전히 출산의 고통에 시달리고 있었다. 여권 운동가 앤 허친슨(Anne Hutchinson)은 당시 조산사였으며 독서회를 조직하기도 했다. 보스턴에 정착한 그녀는 열정과 끼가 넘치는 여성이었다. 매주 두 번씩 자신의 거실에서 문학을 분석하고 신학에 대한 변론을 벌이는 등 토론을 개최했는데 남성 청교도들과 종종 충돌을 빚었다. 결국 국가의 안전을 위협하고 사사로운 집회를 조직해 신에게 반항하고 여성의 본분을 저버렸다는 혐의를 받게 되었다. 종교재판에 회부된 그녀는 대담하고 유창하게 자신을 변호했다. 그녀가 공개적으로 신에게서 계시를 받았다고 말하지만 않았어도 잘못이 인정되지 않을 수 있었다. 그러나 신에게 직접 계시를 받았다는 행위는 당시 청교도가 절대 용납할 수 없는 치명적인 잘못이었다. 청교도들은 《성경》이 완성된 후엔 신이 직접 계시를 내리지 않는다고 굳게 믿었기 때문이었다. 앤 허친슨은 결국 추방되었고 인디언들에게 가족 모두와 함께 몰살당했다.

양대 학파의 대립

동물이 기계인가? 사람이 기계인가? 이는 17세기 유럽을 뜨겁게 달구었던 의학계의 논제였다.

유럽학계는 물리학파와 화학파로 나뉘어 논쟁이 끊이지 않았지만 아무런 성과도 거두지 못했다. 당시의 논제들은 수세기 동안, 아니 지금까지도 여전히 의학계의 풀리지 않는 과제를 던져주고 있다. 가장 오래되고 가장 간단한 문제가 어쩌면 가장 해결하기 어려운 문제인지도 모른다.

갈릴레이, 케플러, 뉴턴 등 천재적인 과학자들이 배출되었던 17세기에는 물리학의 뼈대가 형성되던 시기였다. 기계역학은 단지 과학의 한 영역에 그치지 않고 학계 전반의 새로운 세계관 형성에 큰 영향을 끼쳤다. 의학도 예외일 수 없었다. 물리학파(기계학파, 역학파라고도 한다)의 거장 데카르트는 인간의 영혼 자체를 부정하지는 않았다. 그는 자신의 저서《우주론 Le Traité de la monde》에서 동물도 인간도 우주의 주요 구성요소로 간주하고 있다. 또한 두 개의 논문,《인체론》과《인간, 태아발생론 L'Homme, et un Traité de la formation du foetus》에서 동물의 생리체계를 기계론적 사고로 해석했다. 즉 인체는 하나의 기계와 같아서 인간의 질병은 기계 고장과 같은 논리에 해당한다고 주장했다. 인간의 뇌는 오묘하기 그지없는 장치이며 인체는 심장에 의해 운용된다. 또한 혈액은 동력을 제공하는 기기라고 보았다. 그는 '반사'의 개념을 처음으로 제기한 인물이다. 감각기관이 자극을 받은 후 즉각적으로 보이는 모든 반응을 '반사운동'이라고 정의했다. 반사운동은 무의식적인 기계반응으로 신경계통의 구조에 의해 결정된다는 것이다.

이탈리아는 갈릴레이의 영향으로 물리학의 중심지로 거듭났다. 말피기의 스승이기도 했던 보렐리는 이탈리아 나폴리 출신으로 피사 대학의 교수였다. 그는 말피기와 함께 동물의 해부학과 생리학을 연구했다. 보렐리에 의해 피사 대학은 수학과 생리학 두 분야에서 큰 명성을 얻어 자연과학의 새로운 실험기지로 주목받게 되었다.

보렐리의 저서《동물의 운동에 대하여》에는 수학 공식과 기계학 원리로 동물의 운동을 설명하고 있다. 그는 운동 중에 소모되는 에너지 측량을 시도하기도 했으며 당시 '신경액체'로 불렸던 가상의 물질이 근육으로 유입된 후 근육이 수축할 때 근육의 강도를 증가시킨다는 것을 증명했다. 또한 지렛대 원리를 이용해 손과 팔의 운동 원리를 설명하기도 했다. 보렐리는 인체의 모든 생리, 병리 현상을 기계의 법칙으로 설명할 수 있다고 생각했다. 그러나 그의 이론은 여전히 가상의 단계에 머물렀다. 일례로 통증은 신경 경련, 즉 신경관이 막혀 신경액체가 정체되면서 빚어지는 현상이며 질병의 원인이 된다고 설명했다. 그의 모든 이론은 관찰과 실험, 그리고 수학적 분석에 의해 도출한 것이므로 큰 의의를 지닌다고 볼 수 있다.

물리학파가 제기한 기계론은 의학 발전에 새로운 루트를 열어줌으로써 해부학과 생리학에서 미처 얻지 못한 풍부한 성과를 거두었다. 이는 19세기에 실험생리학과 세포생리학, 그리고 20세기에는 분자생물학이 발전하는 밑거름이 되었다.

당시 물리학파와 첨예하게 대립했던 학파가 바로 화학파이다. 당시는 '화학'이란 단어에 지금처럼 과학적 위력이 묻어나지 않던 시절이었다. 의사들이 화학파의 편에 섰던 가장 주요한 이유는 바로 '체액설'을 신봉했기 때문이었다. 파라셀수스의 '4원소설'을 가장 대표적인 예로 꼽을 수 있다. 파라셀수스는 생리학과 화학 영역에 직접적인 공헌을 하지는 않았지만 화학파의 기반을 형성한 중요한 인물이었다. 그의 화학, 엄밀히 말해 연금술은 화학이 과학의 한 영역으로 독립하는 기반을 제공했기 때문이었다.

파라셀수스의 제자였던 헬몬트는 스승의 사상을 이어받아 생명을 하나의 화학적 현상이라고 믿었다. 그는 인체의 진정한 원소는 공기와 물이라고 단언했다. 그가 한 실험 가운데 유명한 '버드나무 실험'은 모든 식물이 '물'이라는 원소에서 탄생했다는 믿음을 더욱 견고하게 하는 계기가 되었다. 또한 공기와 관련해 스스로를 '공기의 발명자'라고 자칭하곤 했다. 헬몬트가 생리학에 끼친 공헌 가운데 가장 주목할 만한 사실은 효소와 소화 과정에 대한 논술이다. 그는 위, 간을 비롯한 신체 각 부위에 모두 특수한 효소가 있어서 소화, 그리고 기타 생리적인 변화를 주도한다고 생각했다. 위액은 산성이며 담즙은 알칼리성으로 이 두 액체가 십이지장에서 중화되는데 산성과 알칼리성의 균형이 무너지면 질병에 걸리게 된다고 주장했다. 따라서 질병 치료는 중화의 상태에 도달할 수 있도록 균형을 맞춰주는 과정이라고 여겼다.

이 학설이 다소 엉성하긴 해도 일부 이론은 현대 효소학과 소화이론에 근접해 있다. 그의 저서 가운데《요도결석에 대하여》는 무수한 화학실험을 바탕으로 저술한 것으로써 그가 가장 자부심을 느끼는 저서이다.

헬몬트의 실험정신과 저서는 영국 왕립과학학회의 회원이었던 보일에게 큰 영향을 끼쳤다. 보일은 화학을 엄연한 과학의 한 분야로 독립시킨 인물이다. 그는 공기도 하나의 물질이므로 중량이 존재한다고 여겼다. 또한 실험을 통해 공기 중에 호흡에 꼭 필요한 물질이 있음을 밝히며 '보일의 법칙'을 세웠다. 이러한 기반을 바탕으로 화학파를 대표하는 과학자 메이요(Mayow, 1643~1679)가 등장했다. 그는 연소, 호흡의 개념을 정립하고 정맥혈이 동맥혈로 바뀌는 과정에 어떤 물질이 관여한다는 사실을 밝혀냈는데 그 물질이 바로 산소라고 주장했다.

화학파의 전성기는 라이덴 대학에 임상의학과를 개설한 실비우스가 등장하면서부터이다. 그는 인체의 모든 생리현상을 화학적 입장에서 해석한 인물로 일체의 생명현상을 실험실에서 다시 재현할 수 있다고 주장했다. 당시 화학파 속에 비집고 있던 신비주의적 색채를 과감하게 버리고 생물의 생리과정이 무생물의 화학과정과 다를 바 없다고 여겼다. 실비우스는 라이덴 대학에 세계 최초의 정규 화학실험실을 설립하고 생명현상을 연구하기 시작했다. 산, 알칼리, 염 등을 통해 실험한 결과 그는 산성과 알칼리성의 상호작용에 의해 건강과 질병이 결정된다는 결론에 이르게 되었다. 따라서 산성과 알칼리성이 조화를 이루도록 치유하면 질병이 낫게 된다고 주장했다.

영국 화학파의 대표적인 인물은 토마스 윌리스(Thomas Willis, 1621~1675)이다. 그는 최초로 당뇨병 환자의 소변에서 단맛이 나는 사실을 밝혀냈다. 당뇨병을 '윌리스 병'이라고 하는 이유도 이 때문이다. 그는 중증 근육무

력증의 증상을 묘사하고 '산욕열'의 이름을 명명하기도 했다. 그러나 그의 저서 가운데 가장 많이 알려진 것은 역시 신경계통의 연구를 다룬 《대뇌해부학 Cerebri Anatome》이다. 옥스퍼드 대학의 천재 건축가 크리스토퍼 렌(Christopher Wren, 1632~1723)이 삽화를 담당해 그 가치가 한층 높아졌다. 이 책에서는 부신경척수부(윌리스 신경)를 최초로 묘사했으며 대뇌하부의 대뇌동맥고리를 '윌리스 환'이라고 명명했다.

물리학파는 생명 관련 현상을 화학적으로 접근하는데 반대했다. 아마도 그들이 화학지식에 무지했던 탓일 것이다. 또한 화학파가 물리학적 해석을 거부한 것은 어쩌면 화학에 대한 편애와 집착 때문이었을지도 모른다. 아무튼 그들은 서로 자신들만이 의학의 유일한 열쇠를 쥐고 있다는 의견을 굽히지 않았다.

그러나 화학파 내부적으로도 보렐리는 '위'를 '화로'에 비유하며 소화과정에만 치중했고 헬몬트는 '효소 연구'에만 몰두했다. 양대 학파의 논쟁은 한 세기가 지난 후에야 영국의 외과의사 존 헌터(John Hunter)가 '균형'을 주장하면서 겨우 해결되었다. 그는 "누구는 위를 '화로'라고 하고 누구는 '발효통'이라고 한다. 그러나 이 사실을 기억하자. 위는 위일 뿐이다."라고 강조했다.

그러나 인간을 기계에 비유한 물리학파의 논리는 교회의 비판은 둘째치고 일반 사람들마저도 이처럼 철저한 유물론적 관점에 반감을 느끼지 않을 수 없었다. 화학은 연금술의 영역에서는 벗어났지만 체계적인 과학의 틀을 형성하지 못했으므로 인체의 생리, 병리현상을 화학적 논리로 완벽하게 해석해 내지 못했다. 일부 학자들은 생기론(vitalism, 생명 현상은 물리적 요인과 자연법칙만으로는 설명할 수 없고, 그와는 원리적으로 다른 초경험적인 생명력의 운동에 의하여 창조, 유지, 진화된다는 이론)의 함정에 빠지기도 했다.

국왕들의 이야기

영국과 프랑스에는 국왕의 손길이 환자에게 닿으면 병이 낫는다는 속설이 있었다. 특히 '림프 결핵'에 특효가 있다고 해서 이 병을 '왕의 병'이라고 부르기도 했다. 이러한 치료방법은 환자들에게 강한 믿음을 부여하면서 효과를 거두었다고 볼 수 있다. 국왕의 입장에서도 자신의 위엄과 백성에 대한 사랑을 과시할 수 있는 좋은 기회였다. '믿음치료'는 말 그대로 믿음이 가장 중요했으므로 환자의 병이 낫지 않으면 믿음이 부족한 것으로 단정했다. 국왕에게 실패는 용납되지 않기 때문이었다.

찰스 2세(1660~1685재위)는 퇴위할 때까지 매년 1회 '기적'의 시료를 베풀어 10만 명의 환자들을 치료했다고 한다. 자신 앞에 무릎을 꿇은 환자들에게 신의 이름으로 축복하며 병이 낫기를 기원한 후 은화 한 닢씩을 주었다. 그러나 수많은 백성들이 이 은화 한 닢을 받기 위해 가짜 환자 행세를 하며 런던으로 몰려들기 시작했다. 후에 궁정의사들이 진짜 환자를 구별한 후에 왕궁으로 들여보내게 되었다. 1684년, 한 귀족이 기록한 바에 따르면 진료가 시작될 때마다 의사들 앞으로 예닐곱 명이 달려들었다고 한다. 그러나 윌리엄 3세(William III, 1689~1702 재위)는 이러한 믿음치료를 신뢰하지 않았으므로 매우 형식적으로 시료에 임했다.

각국의 왕실은 일반 백성과 다른 고귀한 신분이라는 특징 때문에 의학과 의사를 중시하지 않을 수 없었다. 의사들은 왕실의 궁정의사가 됨으로써 자신의 이름을 후대에 널리 알릴 수 있었다.

베살리우스, 파레, 하비 등도 모두 왕실의 궁정의사였다. 그들은 물론 뛰어난 의술과 훌륭한 저서로도 유명하지만 궁정의사라는 신분의 특수성도 무시할 수 없다. 궁정의사란 바로 당대 최고의 의사임을 증명해주기 때문이다.

프랑스의 루이 15세 때 수석 궁정의사였던 시라크는 뚜렷한 의학적 성과가 없는 인물이다. 다만 나름대로 복통을 고치는 재주가 있었다고 한다. 그는 직접 특수 제작한 마차를 이용해 환자를 치유했다. 마차 좌석 중앙에 구멍이 나 있는데 환자가 맨 엉덩이로 여기에 앉은 채 3일 밤낮으로 마차를 달리게 하면 병이 나았다고 한다. 당시 기록이 정확하지 않아 확실히 고증할 방법은 없다.

태양왕으로 불렸던 루이 14세는 의학을 매우 장려했던 왕이었다. 젊은 시절 천연두를 비롯해 괴저병, 성병 등으로 고생했던 그는 자신의 일거수일투족을 기록하는 시종을 두고 질병, 건강상태 등을 상세하게 기재하도록 했다. 《루이왕 일기》로 명명된 책은 당시의 질병과 치료방법을 고증하는 귀중한 자료에 해당한다. 루이 14세는 왕비 마리아가 출산하는 장면까지 직접 목도할 정도였으며 후에 출산을 담당한 조산사에게 큰 상을 내렸다고 한다.

그는 매우 급한 성격의 소유자였으며 극도로 사치를 즐겼다. 말년에는 자주 폭식을 해서 소화기 질병에 걸렸는데 의사가 바로 증상을 치유하지 못하면 심한 질책을 가했다. 따라서 궁정의사가 비록 영예로운 신분이긴 했지만 그만큼 위험도 따랐다. '왕을 모시는 것은 호랑이와 함께 있는 것과 같다'는 중국 속담이 딱 들어맞는 말일 것 같다.

1685년 루이 14세의 직장에 작은 치루가 생겼는데 궁정의사들이 손을 쓸 방법이 없었으므로 궁 밖에서 프랑수와라는 외과의사를 불러와 진찰토록 했다. 당시 상황이 파레를 불렀을 때보다 더 긴급했다는 기록이 남아 있다.

프랑수와는 바로 수술을 하지 않고 대신 루이 14세에게 지금은 시기가 좋지 않으므로 수술의 효과를 높인다는 명목으로 수술시기를 6개월 뒤로 미루었다. 그러나 사실 프랑수와는 이 6개월 동안 루이 14세와 같은 병을 앓고 있는 가난한 사람들을 찾아내 이들을 대상으로 수술 실습을 했다. 수많은 환자들이 그의 수술 칼 아래서 목숨을 잃었으며 그는 이 사실이 밖으로 새어나가지 않도록 밤에 몰래 죽은 환자들을 매장했다.

1686년 11월 18일 드디어 프랑수와는 왕궁에서 루이 14세의 수술을 집도했다. 수술이 성공적으로 끝나면서 그는 바로 귀족 신분에 올랐으며 수석 궁정의사의 3년 봉록에 해당하는 상금을 받았다. 아울러 프랑스 최고의 외과의사라는 명예까지 얻게 되었다.

루이 14세가 회복되는 동안 엉덩이에 붕대를 감고 궁전 주위를 맴도는 사람들이 매우 많았다. 아마도 왕의 비위를 맞추기 위한 일종의 쇼가 아니었을까?

당시 프랑스 의학계는 파리 대학 바딘 총장의 영향으로 매우 보수적인 경향을 띠고 있었다. 유명 극작가였던 몰리에르(Moliere, 1622~1673)는 폐결핵을 앓고 있었는데 갈레노스파의 의사에게 치료를 받다가 병이 더 악화되었다. 이에 자신의 연극에서 의사들을 풍자하기 시작했다. 그에게는 메드빌런이란 의사 친구가 있었다. 루이 14세가 몰리에르에게 어떻게 하면 메드빌런을 만날 수 있느냐고 묻자 몰리에르는 의외의 대답을 했다. "저는 그가 처방해준 약을 절대 먹지 않습니다. 그래서 건강해진 것이지요."

그의 가장 유명한 연극《상상병 환자 Le Malade imaginaire》3회 공연이 끝났을 때 그는 극도로 피로해 있었다. 그러나 생계를 위해 폐렴에도 불구하고 공연을 계속했다. 1673년 2월 17일 그가 마지막 공연을 마치고 무대에서 쓰러졌는데 집에 돌아온지 얼마 안 되어 각혈을 하고 숨을 거두었다. 그는 당시 관례였던 병자성사(病者聖事, 죽음에 임박한 신자가 받는 성사)도 없이 쓸쓸하게 세상을 떠났다고 한다. 한편으론 그가 무대에서 죽는 연기를 하면서 바로 숨을 거두었다는 설도 있다.

동시대를 풍미했던 황제 가운데 러시아의 표트르 대제를 빼놓을 수 없다. 그는 매우 혁명적인 사상의 소유자로 의학에도 관심이 많았다. 그가 북유럽 지역을 여행할 때 네덜란드에서 유명한 해부학자 레벤후크와 프레데릭 루이시(Frederik Ruysch)를 방문한 적이 있었다. 그는 특히 루이시의 인체 골격 모델에 큰 관심을 보였다. 이 모델은 손에 뼈로 만든 바이올린을 들고 있었으며 줄을 켜는 활은 색을 입힌 혈관모양을 하고 있었으므로 예술적 감각이 농후했다.

표트르 대제가 특히 관심을 보인 것은 어린 아이의 미라였다. 그는 약 3만 루블(미화 10만 달러 상당)을 지불하고 이 미라를 구입했다. 그는 남은 여정을 계속해야 했으므로 선원들에게 미라를 상트페테르부르크로 옮겨놓도록 했다. 그러나 미라의 가치를 알 리 없는 선원들은 보관용 알코올에만 관심을 두었다. 결국 미라가 상트페테르부르크에 도착했을 때는 일부 잔해만이 남아 있을 뿐이었다.

제 11 장

18세기 의학
산업시대 이성의 힘

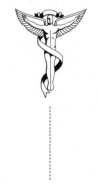

의사의 진심 어린 거짓말 – 금방 다 나을 것입니다

1775년 미국의 독립전쟁이 발발한 데 이어 1789년 프랑스 대혁명이 일어나면서 전 세계는 전쟁의 소용돌이 속에 휩싸였다. 루이 16세가 단두대의 이슬로 사라졌으며 영국도 화염 속에 휩싸였다.

과학의 상징이었던 뉴턴이 세상을 떠나고 왕립학회도 점점 쇠퇴일로에 접어들 무렵 영국은 공업, 상업이 발달하면서 해외무역의 전성기를 누리고 있었다. 그리고 다시 번영의 불꽃이 꺼져가게 되자 무역 경쟁이 더욱 가속화되었다. 산업혁명이 발생한 것이다.

이때부터 인류는 농경시대, 자연과 어울렸던 낙원을 잃어버리게 되었다. 공업이 급속도로 발전했지만 인류는 여전히 노동력을 대체할 수단을 찾지 못하고 고통 속에서 허우적거렸다. 그래서 공업시대가 더욱 혐오스러워지고 오히려 농경시대를 그리워하게 된 것인지도 모른다.

생활에 응용되지 않는 기술은 아무런 소용이 없다. 무턱대고 과학이 진리를 밝혀줄 것이라고 믿는 사람은 거의 없었다. 그전까지 과학은 대자연의 본 모습을 탐구하는 학문이었다. 그러나 18세기에 접어들면서부터는 오히려 자연을 변화시켜 인류생활에 새로운 동력으로 창조하는 데 힘을 기울이게 되었다.

이 세상 모든 것은 변화가 가능하다. 이 시대 사람들은 특히 쾌락과 해방을 추구했다. 증기기관, 운하, 철로, 산업혁명은 사회를 더욱 풍요롭게 해주었으며 멀리 떨어진 지역도 가까운 이웃으로 만들어 주었다. 인류는 신도 그리고 인류 자신도 초월한 자신만의 세계를 창조했다. 바로 인간의 세상이었다.

세계 각국의 관계가 긴밀해지면서 유럽 학술계는 점차 통일되는 현상이 나타났다. 이때부터 19세기 과학사상의 모식, 즉 '실험은 과학 연구의 기초'라는 공식이 확립되었다고 볼 수 있다. 당연히 의사들도 이러한 변화의 물결을 비켜갈 수 없었다. 그들은 현대적 감각을 받아들이며 과학지식을 숭상하기 시작했다.

그러나 의사들은 그 어느 때보다 심한 무력감에 시달렸다. 이들은 이처럼 쏟아지는 신지식을 이용하는 방법을 몰랐던 것이다. 지식 자체가 완전 무결하지 않은 데다 체계적인 구조를 확립하지 못한 상태였기 때문이었다. 의사들이 과학지식의 중요성을 깨달았다고 해도 실제로 이를 응용할 능력이 없었다. 일례로 시드넘이 각종 질병의 증상을 관찰해 무려 1800여 종으로 분류해 놓았지만 의사들은 이 증상을 어떻게 확인하고 적용해야 할지 몰랐다. 그들은 무엇을 해도 비난의 화살을 받았으므로 시름이 커질 수밖에 없었다.

당시 환자들의 심중에 의사가 어떤 모습으로 비쳐졌는지 당대 명사들의 어조로 들어보자.

"의사는 잘 알지도 못하는 약을 잘 알지도 못하는 인체에 투입하는 사람이다." - 볼테르(Voltaire)

"의사는 약을 처방해 환자를 죽음으로 몰아넣거나 아니면 자연치유될 때까지 마냥 기다리는 사람이다." - 존 테일러(John Taylor)

"의사가 많을수록 인구는 줄어든다." - 조셉 에디슨(Joseph Addison)

의사들은 눈앞에 놓인 자료를 분류할 줄도 체계적으로 정리할 줄도 몰랐다. 지식은 도처에 널려 있었지만 이를 한데 모아 체액설을 대체할 새로운 질서로 확립할 수 있는 능력이 그들에겐 없었다. 그 결과 환자들은 여전히 과거와 똑같은 질병으로 고통 받았고 의사들은 더욱 무력해졌다. 또한 공업시대에 진입하면서 의사들이 미처 준비할 겨를도 없이 그들이 상상조차 하지 못했던 온갖 신종 질병들이 몰려오기 시작했다.

이러한 와중에도 인문주의 풍조가 싹트고 인도주의, 민주 항쟁 등이 끊임없이 계속되었다. '평등'에 대한 개념이 사람들의 가슴 속에 파고들었으며 의학은 유사 이래 가장 인자한 모습으로 민중 앞에 다가섰다. 의사들은 빈곤층을 위한 치료에 솔선수범했으며 도시화 추세가 점점 가속화되면서 정부의 복지정책을 요구하는 소리도 높아졌다. 이는 구호에 그쳤던 기존의 정책들과는 달리 정부의 의무이자 책임으로 간주되었다. 의료 영역은 공장, 광산, 감옥, 빈곤층, 장애자, 정치범, 죄수들에게까지 확대되었다. 따라서 사람들은 한편으로 의사를 비꼬고 풍자하면서도 또 다른 한편으로는 그들을 칭송하지 않을 수 없었다.

"의학의 아름다움은 궁궐이 아니라 비좁은 가난뱅이의 집에서 더욱 빛이 난다. 어느 누가 의사의 열정과 용기를 따를 수 있겠는가! 아무도 그들처럼 완벽하게 자신의 임무를 완수해 낼 수 없을 것이다."

- 빅 다지르(Vicq-D'Azyr)

"나는 의사들의 근면과 인자한 품성에 놀라움을 금할 수 없다. 그들은 가장 설득력 있는 충고로 환자들을 다독거리고 질병을 치료해준다."

　– 올리버 골드스미스(Oliver Goldsmith)

　이처럼 설전이 요란했던 시기에 사람들은 저마다 자신의 의견을 주장하느라 혈안이 되었다. 그 시대 만화가들이 묘사한 바에 따르면 환자는 의사를 존경하면서도 비꼬기 일쑤였고 원망하면서도 그들을 떠나서는 살 수 없었다.

　"금방 다 나을 것입니다." 이는 의사들이 애써 환자를 위로하던 말로 어쩌면 스스로를 위로하는 말인지도 모른다.

18세기의 의사들

　18세기 유럽 문화의 중심은 이탈리아에서 중유럽으로 옮겨지기 시작했다. 특히 독일 대학들의 발전이 두드러졌다. 런던 왕립의학협회의 위상도 독일의 라이덴, 에든버러 다음으로 밀려났다. 이 시대의 의사들은 더 이상 왕실에 종속되지 않았으며 각 대학의 강단에서 자신의 주장을 설파하며 젊은 학생들의 우상으로 떠올랐다. 의사는 기존에 비해 더욱 자유롭고 존경받는 위치에 오르게 되었다. 부르하베의 제자 알렉산더 먼로(Alexander Monro, 1697~1767)는 부친의 말에 따라 라이덴 대학을 졸업한 후 에든버러로 건너왔다. 알렉산더의 주도 아래 에든버러 대학은 유럽 의학의 중심지로 부상했으며 그의 건의로 '외과의사 전당(Old Surgeon's Hall)'이 건립되었다. 1726년 부르하베의 다른 네 명의 제자들도 에든버러로 거처를 옮겨 왔으며 알렉산더와 함께 이곳에서 의학 이론과 실무를 가르치기 시작했다.

　그로부터 126년 동안 먼로 가문은 대대로 에든버러 해부학 교수를 역임했으며 에든버러는 신흥 교육의 중심지로 떠올랐다. 먼로 가문의 등장은 의학 명가의 탄생을 알리는 신호탄이었다.

당시 일류 의사들은 대문호와 같은 대우를 받았으며 박학다식하고 중후한 인품의 소유자로 여겨졌다. 당시 천재적인 문학가였던 벤 존슨(Ben Jonson)은 알아주는 호색가였기 때문에 20세부터 결핵선종, 위장병, 실어증, 천식 등 온갖 병을 달고 살았다. 따라서 그는 의사들과 매우 돈독한 친분을 유지했으며 침이 마르도록 그들을 칭찬하곤 했다.

의사들의 지위가 격상되면서 외출할 때 직접 말을 타는 대신 인력거를 고용하는 경우가 늘어났다. 그들은 가발을 쓰고 손에는 황금 손잡이가 달린 지팡이를 들었다. 당시 황금 손잡이가 달린 지팡이는 일종의 신분과 명예의 상징물이었다. 런던 왕립의학협회는 각 도시별로 가장 뛰어난 의사에게 황금 지팡이를 수여했다. 선발기준은 의술뿐만 아니라 부와 인기도 포함되었다.

당시 황금 지팡이를 수여받은 의사는 존 래드클리프(John Radcliffe), 리처드 미드(Richard Mead) 등 다섯 명에 불과했다. 래드클리프는 비천한 집안 출신이었으며 성격이 거칠고 난폭해 동료 의사들의 미움을 받았다. 여성에게 무례하게 굴었던 것은 물론 환자들에게도 잔인할 정도로 직설적이었다. 윌리엄 3세가 복사뼈에 수종이 생겨 그를 불렀을 때도 국왕이라고 해서 기죽는 법이 없었다.

이러한 성격에도 불구하고 그는 처음으로 황금 손잡이가 달린 지팡이를 수여받았다. 과도한 자신감에 넘쳐 권력도 귀족도 안중에 없었던 그는 질병마다 최소 열 가지 이상의 치료방법을 안다고 떠벌리고 다녔다. 그러나 실제로는 열 가지 질병 정도만 구별할 줄 알았으며 약재에 대해서는 전혀 알지도 못했다. 제자들에게는 "질병을 이용할 줄 아는 의사가 되라."는 말을 남겼다고 한다.

후에 앤 여왕의 병세를 히스테리라고 진단했다가 궁정의사의 자리에서 물러나게 되었다. 그러나 앤 여왕이 임종을 앞두고 그를 불러 다시 진찰을 부탁했으나 그는 자신이 이미 개업했다는 이유를 들어 거절했다. 분노한 왕실은 여왕의 생명을 방치했다는 죄를 물어 그를 고소했다.

현재 옥스퍼드 대학에는 래드클리프가 기부한 자금으로 건축한 관측소, 병원, 도서관 등이 자리하고 있다. 생전에 래드클리프는 책을 즐겨 보지 않았다고 한다. 따라서 그의 이러한 행보를 두고 환관이 후궁을 두는 심리라고 비꼬는 사람들도 있었다.

두 번째로 황금 지팡이를 받은 의사는 리처드 미드였다. 요즘 유행하는 타로 카드에도 미드의 형상이 그려져 있다. 그는 예방 의학의 선구자였다. 1719년 프랑스 마르세유에 페스트가 발생했다는 소식이 전해지자 영국 정부는 미드에게 전염병 예방에 관한 보고서를 작성하도록 명했다. 이듬 해 발표된 이 논문에는 환자가 발생하면 가족 전체를 격리시키는 조치를 규탄하는 내용이 실려 있다. 그는 전염병의 감염 여부를 확인한 후 감염자들만 별도의 장소에 격리할 것을 주장했다.

미드는 래드클리프의 제자였는데 그와는 정반대 성격의 소유자였다. 예의 바르고 교양 있으며 사색을 즐기는 신사였다. 그는 신분과 지위가 상승하면서 1년에 7천파운드 이상의 거액을 벌었다. 그의 생활은 군왕이 부럽지 않을 정도였다.

그러나 그는 공익사업에 매우 적극적이었으며 정부에 '국가보건위생부'와 같은 기구를 설립하도록 촉구하는 등 현행 위생제도 개선과 관련된 수많은 사안을 건의하기도 했다.

1827년 출판된 《황금 지팡이》는 황금 지팡이를 수여받은 의사 다섯 명에 대한 이야기를 다루고 있다. 책 마지막에 이 다섯 의사가 세상을 떠난 후 황금 지팡이는 위엄의 상징으로서 가치를 상실했다고 개탄하고 있다. 의사들이 황금 지팡이를 너무 남용했으며 심지어 그 안에 각성제나 실균제를 담아 휴대하기도 했다. 환자를 대하기 전에 미리 지팡이를 코 앞에서 흔들어 약품의 향기를 퍼뜨림으로써 의사 자신을 보호하는 수단으로 이용한 것이다.

런던을 무대로 활약했던 포더길(John Fothergill)이란 의사와 그의 제자 렛섬(John Coakley Lettsom)은 가난한 사람들에게 빛과 희망을 안겨주었던 인물이었다.

포더길은 36년 동안 의술을 펼쳤으며 영국 최고의 처방전을 만드는 것으로 유명했다. 그는 언제나 환자들에 둘러싸여 하루 17시간씩 진료를 했다. 세계에서 가장 바쁜 의사라고 해도 무방할 것이다. 그는 의학은 돈벌이가 아니라 일종의 사명이라고 생각했다. 또한 그렇게 바쁜 와중에도 영국 최대의 화원을 보유할 정도로 식물학에 관심이 많았다. 140제곱킬로미터에 달하는 방대한 이 화원은 에섹스 주, 업턴에 위치하고 있다.

그의 제자 렛섬은 스승보다 더 부지런했던 의사로 알려져 있다. 1795년 1년 동안 그는 무려 8만2천 명의 환자를 진료했다고 한다. 1년 내내 한 번도 쉬지 않았다는 가정 하에 그는 하루 평균 220여 명을 진료한 셈이다. 아침 식사를 하기도 전에 50여 명의 환자를 진료했다고 한다. 렛섬의 부인은 한 달에 한 번 정도만 그와 식사를 같이 할 수 있었다.

"나는 환자들과 함께 생활하고 있다. 나는 의학을 사랑하고 의학도 나를 사랑하기 때문이다."

이처럼 진료를 열심히 한 덕분에 그의 수입도 엄청났다. 연간 수입이 1만 2천 파운드를 초과할 정도였다. 하루는 그가 자신의 별장에서 성대한 파티를 연 적이 있었다. 무려 500여 명의 명사를 초대했으며 이와 같은 사실은 당시 모든 신문에 보도되어 큰 반향을 불러일으켰다.

의학의 거성 부르하베

  네덜란드의 라이덴 대학은 17세기 중엽부터 임상학과를 개설해 교육의 다양성과 포용성을 높이기 시작했다. 소모적인 종교 파벌 간의 논쟁을 없애고 여러 나라의 학생들을 받아들였다. 18세기에 이르러 임상학과는 큰 발전을 이룩했으며 라이덴 대학은 부속 병원에 임상학과 전용 병실을 마련했다. 당시 라이덴 대학의 가장 유명한 임상의학 교수였던 부르하베(Boerhaave, 1668~1738)는 의학계의 대부로 부상했다.

  당시 중국의 한 관리가 부르하베에게 서한을 보낸 적이 있으며 러시아 표트르 대제도 유럽을 여행하던 중 부르하베의 고향에서 하룻밤 머문 적이 있었다. 부르하베가 대학으로 강의하러 가기 전에 그와 두어 시간 사담을 나누기 위해서였다.

  1668년 라이덴 부근의 작은 마을 보르호우트에서 태어난 부르하베는 목사였던 아버지의 희망에 따라 어려서는 목사를 꿈꾸었다. 젊은 시절 하드웨이에서 신학과 철학을 공부했으며 1689년 철학박사 학위를 취득했다.

  라이덴으로 돌아오던 배 안에서 그는 삼삼오오 모인 젊은이들이 범신론을 주장한 스피노자(Spinoza : 1632~1677)를 이교도라고 비판하는 소리를 듣게 되었다. 스피노자는 성경을 좀 더 폭넓은 시각으로 해석해 '신이 곧 자연'이고 신이 없는 곳이 없다는 주장을 편 인물이었다. 그는 신에 대한 사랑이 모든 정신에 우선해야 하며 신을 사랑하는 자는

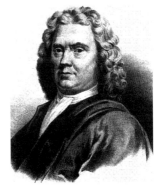

서술적 해부학의 창시자 부르하베
부르하베는 네덜란드 라이덴 대학의 가장 유명한 임상의학 교수였으며, 그는 시드넘처럼 히포크라테스의 '자연치유설'을 신봉했으며 임상의학을 중시했다.

절대 신의 보답을 요구해서는 안 된다고 주장했다. 그의 이러한 관념은 전 유럽을 큰 충격에 빠뜨렸던 것이다.

당시 스피노자를 매우 숭배하고 있었던 부르하베는 그들의 대화에 끼어 들어 과연 스피노자의 작품을 읽어 보았는지 따져 물었다고 한다. 이 일을 계기로 그는 신학을 포기하고 의학을 배우기 시작한 것으로 알려져 있다.

1693년 의학박사 학위를 받은 부르하베는 1701년 라이덴으로 돌아왔 다. 그는 뛰어난 의술로 명성을 얻기 시작했으며 금화 200만 닢에 달하는 부까지 얻게 되었다. 1701년부터 라이덴 대학의 의학, 식물학 교수를 맡 으면서 전통적인 의학교육의 틀을 바꾸기 시작했다. 그는 시드넘처럼 히 포크라테스의 '자연치유설'을 신봉했으며 임상의학을 중시했다. 특히 환 자들에게 가장 효과적인 치료방법을 찾는데 주력했다.

부르하베는 당시 학계의 이슈였던 물리학파와 화학파의 대립에 대해 어 느 한편에 치우치지 않고 그들의 학설을 고루 수용하는 태도를 취했다. 양 대 학파간의 의미 없는 논쟁에는 관심도 없었다. 의학의 목적은 치료이므 로 어떠한 수단을 취하느냐는 중요하지 않았던 것이다. 그는 자신의 학생 들에게 기존 스콜라학파의 모든 사상을 깨끗이 지워버리라고 충고했다. 매일 4, 5시간씩 강의에 임했으며 환자가 사망하면 바로 학생들을 데리고 가서 시체 해부를 실시하는 등 열의를 쏟았다. 또한 라이덴 대학의 식물원 을 재건해 학생들에게 직접 참관할 수 있는 기회를 주었다. 그는 실비우스 가 했던 것처럼 매일 학생들을 데리고 병실을 회진했다. 환자들의 체온을 재고 그들과 대화하며 병세를 관찰했다. 그에게 주어진 환경은 각각 여섯 개의 침대로 채워진 두 칸의 병실밖에 없었지만 모든 환자들의 병력을 매 우 꼼꼼하게 관찰해 기록해 두었다. 의학, 화학, 약학, 식물학을 서로 연결 하는 다리가 되고자 노력했기에 그의 강의는 합리적이면서도 매우 혁신 적이었다.

부르하베의 참신한 교육방법이 알려지면서 유럽 각국과 미국에서까지 학생들이 몰려들었다. 라이덴의 장로들은 시 외곽을 에워싼 울타리를 허물고 라이덴 대학의 공간을 확충하기에 이르렀다.

그의 저서는 교육방법만큼 유명세를 얻었지만 참신함은 다소 떨어졌다. 최초로 땀샘을 묘사하고, 접촉이 아닌 다른 경로로는 천연두가 감염될 확률이 아주 적다고 밝힌 정도가 새로운 발견으로 볼 수 있다.

그는 네덜란드의 할렘 지역에서 당시 유행했던 경풍(히스테리성 경련)을 치료한 일화로 유명하다. 이 병은 다량의 진통제로도 진정시키지 못하고 있던 상황이었다.

그가 병실에 들어섰을 때 수많은 여성들이 경련을 일으키며 발광을 하고 있었다. 그는 곧 활활 타오르는 횃불과 철사 고리를 가져오도록 했다. 그리고 엄숙하게 다음과 같이 선포했다. "지금까지 사용한 치료방법은 모두 효과가 없는 것으로 판명 났으니 남은 방법은 하나밖에 없소. 철사 고리를 불에 달궈 환자들의 팔뚝에 낙인을 찍는 것이오. 낙인은 뼈가 드러날 때까지 계속하겠소." 이 말을 들은 환자들은 순식간에 고요해졌다. 그리고 그 마을에 다시는 이 병이 나타나지 않았다고 한다.

부르하베는 걸출한 의사들을 많이 배출해 냈는데 이 가운데 스비텐(Gerard van Switen, 1700~1772), 할러(Albrecht von Haller, 1708~1777), 베른(Bern, 1708~1777) 등 세 명의 의사가 가장 유명하다. 스비텐은 임상의학을 비엔나에 도입해 오스트리아 대학 최초로 임상학과를 개설했으며, 할러는 괴팅겐 대학교에 생리학과를 개설했다. 또한 스위스 베른 출신의 그는 여덟 권으로 된 저서 《생리학 요강》에서 신경계통의 생리기능 연구 결과를 기록했다. 근섬유가 자극을 받으면 수축현상이 일어나고 자극이 사라지면 다시 원래 상태로 회복된다는 것을 발견한 그는 근섬유의 이러한 특수 기능을 '자극반응'이라고 칭했다. 또한 심장, 장 등의 기관도 이러한 반응능력을 갖추었다고 주장했다. 근육이 근섬유를 지니고 있는 한 운동을 계속할 수 있는 것이다. 근육운동은 고유의 자극반응 외에 신경중추로부터 전달된 명령의 지배를 받는데 모든 신경은 뇌에 모여 있으므로 대뇌가 바로 중추신경이 분포하는 곳이라고 밝혔다. 그는 뇌기능의 주요 기능은 모두 대뇌피질에서 완성되며 대뇌에는 영혼이 자리하고 있다고 생각했다.

1719년에는 알렉산더 먼로라는 뛰어난 의사를 배출했다. 그는 스코틀랜드에서 126년 동안 의학 명가로서 군림했다.

부르하베의 의학 사상은 전 유럽은 물론 미국에서도 가장 유행했던 이론으로서 인체 관련 의학을 기계론적 입장에서 접근했다. 그의 저서 《의학 원리 Institutiones Medicae》(1708)는 각 대학의 주요 생리학 교과서로 채택되어 다양한 판본으로 출판되었으며 그 후에는 다양한 언어로 번역되었다. 또한 학생들이 그의 화학 강의 원고를 동의 없이 출판한 적도 있는데 《화학 요소 Elementa Chemiae》(1732)라는 이름으로 발표한 이 책도 다양한 언어로 번역되어 초기 화학교과서로서 크게 환영받았다.

부르하베는 하찮은 금속이 황금으로 변할 수 있다고 굳게 믿었으므로 무려 15년 동안 수은 가열 실험을 하며 그 과정을 관찰했다고 한다. 또한 수은 증류 실험을 500여 차례 실시해 수은이 휘발하며 변화하는 모양을 관찰하려 했다. 상식을 뛰어넘는 인내와 끈기로 그는 의학, 화학 두 분야에서 뛰어난 성과를 거두었다.

부르하베의 제자 스비텐은 라이덴에서 그의 조수로 일하며 매일매일 기록한 환자의 병력을 다섯 권의 책으로 출판했다. 《부르하베 격언집》으로 명명한 이 책은 한 때 유럽 일대를 풍미했다.

부르하베는 자신의 노력과 업적으로 수많은 사람들의 존경을 받았다. 그도 파레처럼 가난한 사람들에게 인정을 베풀고 이렇게 말했다. "그들의 의료비는 하나님이 미리 지불하셨다. 그들은 가장 좋은 환자들이다." 이러한 인품 덕에 그가 중풍을 이기고 건강을 회복하자 교회는 축하의 종을 울렸으며 그가 다시 대학으로 돌아왔을 때 온 거리에는 환호성이 울렸을 정도였다.

1738년 9월 23일 부르하베는 라이덴에서 숨을 거두었다. 그가 세상을 떠났을 때 후손들에게 수많은 저서를 남겼는데 이 가운데《물리학의 모든 비밀》이란 책이 있었다. 한 부자가 많은 돈을 주고 이 책을 샀는데 그가 집에 돌아와 책을 펼쳤을 때 위대한 의사가 남긴 최고의 명언이 적혀 있었다고 한다. "머리를 차게 하고 발을 따뜻하게 하라. 그리고 내장을 깨끗하게 유지하라." 그리고 유감스럽게도 다른 페이지는 모두 백지였다.

네덜란드 의학은 지금도 부르하베의 학풍을 이어받아 '예방 의학'을 중시한다. "예방이 치료에 우선한다." 이 말은 네덜란드 사람들이 가장 즐겨 쓰는 격언 가운데 하나이다. 네덜란드 의사는 처방전에 매우 신중한 것으로 유명하다.

애니미즘의 등장

물리학파와 화학파가 첨예하게 대립하는 가운데 만물에 영혼이 있다고 주장하는 애니미즘(Animism)이 등장했다. 윌리엄 하비는《동물의 발생》에서 모든 생물이 생성단계(씨앗, 알 등)에서는 같은 모양을 하고 있다고 주장했다. 그러나 생성단계의 씨앗, 알과 같은 물질이 과연 동일한 종에서 기원했는가?하는 의문을 남기게 되었다. 즉 종의 기원을 탐색하는 문제로 발전했다.

1723년 '분류학의 아버지'로 불리는 린네는《자연의 체계 Systema Naturae》라는 책을 발간해 생명체를 유(類), 문(門), 강(綱), 목(目), 과(科), 속(屬), 종(種)으로 분류했다. 사람에게는 '호모 사피엔스(Homo sapiens)' 즉

'지혜로운 자'라는 학명을 부여하고 영장류에 포함시켰다. 그는 모든 생물을 이명법(二名法, 속명 다음에 종명을 적어서 생물 하나하나의 종류를 라틴어로 나타내는 명명법)으로 표기했다. 린네의 분류 원칙은 생명체를 하나의 독립된 조물주의 창조물로 보는 것이었다. 이에 "조물주가 세상을 창조하고 린네가 세상을 분류했다."는 말이 유행하게 되었다. 세포가 발견되면서 생태학이 급속하게 발달했다. 이는 종의 기원, 생명의 발생 및 생장과 관련된 학문에 큰 영향을 끼치게 되었다.

18세기에 이르러 자연철학자들이 생명의 본질에 대해 본격적으로 연구하기 시작했다. 기계론적인 자연법칙에 따르는 우주관은 더 이상 학자들의 지적 욕구를 만족시켜 주지 못했다. 이러한 우주관은 생명체를 유기적인 질서에 따라 분류하는 데도 적합하지 않았으며 자주적, 독립적 존재로서의 인간의 자유의지를 설명할 방법이 없었다. 생명체가 가지고 있는 일종의 특별한 능력, 예를 들면, '재생'과 같은 현상은 기계론적 자연관으로는 설명이 불가능했다. 1740년 스위스의 학자가 산호충과 히드라의 몸체 일부를 절단했는데 절단 부위가 금방 재생되는 것을 발견했다. 재생된 부위를 다시 절단해도 또 똑같이 재생되었다. 따라서 생명은 기계론적 사고로는 도저히 분석이 불가능했다.

물리, 화학적 지식은 이해하기 쉽지만 인간, 생명과 관련된 문제는 까다롭기가 이루 말할 수 없다. 생명이 과연 어느 정도 외부 영향을 받고, 어느 정도 내재된 역량을 발휘하는가? 이러한 논제는 영혼과 신체에 대한 연구를 촉발시켰다.

18세기에 활약했던 독일의 의사이자 철학자인 슈탈(Georg Emest Stahl, 1660~1734)은 안스바흐에서 출생했다. 1687년 바이마르 공작의 시의를 거쳐 1694년 새로 설립된 할레 대학의 의학, 화학교수로 임용되었다. 그는 만물에 영혼이 있다는 애니미즘 이론을 발전시킨 인물이다. 대자연은 하나의 거대한 생명체로서 우주에 존재하는 통일된 영혼으로부터 다양한 형태의 생명이 탄생하며 이는 신, 조물주에서 기원한다고 여겼다. 생물체의 생명 현상은 물리, 화학적 원칙의 지배를 받지 않으며 이들과 전혀 차원이 다른 물질, 즉 '감각적 영혼'의 지배를 받는다고 주장했다. 이 이론은 '잠재의식'과 유사하다고 볼 수 있다. 그는 영혼과 육체의 교량은 '운동'이라고 설명했다. 인체의 모든 기관, 감각, 심지어 이를 유지 보수하는 과정도 모두 감각과 영혼이 지배하는 운동방식에 따른 것이다. 이 때문에 그는 물리학과 의학, 화학과 의학을 연관시키는데 격렬하게 반대했다.

1708년 출판된 《의학진정설》에는 그의 이론이 자세하게 소개되어 있으며 아울러 의학의 새로운 방향을 제시하고 있다. 즉 생명의 과정은 '감각적 영혼'의 지배를 받고 있으므로 인체 본연의 모습은 물론 어긋난 인체의 기능을 바로잡는 역할 역시 영혼이 의사보다 더 잘 이해하고 있다고 본 것이다. 질병은 영혼이 다시 인체의 기능을 조절하는 과정이므로 의사의 역할은 영혼이 어떻게 인체의 불균형을 바로 잡는지 관찰하고 이를 배우는 것이라고 강조했다. 특히 혈액은 인체를 대변하므로 혈액이 정상적으로 흐르고 있으면 인체는 건강한 상태라고 보았다. 이 때문에 혈액을 희석할 수 있는 '물'을 가장 좋은 물질로 꼽았다. 또한 영혼이 사망한 육체를 떠나고 나면 육체는 바로 부패하기 시작해 자연과 하나가 된다고 여겼다.

슈탈은 분명 천재였다. 그러나 당시 사람들은 그를 다만 '찡그린 형이상학자'라고 불렀을 뿐이다.

슈탈과 같은 해에 태어난 호프만(Friedrich Hoffmann, 1660~1742)은 본래 슈탈과 매우 절친한 사이였으나 슈탈의 학설을 찬성하지 않은 데다 다른 여러 가지 원인이 겹치면서 사이가 나빠지게 되었다. 호프만은 만물에 영혼이 있다는 주장은 비과학적인 신비론에 불과하다고 생각했다. 비록 라이프치히 철학을 추종하고 대뇌가 인간의 최종 인지 기관임을 부인하지는 않았지만 그는 인류가 감각기관을 통해 얻는 지식은 유한하다고 보았다. 호프만은 합리적이면서도 기계론적 사고로 자연과 인체를 파악하고자 했다. 물질의 에너지는 운동 상태에서 나오므로 의학적으로 생명은 운동이 일어나고 있는 과정이며 사망은 운동이 멈춘 상태라고 설명했다. 사람이 건강할 때 모든 기관과 근육은 정상적인 '탄력'을 유지하지만 질병에 걸리면 과도한 '긴장' 상태에 돌입하게 된다. 따라서 의사는 인체의 '탄력'을 정상 상태로 되돌려 놓도록 환자를 치료해야 한다.

호프만의 이론은 1718~1740년까지 자신의 관점을 정리한 책《합리적 계통적 의학》총 9권에 소개되어 있다. 이 책이 출판되면서 그는 수많은 지지 세력을 확보하게 되었다. 그가 개발한 '호프만드롭스'와 진통제 '호프만아노다인' 등은 지금도 약학사전에 당당히 이름을 올리고 있으며 철을 주성분으로 하는 약제(鐵劑. 철제)도 지금까지 사용되고 있다.

애니미즘은 생명의 본질을 초자연적인 힘에 귀속시키고 있어 '생기론', '활력론' 등으로 불리고 있다. 이들 이론 가운데 합리적인 부분은 근대 신경생리학의 발전을 촉진시켰다. 특히 20세기 초 독일의 생물학자 드리쉬(Hans Driesch)는 성게 알이 수정한 뒤 5차례 분열을 거쳐 총 32개의 세포기를 형성하는 것을 발견했다. 이때 2세포기에서 한 개에서 두 개로 세포 분열하는 과정을 지켜본 결과 각자 발육해 모두 완벽한 성게로 자라났다. 이러한 실험을 거쳐 그는 '신활력론', 즉 세포 안에 내재된 신비한 힘이 배태의 완전성을 유지시켜 준다고 주장했다. 그의 주장으로 인체, 생명에 대한 학문은 다시 신비론, 목적론의 형태로 흐르게 되었다.

그러나 과학이 점차 발전하면서 생물학을 비롯해 생물계통학, 사이버네틱스(cybernetics. 기계적 물리 시스템과 생물 시스템 사이의 의사소통과 통제를 다룬 학문), 생물정보학 등 새로운 이론이 등장했다. 이러한 이론들을 통해 생명 현상이 비물질적인 신의 힘으로 조정되는 것이 아니라 일정한 정보를 받아들이고 이를 자동으로 통제하는 과정임이 밝혀지면서 '활력론'은 점점 그 역량을 상실하게 되었다. 그러나 '생명 현상'은 아직까지도 과학으로는 증명할 수 없는 신성한 영역으로 존재하고 있다.

컬런과 브라운

스코틀랜드의 의사 윌리엄 컬런(William Cullen, 1710~1790)은 본래 글래스고 대학의 화학 교수였으나 후에 에든버러 대학으로 와서 의학, 화학, 물리를 가르쳤다. 당시 그는 에든버러 '의학의 별'이라고 불릴 만큼 큰 명성을 얻었던 인물이다. 특히 임상의학 분야에 있어서는 부르하베 다음가는 지위를 인정받고 있었으며 영국 의학계에서 가장 큰 영향력을 행사했던 의사였다. 그의 명성은 의학의 명가 '먼로 가문' 3대의 유명세도 잠재울 정도였다. 유창한 화법과 명쾌한 논리, 정곡을 찌르는 비유와 분명한 논조로 세계 각국에서 그의 강의를 들으러 온 학생들의 마음을 사로잡았다. 그의 강의를 듣는 것은 학생들에게 대단한 영광이었다. 후에 뉴욕의 제1대 의학박사 자리에 오른 사무엘 바드(Samuel Bard, 1742~1821)도 그의 강의를 듣던 학생이었다.

에든버러 시절은 컬런의 최고 전성기에 해당한다. 그는 에든버러 의학의 선두주자였던 것이다.

여러 분야에서 두각을 드러냈던 그는 '근대 화학강좌'를 개설하고 강의 중에 가장 큰 열의를 보였던 학생을 자신의 조수로 삼았다. 바로 이산화탄소를 발견해 기체화학 연구의 포문을 열고 비열(比熱), 잠열(潛熱, 숨은열) 학설을 세워 열역학 발전에 기반을 다진 조세프 블랙(Joseph Black)이었다.

1778년 컬런은 린네의 분류법에 따라 질병을 크게 네 종류로 구분한 《의학의 실천》이란 책을 출판했다. 그는 완벽한 이론체계가 없는 학설은 절대 강단에서 가르칠 수 없다고 여겼기 때문에 아무 이론이나 한데 묶어 학설로 엮지 말 것을 당부했다. 이 책에서는 처음으로 '신경증(Neuroses)'이란 단어가 등장했다. 신경증은 신경계통에 발생하는 병으로 발열과 국소병변이 없는 감각, 운동 계통의 병이라고 정의했다. 그는 생명이란 일종의 신경 기능이라고 해석했기 때문에 신경계통 이외의 병은 '신경증'과 엄격하게 구별했다. 현대 의학에서도 신경이 마모되어 생기는 병을 발견하면 컬런의 학설부터 확인한다. 그는 신경계통이 생명 전반을 조절하고 외부 자극에 대한 신경의 반응 정도로 질병의 원인을 규명했기 때문이었다.

그러나 컬런의 실제 치료방법은 사혈, 설사, 구토, 해열제 복용 등 히포크라테스 의학을 벗어나지 못했다. 동시대 의학자 모르가니(Giovanni Battista Morgagni)가 병리학, 진단학에서 큰 진보를 보였던 것과 달리 그는 그토록 철저한 이론체계를 확립하고자 희망했지만 성과는 미미했다. 물론 능력이 기대만큼 따라주지 않았던 점도 부인할 수 없지만 실제 치료에 있어 그는 매우 비관적일 수밖에 없었다.

그러나 그는 환자와 가족들에게 친절하게 응대함으로써 심지어 친구가 되는 경우도 있었으며 진료비에 연연하지 않았으므로 언제나 좋은 평판을 유지했다. 그는 열쇠도 없는 서랍에 진료비를 넣어두곤 했는데 그가 세상을 떠난 후에 얼마 안 되는 돈이 그곳에서 발견되기도 했다.

한 때는 열렬하게 컬런의 이론을 지지했다가 나중에 격렬하게 반대하고 나선 인물이 있었는데 바로 존 브라운(John Brown, 1735~1788)이라는 컬런의 조수였다. 그는 건강과 질병에 관한 모든 문제를 격정의 변화, 즉 쉽게 흥분하는 정도로 설명하려 했다. 생명은 피동적인 상태로써 절대 자발적인 상황이 아니며 연속적인 자극에 반응하는 것이라고 주장했다. 자극은 내부적 요소와 외부적 요소로 나누었는데 즉 감각, 지각, 근육수축, 사상, 감정 등은 내부적 요소이며 공기, 음식, 기온 등은 외부적 요소에 해당한다. 흥분상태는 생리기능을 문란하게 하여 질병을 일으키며 질병은 항진과 저하 두 가지로 구분했다. 이는 인체가 흥분이 과도한 상태인가 부족한 상태인가에 따라 결정되었으므로 의사는 환자를 흥분시킬 것인가, 흥분을 가라앉힐 것인가만 선택하면 되었다.

이처럼 극단적인 이론은 치료방법도 극도로 단순화시켰다. 대부분의 질병은 신체가 허약해진 상태에서 발생하므로 강력한 자극으로 환자를 흥분시키는 치료가 주를 이루었다. 일례로 흥분이 부족한 상태에서 걸리는 통풍의 경우 식사량을 줄이고 도수가 높은 술을 마시며 약을 대량으로 복용토록 했다. 이와 반대로 항진성 질병에 속하는 발열, 홍역, 천연두, 과도한 흥분 등에는 설사, 사혈 등의 방법으로 치료하도록 했다. 흥분이 부족한 경우 엄청난 양의 음식, 약 등 대량의 흥분제를 투여하거나 승마 등 과격한 운동을 권하기도 했다.

브라운을 추종하는 사람들은 그를 '스코틀랜드의 파라셀수스'라고 추켜세웠지만 일각에서는 그의 치료를 받고 죽은 사람이 나폴레옹 전쟁에서 사망한 병사보다 많다고 비판하는 소리가 높았다. 그가 가장 즐겨 썼던 치료방법은 아편과 위스키였다. 이 때문이었을까? 브라운은 알코올 중독으로 사망했다고 한다.

유방 – '여성과 어머니' 상징의 이중성

1793년 프랑스공화국 1주년을 기념해 63명의 남성 국회의원들이 프랑스 전제정치의 상징인 바스티유 감옥에 도착했다. 이곳에는 이집트 여신 이시스의 조각상이 세워져 있는데 그 유방에서 흘러나오는 물은 공화국 여성들의 풍부한 모유로 나라를 살찌울 양식에 비유되곤 한다.

로마 신화에는 어미 늑대의 젖을 먹고 자란 영웅이 로마 성을 세웠다는

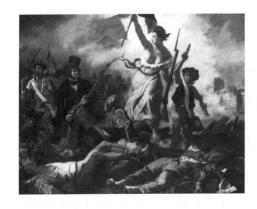

들라크루아 작 〈민중을 이끄는 자유의 여신〉
프랑스대혁명을 배경으로 하고 있으며 맨 앞에서 선 여인이 유방을 드러내고 있는데 유방은 바로 '자유'를 상징하며, 또한 여성의 권리도 신장되었음을 반증하고 있다.

이야기가 전해지고 있다. 어미 늑대의 젖 속에 녹아 있는 동물의 용맹성이 그대로 아이에게 흡수되었다고나 할까? 기독교 문명이 지배하던 시기에 신도들은 성모마리아의 젖이야말로 신체와 영혼을 살찌울 수 있는 양식이라고 굳게 믿었다. 모유 수유는 임신과 출산의 희열과 고통을 경험하지 않은 동정녀 마리아가 유일하게 할 수 있는 일이었다. 아기 예수에게 다정하게 모유를 먹이는 마리아는 기독교의 '목양' 신앙을 비유한다고 볼 수 있다.

그리스 신화에서 미의 여신으로 나오는 아프로디테의 원추형 유방은 세속적인 아름다움과 숭고한 순결을 동시에 상징한다. 프랑스 대혁명을 배경으로 한 들라크루아(Eugene Delacroix)의 〈민중을 이끄는 자유의 여신〉에서 맨 앞에 선 여신이 유방을 드러내고 있다. 유방은 바로 '자유'를 상징한다.

여성의 유방은 서양문화에 있어 일종의 우상에 해당한다. 괴테는 "끝도 없이 아득히 펼쳐진 자연 속에서 그대의 유방은 어디 있는가? 온 세상의 생명을 유지하는 근원의 샘물이 어디 있는가? 내 말라붙은 유방을 다시 부풀어 오르게 할 생명의 샘물, 그 근원은 도대체 어디 있는가?"라고 노래하기도 했다.

린네는《자연의 체계》초판(1735)에서 인류를 '네발 짐승'으로 분류해 학자들의 분노와 빈축을 샀다. 《성경》에는 하나님이 자신의 모습으로 인간을 창조했다고 나와 있다. 그는 30년 동안 긴 소송에 휘말렸으며 이 기간 동안 초기에는 12페이지의 접는 브로슈어에서 재판의 재판을 거쳐 마지막 12쇄에는 3권 2,400페이지의 대작으로 거듭났다. 특히 10쇄부터 이명법을 사용해 총 4,400여 종의 동물을 명명했다. 동물의 강(綱)은 포유류, 조류, 양서류, 어류, 곤충류, 연형동물(vermes) 등 여섯 개로 나누었다.

이 가운데 '포유류(mammals)'는 린네가 새로 만들어낸 단어이다. 인간을 '네발 짐승'에 포함시켰다고 그를 비판했던 사람들도 인간이 어머니의 모유를 먹고 자란 사실은 인정하지 않을 수 없었다.

포유류란 말이 등장하자 비판의 목소리가 없진 않았지만 대부분의 사람들은 이를 받아들이는 분위기였다. 다윈의 혁명적인 진화론을 거치면서도 이 단어는 살아남아 이미 국제명명규약의 인가를 받은 상태이다.

린네의 명명법을 줄곧 비판해온 사람 중에 '요한 시에게스벡(Johann Siegesbeck)'이란 자가 있었는데 린네는 눈에 거슬리는 쓸모없는 잡초를 '시에게스벡키아'라고 명명하기도 했다.

실제 의학적으로도 모유는 그 가치를 인정받고 있다. 16세기 독일에서는 모유를 낙태약으로 사용했다는 기록이 있으며 프랑스 알자스에서는 폐결핵 치료제로 사용되었다. 또한 귀의 통증, 발열, 청력상실, 결린 통증 등에도 효과가 있다고 알려져 있다. 린네는 모유를 설사약으로 권하기도 했다. 아무튼 인류는 모유의 '재생' 효능을 굳게 믿고 있었다.

그러나 린네가 모유를 추앙한 데는 현실적인 다른 이유가 있었다. 1780년대 파리와 리옹의 어린아이 가운데 90% 이상은 농촌 유모들의 손에서 자랐다. 귀족과 거상에서 농민, 성직자, 공장 노동자에 이르기까지 18세기는 '유모 수유'의 전성기였다. 이들은 상류사회의 여성들을 대신해 모유를 수유했지만 오히려 영아 사망률은 고공행진을 계속했다. 이 때문에 유럽 인구는 계속 감소세를 보였으며 이에 대한 우려의 목소리가 높아지기 시작했다. 당시 유럽은 정치, 경제적으로 모두 확장의 시대를 열어가고 있었으므로 정치가들은 인구, 즉 노동력을 증강해야 할 사명이 있었던 것이다. 일례로 덴마크는 1707년 젊은 여성의 출산을 장려하는 법률을 제정했다. 특히 사생아라도 무방하다고 강조한 부분이 인상적이다. 프랑스에서는 루이 15세의 궁정의사가 나서서 "아이는 민족의 부요, 나라의 영광이며 국가정신과 행운을 결정짓는다."라고 호소하기도 했다. 프랑스의 사상가 루소는 그의 저서 《에밀 Émile》에서 다음과 같이 밝히고 있다. "18세기 말엽 어머니가 직접 자신의 모유를 수유하는 풍조가 잠시 유행했다. 그러나 프랑스 의회는 1793년 마침내 자녀에게 직접 모유를 수유하는 여성들만 국가의 지원을 받을 수 있다는 법령을 공표하기에 이르렀다(건강상의 이유로 수유할 수 없는 경우는 제외된다)." 1794년, 이와 유사한 법령이 프로이센 왕국에서도 통과되었다.

린네는 자녀가 일곱 명이었다. 모두 1741년부터 1757년 사이에 태어났는데 그가 《자연의 체계》를 수정하던 시기와 거의 일치한다. 1752년 그는 의사로서 유모를 고용해 수유하는 풍조에 반대하는 논문을 발표했는데 첫 장에 유모의 수유 행위는 자연 법칙에 위배된다고 설명했다. 또한 태어난 아이에게 직접 자신의 모유를 수유하는 것이 모자 모두가 건강을 유지할 수 있는 방법이라고 강조했다. 유모의 젖을 먹고 자란 상류사회 자제는 사악한 품성을 지니게 된다고 질책하며 로마의 네로 황제를 그 사례로 제시했다.

유모를 고용해 수유하는 데 반대하는 목소리가 점점 커지면서 린네의 《여성의 약방》이란 책도 광범위한 영향을 끼치게 되었다. 이 책에서 그는 유모에게 보내져 사망하는 아이의 수가 유기되어 사망하는 아이의 수와 맞먹는다고 지적하기도 했다.

영국 의사 윌리엄 케도건(William Cadogan)은 남성들이 직접 아내의 모유 수유 광경을 보고 풍요와 다산의 신 '보나 데아(Bona Dea)'를 방불케 하는 아내들의 위대함을 깨닫도록 독려했다. 그는 아름다운 유방 대신 모유 수유를 선택하는 여성의 고귀함을 찬미하기도 했다.

18세기 유모를 고용해 수유하는 풍조를 타파하는 과정에서 남성 의사들이 조산사를 대신해 산부인학 영역에 관여하기 시작했다. 이는 의학사에 매우 의미 있는 변화였다.

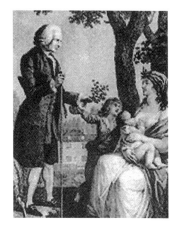

루소와 모유수유 장면
프랑스의 사상가 루소는 18세기 모유수유 운동에 큰 영향을 끼침으로써 여성의 책임감을 고취시키고 아동의 행복을 되찾게 한 공헌을 인정받았다.

소아과학의 탄생 - 한 그루의 나무처럼 곧고 자유롭게 자라나라

중세 서양에는 유아에 대한 개념이 없었다. 유아와 성인의 차이를 의식하지 못했으며 유아와 청소년에 대한 구분도 없었다. 아이들은 어른들의 문화에 그대로 노출되어 있었으며 의복도 어른과 크기만 다를 뿐 차이를 두지 않았다. 따라서 아이들에 대한 교육도 제대로 이뤄질 리 없었다.

당시 유아 사망률이 매우 높았던 것도 이러한 풍조가 한몫했다. 두 살이 되기 전에 사망하는 유아의 비율이 75%에 달했으므로 얼마 안 되어 죽을지도 모르는 어린 생명에 아무도 정을 주려하지 않았기 때문이었다. 1702~1714년까지 영국을 통치했던 앤 여왕의 경우 1684~1688년 동안 네 차례나 유산했으며 열여덟 명의 자녀를 낳았지만 모두 요절했다. 왕실도 이러한 상황이었을진대 당시 평민들이 어떠했을지 짐작이 가고도 남을 것이다. 이 때문에 부모들은 자녀에게 매우 냉정할 수밖에 없었다. 13세기 유럽 일반 가정에서의 아이들은 부모의 사랑을 받지 못하고 심지어 유모나 친척, 수도원에 보내져 암울한 유년기를 보냈다.

14세기부터 일부 예술품, 초상화, 종교화를 중심으로 아이에 대한 사랑을 표현하기 시작했다. 인도주의가 도래했던 16, 17세기에는 어른과 구별되는 유아복을 입은 아이들이 등장하기도 했다. 그러나 이는 성인들이 마치 인형을 다루듯 귀여운 아이를 꾸미는 행위에 불과했다.

중세 유럽에는 영아 살해가 빈번하게 이뤄졌다. '포대기가 너무 두꺼워서', 또는 '침대에서 뒤척이다가 실수로 아이를 눌러서'라는 변명은 매우 일상적이었다. 당시에는 대개 교회가 이 문제를 처리했다고 한다. 따라서 이 시기에 소아과학 관련 문헌은 거의 찾아볼 수 없다. 의사들도 자신의 고통을 표현할 줄 모르는 유아를 어떻게 치료해야 할지 난감한 상황이었으므로 부모나 유모에게 알아서 처리하도록 하는 경우가 많았다.

공업화가 가속화되면서 도시의 인구가 크게 증가했다. 이때에는 영아 살해와 함께 영아 유기 행위가 아무렇지도 않게 이뤄졌다. 프랑스의 유명한 사상가 루소도 자신의 아이 다섯 명의 양육을 포기할 정도였다. 18세기 유럽의 일부 도시에 유기된 영아를 보호하는 시설이 생겼지만 별 효과를 거두지는 못했다. 그러나 인도주의의 고양, 평등박애 사상의 고취 등 사회기조에 힘입어 아이들에 대한 관심이 일기 시작했다. 의학계에서도 아동에 대한 책임을 통감하기 시작했다. 18세기 중엽 '아이는 가정의 중심'이라는 개념이

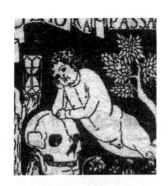

중세 전염병의 최대 희생양, 어린 아동
루소는 아이들이 한 그루의 나무처럼 자유롭고 곧게 자라날 수 있도록 사회와 가정의 보호 역할을 강조했다.

등장했으며 아이와 관련된 가정, 사회적 관심이 증폭되었다.

그러나 법률적으로 영아 살해를 엄격하게 처벌하도록 규정하긴 했지만 실효성을 거두지는 못했다. 19세기 후반에서 20세기 초반에 이르러서야 영아 살해 현상이 비로소 감소되기 시작했다.

1739년 토머스 코람(Thomas Coram, 1668~1751)이란 해상무역업자에 의해 런던에 처음으로 유기된 영아를 대상으로 최초의 아동병원이 설립되었다. 코람은 자신의 말년을 모두 유기 영아를 보살피는 데 할애했다. 황금 지팡이를 수여받았던 의사 미드도 이 병원의 이사로 자선사업에 참여했다. 또한 당대 음악의 거장 헨델(Georg Friedrich Hendel, 1685~1759)은 매년 자신의 역작 '메시아(Messiah)' 연주회를 개최하는 등 자선활동에 앞장섰다.

가정과 학교를 중심으로 새로운 변화의 바람이 분 것도 주목해 볼만하다. 즉 아동을 성인의 사회에서 분리해낸 것이다. 부모는 예전의 냉담한 태도를 버리고 사랑으로 아이를 대하기 시작했다. 유모 고용을 반대하고 직접 모유 수유를 하자는 운동도 일어났다. 특히 윌리엄 케도건 의사는 갓 어머니가 된 여성들에게 영아를 포대기로 너무 꽉 조이며 감싸지 말도록 당부했다. 아무런 의사 표현을 못하는 아이들은 얌전한 인형처럼 누워있지만 실제로 생명을 잃어버린 인형이 될 수 있다고 경고한 것이다. 이처럼 유아와 아동에 대한 관심이 무르익을 무렵 소아과학의 선구적인 의사들이 하나 둘 등장해 유아를 안전하게 보살필 수 있는 요령을 전파하기 시작했다. 드디어 소아과학이 의학의 한 갈래로 발전할 조짐이 보이기 시작한 것이다.

1741년에는 안드레(Nicholas Andre)가 저술한 《정형학 Orthopedie》이 발표되면서 정형외과의 개념이 형성되었다. 이 책은 프랑스 사상가 루소의 사상에 영향을 받아 탄생했다. 루소는 아이들이 한 그루의 나무처럼 자유롭고 곧게 자라날 수 있도록 사회와 가정의 보호 역할을 강조했다.

안드레는 이 책에서 '정형(Orthopedie)'의 개념을 처음으로 정의했는데 이 말은 본래 그리스어 가운데 수직, 교정의 뜻을 지닌 'orthos'와 소아를 의미하는 'paidos'가 결합된 말이다. 실제 정형의학이 고대 그리스시대부터 이미 싹트고 있었음을 알 수 있다. 안드레는 아동복지에 매우 민감하고 세심한 의사였다. 그는 유아 아동기에 이상 징후를 발견해 이를 교정하면 개인, 가정, 사회 모두 미래의 큰 고통에서 해방될 수 있다고 강조했다. 이 책에 소개된 삽화를 통해 아이를 함부로 당겨 목이 비틀어지는 등 당시 사람들이 정형의학에 얼마나 무지했는지 알 수 있다. 이밖에도 정확한 자세와 복장, 운동 문제를 폭넓게 다룸으로써 건강한 아동 발육이 사회발전에 얼마나 큰 영향을 끼치는지 경종을 울려주었다.

18세기 말 드디어 아동의 해방시대, 광명의 시대가 도래했다. 아이들은 천진무구하고 연약한 존재로서 보호와 교육, 계몽이 필요하다는 인식이 대두되었다. 이와 함께 아동 위생, 건강에 대한 관심도 가정을 중심으로 일어나기 시작했다.

감옥 개혁 운동 – 인도주의의 확장

18세기는 대규모 공중위생 시설이 아직 등장하기 전이었다.

1765년 버밍햄에서 가장 먼저 위생법규가 시행된 것을 시작으로 이듬해 런던, 맨체스터에서 동일한 법률이 시행되었으며 그 후 소도시들도 이를 모방하여 시행해 왔다. 공업화의 진전에 발맞춰 오수 처리, 도로 건설, 가로등 설치, 하수도 개선 등과 같은 시설이 구비되면서 점차 현대화 도시로서의 면모를 갖추게 되었다. 그러나 당시 런던 같은 대도시에도 상수도 공급은 일주일에 세 번 그것도 몇 시간 정도 밖에 이뤄지지 않았다.

공립병원과 진료소가 건설되면서 질병으로 고통받는 빈곤층들이 큰 도움을 받게 되었다. 런던의 경우 1719년 웨스트민스터 병원의 개원을 시작으로 가이 병원, 성 조지 병원, 런던 병원, 미들섹스 병원 등이 차례로 문을 열었다. 1700~1825년까지 영국에는 약 154개의 병원, 진료소가 들어섰다.

'근대 감옥관리와 공중위생의 개혁가'로 불리는 존 하워드(John Howard, 1726~1790)는 우크라이나 태생으로 진정한 인도주의자로 칭송받는 인물이다. 그는 본래 베드퍼드셔 카운티 지역의 사법 행정장관으로 각 도시의 감옥을 감찰하던 중 감옥의 불결하고 처참한 환경에 큰 충격을 받았다. 어둡고 비좁은 방안에 병을 앓고 있는 사람들이 우글거렸으며 개중엔 무고하게 들어온 사람들도 많았다. 형편없는 음식과 부족한 위생시설로 인해 수감자들의 건강이 심각하게 위협받고 있었다. 감옥에 발을 들여놓는 순간, 지옥에 들어선 것이나 다름없었다. 특히 '감옥 열병'이라고 불렸던 발진티푸스에 걸려 질식사하거나, 또는 영양실조로 목숨을 잃는 경우도 많았다.

감옥의 열악한 환경에 분노한 그는 사법 행정장관을 사퇴하고 일부러 경범죄를 짓고 감옥에 들어갔다. 이때부터 감옥관리의 폐단을 직접 체험하며 수감자들의 고통을 함께 느끼게 되었다. 출옥한 후 그는 자신의 경험을 바탕으로 감옥관리의 제도화, 정기적 위생 점검, 종교 교육, 1인 1기술 교육 등을 골자로 한 보고서를 작성해 정부의 관심을 촉구하기 시작했다. '범죄자들에게도 인도주의적인 대우를'이란 구호를 바탕으로 감옥 수감자의 권익을 인식케 함은 물론 이를 개선하기 위한 일련의 조치를 취하게 되었다.

이는 인류 최초로 실시한 범죄자 권익보호 운동에 해당한다. 그 후 감옥 개혁운동은 민중의 폭넓은 지지를 얻으면서 빈민굴의 위생환경 개선운동과 함께 영국 전역으로 확대되었다. 감옥개혁운동은 '개량 의학'의 발전에 힘을 실어 주었을 뿐만 아니라 현대 교도행정제도에도 영향을 끼쳤다.

하워드는 노년에 전염병 연구에 몰두하며 빈곤층을 위해 헌신했다. "훌륭한 의사는 질병을 고치는데 그치지 말고 사회개혁에 앞장서야 한다." 그는 이러한 신념을 바탕으로 지식, 윤리, 신앙이 결합된 '의료 포교' 활동을 벌였다. 사회의 개혁에 동참해 질병으로 고통받는 사람들이 사회에서 두 번 고통당하지 않아야 한다고 강조했다.

하워드의 묘비에는 "그는 생전에는 예수그리스도의 추종자였으며 숨을 거둔 후엔 예수그리스도의 순교자였다."라고 새겨져 있다.

감옥개선운동이 추진되는 가운데 잉글랜드 테딩턴의 헤일스(Reverend Stephen Hales, 1677~1761) 담임목사의 행보가 두드러졌다. 일찍이 영국의 외과의사 후크(Hooke, 1635~1703)는 신선한 공기의 중요성을 강조한 바 있었다. 헤일스는 오염된 공기가 유행병을 일으킨다는 생각에 착안해 일종의 '통풍 풍차'를 개발했다. 그는 이 '통풍 풍차'를 지방의 감옥에서 시범적으로 사용해본 결과 양호한 결과를 얻을 수 있었다. 이에 런던 시의회는 뉴게이트 감옥에 이 장비를 설치하기로 결정했다. 그 결과 매월 이 감옥에서 발생하던 사망자 수가 여덟 명에서 두 명으로 줄어들었다. 그 후 유럽 전역의 감옥에서 앞다투어 통풍시설을 개선해 나가기 시작했다.

헤일스의 생애는 참으로 파란만장했다. 그는 농촌에서만 51년 동안 생활했다. 1709년 테딩턴의 부목사로 부임한 그는 첫 해에 인공수로를 만들어 촌민들이 깨끗한 식수를 마실 수 있도록 조치했다. 또한 지붕에 소형 풍차를 설치해 실내 통풍 환경을 개선하기도 했다. 1718년 교회를 짓고 주변에 넓은 초원을 조성했다. 신도들은 초원에 앉아서도 설교를 들을 수 있었는데, 그래서 이 교회는 '초원 위의 교회'라고 불리게 되었다. 그의 설교 방식은 매우 독특했다. 인간의 지혜와 선량한 마음도 신이 창조한 것이라고 강조하며 생물학, 생리학, 해부학 등의 이론을 들어 이를 해석했다. 또한 뉴턴이 발견한 '만유인력의 법칙'을 원용해 창세기 제1장을 해석함으로써 신도들은 만유인력이 신이 창조한 신비한 생명의 법칙이라고 굳게 믿었다. 당시 과학자들은 과학 때문에 신앙을 저버리는 경우가 없었다. 뉴턴이 일생을 바친 성경 본문 연구는 그의 '3대 역학의 법칙'과 견주어도 절대 뒤지지 않는다. 과학으로 신앙을 이해하는 동시에 신앙으로 과학을 이해할 수도 있었던 것이다.

헤일스는 1719년 결혼했으나 2년 후에 아내가 병으로 세상을 떠났다. 슬하에 자녀는 없었으며 일생 동안 다시 결혼하지 않았다. 그는 자신의 불행을 다른 사람을 돕는 것으로 극복하고자 했다.

짬이 나면 동물의 시체를 수집해 실험하기도 했다. 마을의 개, 말, 당나귀 등이 죽으면 모두 헤일스에게로 가져왔다. 1711년 12월 그는 굽은 유리관에 수은을 담아 일종의 수은 혈압계를 고안한 후 백마의 혈압을 측정한 적이 있었다. 헤일스의 창의적인 실험 정신과 세밀한 관찰력은 종종 혈액순환론을 주장한 하비에 비교되곤 한다.

그는 자신이 고안한 이 수은압력계를 이용해 식물의 뿌리와 잎사귀 꼭지에 연결해 식물의 물관을 흐르는 수분압력을 측정하기도 했다. 이 결과 공기 중의 증기압과 뿌리의 수압에 차이가 발생함으로써 수분이 계속 공급되는 현상을 발견했다. 수분이 공급되는 과정에서 토양의 영양분도 뿌리를 통해 식물에 흡수되었다.

1727년 그는 《식물 정역학 Vegetable Statics》이라고 명명한 최초의 식물 생리학 저서를 출간했다. 이 책에서 식물의 증산작용을 밝혀냄으로써 '식물생리학의 아버지'로 추앙받게 되었다. 오늘날 세계 식물학계 최고의 학술상 이름도 '스티븐 헤일스 상'으로 명명되고 있다.

1733년 혈압과 혈관 속 혈액의 유동 관계를 설명한 저서 《혈액 정역학

Hæmastatics》은 18세기 인체생리학의 가장 중요한 자료에 해당한다.

과학 연구로 헤일스의 명성이 높아지자 1750년 영국의 조지 2세(George II)는 그를 런던 대주교로 임명했다. 그러나 자신이 일생을 바친 테딩턴 마을과 주민을 너무도 사랑했던 그는 이를 정중히 사양했다. 이 때문에 '벽창호 목사'라는 조롱섞인 별명을 얻기도 했다.

1761년 헤일스는 84세를 일기로 테딩턴에서 세상을 떠났다. 영국 왕실과 과학자들은 그를 국립묘지에 해당하는 웨스트민스터 대성당에 안장하려 했으나 그는 테딩턴 교회 뒤의 작은 묘지에 묻어달라는 유언을 남겼다. 그의 묘비에는 다음과 같이 새겨져 있다.

"그는 고통을 당한 사람들이 그 시기를 잘 넘길 수 있도록 도와주는 유능한 조력자이자 신이 만든 탐구자였다."

직업병, 괴혈병, 그리고 방부제

이집트 피라미드 건설에 동원된 사람의 미라 가운데 인류 최초로 규소폐증(硅素肺症, 규산이 많이 들어 있는 먼지를 오랫동안 들이마셔서 생기는 폐병)이나 골절을 치료한 사례가 발견되었다. 생산 활동에 종사하던 인부가 외상을 당하거나 질병에 걸리는 역사는 이미 그 오랜 옛날부터 시작되었던 것이다. 산업혁명의 규모가 점점 확대되면서 초기 수공업 공장주들은 노동자의 노동력을 착취하는 데만 혈안이 되어 그들의 건강은 안중에도 없었다. 이러한 상황에서 노동자들이 직업과 관련해 상해를 입거나 동종 업종에서 빈번하게 관찰되는 질병에 관심을 기울인 사람이 있었다. 바로 직업병 연구의 선구자 이탈리아의 의학자 라마치니(Bernardino Ramazzini, 1633~1714)이다.

이탈리아 카르피에서 출생한 라마치니는 일찍이 파르마 대학에서 수학했으며 졸업 후 로마의 한 병원에서 근무했다. 그는 거리에 늘어선 수공업 점포를 방문하며 노동자들의 생산 환경, 건강 상태 등을 면밀히 관찰해 직업병의 위험 요소를 연구했다. 특히 칼 가는 업을 지닌 사람들이 허파가 점차 손상되고 장기간 허리를 굽히는 자세를 취하여 정신적 긴장감과 불면증에 시달려 걸핏하면 현기증을 일으킨다는 것을 알 수 있었다. 이에 비해 칼 가는 작업장을 운영하는 주인의 경우 항상 무거운 짐을 나르다보니 탈장과 같은 질병에 자주 걸렸다. 이때부터 라마치니는 본격적으로 직업과 질병을 연관시켜 연구하기 시작했다.

1700년 발표한《직업병에 관하여 De Morbis Artificum Diatriba》는 세계 최초로 직업병을 다룬 책이다. 이 책에서 라마치니는 고대 학자들이 직업병에 관해 저술한 기록들을 수집하여 정리하는 한편, 광부, 석공, 무덤발굴업자, 농민, 군인, 외과의사, 조산사, 간호사, 화학자 등 자신이 직접 관찰한 52종의 직업 관련 질병을 체계적으로 정리했다. 그는 또 금속이 인체에 유해한 영향을 끼친다는 사실을 알아냈다. 외과의사들이 치료에 자주 사용하는 수은 연고가 인체에 악영향을 끼치며 조판공은 아연중독에 걸릴 위험성이 높았다. 또한 소음이 청력장애를 유발할 수 있다는 내용을 체계적으로 정리해 발표하기도 했다.

그는 목욕을 자주 하고 옷을 자주 갈아입으며 바른 자세를 유지하고 스트레칭을 해주는 등 개인 위생에 더욱 주의를 기울이는 한편, 먼지가 많은 장소에서 일할 때는 마스크를 착용하도록 당부했다.

라마치니가 동료 의사들을 데리고 수공업지구를 돌면서 그곳 청소부의 비애를 조사한 적이 있었다. 공중화장실과 하수도를 청소하는 청소부의 몸에서는 악취가 떠날 날이 없었다. 라마치니는 동료의사들에게 히포크라테스의 말을 빌려 하층계급의 환자들을 회피하지 말고 그들이 앓고 있는 무서운 질병을 치료해주도록 부탁했다. 또한 이들 노동자들의 건강을 보호하기 위해 사회여론을 조성하는 등 적극적인 행보를 펼쳤다. 마침내 공장의 안전과 노동자 보상 등에 관련된 법령이 제정되기에 이르렀다.

동정심이 강했던 그는 다른 사람의 건강을 해치면서 번 돈은 더러운 돈일 뿐이라고 분개했다. 《직업병에 관하여》는 '산업위생학의 경전'이라고 불릴 만큼 그 위상이 높았으며 다양한 언어로 번역되어 각국에 소개되었다. 지금도 라마치니는 '산업위생학의 아버지'로 불리고 있다.

포르투갈의 항해가 바스코 다 가마(Vasco da Gama)는 1497년 7월 9일에서 1498년 5월 30일까지 아프리카를 돌아 인도로 가는 항해에서 160명의 선원 가운데 무려 100명이 괴혈병으로 사망한 사실을 알게 되었다.

1519년, 포르투갈의 항해가 마젤란은 원양함대를 이끌고 남아프리카 동남해안을 출발해 태평양으로 진입하고 있었다. 3개월 후 선원들 중에 잇몸이 헐고 코피를 쏟거나 무기력증, 짜증 등에 시달리는 사람들이 늘어났다. 그들은 쉽게 피로를 느꼈으며 피부가 붉게 부어오르고 마지막엔 설사, 호흡곤란, 골절이 동반되더니 허파와 콩팥 기능이 쇠약해져 사망까지 이르렀다. 목적지에 도착했을 때 200여 명의 선원 가운데 35명만이 겨우 생존했다고 한다.

지리상의 발견을 이룬 대항해시대에 수십만 선원들의 목숨을 앗아간 질병이 바로 괴혈병이었다. 채소와 과일을 충분히 섭취하지 못해 생기는 이 병은 비타민C만 충분히 섭취하면 얼마든지 예방할 수 있는 것으로 밝혀졌다. 15세기 중국 명나라 때 남해 원정을 감행했던 정화의 부대는 장기간 항해에도 괴혈병으로 죽는 경우가 발생하지 않았다. 이는 그들이 배에 과일과 채소를 충분히 싣고 떠난 덕분이었다.

'유니언 잭(Union Jack)'을 펄럭이며 식민지 개척에 나섰던 영국해군에도 괴혈병이 만연해 병사들을 공포에 몰아넣었다.

1747년 스코틀랜드의 해군 외과의사였던 제임스 린드(James Lind,

1716~1794)는 출항 중에 350명의 해군 병사 가운데 80명이 괴혈병으로 쓰러진 것을 발견했다. 당시 한 번 항해를 할 때마다 선원, 병사들의 사망률은 무려 75%에 달했다. 이에 린드는 괴혈병에 걸린 병사들 가운데 증세가 심각한 열두 명을 대상으로 실험에 나섰다. 두 명에게는 매일 오렌지 두 개와 레몬 한 개씩을 주고 또 다른 두 명에게는 사과주스를 먹도록 했다. 그리고 나머지 병사들에게는 각각 황산, 식초, 해수 등을 먹도록 하고 괴혈병의 진전 상태를 관찰했다.

엿새가 지난 후 결과를 살펴보니 오렌지와 레몬을 먹은 병사들은 호전되었지만 나머지 병사들은 병세가 여전했다.

린드는 귀항한 후에도 다양한 실험을 계속했다. 그리고 1753년 《괴혈병에 관하여 Treatise of the Scurvy》란 저서를 출간했다. 이 책에서 그는 아주 간단한 방법으로 괴혈병을 예방, 치료할 수 있다고 소개했다. 바로 선원들의 식사 메뉴 가운데 레몬주스를 추가하는 것이었다. 린드는 괴혈병 예방법과 아울러 해상생활에서 '담수'가 필수적이란 사실을 발견했다. 이에 해수를 증류하는 방법을 생각해 내기도 했다. 1757년에는 선원들의 건강유지 방법과 관련된 논문을 발표했으며 열대지방의 질병에 관한 저술을 발표하기도 했다. 이는 열대병 연구의 서막을 여는 신호탄이었다.

그러나 린드의 저술은 발표된 후 점점 사람들의 기억 속에서 잊혀졌다. 다행히 린드의 학설을 신뢰했던 영국왕실의 궁정의사 브라운이 해군의료위원회 위원으로 임명되면서 그의 노력으로 영국해군은 매일 반드시 21g의 레몬주스를 섭취하도록 하는 법령이 통과되었다. 린드가 세상을 떠난 뒤 이미 백년의 세월이 흐른 뒤였지만 말이다.

레몬주스의 위력은 실로 대단했다. 눈 깜짝할 사이에 괴혈병은 영국 해군함대에서 사라졌다. 이로써 전력이 크게 증강한 영국해군은 1797년 스페인의 무적함대를 무찌르고 '해가 지지 않는 나라' 대영제국 건설에 박차를 가하게 되었다.

린드의 괴혈병 연구를 바탕으로 의학 영역에는 '영양학'이란 분야가 새로 등장했다. 괴혈병을 정복한 의사들은 영양실조에 기인한 질병들을 하나 둘 규명해 나가기 시작했다.

현대 의학에 사용되는 실험쥐는 모두 인도산이다. 1907년 쥐를 비롯한 다른 동물들은 간과 콩팥에서 비타민C를 만들어내므로 괴혈병에 걸리지 않는다는 사실이 입증되었다. 따라서 상처를 입거나 질병에 걸려도 매우 빠른 속도로 회복되곤 했다. 다만 인도산 쥐만이 인간과 같이 채소와 과일을 섭취하지 않았을 때 괴혈병에 걸렸다.

18세기 또 한 명의 뛰어난 의사가 등장했는데 바로 '방부제'란 용어를 처음 사용한 스코틀랜드 출신의 프링글(Pringle, 1707~1782)이었다. 군인들의 건강에 관심을 기울였던 그는 1752년《군대 질병의 관찰 Observations on the Diseases of the Army》이란 저서를 발표했다. 이 책에는 군인들이 위생관념을 확립하고 군대의 청결을 유지해 열병, 말라리아 등을 예방하도록 당부하고 있다. 당시 열병과 말라리아는 군사들이 가장 많이 걸렸던 질병이었는데 그는 우선 음식과 식수 공급과정부터 분석하기 시작했다. 이 결과를 바탕으로 군대의 식수 공급과 배수 시설을 개선하고 주변의 늪지대 관리를 강화하는 동시에 화장실 등 필수적인 위생시설을 갖추도록 촉구했다. 이는 '예방 의학' 발전에 큰 기폭제로 작용했다.

동정심이 많았던 프링글은 각계 명사를 찾아다니며 군대에 중립 병원을 설립해 적군과 아군에 관계없이 부상병을 치료해야 한다고 주장했다. 이러한 중립 병원은 법률과 전쟁의 영향을 받지 않는 일종의 성역으로서 '적십자'의 선구적인 역할을 했다고 볼 수 있다.

양대 의학 명저의 탄생

18세기의 절반이 지나는 동안 과학은 각 분야에서 눈부신 성과와 발전을 이룩했다. 비록 임상의학 교육 분야에서 큰 폭의 발전을 이뤄내긴 했지만 유독 의학계에만 한 시대를 기념할 만한 획기적인 이론은 등장하지 않고 있었다.

그러나 1761년에 이르러서야 모르가니와 아우엔브루거(Leopold Auenbrugger, 1722~1809)가 각각 자신의 이름을 후대에 길이 남길 대작을 발표했다. 이들의 저술로 의학계는 비약적인 발전으로 가는 탄탄대로가 열리게 되었다.

모르가니는 이탈리아 파비아 대학의 해부학 교수로 56년간 재직했다. 임상의로도 활동했던 그는 환자가 사망하면 모두 자신의 손으로 직접 해부했으므로 이 기간 동안 무수한 시체를 해부했다.

해부학이 발전하면서 인체의 정상적인 구조, 장기의 형태 등 기본 지식을 익히게 되었지만 육안으로 장기에 이상이 없어 보여도 전통적인 '4가지 체액설'에 따라 질병의 원인을 규명해야만 했다. 모르가니는 다년간의 해부학 경험을 바탕으로 기침, 가래, 각혈 등의 증상을 보인 환자의 허파가 정상인과 크게 다른 변화를 보인 것을 발견했다. 즉 병소(病巢)를 발견하게 된 것이다. 그는 질병의 원인이 '점액'의 변화가 아니라 '장기'의 변화로 발생하는 것임을 깨닫게 되었다.

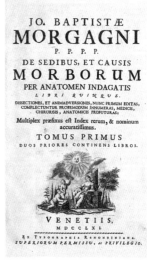

병리해부학의 창시자 모르가니
모르가니의 저서인 해부학 연구에 바탕을 둔 《질병의 원인과 발병 장소에 관하여》는 임상병리학이 차세대 의학 영역에서 주요한 학과로 사리매김하는 역할을 했다.

모르가니는 세상을 떠나기 일년 전 일생일대의 대작《해부학 연구에 근거한 질병의 원인과 발병 장소에 관하여 De Sedibus et Causis Morborum per Anatomen Indagatis》를 발표했다. 이 저서로 인해 그는 유럽 해부학의 황제로 군림하며 '병리해부학의 창시자'로 일컬어지게 되었다.

총 두 권으로 된 장서에는 640구에 달하는 시체해부 보고서가 기재되어 있다. 이러한 경험을 바탕으로 그는 건강한 사람과 질병에 걸린 사람의 차이점을 해부학적으로 관찰해 이상증후가 나타난 신체부위를 집중 분석했다. 이상 부위를 상세하게 묘사하고 난 후, 과학적 근거를 바탕으로 찾아낸 질병의 원인을 제시했다. 모르가니는 모든 질병은 그에 상응하는 장기 손상을 동반하므로 손상된 장기를 찾아내 그 변화를 면밀히 관찰해 내는 것으로 질병의 원인을 규명할 수 있다고 생각했다. 실제 눈에 보이는 장기의 변화를 제시함으로써 병리학을 구체적인 형상화 단계에 올려놓은 것이다. 의사들은 질병을 진단함에 있어 '병소'의 개념을 확실히 인지하게 되었다. 이러한 사상은 물론 지금까지도 그 영향을 미치고 있다. 이 책에서 그가 묘사해 놓은 질병의 증상을 바탕으로 현대 의학상의 확실한 병명을 도출해낼 수 있을 정도이다. 그러나 인체의 각 기관은 모두 독립성을 띠고 있으면서도 전체의 일부분으로 상호연관성을 지닌다. 이는 어쩔 수 없이 인정해야 할 임상의학의 한계라고 볼 수 있다.

모르가니의 대작은 임상병리학이 차세대 의학 영역에서 주요한 학과로 자리매김하는 역할을 했다.

18세기에 이르러 의학지식과 이론은 발전을 거듭했지만 진단기기는 여전히 제자리걸음을 하고 있었다. 기존에 이미 발명되었던 체온계, 맥박계 등도 실제 임상 진단시에는 사용되지 않았다.

오스트리아 출신의 의사 아우엔브루거는 젊은 시절 비엔나에서 의학을 공부한 뒤 졸업 후에는 비엔나 소재 스페인 병원에서 임상의로 재직하다가 홀로 개업했다. 그의 부친은 비엔나에서 술집을 운영했는데 그도 부친을 따라 가게에서 일을 배우기도 했다. 나무통에 술이 얼마나 남아있는지 알아볼 때면 그의 부친은 항상 손가락으로 나무통을 쳐서 소리를 들어보곤 했다. 이러한 방법은 뚜껑을 열고 확인할 때와 달리 술이 증발하는 것을 막을 수 있었다. 이 장면은 아우엔브루거의 뇌리 속에 깊이 박히게 되었다.

어느 날 그의 환자 한 명이 사망해 시체를 해부하던 중 늑막삼출(pleural effusion, 폐와 흉벽을 분리해주는 이중 막인 늑막의 두 층 사이에 액체가 고이는 증상) 현상을 발견했다. 이를 계기로 그는 질병을 조기에 진단하려면 환자 생전에 병소를 찾아내는 것이 급선무라고 생각하게 되었다. 그리고 그의 부친이 나무통을 두드려 보던 것처럼 환자의 가슴을 두드려 보면 흉강(胸腔)과 심장 부근의 액체가 소리를 낸다는 사실을 발견했다. 허파에 병변이 일어난 환자도 정상인과 다른 소리가 났다. 이때부터 그는 환자의 신체를 두드려 진단하는 '타진법'을 연구하기 시작했다. 흉부에서 나는 소리에 따라 병소의 위치를 진단해 낼 수 있다고 믿었기 때문이었다.

그러나 당시에는 이러한 방법이 환영받지 못했다. 아우엔브루거가 한 손으로 환자의 흉부를 두드리며 소리를 관찰하는 모습을 보고 동료 의사들은 그가 동성연애를 한다고 비꼬기만 했다.

1761년 7년 동안의 임상실험을 바탕으로 아우엔브루거는 드디어 라틴어로 된 《새 발명 Inventum Novum》을 발간했다. 이 책에서 그는 흉부 타진 시의 소리에 따라 폐기종, 흉막 유출, 심막 삼출, 주동맥류, 폐암 등을 진단하는 방법을 소개했다.

그러나 아우엔브루거의 저서는 당시 동료들을 설득할 수도 의학계의 인정을 받지도 못했다. 수십 년이 흐른 후 나폴레옹 1세의 주치의 코르비자르 데 마레(Corvisart, J. N. 1755~1821)가 자신의 의견을 덧붙여 프랑스어로 번역하여 출판한 후에야 폭넓은 지지를 받을 수 있었다. 이를 계기로 타진법은 임상의학 진단법의 하나로 자연스럽게 자리 잡았으며 세계적으로도 인정받게 되었다.

외과의사의 모험시대

17세기는 의학의 이론시대, 제도시대 또는 계몽시대로 불리던 시기로 병리학, 생리학 등의 개념이 대두되어 의학 전반의 학문적 역량이 강화되었다. 이에 비해 18세기는 모험적인 실험을 감행했던 외과의사들의 전성시대였다. 심지어 두개골 절개 수술을 시도해 성공을 거두기도 했다. 또한 약제사들이 임상 현장에 참여하기 시작했으며 프랑스에서는 이미 약제사들이 의사들과 함께 병실 회진을 돌고 있었다. 그러나 아직 임상 약학이 완전히 확립된 단계는 아니었다.

영국의 경우 '이발사 외과의사 연맹'이 성립된 후 외과의사의 지위가 격상되었지만 중유럽의 다른 국가에서는 여전히 이발사가 외과의를 겸하고 있었다. 영국은 산업혁명의 발전에 발맞춰 가이 병원, 성 조지 병원, 런던 병원, 미들섹스 병원 등이 속속 등장했으며 젊은 외과의사들을 대거 기용했다. 이러한 상황에서 영국 왕실은 1745년 '외과학술법인단체'의 설립을 인가했다. 이는 외과의사가 드디어 수공업자 신분에서 벗어나 사회에서 존경 받는 신분으로 격상되었음을 의미한다. 각 병원의 외과의사들은 '이발사 외과의사 연맹'을 탈퇴하고 모두 이 조직에 가입하기 시작했다. 이들은 각 대학과도 연합해 외과학과 관련된 특수학과를 개설토록 함으로써 직접 신진 외과의사들을 육성하게 되었다.

18세기 영국 최고의 외과의사이자 해부학교수였던 윌리엄 체즐던(William Cheselden)은 당대의 외과학의 중흥을 이끌었던 인물이다. 열다섯 살 때부터 성 토마스 병원에서 외과학을 배우고 있었다. 물론 당시는 외과의사가 이발사로부터 완전히 분리되기 전이었으며 수공업의 한 형태로 인식되고 있었으므로 학생의 개념보다는 스승의 기술을 개인적으로 전수받는 상황이었다고 볼 수 있다.

그는 스물세 살부터 학생들에게 해부학을 가르쳤다. 이를 위해 런던의 사형 집행인들과 매우 돈독한 친분을 유지했다. 매번 집으로 시체를 가져와 해부할 때 그는 고도의 집중력을 발휘했으며 해부할 때의 긴장과 공포를 생명에 대한 경외감으로 극복했다. 초기에 그가 집도했던 53건의 외과수술 가운데 사망자는 세 명에 불과했다. 이는 당시의 외과의사 기술로는 매우 경이적인 기록이었다. 해부학에 대한 강한 열정과 집착으로 체즐던의 기술은 일취월장했다. 특히 결석제거 수술을 53초 만에 끝낸 기록은 당대 유일무이한 기록에 해당한다.

체즐던의 명성은 날이 갈수록 높아져 캐롤라인 여왕(Queen Caroline, 1683~1737) 시대에 궁정의사로 임명되었으며 뉴턴의 임종을 지키기도 했다. 신중함과 동시에 진취성을 함께 지녔던 그는 당시로서는 상상조차 할 수 없었던 대담한 실험을 시도하곤 했다. 일례로 한 죄수가 체즐던의 고막천공 수술에 지원한 적이 있었다. 실험이 성공하면 그는 자유를 얻을 수 있었던 것이다. 그러나 실험은 실패로 끝났고 그 죄수는 실험 도중에 목숨을 잃고 말았다. 결국 각종 실험이 실패를 거듭하면서 체즐던은 여왕의 총애를 잃고 결국 궁정의사 직위에서도 물러나게 되었다.

체즐던이 세상을 떠난 후, 영국 외과학에 또 한 명의 걸출한 인물이 등장했다. 인자한 품성과 뛰어난 기술로 18세기에 가장 바쁜 나날을 보냈던 외과의사, 바로 퍼시벌 포트(Percival Pott, 1714~1788)이다. 그는 최초로 '이마에 생기는 종창(Pott's puffy tumor)'을 묘사해 전두부에 생기는 외상의 조속한 치료를 강조함으로써 신경외과의 첫 포문을 연 인물로 평가받고 있다. 또한 내장 탈장과 관련된 해부와 치료 경험을 토대로 과거 잘못된 이론을 모두 타파하는 열정을 보였으며 선천적으로도 내장 탈장이 생길 수 있다고 주장한 최초의 인물이기도 하다. 그는 굴뚝청소부들이 음낭암에 잘 걸린다는 사실을 밝혀냈으며 '결핵성 척추염'을 지칭하는 '포트병(결핵성 척추염)'과 '두개저 골수염', '포트 골절' 등은 모두 그의 의학적 성과를 기념해 붙여진 이름이다.

점잖은 신사의 면모와 박학다식한 학자의 면모를 두루 갖춘 포트는 '의사'의 신분으로 런던의 귀족과 상류 지식사회에 융화되었다. 구시대적인 외과의사의 개념을 타파시킨 그는 외과학의 위상을 격상시켰을 뿐만 아니라 이러한 공적을 인정받아 외과의사로서는 최초로 영국 런던왕립학회 회원으로 선임되었다.

그러나 그는 아주 우연한 사건을 통해 외과학과 인연을 맺었다. 1756년 1월, 병원에 가기 위해 말을 타고 눈이 꽁꽁 얼어붙은 길에 나섰던 포트는 말이 빙판에 미끄러지는 바람에 다리에 큰 상처를 입었다. 극심한 통증에도 불구하고 냉정을 잃지 않고 그는 지나가는 사람들에게 도움을 청했다. 우선 주변 인가에서 나무판을 구해 오도록 한 후 자신을 병원까지 데려다 달라고 부탁했다.

그의 동료들은 상처가 악화되는 것을 막기 위해 절단 수술을 하도록 권했다. 절단톱에 기름을 칠하고 막 수술에 들어가려던 찰나, 포트의 스승이었던 너스(Nourse) 의사가 도착했다. 그는 포트의 상처 난 다리를 꼼꼼히 살펴본 후 절단 수술 없이 치료가 가능하다고 판단해 포트는 다리를 보존할 수 있었다.

그러나 상처가 회복되기까지는 매우 긴 시간이 필요했다. 그는 이 기간을 이용해 골절, 종양, 척추측만과 관련된 저서들을 집필하기 시작했다. 이 저서들은 지금까지도 전해내려 오고 있다.

지금은 오히려 병원이 외과학의 기지로 대변될 만큼 지위가 격상되었으며 외부 강연, 포럼 등 활발한 활동을 벌이고 있다. 그러나 외과의사들의 메스는 여전히 환자들에게 경외감을 불러일으킨다.

남성 조산사의 시대

1670년 8월의 어느 날, 파리의 조산사 모리츠는 출산이 임박한 산모의 연락을 받고 발길을 재촉했다. 산모는 이번이 초산이었고 1주일 전부터 진통이 시작되었다고 했다. 모리츠가 도착해 좀 더 세밀한 진찰을 한 결과 산모의 골반이 너무 좁아 난산이 예상되었다. 당시는 제왕절개가 금기시되었기 때문에 그는 고통에 시달리는 산모에게 분만촉진제를 복용토록 하는 것밖에 달리 할 일이 없었다.

이 때 영국의 한 조산사가 산모가 있는 병실로 들어왔다. 체임벌린 (Chamberlain)이란 이름의 이 조산사는 가문대대로 내려오는 '비밀 기기'로 순산을 유도할 수 있다고 자신만만하게 말했다. 모리츠가 체임벌린에게 산모의 상황을 설명해 주자 그는 산모가 분만할 때 모두 자리를 비켜주면 7, 8분 안에 아이가 태어날 것이라고 말했다.

그러나 체임벌린이 들어간 지 세 시간이 지났지만 아이는 태어나지 않았고 산모는 이튿날 숨을 거두었다. 후에 이 산모를 해부하던 모리츠는 자궁 여러 곳에 긁힌 흔적이 있는 것을 발견했다. 어떤 기계가 낸 상처임에 분명했다.

당시 분만에 실패했던 이 수술기록을 통해 영국의 명가 위그노 집안 출산의 조산사 체임벌린의 존재가 처음으로 소개되었다. 왕실 궁정의사의 자리에까지 올랐던 그가 가문의 '비밀 기기'라고 칭했던 도구는 바로 '겸자(鉗子. 외과수술용 기구)'였다. 이 도구는 절대 외부에 노출시키지 않고 위그노 집안의 가보로 전해 내려오고 있었다. 1만 프랑이란 거금에 팔려고 한 적도 있었지만 거래가 성사되지는 않았다고 한다.

18세기 윌리엄 스멜리(William Smellie, 1697~1763)가 등장하면서 산과(産科)는 정통 의학의 한 분야로 인정받기 시작했다. 스코틀랜드 래너크 출신인 그는 고향에서 18년 동안 의사 활동을 했으며 파리를 거쳐 런던에서 개업한 후 자신의 산과 기술을 제자들에게 전수한 인물이다. 그는 자신이 직접 고무로 제작한 인체 모형으로 태아의 위치 등을 설명하고 산과의 '겸자'를 제자들이 마음대로 사용할 수 있도록 했다.

의료과정에서 발생하는 각종 위험과 고비에 대비해 항상 철저하게 준비를 했던 스멜리도 힘겨웠던 난산 과정을 다음과 같이 기록한 바 있다. "내 등은 땀으로 범벅이 되어 조끼와 가발을 벗을 수밖에 없었다. 잠옷 가운을 걸치고 머리에 얇은 수건만을 둘렀다." 이처럼 열정을 다했기에 그는 제자들의 존경과 환자의 사랑을 한 몸에 받았다. 그의 명성이 높아질수록 그가 비천한 시골 출신이라느니 하며 비방하는 사람들도 생겨났다.

그러나 이런 질투에도 아랑곳하지 않고 스멜리는 묵묵히 출산의 잘못된 전통과 악습을 타파하기 위해 노력했다. 제자들에게도 아이를 받아낼 때는 손을 깨끗하게 씻고 환자와 접촉하도록 했는데 환자와 직접적인 신체 접촉이 생길 수밖에 없는 상황임에도 불구하고 암소를 다루는 것과 다를 바 없다는 윤리주의자들의 혹독한 비판에 시달려야 했다.

1752년 마침내 자신의 조산 경험을 정리한 《산파술의 이론과 실제 Treatise on the Theory and Practice of Midwifery》라는 책을 발간했다. 이 책은 '겸자'의 사용법에 관한 안전 수칙을 소개해 겸자의 상용화에 기여했으며 '산과'가 '부인과'에서 독립하는 데 결정적인 역할을 했다. 또한 스코틀랜드 출신의 소설가 토비아스 스몰렛(Tobias Smollett)이 윤색해 가독성이 뛰어나다는 특징을 지니고 있다. 후에 베를린 대학에서는 이 책에 상식적인 내용을 대거 첨부했다. 이때부터 산과술은 정통의학의 한 분야로 확실하게 자리매김하게 되었다.

18세기는 남성 조산사들이 대거 등장했던 시대였다. 그들은 대개 에든버러 또는 이와 유사한 수준의 대학을 졸업해 풍부한 해부학 지식을 갖추고 있었으며 '겸자'를 사용하게 되면서 대담성과 자신감까지 지니게 되었다. 또한 새로 건립된 산과 병원에 소속되어 있었으며 대도시를 중심으로 생겨난 '분만구제회' 등에서 활동했다. 그들의 등장으로 분만 시에 남편이 동석하고 햇볕이 잘 들고 신선한 공기가 확보된 방안에서 분만을 시도하며 태어난 아이는 바로 포대기에 감싸지 않도록 하는 등 분만의 새로운 메커니즘이 확립되었다. 또한 모유 수유의 장점을 대대적으로 홍보했다. 특히 개신교 지역을 중심으로 이러한 사상은 급속하게 확산되었다.

스멜리의 제자 가운데 가장 두드러진 인물로 윌리엄 헌터(William Hunter)를 꼽을 수 있다. 그는 글래스고 대학에서 5년 동안 정규과정을 이수했으며 컬런의 제자로 3년 동안 의술을 익혔다. 1741년부터 스멜리 밑에서 산과 의학을 공부한 후 산과의사로서 1746년 런던에 개업했다. 신사다운 면모와 뛰어난 의술로 환자들의 신뢰를 받았던 그는 샬롯 여왕(Queen Charlotte)을 치료할 정도로 명성이 높았다. 그가 자신의 스승에게 보냈던 서한에는 이미 샬롯 여왕이 '출산'을 할 수 있는 몸이 되었다고 기록되어 있다. 그러나 승부욕이 강했던 그는 불필요한 논쟁에 휘말리기도 했다.

윌리엄 헌터가 런던에 세운 '풍차 해부학교'는 유럽 의학 연구의 중심지로 큰 명성을 얻었다. 1774년에는 24폭의 해부도가 실린《자궁해부학》을 출간했으며 1750년에는 박사 학위를 받게 되었다. 그는 해군외과학회, 의사학회, 왕립학회의 회원으로 활동했으며 왕립과학대학의 해부학 교수를 역임하기도 했다. 또한 외국인 신분임에도 파리 과학대학의 회원으로 선임되었다. 그는 세상을 떠나는 순간까지 일에 몰두한 것으로 유명하다. 자신의 막대한 재산을 모두 의학 사업에 기증했으며 글래스고 대학의 해부학 박물관 설립을 위해 10만 파운드를 기부하기도 했다.

그러나 그의 모든 업적은 자신의 동생을 의학에 입문시킨 공에 비하면 미미하기 짝이 없다. 윌리엄 헌터의 동생은 바로 해부학의 천재, 실험 의학의 거장으로 불리는 '존 헌터'였다.

현대 외과학의 아버지 – 존 헌터

윌리엄 헌터는 눈 코 뜰 새 없이 바쁜 나날이 계속되면서 점점 더 인력이 부족해졌다. 이에 고향에 있던 막내 동생 존 헌터(John Hunter)를 런던으로 불러들였다.

1748년 존 헌터는 스무 살의 나이로 런던에 입성했다. 당시 그의 형 윌리엄 헌터는 서른 살이었다. 존은 크지 않은 키에 붉은 머리, 그리고 학교에 다닌 적이 없고 거친 성격이었다.

윌리엄 헌터는 동생인 존을 자신의 해부실에서 일하도록 했다. 존의 일처리 솜씨가 빈틈없고 해부학 지식 습득력이 매우 비범한 것을 알아 본 윌리엄 헌터는 존을 자신의 조수로 삼았다. 기간이 얼마간 흐른 후 윌리엄 헌터는 동생을 런던의 한 외과 병원에 보내어 외과의사 과정을 밟도록 했다. 존 헌터가 이 과정을 무사히

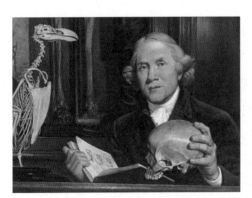

외과학의 개척자 존 헌터
해부학의 천재, 실험의학의 거장으로 불리어지며, 현대 외과학의 아버지로 추앙받고 있다. 그는 1748년에 런던으로 가서 형인 윌리엄 헌터의 조수가 되면서 의학계에 몸 담았다.

수료하자 윌리엄 헌터는 다시 그를 옥스퍼드 대학에 보내어 학력을 높이려 했다. 그러나 존 헌터는 옥스퍼드에 다닌 지 두 달이 채 안 되어 돌아오고 말았다. 천부적인 재능과 뛰어난 관찰력의 소유자 존은 스스로 관찰하는 데만 흥미가 있었을 뿐 진부한 의학 논리에는 전혀 관심이 없었던 것이다. 후에 그가 학생들을 상대로 강의할 때 이런 말을 한 적이 있었다. "어떤 학자는 '위'를 방앗간이라고 또 어떤 학자는 발효통이라고 한다. 심지어 고기를 삶는 솥이라고 표현한 학자도 있다. 그러나 위는 방앗간도 발효통도 고기 삶는 솥도 아니다. '위'는 '위'일 뿐이다." 이는 그의 의학적 입장과 태도를 분명하게 보여주는 말이다.

그러나 당시의 주류 학문에 소홀히 했던 그는 런던의 사교계에서 강한 스코틀랜드 억양 때문에 늘 놀림거리가 되곤 했으며 평생 문법 때문에 골머리를 앓았다. 그럼에도 불구하고 그는 식을 줄 모르는 연구에 대한 열정과 상당히 모험적인 가설을 내놓기도 했다. 형인 윌리엄 헌터의 조수 시절 그는 이미 후각신경, 제5 뇌신경(5th cranial nerve, 분지, 안신경, 상악신경, 하악신경으로 구분), 자궁의 혈관 분포에 대해서 파악하고 있었다.

이처럼 천재적인 능력을 바탕으로 1756년 그는 국왕 조지 3세의 특임 의사를 비롯해 군의총감의 자리에까지 올랐으며 1767년에는 영국왕립학회 회원에 선임되었다. 또한 과학적 업적이 뛰어난 학자들에게 수여하는 영국 로열 소사이어티의 코플리 메달을 수상했다. 환자를 마치 수술대 위에 놓인 고기처럼 대하며 다리근육 위축이나 팔 동맥에 종양이 생기면 아무 망설임 없이 절지수술을 하던 다른 외과의사들과 달리 존 헌터는 매우 신중했다. 절지수술은 환자를 장애자로 만드는 행위로 더 이상의 치료방법이 없는 경우에 의학계가 어쩔 수 없이 떠안아야 할 모순이라고 지적했다. 또한 의사들에게 손에 '무기'를 든 야만인처럼 행동하지 말고 심사숙고하여 최후의 수단으로 수술을 고려해야 한다고 강조했다.

외과의사 최고의 지위에 오른 그였지만 수술은 언제나 상황에 따른 융통성이 요구된다고 믿었다. 의학계의 학자들이 새로운 질병을 발견하고 이를 새롭게 명명하는 데 정신이 팔려 있는 동안 그는 환자의 발병 원인을 규명하고 이를 예방하는 데 관심을 기울였다. 강단에서도 학생들을 향해 질병의 영향을 제대로 파악하기 위해서는 먼저 그 원인을 밝히는 것이 중요하다고 강조했다. 또한 의술에 연연하지 말고 먼저 건강과 생명을 의사의 손에 맡긴 환자의 심정을 헤아릴 줄 아는 마음을 갖도록 당부했다.

존 헌터는 '실험'이야말로 모든 의학적 문제를 해결할 수 있는 유일한 방법이라고 생각했다. 18세기 외과는 드디어 수공업에서 과학으로 그 지위가 격상되었다. 실험은 외과학을 신뢰할 수 있는 과학의 영역으로 이끈 일등공신이었다. '외과학의 아버지'로 불리며 수많은 업적을 남긴 그는 평생토록 실험을 게을리하지 않았다. 이 때문에 그는 파레, 리스터와 함께 3대 외과의사로 꼽히고 있다.

"왜 생각만 하고 있는가? 왜 실험을 해보지 않는가?" 이는 존 헌터가 자신의 조카이자 제자로 후대 천연두 예방과 치료법을 개발한 제너에게 보냈던 서한에 나오는 구절이다.

그의 실험에 대한 열정은 때로 수단과 방법을 가리지 않을 정도로 지나쳤다. 필요한 경우 훔치거나 속이는 경우도 있었지만 대부분은 돈으로 해결했다. 따라서 그의 방에는 개, 고슴도치, 표범, 독수리 등 각종 생물로 가득했다. 그는 우선 이들을 자세히 관찰한 후 마취, 수술, 해부 등의 실험을 실시했다.

한번은 존 헌터의 아킬레스건이 찢어진 적이 있었다. 그는 개에게 반복적인 실험을 통해 건절제술(tenotomy: 힘줄을 절제해서 기형을 쉽게 교정하는 수술)을 개발하게 되었다. 이 기술은 현대 의학에서도 관절 수축, 기형 등을 치료하는 방법으로 사용되고 있다.

실험을 통해 발견한 또 하나의 성과는 동맥류(動脈瘤) 치료방법을 개발한 것이다. 당시 의사들은 동맥류가 발견되면 환자에게 절지수술을 하거나 죽음을 기다리거나 둘 중의 하나를 선택하도록 했다. 그는 공원의 사슴을 상대로 무수히 실험을 거듭한 끝에 동맥류를 치료하는 방법을 찾아냈다. 즉 동맥에 결찰 시술을 하면 동맥류의 영향을 중지시킬 수 있었다.

헌터의 실험 범위가 확대됨으로써 그는 자신의 박물관을 짓기에 이르렀다. 처음에는 1만 3천여 종의 동물 표본을 수집했지만 후에는 새로운 표본이 야외 공간까지 차지할 정도였다. 헌터의 모든 수입은 전부 이 박물관에 투입되었다. 그는 40여 명의 직원을 고용해 박물관 일상 업무를 관장하도록 했다. 1790년 헌트는 박물관 운영의 재정적 부담으로 거의 파산지경에 처했다.

헌트의 천부적 재능, 넘치는 열정, 강철 같은 의지, 그리고 비범할 정도로 강인한 인내심은 스코틀랜드인의 전형적인 기질이라고 볼 수 있다. 앞서 언급한 바 있듯 그는 '공상' 대신 '실험'을 선택하는 행동성이 강한 인물이었다.

그러나 초년기 교육을 제대로 받지 못했기 때문에 그는 새로운 영역을 연구함에 있어 불필요한 시행착오를 너무 많이 겪었다. 특히 '소화'와 관련해 이탈리아 과학자 스팔란차니(Spallanzani)의 관점(특정한 음식에는 특별한 화학물질을 포함한 소화액을 분비한다는 주장)을 부정했으며 임질과 매독을 엄밀하게 구별하지 않았다. 1767년 그는 매독과 임질의 병원균이 동일하다는 것을 증명하기 위해 임질 화농을 자신의 신체에 주입한 후 '수은 치료'를 받아 효과를 확인하려 했다. 이러한 추론에는 문제점이 많았다. 당시 화농을 채취했던 임질환자는 매독도 동시에 앓고 있었던 것이다. 이처럼 물불을 안 가리는 영웅주의적 실험 태도로 인해 헌터는 그 후 평생 매독의 고통에 시달려야 했다.

"분노는 생명까지 앗아갈 수 있다." 헌터는 자신이 했던 이 말을 그대로 증명하는 불운을 맞이했다. 그가 65세 되던 해 성 조지 병원의 이사회에서 자신의 후계자 선임안이 부결되자 분노를 참지 못한 그는 마침 앓고 있었던 협심증이 발작을 일으켜 그만 세상을 떠나고 말았다.

그가 사망한 후 영국 정부는 헌터 박물관을 인수하지 않기로 했다. 표본을 사느니 차라리 화약을 사겠다고 관리들이 반발했기 때문이었다. 그러나 1799년 영국 정부는 1만 5천 파운드를 투입해 이 박물관을 사들인 후 왕립외과의사협회에서 관할하도록 했다.

존 헌터만큼 생전에 바쁜 나날을 보낸 의사도 없을 것이다. 아침 6시부터 진료를 시작해 매일 오후 4시가 되어서야 그는 겨우 한 차례 휴식을 취할 수 있었다. 저녁이 되면 학생들에게 강의를 하고 각종 실험에 심혈을 쏟아부었다. 학생들이 떠날 무렵 그는 다시 등불을 밝히고 다음 연구를 준비했다. 그리고 새벽 6시가 되면 어김없이 병원에 모습을 드러냈다. 실험실에서 나올 때마다 그는 '모두 이 죽일 놈의 돈' 때문이라며 불평을 쏟아냈다고 한다. 부자들은 병을 고치기 위해 어쩔 수 없이 그의 거친 성격을 참아내야 했지만 가난한 사람들은 오히려 그의 직설적인 성격을 좋아했다.

존 헌터의 주요 저서로는 《치아발전사》(1771), 《성병에 대하여》(1768), 《동물의 생태학적 관찰》(1787), 《혈액, 염증, 총상에 대하여》(1794) 등이 있다. 이러한 저서를 통해 그의 연구 영역이 매우 광범위했음을 알 수 있다. 그는 과학적인 방법으로 치아를 연구한 최초의 인물로 치아를 구치(臼齒, 어금니), 전구치(前臼齒, 앞어금니), 견치(犬齒, 송곳니) 문치(門齒, 앞니) 등으로 구분했다. 또한 혈액, 염증, 쇼크, 총상, 성병, 비교해부학, 생물학, 병리학, 생리학 등의 분야에서 수많은 연구 성과를 거두었다.

한번은 음경 이상으로 정상적인 성교는 불가능하지만 사정은 가능한 남성의 정액을 채취해 아내의 질 속에 주사한 적이 있었다. 그 결과 그의 아내는 임신에 성공했다. 닭을 대상으로 고환이식 수술을 감행하기도 했는데 수탉의 고환을 암탉에게 이식하는 수술이 성공함으로써 고환이식수술 방법을 터득했다. 그러나 헌터의 연구 성과를 질투했던 그의 처남이 헌터가 사망한 후 고환이식실험 기록을 모두 없애버리고 말았다. 내분비학사를 바꿔놓을 수 있었던 획기적인 자료는 이렇게 세상에서 사라져 버렸다.

독특한 치료법의 등장 – 전기요법, 자기요법, 최면술, 동종요법

과학의 발전과 더불어 전기학, 자기학 등 새로운 학문이 등장했으며 의사들은 신기술을 의학에 적용하기 위해 고심하게 되었다. 서로 다른 과학 분야끼리 교류도 활발해졌다.

17세기 의학자들은 이미 인체의 기계적 운동, 열운동, 광학운동, 소리운동을 비롯해 물리, 화학적 작용까지 인지하고 있었다. 그렇다면 혹시 인체에도 전기 현상이 존재하는 건 아닐까?

1753년 미국의 저명한 과학자 벤저민 프랭클린(Benjamin Franklin, 1706~1709)은 《전기에 관한 실험과 관찰 기록 Experiments and Observations on Electricity》을 발표한 후, 영국왕립학회의 총재이자 위생학자인 프링글 (Pringle)과 토론을 나누던 중에 전기로 중풍을 치료할 수 있는 가능성을 발견했다. 이에 마비 환자들을 상대로 전기충격을 시도했으나 약간의 반응만 있었을 뿐 생리적인 변화는 일어나지 않았다. 그러나 과학의 힘을 맹신한 사람들은 전자파가 기적을 만들 수 있을 것이라고 확신했다. 프랭클린이 전기로 맹인과 수종(水腫) 환자를 치료했다는 말도 있었지만 어디까지나 소문일 뿐이었다.

1786년 이탈리아 의학자 갈바니(Luigi Galvani, 1737~1798)는 표피를 벗긴 청개구리로 전기충격 실험을 시도했나. 정전기가 일어난 금속으로 개구

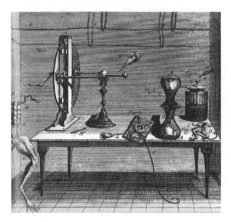

갈바니의 개구리 전기자극 실험
18세기 이탈리아 해부학자인 갈바니는 개구리 조직에서 일어나는 전기가 근육을 움직인다고 생각했다.

리의 신경과 근육을 자극하자 근육이 수축하는 현상을 발견했다. 그는 이 실험으로 큰 명성을 얻었으며 '춤추는 개구리 대사(The Frog's Dancing Master)'라는 별칭까지 얻게 되었다.

'생체전기'의 발견은 중풍 환자들에게 큰 희망을 심어주었다. 전류가 인체 내에서 근육수축과 같은 중요한 작용을 할 수 있다는 것이 증명되었기 때문이었다. 그러나 과학에 대한 맹신은 종종 미신으로 이어져 이를 이용해 돈을 벌려는 사기꾼들이 등장하기 시작했다.

파킨스라는 미국인은 전류가 흐르는 신비한 합금 방망이로 환자를 치료할 수 있다고 떠벌렸다. 그는 자신의 방망이 끝을 아픈 곳에 대기만 하면 모든 병이 씻은 듯 낫는다고 선전했는데 실제로 수많은 사람들이 이 방망이로 병을 치유했다고 한다. 그러나 이는 실제로 방망이에 어떤 신비한 힘이 존재했다기보다는 환자의 내면심리가 작용했던 것으로 보인다.

또한 에든버러 출신의 그라함이란 사람은 프랭클린의 이론을 들은 후 자신이 직접 전기실험을 시도해 보았다. 그리고 자기장이 흐르는 긴 곤봉 40개로 주위를 에워싼 침대를 제작해 '기적의 침대'라는 이름을 붙였다. 그는 환자들에게 이 침대에서 하룻밤 유숙하는 대가로 100파운드씩 받았다고 한다. 또한 침대 위에 은은한 음악을 틀어놓고 아름다운 무녀가 함께 동반했다. 그라함은 자신의 침대에서 하룻밤을 자고 나면 젊음을 회복할 수 있을 뿐만 아니라 성교불능과 불임도 치료할 수 있다고 주장했다. 후에 그는 '건강 신전'이란 곳을 세워 놓고 입장료를 받기도 했다. 그는 당시 유행하던 모든 치료법을 부정했으나 오히려 그 자신이 사기꾼이었다는 사실이 밝혀지면서 뭇매를 맞았다.

당시 사기꾼들이 모델로 삼았던 인물은 바로 메즈머(Mesmer, 1734~1815)였는데 그는 사기꾼이 아니었다. 메즈머는 스위스 콘스탄틴 호수 변에 있는 작은 마을에서 태어났다. 젊은 시절 신학과 철학을 공부했으며 1759년 비엔나 대학에서 의학을 연구하기 시작했다. 1766년 〈행성이 인체에 미치는 영향〉이란 박사 논문을 발표해 달, 별의 운행과 인체 건강의 연관성을 주장했다. 그는 뉴턴의 조석(潮汐, 달, 태양 따위의 인력에 의하여 해면이 주기적으로 높아졌다 낮아졌다 하는 현상)이론을 대거 원용해 인체에 끼치는 영향을 설명했다. 그러나 이 논문이 '표절'의 오명을 쓰면서 박사 학위도 획득하지 못했다.

1768년 1월 메즈머는 돈 많은 미망인과 결혼해 상류사회에 진출했으며 자신의 진료소도 운영하게 되었다. 이때부터 자신의 이론을 의학에 도입하기 시작했다. 그는 우주와 인체는 '자기장'에 둘러싸여 있으며 이 자기장이 정상적으로 운용될 때는 건강을 유지할 수 있지만 균형이 흐트러지면 질병에 걸린다고 주장했다. 메즈머는 자신이 이 균형을 이룰 능력이 있다고 생각했다.

사실 당시에는 이미 '자기치료'가 크게 유행하고 있었다. 1774년 영국의 천문학자 헬(Hell)은 자석으로 위경련 등을 치료한 적이 있으며 스위스의 목사였던 코날드 제스너(Konrad Gesner, 1727~1779)는 자석을 신체에 직접 문지르거나 또는 직접 접촉하지 않고서도 환자를 치료하곤 했다. 따라서 메즈머는 자력에 분명 치료 기능이 있다고 굳게 믿었으며 1775년《자석치료에 대하여》란 저서를 발표해 '자기치료'로 거둔 성과를 소개했다.

그는 정통 의학과 비과학적 의학의 중간 지점에 서 있었던 인물로 볼 수 있다. 1763년에는 자기치료를 통해 세 살 때 이미 실명한 여자아이의 시력을 부분적으로 회복시키기도 했다.

메즈머가 파리에 왔을 때 파리 시민들이 크게 열광할 정도로 그의 명성은 하늘을 찔렀다. 당대 유명한 작가, 귀족, 장군, 정치가들까지 몰리면서 그에게 진료를 받기 위해서는 일주일 전에 미리 예약을 해야 했다. 메즈머는 환자들이 도착하면 우선 어둡고 향기로 가득 찬 호화로운 방으로 안내했다. 그 방에는 황산을 희석시켜 만든 연못이 보이고 연못 안에 구불구불한 철 방망이가 몇 개가 꽂혀 있었다. 그는 환자들에게 철 방망이를 잡게 하거나 서로 손을 잡고 그 주변에 둘러앉도록 했다. 그리고 붉은 비단 가운을 걸치고 나타나 순서에 따라 환자들의 아픈 부위를 어루만져주기 시작했다. 메즈머가 유도하는 대로 환자들은 일종의 최면 상태에 빠졌는데 깨어나면 아픈 곳이 깨끗이 나았다고 한다. 그는 최면술이 매우 강해 후에는 멀리서 원격조정을 할 정도였다. 물 쟁반, 관목, 공원, 심지어 삼림에도 자기가 흐르도록 한 후 환자를 그곳에 노출시켜 병을 고쳤다.

메즈머는 명성만큼 큰 돈을 벌었다. 40만 프랑에 해당하는 의료비 말고도 마리 앙투아네트 왕비의 후원을 받았으며 루이 16세도 2만 프랑의 포상금으로 그를 파리에 붙잡아 두려 했다. 또한 파리에 자기치료학회를 설립한다는 조건으로 1만 프랑을 더 제시하기도 했다. 그러나 이러한 조치는 프랑스 자국 의사들의 반발을 불러일으켰다. 메즈머가 깨끗하게 승복하고 은거생활에 들어가자 이번에는 파리 시민들이 들고 일어섰다. 그들은 34만 프랑이란 거금을 모아 메즈머를 다시 불러들였다.

결국 프랑스 의사들은 메즈머의 치료방법을 조사하기 위해 의학학회 회원 4명, 과학학회 회원 5명으로 구성된 위원회를 조직했다. 프랭클린, 라부아지에(Lavoisier), 길로틴(Guillotine), 그리고 프랑스 과학 아카데미 회원들까지 가세한 조사팀은 메즈머의 치료가 '환상을 통한 강한 자극'에 불과하며 동물자기유체를 증명할 어떠한 방법도 존재하지 않는다고 밝히고 '상상'을 배제한 '자력'만으로 생리적 변화를 수반한 치료는 할 수 없다는 결론을 내렸다. 이 보고서는 최면 상태에 걸려 있던 파리 시민들을 점차 깨어나도록 했다.

몰락한 메즈머는 쓸쓸하게 세상을 떠났다. 그는 '동물자기'의 존재를 증명해 내지 못했으므로 곤경에 처할 수밖에 없었다. 1843년 영국 맨체스터의 브레이드(Braid, J. 1795~1860)는 《신경수면의 이론 기초》란 저서를 발표하면서 '최면술'이란 단어를 처음으로 사용했다. 이때부터 메즈머의 치료 방법도 일종의 '최면술'에 해당했다는 논리로 설명이 가능하게 되었다.

19세기 말에서 20세기 초에 이르는 동안 파블로프(Pavlov)와 그의 학파에 의해 최면 현상이 일으키는 생리적 메커니즘이 과학적으로 증명되었다. 그러나 이러한 생리적 변화는 피질의 고립된 개별 영역에만 영향을 끼친다고 지적했다. 1958년 미국의학협회는 최면술을 의학의 한 수단으로 포함시켰다.

기원전 4세기 히포크라테스는 모종의 천연물질을 대량 복용하면 건강한 사람도 질병에 걸린 것과 같은 상황이 나타나는 것을 발견했다. 그러나 동일한 물질을 소량 복용하면 이 같은 증상이 다시 완화되었다. 그의 이러한 발견은 당시에는 크게 주목받지 못했다.

1700년대 말에 활동했던 독일 의사 사무엘 하네만(Samuel Hahnemann)은 당시 자신이 받았던 의학교육이 모두 미신에 불과하다는 사실을 깨달았다. 사혈요법, 거머리 치료, 설사, 비상 등은 질병을 고치기보다 인체에 미치는 해악이 더 컸던 것이다. 그는 스코틀랜드 의사 윌리엄 컬런의 저서 《약물학 강의 Lectures on the Materia medica》를 번역한 적이 있는데 이 책에는 키나 수피가 쓴 맛이 나고 위를 보양하는 기능이 있어 간헐열(間歇熱, 주기적으로 갑자기 오르내리는 열)에 잘 듣는다고 나와 있었다.

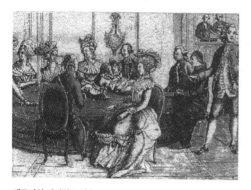

메즈머의 자기치료 시술
메즈머가 파리에 왔을 때 파리 시민들이 크게 열광할 정도로 그의 명성은 하늘을 찔렀다. 그가 최면을 거는 동안 환자들은 탁자 주변에 둘러앉아 있다.

여기에서 영감을 얻은 하네만은 키나 수피를 자신이 직접 복용하며 실험에 나섰다. 그는 매일 두 차례 키나를 복용했다. 며칠 후 그의 몸에 간헐열 증상이 나타나기 시작했다. 한번 발작하면 2,3시간 정도 지속되었다. 그 후 약을 복용할 때마다 같은 증상이 다시 나타났다. 이 실험을 통해 하네만은 키나 수피가 쓴 맛 또는 위를 보양하는 기능 때문에 간헐열을 치료할 수 있었던 것이 아니라 건강한 사람에게 간헐열과 유사한 증상을 유발하는 물질이었기 때문이라는 사실을 밝혀냈다. 그는 이 실험 결과를 바탕으로 '동종요법'의 기본 원리, 즉 "유사한 증상을 일으키는 물질로 그 증상을 치료한다."를 확립했다.

'동종요법(homeopathy)'은 그리스어의 '유사'를 나타내는 'homoios'와 '질병'을 나타내는 'pathos'가 결합된 말로 뜨거운 찜질로 화상을 치료하고 아편으로 수면을 줄이는 것과 같은 원리이다.

하네만은 평생을 이 연구에 바쳤다고 할 수 있다. 이러한 바탕 위에서 신선한 공기, 개인위생, 운동, 영양식 등을 강조하는 '양생'의 혁명적인 이론을 소개했다. 1810년에 발표한 《합리적 의학의 원칙 Organon der rationellen Heilkunst》에는 동종요법을 자세하게 설명하고 있다. 또한 가장 이상적인 치료는 자극 없이 신속하게 영원히 병에서 환자를 해방시키는 것이며 최단 시간에 가장 신뢰할 수 있고 가장 안전한 방법으로 질병의 뿌리까지 제거하는 것이라고 강조했다. 이는 그의 의학 신념이기도 했다.

그러나 당시 의학계를 주도하던 의사들은 동종요법에 그다지 우호적이지 않았다. 1846년 미국에서는 동종요법에 반대하기 위해 '미국의학학회'가 설립되기도 했다. 1980년대 이후 '자연으로 돌아가자'는 풍조가 유행하면서 '동종요법'이 다시 고개를 내밀게 되었다.

약물치료의 신기원 – 화학

18세기 과학의 발전은 약물 치료의 신기원을 열었다. 괴혈병 치료에 레몬주스가 특효가 있다는 것을 발견한 린드의 실험에서 알 수 있듯 당시는 비교치료가 대세였다. 이를 바탕으로 생명체의 물질적 기초를 파악하는 화학이 발달했으며 화학적 방법으로 치료에 유효하다고 검증된 부분만 약재에서 추출해낼 수 있게 되었다. 또한 인체에 유용한 약물 요소의 활성 성분이 과학적으로 증명됨으로써 이는 더 이상 과학자의 머릿속에만 존재하는데 그치지 않고 화학실험실의 유리 실린더에 당당히 결정체 형태로 보관되었다.

의약 개혁가들은 기존의 약전에 실려 있던 약품들을 대상으로 엄격한 테스트를 실시하기 시작했다. 특히 영국의 식물학자 윌리엄 위더링(William Withering, 1741~1799)의 업적이 뛰어났다. 에든버러에서 의학을 공부할 때만 해도 그는 식물학을 가장 싫어했다. 그러나 그의 첫 번째 환자였던 화훼화가 헬레나(Helena Cooke)의 등장으로 모든 것이 바뀌게 되었다. 헬레나가 병상에 있는 동안 위더링은 그녀를 대신해 각종 꽃과 식물들을 수집하기 시작했다. 그녀를 사랑하게 되면서 식물학도 동시에 사랑하게 된 것이다.

헬레나와 결혼한 위더링은 당시 영국의 번화한 공업도시 버밍엄으로 이주했다. 그는 이곳에서 산소를 발견한 프리스틀리(Joseph Priestley,

1733~1804), 증기를 발명한 왓슨, 찰스 다윈의 조부였던 에라스무스 다윈(Erasmus Darwin, 1731~1802), 도자기 명가의 조시아 웨지우드(Josiah Wedgwood) 등 영국 최고의 학자들을 알게 되었으며 그들과 친분을 돈독히 쌓게 되었다. 위더링은 이들과 정기적으로 만나 각종 학술문제에 대해 자유롭게 토론을 벌이곤 했다.

1775년 위더링은 어느 농가의 아낙이 조상 대대로 전해 내려오는 수종의 특효약을 가지고 있다는 말을 듣게 되었다. 연구 가치가 있다고 생각한 그는 그 특효약에 대한 연구를 시작했다. 이 약에는 총 20여 종의 약재가 들어있었으나 가장 주요한 성분은 디기탈리스(digitalis, 현삼과의 여러해살이 풀로 자색의 꽃이 줄기 끝에 긴 이삭을 이루며 잎은 응달에 말려 심장병의 약재로 사용함)였다. 디기탈리스는 중세부터 사용된 약재로 16, 17세기에 영국, 독일에서 출판된 식물학 저서에도 등장한다.

위더링은 9년 동안 시기별로 디기탈리스의 꽃, 잎, 꽃술 등 각 부위를 취해 분제, 탕제, 팅크제, 환약 등의 형태로 만들어 약효를 실험했다. 그 결과 꽃이 피기 전에 채취한 잎을 분제, 즉 가루약 형태로 만든 것이 가장 효과가 탁월했다. 이 가루약은 이뇨작용을 촉진해 수종 안에 있는 진물을 배출하게 함으로써 심장 기능 쇠약으로 수종이 생기는 환자들의 고통을 덜어줄 수 있었다. 그는 질병의 단계를 명확하게 구분하고 환자의 건강상태와 신체구조를 살펴 약의 정량을 정했다.

위더링은 이 약으로 163명의 환자를 치료했으며 이 과정에서 수많은 노하우를 쌓을 수 있었다. 디기탈리스과의 식물을 직접 섭취할 때는 얼마만큼 섭취해야 할지 정하기가 어려웠다. 치료 시에 복용해야 되는 양이 중독을 일으키는 양과 거의 맞먹었기 때문이었다. 당시 대부분의 의사들은 무조건 많이 복용하게 했으므로 중독으로 사망하는 환자가 자주 발생했다. 이에 위더링은 약 자체보다 사용량에 문제가 있었음을 지적하곤 했다.

1785년 그는 《디기탈리스와 그의 의학적 사용에 대한 보고 An Account of the Foxglove, and some of its Medical Uses》를 발표해 세계적인 의사의 반열에 올랐다. 그러나 지병인 폐결핵을 앓고 있었던 그는 1799년 세상을 떠났다.

화학적 분석 기술도 정제 기술도 없었던 고대에는 약재를 통째로 복용하거나 부위별로 나누어 복용하는 정도에 그쳤다. 그러나 정제, 합성 등 화학 기술이 등장하고 난 후 유효성분만 추출이 가능해지면서 약재의 부작용을 최소화할 수 있었다. 이 시기에 등장한 캠브리지 대학의 의사 헤버든(William Heberden, 1710~1801)은 과학적 개념의 '약학'을 창시한 인물로 꼽을 수 있다. 그는 약방에 전시되어 있던 수많은 약을 꼼꼼히 살펴 '섬여석'이나 '미라분'처럼 미신적 요소가 다분한 약들을 제거해 나갔다.

헤버든은 특히 64종의 약재에 벌꿀을 첨가해 만든 고대의 해독제 '테리아카(theriaca)'에 대한 연구로 유명하다. 테리아카는 흑해 남안에 위치한 폰투스의 국왕 미트라다테스 4세(Mithridates IV, BC 132~63)가 노예들을 상대로 생체실험을 한 결과 얻어낸 최고의 해독제였다. 기원전 1세기 고대 로마의 네로황제시대에는 약재가 70여종으로 늘어났으며 중세에 이르러 100여 종에 달했다. 물론 사용 범위도 훨씬 광범위해져 각종 중독이나 흑사병 예방제로 사용되기도 했다.

그러나 헤버든은 이 약재를 실험 분석한 후 혹독한 비평을 가했다. 그 후 십여 년이 지났을 때 이 약은 영국에서 자취를 감추게 되었다.

헤버든이 밤낮 없이 고대의 약을 연구한 덕분에 수많은 처방전이 역사의 뒤안길로 사라져 지금은 전해지지 않고 있다. 1788년에 발표한 《런던약전 London Pharmacopoeia》에는 유해성분이 많았던 동물성 약재를 배제함으로써 약재 처방의 과학적, 합리적 근거를 마련했다.

헤버든은 60년 동안 의사로 재직했으며 향년 91세에 생을 마감했다. 그는 자신의 실험, 관찰 결과를 상세하게 기록해 두었는데 사후 그의 아들이 《주해집》이란 책으로 편찬했다.

신대륙에서의 의학

미국이 건국된 후 100년 동안 유럽과 멀리 떨어져 있는데다 각종 의학 서적도 부족해 신대륙 전체에 의학은 매우 낙후되어 있었다. 바다가 가로 막고 있어 교통도 불편했으며 무엇보다도 의사 부족현상이 심각했다. 신대륙의 의사는 모든 과를 망라한 만능의사가 되어야 했으며 의사들이 당면한 문제는 의학 자체보다 오히려 환자의 가족이었다. 보스턴의 더글라스라는 의사가 남긴 기록에는 "약을 제공하는 등의 의료행위는 오히려 의사의 명성을 실추시켰다. 외과수술 등 긴급 처치를 요하는 병 외에 의사가 할 수 있는 일은 환자의 병이 자연치유 되기를 기다리는 것뿐이었다."라고 적혀 있다.

신대륙에서의 의료행위는 여전히 구시대의 사혈, 설사요법뿐이었으며 개척시대의 폐쇄성으로 인해 의사는 본인이 알고 있는 편협한 지식을 바탕으로 약 처방을 해줄 수밖에 없었다.

그러나 이러한 편협성으로 인해 신대륙만의 독특한 의료방식이 선보이게 되었다. 바로 내과, 외과 사이에 가로놓여 있던 전통적인 울타리가 무너진 것이다. 의사들은 실전 경험을 무엇보다도 중시했으며 그들만의 예지와 슬기, 그리고 사교능력을 발휘해 환자들의 존경과 사랑을 받았다.

그때까지 아직 의학교가 설립되지 않았으므로 의사들은 중세 방식(도제, 徒弟), 즉 제자가 스승을 모시는 형태로 의술이 전수되었다. 제자가 되기를 원하는 자는 의사 집안의 가사노동은 물론 마구간 청소까지 도맡아했으며 의사가 환자를 치료하는 광경을 직접 눈으로 보면서 의학지식을 익혔다. 정식 제자가 되면 스승이 보는 책을 보며 이론 지식을 쌓을 수도 있었다. 연륜이 쌓이고 스승이 그의 실력을 인정할 때면 일종의 '증서'를 받고 '졸업'한 후 자신만의 진료소를 개업했다. 이 '증서'는 의술뿐만 아니라 의사로서의 책임감과 박애정신을 함께 상징하는 것이었다.

독립전쟁이 발발한 시기에 미국에는 총 3,500명 정도의 의사가 있었는데 이 가운데 학위를 가지고 있는 의사는 40명이 채 안 되었다. 대부분은 마구간지기를 거쳐 외과의사에게 직접 기술을 전수받은 경우에 해당했다. 따라서 체계적인 의학교육이 시급한 상태였다.

윌리엄 쉬픈(William Shippen, 1736~1808)은 에든버러 대학에서 의학박사 학위를 받은 후 1762년 11월 고향인 필라델피아로 돌아왔다. 유럽에서 가져온 해부도와 석고모형을 활용한 해부학 강의는 수많은 사람들의 흥미를 불러일으켰다. 그러나 그가 가진 인체 표본이 도굴한 것이라는 소문이 나면서 몸을 피하는 등 한바탕 곤혹을 치르게 되었다. 얼마 안 되어 표본의 출처가 밝혀지자 쉬픈은 다시 돌아올 수 있었다.

당시 필라델피아에는 유럽에서 학위를 받고 돌아온 또 한 명의 의사가 있었다. 존 모건(John Morgan, 1735~1789)이라는 이름의 이 의사는 신문광고를 통해 에든버러 대학을 모델로 한 신대륙 최초의 의학교를 설립하겠다는 포부를 밝혔다. 필라델피아 대학의 이사회도 흔쾌히 그의 제안을 받아들였다. 1765년 5월 13일 그는 이 대학에서 의학 이론과 실전을 가르치는 교수로 선임되었다. 이틀 동안의 공개강의를 통해 그는 학생들에게 의학 이론과 임상실습을 병행해야 한다고 강조했다. 필라델피아 의대는 신대륙 최초의 의학교로서 상징적인 존재가 되었다.

쉬픈도 곧 이 의대의 해부학 교수로 임용되었다. 사실 두 사람 가운데 누가 필라델피아 의대를 이끌어갈 것인가?라는 문제를 두고 오랜 기간 논쟁이 끊이지 않았다. 결국 모건이 의대 총장의 자리에서 물러나고 쉬픈이 의학부를 담당하게 되었다. 그 후 모건은 1789년 세상을 떠날 때까지 매우 곤궁한 생활을 했다고 한다.

1769년, 또 한 명의 의사 벤저민 러시(Benjamin Rush)가 필라델피아 의대에 모습을 드러냈다. 논쟁을 일삼아 걸핏하면 격렬한 설전을 벌이고 동료 의사들과 충돌을 빚었던 그는 아이러니하게도 "의사는 환자의 성질을 잘 받아 주어야 하며 온화하고 담담하게 환자를 대하고 환자의 불만과 모욕적인 태도도 잘 감내해야 한다."고 주장했다.

벤저민 러시의 별명은 '흡혈귀'였는데 환자들에게 지나친 사혈요법을 실시했기 때문에 붙여진 호칭이었다. 물론 설사치료 역시 그가 즐겨 사용하던 방법이었다. 1793년 필라델피아에 황열병이 크게 유행했을 때 일간에서는 그의 손에 죽은 사람이 황열병으로 죽은 사람보다 더 많다는 말이 나돌 정도였다. 황열병에 걸린 환자에게 그가 행했던 치료는 오직 하나, 역시 '사혈요법'이었다.

그러나 벤저민 러시에게도 시드넘에 버금가는 제자가 있었다. 위험한 병에 걸린 환자도 개의치 않고 돌보았으며 의료 환경 개선을 앞장서 요구하고 환자의 고통을 참을성 있게 들어주어야 한다고 주장한 인물, 사무엘 바드(Samuel Bard)였다. 이러한 성품 때문에 의술이 그렇게 뛰어나지 않았던 그도 환자의 존경과 사랑을 받는 의사가 되었다.

바드는 쉬픈, 모건과 마찬가지로 에든버러 대학을 졸업했다. 의대 재학 시절부터 그는 의사였던 부친에게 미국 최초의 의대를 건립하고 싶다는 포부를 밝힌 바 있다. 졸업 후 귀국했을 때 부친은 이미 뉴욕으로 이주한 상태였다. 그는 부친과 함께 뉴욕에서 의사생활을 시작했다. 1768년, 훗날 콜롬비아 대학이 된 킹스 칼리지(King's College)의 이사가 바드의 건의를 받아들여 뉴욕에 첫 의학교 설립을 지원하기로 결정했다. 바드를 위시한 다섯 명의 걸출한 의사로 교수진을 꾸미고 해부학을 비롯해 생리학, 병리학, 외과학, 화학, 약학, 산파술 등의 학과도 개설했다.

3년이 지난 뒤, 바드의 노력은 결실을 얻어 드디어 뉴욕 의대가 창립되었다. 그 후 10년 동안 그는 뉴욕에서 가장 존경받는 의사가 되었다.

1788년 여름, 뉴욕 의대에서 해부학 연구가 이뤄지는 광경을 훔쳐 본 아이들 때문에 대학에서 무덤을 파헤쳤다는 소문이 온 마을에 퍼졌다. 분노한 주민들은 횃불을 들고 병원으로 들이닥쳤는데 해부를 실시하고 있던 네 명의 의사를 당장이라도 잡아갈 기세였다. 그러나 그들이 바드의 연구실에 난입했을 때 바드는 전혀 아랑곳 하지 않고 손에 든 책만 묵묵히 읽어 내려갔다. 그의 침착하고 의연한 모습에 머쓱해진 주민들은 하나 둘, 연구실을 빠져나갔다.

1789년 6월 17일 미국의 초대 대통령 워싱턴은 취임한 지 6주 정도 지났을 때 바드를 불러 다리에 난 상처를 제거하는 수술을 부탁했다. 바드의 부친이 조수를 담당했는데 옆에서 지나친 간섭을 하는 바람에 수술이 끝난 후 회복되기까지 상당히 긴 시간이 소요되었다. 56세에 은퇴한 바드는 하이드 파크가 있는 고향으로 내려와 노년을 보냈다.

신대륙의 의사들이 제대로 된 의학 시스템을 갖추기까지는 많은 시간이 소요되었다. 그렇다면 1900년경 당시 의사들의 약 상자 속엔 무엇이 들어 있었을까? 물론 약은 없었다. 약을 대신해 상자를 채우고 있었던 것은 염화수은, 아편, 키니네 등이 전부였다.

정신질환 – 참혹한 환경을 벗어나 인도주의의 품에 안기기까지

정신병학은 그리스어에서 유래된 말로 '영혼의 질병을 치료'하는 학문을 가리킨다. 기원전 5~4세기, 히포크라테스는 정신병을 체액설에 관련시켜 인체의 4가지 체액이 불균형을 이루면 질병에 걸린다고 설명한 적이 있었다. 그로부터 100여 년 뒤 아리스토텔레스는 처음으로 정신적인 스트레스를 방출할 때 치료의 효과를 거둘 수 있다고 주장했다. 그러나 이러한 이론은 비주류에 속하는 학설로 그다지 큰 관심을 끌지 못했다. 일반 사람들이 정신병에 걸린 사람을 자기와는 다른 별난 사람으로 취급했는데 마치 인류에 해악을 끼치는 악마, 발치에도 못 미치는 천민, 또는 집에서 기르는 가축이나 야생동물처럼 대했다.

《성경》에는 이스라엘의 초대왕이었던 사울이 정신병을 앓았던 이유가 마귀가 깃들었기 때문이라고 설명한다. 매번 마귀에 홀릴 때마다 다윗이 악기를 연주해 마귀를 내쫓았다. 고대 사람들은 정신병의 원인이 마귀 때문이라고 생각했다. 따라서 유일한 치료방법이 바로 마귀를 내쫓는 것이었다.

로마제국은 기독교를 국교로 정한 후 1천여 년 동안 《성경》의 가르침에 따랐다. 중세는 더욱 철저하게 기독교의 영향을 받았던 시기로 이때 마귀를 축출하는 수많은 방법들이 등장했다. 성직자들은 마귀가 두려워하는 십자가를 꼭 쥐고 고동소리를 내거나 성수를 뿌리고 성경을 읽으며 마귀를 내쫓았다. 옛 성인들의 유품을 제시하거나 하나님의 이름을 대어도 마귀가 물러난다고 믿었다.

교회의 성직자들은 여성이 정신병에 더욱 쉽게 걸린다고 생각했다. 당시는 마녀를 잡는 행위가 정당하게 받아들여지고 있어서 자신의 친딸이라도 이상한 행동을 보이면 바로 마녀로 고발해버렸다.

중세 유럽에서는 무려 300년 동안 마녀 재판이 성행했다. 마녀로 몰린 여성들은 온갖 고문을 당한 끝에 결국 자신이 마녀임을 인정할 수밖에 없었으며 결국엔 화형이나 교수형을 당했다.

1485년경 슈프렝거(Sprenger)가 출간한 《마녀들의 망치 Malleus Maleficarum》는 일종의 마녀 교과서로 마귀가 인간을 미치게 한다고 기록

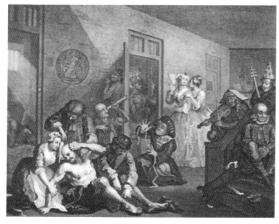

최초의 정신병원인 파리 로열병원
중세에는 기독교의 영향으로 정신병자들은 화형이나 교수형을 당했다. 런던 베들레헴 왕립병원은 1247년에 건립된 영국 최초의 정신병원이다.

했다. 이 때문에 정신병을 앓고 있던 사람들은 마귀로 치부되어 고통스런 고문을 당하다가 결국엔 화형대로 보내졌다.

르네상스시대 유럽, 특히 독일에서는 이러한 마녀들을 축출하기 위해 정기적으로 정신질환자들을 색출해 배에 태워 보내거나 선원, 상인들에게 딸려 보내기도 했다. 이렇게 축출 대상이 된 사람들에게는 가혹한 채찍질을 해서 다시는 돌아오지 못하도록 했는데 만약 다시 돌아오는 자는 몽둥이찜질 등 더한 벌이 기다리고 있었다.

이들을 처리하기 위해 '미치광이 탑(Narrturmer)' 또는 독방에 가두거나 정신병원에 보내지기도 했다. 파리의 몇몇 유명 병원에는 간질병 환자를 수용하는 병실이 따로 구비되어 있었다. 독일의 튜튼 기사 병원과 에르푸르트의 그로즈 병원에도 정신병동이 별도로 마련되었고 1403년 런던의 베들레헴 성 마리아 병원의 입원 환자 가운데 6명이 정신병에 걸린 남성이었다고 한다. 이들은 단지 구금만 해둘 뿐 치료는 전혀 이뤄지지 않았다. 베들램이란 별칭으로 불렸던 런던 베들레헴 왕립병원은 1247년에 건립된 영국 최초의 정신병원이다. 이 병원은 정신병자들을 학대하는 곳으로 악명이 높았다. 따라서 베들램은 무시무시한 정신병원이라는 의미로 쓰이게 되었다. 19세기에는 관광코스로 등장해 입장료를 받고 관광객을 받아들이기도 했다. 영국은 매년 이 관광 사업으로 400파운드를 벌어들였는데 한 명당 입장료가 1~2펜스 정도였으므로 약 9만 6천 명 정도가 이곳을 참관했다는 계산이 나온다.

이 같은 공포 분위기 속에서 정신질환자들의 치료를 위해 용감한 행보를 보인 의사가 있었다. 정신착란 증상을 보이는 여성들을 집으로 데려와 그들의 행동을 관찰하며 내면의 공포를 경감시켜 주려 노력했던 인물, 바로 존 와이어(John Weyer, 1515~1588)였다. 독일계 네덜란드인이었던 그는 근대 마녀학을 연구한 학자로 유명하며 지옥에는 6,666명의 악마군단이 있고 매 군단마다 6,666명의 악마로 구성되어 있으며 72명의 마왕이 이들을 지휘한다고 주장했다. 후에 콜랭 드 플랑시(Collin de Plancy)라는 사람이 다소 어설픈 지식으로 《지옥사전》이란 책을 출간해 와이어의 사상을 계승했는데 이 책에는 온갖 마귀의 형상과 당시로서는 도저히 설명이 불가능했던 괴이한 사건들이 기록되어 있다. 지옥을 인간 세상과 같은 사회 구조로 묘사해 서양판 《산해경 山海經》(중국 최고의 지리서)으로 불리고 있다.

존 와이어는 교회의 '마녀 사냥'을 신랄하게 비판하는 등 용감하게 나섰지만 당시 사람들은 그를 잇속이나 챙기는 사기꾼으로 여겼다. 그는 자신의 저서 《악마의 특권 De Praestigiis Daernonum》에서 마녀는 단지 정신에 이상이 생긴 여성들로 환상을 믿는 환자들일 뿐, 마귀의 화신이 아니라고 강조했다. 따라서 이들에게 필요한 건 진심어린 치료이며 그들을 태울 장작 비용으로 치료에 나선다면 오히려 비용을 훨씬 줄일 수 있다고 주장했다. 그는 자신의 관찰과 경험을 바탕으로 정신병은 일종의 자연적 요소와 초자연적 요소가 결합되어 나타나는 증상이라고 정의했다.

와이어의 책은 다양한 판본으로 출판되었으나 그 영향력은 오래가지 못했다. 정신병은 여전히 마귀가 이상한 조화를 부린 것으로 인식되었기 때문이었다.

독일 바젤에서 활동했던 브래트(1563~1614)라는 학자는 처음으로 정신병을 정도에 따라서 구분하고자 시도했던 인물이다. 바젤, 몽펠리에, 파리의 대학에서 의학을 공부했으며 베살리우스의 해부학을 매우 숭상했다. 그러나 우울증은 마귀의 조화라는 전통적인 관념을 고수했으며 직접 정신병동에 들러 정신병 환자에 대한 분류를 시도했다.

1656년 4월 27일 프랑스는 파리에 '종합병원'을 건립한다고 공표했다. 그러나 병원 건립의 궁극적인 취지는 거리의 걸인이나 도시 관리에 방해가 되는 자들을 색출해 격리시키거나 감금하는 것이었다. 이 때문에 정신질환자들은 빈곤층, 걸인, 범죄자, 매춘부, 노인, 만성병 환자, 실업자 등과 함께 '종합병원'에 감금되었다. 이렇게 감금된 사람이 6,000명에 이르렀으나 의사는 달랑 한 명뿐이었다. 특히 이 중 10분의 1에 해당하는 정신질환자들은 거의 종신형을 언도받은 셈이었다.

유럽 각국에서도 '종합병원'과 같은 기능의 시설들이 속속 들어서게 되었다. 특히 영국은 매우 긴 감금의 역사를 갖고 있었다. 1575년 요양원이 건립된 것을 시작으로 브리스톨, 더블린, 플리머스 등지에서 빈민구제소, 감화소 등이 들어섰다.

18세기에 이르자 정신질환자들이 비인간적인 대우를 받는 것에 대한 관심이 일기 시작했다. 일부 인도주의자들은 관련 법률 제정 등을 촉구하기도 했으나 실효를 거두지는 못했다. 이들은 의사가 아니었기 때문에 의학적 입장에서 완벽한 방안을 제시할 수 없었던 것이다.

이러한 상황은 프랑스의 내과의사 필리프 피넬(Philippe Pinel, 1745~1826)이 등장하면서 획기적인 변화를 맞게 되었다. '현대 정신의학의 아버지'로 불리는 피넬은 프랑스 남부 라발의 작은 농촌에서 태어났다. 부친은 이발사 겸 외과의사였으며 모친 역시 이름난 의사 가문 출신이었다. 젊은 시절에는 논리, 철학, 신학 등을 배웠으며 1770년부터 의학을 배우기 시작했다. 1773년 툴루즈 의대에서 의학박사 학위를 받은 후, 몽펠리에 대학에서 5년 동안 의사로 재직했으며 1778년에 파리로 왔다.

당시 파리는 외부 대학의 학위를 인정하지 않았기 때문에 개업을 할 수 없었던 그는 교과서, 문헌 등을 번역하며 생계를 이어갔다. 이때 정신병을 앓고 있던 그의 친구가 발작을 일으켜 산 속으로 달아났는데 그곳에서 그만 늑대에게 물려 죽고 말았다. 친구의 죽음은 피넬에게 큰 충격을 주었다. 친구의 비극이 병원의 관리 부실 때문이라고 생각한 그는 평생 정신병학 연구에 매진하기로 결심했다. 그는 당시 파리에서 가장 유명한 사립 정신병원에 취직했다. 그곳에서 5년간 일하면서 정신질환자와 관련된 자료를 수집해 1791년 책으로 출판함으로써 정신질환자 치료에 대한 관심을 호소했다.

1792년 결혼한 피넬은 국회의원 친구의 추천으로 당시 파리의 남성 전용 정신병원이었던 비제 병원의 수석 의사로 임명되었다. 이 병원에는 약 4,000명의 남성 환자가 수용되어 있었는데 대부분이 범죄자, 매독 환자였으며 정신질환자는 200명 정도에 불과했다. 비제 병원도 다른 정신병원과 마찬가지로 환자들을 쇠사슬로 묶어 지하 감옥에 가두었다. 의사들은 마치 야수를 대하듯 그들을 다루었으

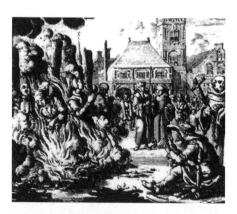

중세 여성의 정신병은 마녀사냥의 표적
정신착란을 일으킨 여성이 환상 속에서 마귀를 보고 있다. 성직자들은 여성들이 더 정신병에 쉽게 걸린다고 생각했다. 정신이상을 보인 여성들은 마녀와 마찬가지로 화형을 당했다.

며 돈을 받고 사람들에게 구경시키기도 했다.

　피넬은 그들의 비인도주의적 처사를 질책하며 '도덕 치료'의 바람을 일으켰다. 그는 환자의 입장에 서서 그들을 이해하려 노력했다. 이때부터 정신병원에서도 환자의 처우와 안전에 주의를 기울이게 되었다. 피넬은 정성어린 치료, 신선한 공기, 환자와의 적극적인 소통 등을 포함한 인도주의 치료를 주장하며 의사들의 책임감을 호소했다. 그는 환자와의 교류과정에서 그들이 점점 회복되어 가는 것을 직접 느낄 때보다 더한 기쁨을 맛본 적이 없다고 진술했다.

　피넬이 병원장에게 환자의 족쇄를 풀고 그들과 교류하도록 허가해 달라고 요구하자 곧 강한 반발에 부딪혔다. 그러나 그는 병원 측을 설득하려는 노력을 포기하지 않았다. 또한 자신의 모든 행위가 실험적 요소를 내포하고 있다는 사실을 잊지 않았다. 이 실험이 실패할 경우 그는 죽음을 각오해야 한다는 것도 알고 있었다.

　당시는 프랑스의 '공포 정치'가 최고조에 달해 있던 시기였다. 조르주 당통은 공화국의 모든 반혁명분자를 제거하려 했으며 루이 16세와 온건파였던 지롱드(Girondins)파를 맹렬히 공격했다.

　그러나 피넬은 자신의 안위를 돌보지 않은 채 코든에 맞섰다. 피넬을 따라 정신병원의 지하 감옥에 들어온 코든은 30∼40년 동안 족쇄에 묶인 채 지낸 사람을 보더니 이들의 족쇄를 푸는 것은 미친 짓이라고 못 박았다. 그러나 피넬은 이에 굴하지 않고 이들을 풀어주는 것은 단지 신선한 공기와 자유를 허락하기 위해서라고 침착하게 대답했다. 결국 코든은 피넬의 요청을 들어주었으나 마지막에 '자유를 얻은 자'들에 의해 피넬 자신이 희생될 수 있다는 경고를 잊지 않았다.

　1793년 피넬은 자신의 행동을 통제할 수 있는 정신질환자들을 선별해 심리치료 실험을 시도했다. 그리고 그의 이러한 실험이 드라마틱한 성공을 거두면서 정신병원 대부분의 환자들이 자유를 얻을 수 있었다. 공격성이 강한 간질환자는 여전히 감금해 통제를 받았지만 인도적인 치료가 행해졌다.

피넬은 자신의 저서 《질병의 철학적 분류 Nosographie philosophique》에서 정신병의 수많은 사례를 기록했다. 특히 정신착란을 일으키는 환자의 이상 행위는 대뇌의 기능장애와 관련이 있다고 주장했으며 정신질환을 발열, 체액, 출혈, 신경증, 기관손상 등 5대 증상으로 분류했다.

피넬의 노력으로 정신질환에 대한 구시대적 관념이 타파되면서 정신의학은 마귀의 족쇄에서 풀려날 수 있었다. 그의 저서는 정신의학사에 새로운 이정표를 세우게 되었다. 그는 정신질환은 사회, 심리적 압박에 의해 생기는 병이라고 강조하고 가련한 환자들이 족쇄에서 풀려나도록 노력을 아끼지 않았다.

피넬은 자신의 제자들을 정신병학의 영역으로 이끌었는데 특히 에스퀴롤(Jean Esquirol, 1772~1840)은 정신질환자들이 받는 비인간적인 대우를 보고 큰 충격에 빠졌다. 그들은 마치 죄인처럼 수갑을 차고 지하 감옥에 갇혀 있었으며 오히려 죄수들보다도 못한 대우를 받았기 때문이었다.

1795년 피넬은 파리의 여성전문 정신병원인 살페트리에르 병원의 선임의사로 임명되었으며 새로 설립된 모 대학의 의학병리학 교수로 임용되어 20년 동안 재직했다. 이 기간 동안 그는 자신의 학생들과 함께 환자들의 병력을 기록하고 보관하는 한편 질병 분류작업과 치료 과정에서 부딪힌 난제들에 대해서도 기록을 남겼다. 이로써 정신질환의 예후와 관련된 중요 통계 수치를 제공하게 되었다.

피넬의 정신질환자 처우개선과 관련된 일련의 개혁운동은 매우 더디게 진행되었다. 그가 사망한 후에도 파리 이외의 프랑스 다른 도시의 상황은 전과 다를 것이 전혀 없었기 때문이었다. 그러나 피넬에 이어 살페트리에르의 주임의사가 된 에스퀴롤은 피넬의 치료기술을 더욱 발전시켜 정신병리학 개념을 확립했다. 그는 특히 정신질환자들을 수용할 수 있는 시설과 부지가 있다는 것만으로도 이미 치료의 서광이 비치고 있다고 굳게 믿었다.

피넬의 영향은 '도덕 치료'를 모방한 영국의 윌리엄 튜크(William Tuke)를 비롯해 다른 나라의 의사들에게도 영향을 미치기 시작했다. 정신질환은 치료할 수 없는 병이 아니며 정신병원은 환자를 감금해 놓는 곳이 아니라는 의식이 보편화되면서 의사들은 감옥을 지키는 옥졸에서 이들을 치료하는 의사 본연의 신분으로 돌아오게 되었다.

천연두에 도전한 제너

천연두가 한번 휩쓸고 가면 묘지는 시체들로 넘쳐났다. 운 좋게 목숨을 건졌다고 해도 온몸에 흉측한 마마자국이 그대로 남았다. 천연두는 지난 세기 유럽 인구의 6천만 명의 목숨을 앗아갔으며 처음 발병 지역에서 사망률이 높았다. 따라서 천연두의 가벼운 형태인 소두창(小痘瘡) 환자에게 일부러 감염되어 천연두 유행에 대비하려는 사람들도 있었다. 16세기 중국에서도 '인두접종(소두창 환자의 고름에서 나온 물질로 감염시켜 면역을 갖게 하는 방법)'의 사례가 발견되고 있다. 청나라 순치황제는 강희제가 어릴 때 천연두를 앓은 적이 있기 때문에 그를 황제로 옹립했다. '인두접종'은 건강한 사람을 경미한 천연두에 감염시키는 방법으로 회복된 후에 마마자국이 거의 남지 않는 장점이 있었으며 후에 다시 천연두에 감염될 염려가 없었다.

이 방법은 후에 아랍을 거쳐 터키에도 유입되었다. 후에 주 터키 영국대사의 부인 메리 워틀리 몬터규 여사가 콘스탄티노플에서 배운 인두접종 방법을 자신의 아이들에게 실시했는데 매우 성공적이었다. 그녀는 이 소

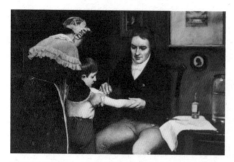

제너가 두창(천연두, 마마)을 치료하는 장면
초기의 종두법은 '우두에 걸린 소의 고름'을 이용하여 사람의 몸에
접종함으로써 면역력을 유발하는 일종의 예방효과를 위한 노림수
에서 출발하였다. 우리나라에서는 정약용의 〈마과회통〉의 권말에
언급되어 있고, 그 뒤에 지석영이 일본해군에서 설치한 제생의원
에서 배워 국내에 도입하였다.

식을 자신의 한 친구에게 편지
로 소개했으며 이때부터 영국,
유럽대륙, 그리고 대서양을 건
너 미국까지 이 방법이 알려지
게 되었다.

미국에서는 코튼 매더(Cotton
Mather) 목사에 의해 인두접종
이 널리 보급되었다. 그는 '왕
립학회보고서'에도 이 방법을
소개하는 내용이 실린 것을 보
고 1721년 6월 자신의 아들과 노예 두 명에게 접종을 시도했다. 매더는
이 인두접종으로 왕립학회의 찬사를 받으며 회원으로 선임되었다. 후에
미국의 초대 대통령이 된 조지 워싱턴도 자신의 가족과 군대의 모든 병사
들에게 접종을 받도록 했다. 천연두로 막내 아들을 잃었던 벤저민 프랭클
린 역시 인두접종을 적극적으로 홍보했다.

영국의 외과의사 에드워드 제너(Edward Jenner, 1749~1823)는 글로스터셔
의 버클리에서 태어났으며 열세 살 때부터 브리스톨의 외과의사 조수로 6
년간 일했다. 어느 날 우유를 짜고 있던 한 목장 소녀가 무심코 자신은 우
두(牛痘)에 감염된 적이 있어서 천연두에 걸릴 염려가 없다는 말을 했는
데, 이 말은 그의 일생을 변화시킨 계기가 되었다.

스물한 살이 되었을 때 런던으로 온 그는 외과학의 아버지로 불리는 존
헌터의 제자가 되었다. 스승의 영향을 받아 그도 무수히 많은 과학실험을
한 것으로 유명하다. 그로부터 2년 후 제너는 다시 버클리로 돌아와 의사
로 개업했다.

천연두가 유행하자 그는 인두접종을 통해 면역력을 키우고 감염을 막고

자 했다. 이에 소두창 정도의 경미한 형태로 감염된 사람을 보면 그는 즉시 그 고름을 뽑아 건강한 사람들에게 접종했다. 접종한 사람들은 신체에 무해한 천연두를 앓고 난 후 심각한 전염을 피해갈 수 있었다. 비록 인두접종이 예방 효과가 있긴 했지만 인체에 실제로 감염될 위험성이 여전히 존재했으므로 예방접종으로 사망하는 사례도 종종 발생했다. 또한 인두접종은 병원균을 직접 주사하는 것이므로 접종을 받은 사람은 반드시 격리해야 했지만 이 조치가 제대로 이뤄지지 않음으로써 가족들이 바로 전염되기도 했다.

20여 년 동안 천연두의 감염, 치료 과정을 연구한 제너는 목장 소녀의 말에서 영감을 얻어 해결방법을 찾아보기로 했다. 그는 직접 농장으로 달려가 우두에 걸렸던 사람들의 말을 들어보았다. 그들은 우두는 물론 천연두에도 감염되지 않았다. 제너는 목장 소녀의 손에 난 작은 우두 자국을 눈여겨보았다.

1788~1796년 사이에 걸쳐 제너는 우두접종 실험에 돌입했다. 그리고 마침내 우두로 천연두를 예방할 수 있는 종두법을 개발해 내게 되었다.

1796년 5월 14일 제너는 목장 소녀 사라 네머스(Sarah Nelmes)의 손등에서 소량의 균을 뽑아 여덟 살 난 소년에게 주사했다. 6주가 지난 후 그는 이 소년에게 다시 천연두 병균을 주사했는데 소년은 천연두에 걸리지 않았다.

제너는 다른 사람에게도 동일한 방법으로 접종 실험을 했다. 마침내 이 방법이 완벽하게 천연두를 예방할 수 있다고 확신한 그는 예방 접종에 관한 실험보고서를 작성해 영국왕립학회에 제출했다. 그러나 왕립학회는 이번 보고서가 그의 지난 업적들을 한 번에 무너뜨릴 수 있다고 재고를 요청했다.

자신의 실험, 관찰 결과를 굳게 믿었던 제너는 이에 아랑곳 않고 1789

년 〈우두 백신의 원인과 효과에 관한 연구 An Inquiry into the Causes and Effects of the Variolae Vaccinae, a Disease Known by the Name of Cow Pox〉라는 논문을 발표했다. 'Vacca'는 '소'를 의미하는 라틴어이며 'Vaccinia'는 '우두'라는 뜻이다. 이 논문에 나오는 'Vaccination'란 단어는 바로 '우두접종'을 의미한다. 즉 우두로 천연두의 면역을 키우는 방법을 가리킨다.

그의 논문이 발표된 직후에는 우두에 반대하는 목소리가 높았으며 이를 풍자하는 만화가 등장하기도 했다. 그러나 일단 우두접종을 받은 사람들을 중심으로 그 효과에 대한 소문이 급속하게 퍼지기 시작했다. 이에 따라 영국 왕실에서도 모두 우두접종을 받게 되었으며 1802년 영국 의회는 제너에게 포상으로 1만 파운드를 주었다. 1808년에는 제너에게 새로 설립한 면역접종학회를 주관하도록 했다.

그 후 8개월 동안 2만 명이 우두접종을 함으로써 천연두 사망자는 3분의 2나 줄어들었다. 영국 의회는 다시 그의 공적을 인정해 3만 파운드의 포상금을 내렸다. 1823년 제너가 세상을 떠난 후 런던의 트라팔가 광장에는 그의 동상이 세워졌다.

제너는 자신이 발견한 면역접종이 어떻게 효과를 발휘하는지 알아내고자 했으나 여전히 미궁 속이었다. 그로부터 100여 년이 지난 후에야 면역의 기본 특징을 밝히는 연구 결과들이 속속 등장했다. 즉 19세기가 되어서야 예방 의학의 문이 열리게 된 것이다. 제너의 지칠 줄 모르는 연구 정신이 그 기반이 되었음은 두 말할 나위가 없다. 18세기 종두법을 개발한 제너의 업적을 뛰어넘을 만한 의학적 성과는 나오지 않았다.

1980년 세계보건기구는 천연두가 전 세계에서 사라졌음을 선포했다. 이는 인류가 스스로의 힘으로 퇴치시킨 첫 번째 전염병에 해당한다.

제 1 2 장

19세기 의학
과학의 승리를 알리는 신호탄

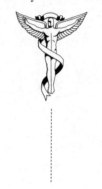

과학 중흥시대의 개막

"19세기는 인류의 선지자들과 군주들이 그토록 알고 싶어했던 세상의
비밀들이 하나 둘씩 밝혀졌던 시대이다. 오랜 시간을 기다린 끝에 드디어
과학은 드디어 신화적인 요소들을 벗어던지고 세상을 밝혀줄 새로운 희
망으로 우리 앞에 다가왔다. 따라서 이 시기에 병을 고치는 의사라는 직업
을 가진 것은 실로 행운이 아닐 수 없다. 과학은 이미 의학을 위해 존재한
다고 해도 과언이 아니기 때문이다. 과학은 프로메테우스가 인류에게 선
사한 또 다른 선물이 아닐까?"

이는 19세기 캐나다의 임상의학 교수 윌리엄 오슬러(William Osler,
1849~1920)가 과학을 찬미한 말이다.

18세기를 돌아보면 구제도의 폐단이 극에 달하면서 진보적 성향의 군
주들이 대거 등장한 시대였다. 인류는 지혜와 예술을 숭상하고 야만적인
행위를 수치스럽게 생각하게 되었다. 바로크 문화의 영향을 받아 더욱 세

련된 생활을 영위하게 되었지만 급진적인 경향으로 치달으면서 혁명과 전쟁이 계속 이어졌다. 18세기에 비친 서광이 19세기 초의 비참한 전쟁 속에 묻혀 버리고 만 것이다. 그리고 그 혁명과 전쟁의 중심에 섰던 인물들이 역사의 주역으로 등장하기 시작했으며 낭만주의가 고전주의를 대체하기에 이르렀다. 1830년대에 진입하면서 이들은 폐허를 딛고 새로운 전통을 창조하려 시도했다. 그 결과 구시대적인 전통은 바로 무너져 버렸다. 민주주의가 새 시대의 복음으로 자리매김하면서 유럽의 사회체제와 구조에 대변동이 일어나게 되었다.

18세기 중엽 영국에서 시작된 산업혁명은 19세기에 들어서면서 이미 완숙 단계에 들어섰다. 영국의 뒤를 이어 프랑스, 독일, 러시아, 미국 등도 산업혁명의 성공을 일궈냈다. 이 짧은 100년 동안 산업혁명의 대가로 쌓은 부는 기존 시대의 부를 몇 배나 능가했다. 이어 등장한 진화론, 세포학설, 에너지 보존법칙은 19세기 자연과학의 3대 발견으로 불리고 있다.

기차의 보급으로 교통, 운수의 대중화가 이뤄졌으며 전력산업이 나타나기 시작했다. 발전기, 전동기, 전등, 전보, 무선통신 등도 속속 선보였다. 화학이론이 발전을 거듭하면서 완벽한 체계를 갖추게 되었으며 이를 바탕으로 화학공업이 등장했다. 물리학 분야는 뉴턴체계를 바탕으로 전성기를 구가했다.

공업화가 한 단계 더 발전하면서 대기업이 등장하고 도시에 집중된 산업 인력인 노동자계급은 무시할 수 없는 세력을 형성했다. 이때부터 각종 사회적 충돌이 빚어지기 시작했으며 사회주의 사조가 서서히 고개를 들게 되었다. 공업 국가들은 전 세계를 누비며 그들의 식민지를 찾아나섰다.

기계화 생산이 보편화되자 인류는 마치 조물주의 능력을 초월할 수 있다는 환상에 빠지게 되었다. 인류 세계관의 양대 주류를 형성하고 있던 '신'과 '진리'는 일상생활 속에서 점점 그 영향력이 퇴보하면서 표면적으

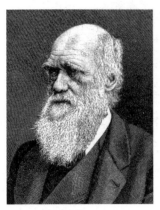

찰스 다윈의 초상화
산업혁명의 성공에 힘입어 등장한 진화론, 세
포학설, 에너지보존법칙은 19세기 자연과학
의 3대 발견으로 불리고 있다.

로만 존재했다.

이러한 시대적 배경 속에서 갈릴레이와 뉴턴이 17세기 전반에 미쳤던 영향에 비길 만한 획기적인 이론이 등장했다. 바로 다윈의 '진화론'이었다. 진화론이 등장하자 마치 기다렸다는 듯이 급진적 성향의 철학자들은 그들 고유의 경제 원리를 바탕으로 생태계를 해석하기 시작했다. 즉 자유경쟁의 논리를 생태계에 적용하면 생물 진화의 원동력은 바로 적자생존에 따른 생존 경쟁이라고 볼 수 있다. 이러한 논리는 인류의 생활 전반에 커다란 변혁을 몰고 왔다. 그리고 앞으로의 미래에 미칠 파장은 더욱 엄청났다.

유럽 각국은 앞선 생산력과 우수한 무기를 앞세워 전 세계에 수많은 식민지를 건설했다. 다윈의 진화론이 생물학상에서 승리를 거두었다면 유럽의 민족주의 사조는 '백인 우월주의'를 바탕으로 수많은 고대 문명국가를 멸망시키기에 이르렀다. 중국, 인도, 터키 등 고대 문명국가들도 기존의 경제 사회체계를 어쩔 수 없이 변화시키지 않을 수 없었다.

사회와 과학의 발전은 의학과 긴밀한 관계를 맺고 있었다. 19세기 이전까지 의학은 과학의 영역이 아니라 인문 영역에 포함되었다고 볼 수 있다. 즉 순수과학이 아니라 인류사회의 각종 가치관과 생명관이 결합된 종합적인 학문이었던 것이다. 인문주의 의학 전통은 생명의 주체인 인체를 이해하고 인도주의 실천을 다루도록 강조했다. 의학은 생명의 숭고함과 질병에 대한 고통을 승화시키는 감성적이고 시적인 학문이었다.

그러나 19세기에 진입하면서 탐구 정신은 근대 의학에 풍부한 성과를 선사했다. 인체의 비밀이 밝혀지고 정밀하고 효과적인 치료방법, 치료기계가 등장하면서 인류의 생명관이 완전히 바뀌게 된 것이다. 의학은 신체 치유에서 정신 치유로, 내과에서 외과로, 거시적 관점에서 미시적 관점으로, 개인 건강 보호에서 공중위생 체계를 확립하는 것으로 일신되었다.

의학상의 난제들이 하나 둘씩 극복되면서 과학의 날개를 단 의학은 오히려 전보다 더욱 생기 넘치고 젊어졌다. 또한 동물실험이 보편화되는 등 그 연구 대상이 객체화, 객관화되는 특징을 보였으며 의학에 기술적 요소가 차지하는 비중이 폭발적으로 늘어났다. 이에 따라 인문적 요소는 점점 무시되기 시작했으며 현대과학을 무기로 한 의사들은 그들에게 쏟아지는 박수 속에서 일종의 패권을 형성하게 되었다. 이러한 패권은 의학의 비약적인 발전을 촉진시키긴 했지만 생명의 윤리학적인 부분을 배제하는 모순을 낳고 말았다.

나폴레옹과 군사의학

나폴레옹은 전쟁 중에 영국의 한 시골의사가 보낸 편지를 받게 되었다. 영국의 전쟁 포로 몇 명을 석방해 달라는 요청이었다. 당시 영국과 프랑스는 유럽의 패권을 두고 치열한 전쟁을 벌이고 있었다. 적군의 포로는 아군 포로와 교환하기 위해 꼭 필요했기 때문에 보통은 여지없이 벽난로에 던져질 편지였지만 의사의 이름을 확인한 나폴레옹은 이렇게 말했다. "이 사람의 요구라면 안 들어줄 수 없지." 나폴레옹이 인정한 그 시골의사는 바로 종두법을 개발한 제너였다.

프랑스 대혁명 기간 동안 공화국 정부는 한 법정에서 '이성의 시대'에 과학자는 필요 없다고 호언장담했다. '시민의 동의'라는 명목 아래 그들은 당시의 걸출한 과학자들을 모두 단두대의 이슬로 사라지게 만들었다. 그러나 나폴레옹이 등장하면서 뛰어난 자연과학자들을 대거 수용하기 시작했다. 그는 언론의 자유를 극도로 혐오해 당시 발간 중이던 70여 종의 신문 가운데 60여 종을 폐간할 정도로 독재자의 기질을 발휘했지만 과학자들의 능력을 인정해 출정 시에도 후방에 항상 과학자 군단을 대동했다. 우수한 과학자를 자신의 수하에 결집시킬 수 있었기에 단숨에 유럽을 정복할 수 있었던 것인지도 모른다.

패배를 몰랐던 나폴레옹은 전쟁시기에 의학의 중요성을 누구보다도 잘 알고 있었다. 전쟁에 참여하는 군사들은 부상의 공포는 물론 전염병의 위험에도 그대로 노출되어 있었다. 전쟁으로 인해 공중위생과 사회질서에 혼란이 생기면 나라 전체에 전염병이 만연할 위험도 다분했다. 일례로 미국의 남북전쟁 시기에 질병으로 사망한 병사의 수가 전쟁터에서 부상으로 사망한 병사의 수의 두 배에 달했을 정도였다. 군대의 종류와 병사들의 종류와 수가 증가하고 군사작전의 유형과 강도가 다양해지면서 병사들의 영양문제, 비상식량, 야전 식수 문제 등이 수면 위로 떠올랐다.

이러한 상황을 고려할 때 1798년 나폴레옹의 이집트 원정은 그의 정복 전쟁의 예고편이었다고 할 수 있다. 출격 전에 그는 의사들에게 3만 5천 명으로 구성된 군대의 위생문제에 철저히 대비하도록 당부했다. 이에 별도로 배 한 척을 준비해 약품과 붕대, 외과용품 등을 실어 두었다. 페스트가 군대 진영에 만연하자 그는 전염의 위험을 불사하고 병에 걸린 병사들을 직접 어루만지며 위로했다. 그러나 전염병에 대한 군사들의 공포심을 자극하지 않기 위해 '페스트'란 명칭을 절대 사용하지 않도록 명했다. 당시는 세포학의 지식이 아직 성숙되기 전인 데다 부상 감염 및 전염병 예방에 대한 효과적인 대처를 할 수 없었으므로 사망률이 매우 높았고 군사작전에도 영향을 끼쳤기 때문이었다. 이에 종군 외과의사 데쥬네트(Desgenettes)는 환자들을 직접 돌보며 군사들의 심리를 안정시키려 애썼다.

나폴레옹의 등장으로 군사의학은 의학에서 독립되기 시작했다. 군대에 의사를 배치해 부상병을 치료하는 전통은 이미 오래 전부터 있어왔지만 대부분 경험의학 수준에 머물러 있었다. 19세기에 이르러 우수한 무기가 등장하면서 의학도 이에 발맞춰 발전하지 않을 수 없었다. 이로써 과학적 성향을 띤 군사의학으로 발달하게 되었다.

나폴레옹의 군대는 이집트의 강렬한 태양을 비롯해 전염병의 위험이 높았던 이탈리아의 늪지대, 러시아의 혹한에 이르기까지 가혹한 기후를 견뎌내야 했다. 따라서 전례 없이 의학이 중시되었다. 《나폴레옹 법전 Code Napoleon》에도 이러한 내용이 기록되어 있다. 1803년 반포한 의료법에는 의사의 자격을 더욱 엄격하게 규정하고 있다. 대학에서 정규 과정을 수료한 의사, 외과의사에 대해서만 프랑스에서 개업할 수 있도록 허가했다. 또한 의학 연구, 검사 등과 관련해서도 명문화된 규정에 따라야 했다. 의사가 되려면 파리, 몽펠리에, 스트라스부르, 마인츠, 토리노 등 국립대학에서 4년 과정을 이수한 후에 해부학, 생리학, 병리학, 질병분류학, 약리학, 화학, 위생학, 법의학, 임상의학, 약물학 등의 시험을 통과해야 했다. 위생 분야의 관리직도 관련 교육을 받은 후에 임용되었다. 대학교육에서 가장 중요한 부분은 이론을 실증하는 것이었다. 의료법의 등장으로 프랑스 의학은 비약적인 발전을 이룩했다.

전쟁의 규모가 커질수록 부상병을 후방으로 이송하는 문제가 대두되었다. 병사들의 사망률을 낮추기 위해 부상 병리학, 부상 외과학 등의 연구가 활발하게 이뤄졌으며 부상 단계별로 치료방법을 달리 취했다. 또한 야전의 특수성을 고려해 간편한 의료장비를 휴대하도록 함으로써 군대의 기동력을 높였다.

1812년 11월 나폴레옹이 러시아 쿠투조프 부대와 결전을 벌이는 동안 24시간을 쉬지 않고 무려 200명의 절지 수술을 한 의사가 있었다.

바로 나폴레옹과 평생을 전쟁터에서 보낸 외과의사 도미니크 장 라레 (Dominique Jean Larrey, 1766~1842)였다.

나폴레옹의 수석 군의관이자 의무참모였던 라레는 전쟁터에 도착하는 즉시 부상병들을 신속하게 치료하기 위한 야전병원을 세우는 부지런하고 책임감 강한 의사였다. 나폴레옹은 그를 인품이 가장 뛰어나고 용감하며 존경할 만한 인물이라고 치하했으며 10만 프랑의 유산을 그에게 남길 정 도였다. 성실함과 온유함을 함께 지닌 그는 전쟁터에서 병사들의 희망이 되어준 인물이었다.

라레는 전쟁터에서 부상병을 신속하게 근처 야전병원으로 실어 나를 수 있도록 구급차를 고안했는데 이 구급차를 이용하면 한 시간 안에 부상병 을 야전병원으로 후송할 수 있었다. 수많은 병사들이 구급차 덕에 목숨을 건졌다고 한다.

나폴레옹은 포탄이 빗발치는 전쟁터에서 의사가 얼마나 중요한지를 철 저히 실감했기에 군사의학이 크게 발전하는 계기를 마련할 수 있었다. 물 론 지금도 의사가 없는 전쟁은 상상조차 할 수 없다.

조직학의 창시자 비샤

19세기 이전의 의사들은 물리학, 화학 등 신흥과학을 의학의 영역으로 제대로 융합시키지 못했다. 당시 유럽은 각 문화의 중심지가 분산되어 있 었던 데다 과학자들 간의 교류도 활발하지 못했으므로 과학적인 성과가 서로 간에 전수되는 과정이 매우 더뎠다. 따라서 서로 다른 과학 영역간의 협조, 협력 관계는 생각할 수조차 없었다. 이러한 상황에서 나폴레옹의 연 이은 승전보의 영향으로 파리는 점차 유럽 문화의 중심으로 급부상되었 다. 세계적인 과학자들은 모두 파리로 몰려들었고 나폴레옹이 이들을 적극적으로 지원함으로써 파리는 19세기의 새로운 '알렉산드리아'로 재탄생했다.

파리는 눈부신 발전을 거듭하며 1830년대에 이미 30여 개소의 병원을 보유해 2만 명을 동시에 치료할 수 있는 의료체계를 갖추었다. 나폴레옹은 시체 해부 및 연구와 관련된 모든 법적, 도덕적 장애물을 제거하는 등 임상 의사들을 전폭적으로 지원했다. 이처럼 임상의학이 발달할 수 있는 밑거름이 형성되고 해부용 시체까지 충분히 확보되자 프랑스 의사들은 환자들의 병상과 해부실에서 직접 관찰을 통한 활발한 연구를 추진할 수 있게 되었다. 그전까지 임상의학과 병리학은 각자 독립된 분야로 발전했으나 나폴레옹시대에 와서 상호 협력하며 발전할 수 있는 환경이 조성되었다. 이는 세계 의학사에 새로운 활력을 불어넣은 '파리학파'의 탄생을 알리는 신호탄이었다. 일부 역사학자들은 19세기 전반 40년 동안 세계 의학은 프랑스가 주도했다고 말할 정도였다.

이러한 영향 때문이었을까? 18세기 말, 서른 살도 안 된 프랑스의 젊은 학자가 인체구조에 대한 참신한 이론을 제기했다. 의학사상 최초로 '조직(Tisstle)'이란 용어로 인체구조를 설명한 그는 조직이 기관을 구성하는 기본 단위라고 밝히고 21종의 서로 다른 조직의 특징을 상세하게 기술하여 과학의 새로운 영역인 '조직학(서로 유기적으로 연관된 세포의 기능적, 구조적인 조직을 연구 대상으로 삼는 세포사회학)'을 탄생시켰다. 모르가니의 병리학 개념을 한 단계 더 발전시켜 병리학이 기관이 아니라 조직을 기초로 해야 한다고 주장한 인물이 바로 19세기 세포병리학 발전의 원동력을 제공한 비샤(Marie-Francois-Xavier Bichat, 1771~1802)이다.

'조직학의 아버지'로 불리는 이 젊은 학자는 프랑스 트와레트에서 태어났으며 그의 아버지도 의사였다. 어릴 때부터 비교적 조숙했던 그는 의학에 자신의 모든 것을 바쳤다. 리옹 대학과 생피에르 신학교를 졸업한 뒤,

1793년 파리에 와서 외과학을 연구하기 시작했으며 외과학 잡지의 편집자로 활동하기도 했다. 스물여섯 살이 되던 해에 이미 파리 대학 해부학 교수로 임용되었으며 1796년 다른 의학자들과 의기투합해 '의학회'를 설립했다. 1800년에는 파리 오텔 디외 시립병원의 내과의사로 임용되었다.

천재적 두뇌와 근면함을 함께 지녔던 그는 삶과 죽음의 본질에 대한 탐구에 깊이 매료되었다. 스물여덟 살이 되던 해 그는 오텔 디외 병원에서 6개월 동안 무려 600여 구의 시체를 해부하는 놀라운 열정을 보였다. 잠도 시체들과 함께 잘 정도로 연구에 매진했던 그는 마침내 질병의 병변현상이 기관이 아니라 조직에서 발생한다는 사실을 발견했다. '조직 요소'의 변화가 생명에 변화를 일으킨다는 이 이론은 질병에 대한 새로운 인식을 선보였다. 그는 각 기관별로 저마다 보편적인 변화를 일으키는 과정을 관찰해 병리해부학적으로 질병의 분류체계를 확립하는 성과를 거두었다. 즉 병리해부학을 바탕으로 의학을 분류하는 새로운 방식을 선보인 것이다.

그는 고전적인 생물학자로서의 관찰 능력, 즉 육안으로 모든 것을 판단했기 때문에 현미경조차 이용하지 않았다. 이는 극단적 '생기론자'로서의 비샤의 모습을 잘 보여준다. 그는 물리학, 화학 등의 과학이 생명 이해에 전혀 도움이 되지 않는다고 생각했다. 오히려 생명의 생기는 물리, 화학적 역량과 투쟁을 거듭하다가 사망하고, 사망 후에도 시체가 완전히 부패해 사라질 때까지 물리, 화학적 변화가 작용한다고 여겼던 것이다. 그는 생명이야말로 '사망에 대항하는 기능의 총화'라고 정의했다. 이러한 비샤의 이론은 병리해부학상 '사망'의 개념에 새로운 인식을 불러일으켰다. 사망은 소극적인 종말이 아니라 '생명'을 실증할 수 있는 유일한 길이라는 것이 그의 논리의 핵심이었다. 따라서 시체는 생명과 질병의 진리를 발견할 수 있는 원천을 제공한다고 보았다. 파리의 해부실 입구에는 다음과 같은 문구가 붙어있다.

"죽은 자는 산 자를 돕는다."

비샤의 저서《생명과 죽음에 관한 생리학적 연구 Recherches physiologiques sur la vie et la mort》에는 이러한 이론이 상세하게 기술되어 있다. 그는 또 이 책에서 생명은 식물성 기능과 동물성 기능 두 가지 기능이 있는데 혈액순환, 호흡, 소화, 체온조절, 음식·물·공기를 섭취해 배설하는 과정 등은 모두 식물성 기능에 해당하며 동물성 기능을 외부세계에 대한 인식, 자극에 대한 반응, 욕망과 감정의 표출 등과 관련이 있다고 설명했다.

그러나 조직학의 창시자이자 위대한 해부학자였던 그는 결핵을 앓고 있어 몸이 허약했다. 결국 과로로 쓰러져 서른 한 살의 젊은 나이로 세상을 떠나고 말았다. 나폴레옹 1세의 주치의 코르비자르도 그의 죽음을 매우 안타깝게 여겼다. 그는 나폴레옹에게 비샤처럼 젊은 학자가 이처럼 위대한 의학적 성과를 이처럼 짧은 시간에 완성했다는 사실이 믿기지 않을 정도라고 극찬했다.

비샤의 주요 저서로는《생명과 죽음에 관한 생리학적 연구》(1800),《해부학 개론 Anatomie g n rale》(2권, 1801),《기술해부학 Anatomie descriptive》(3권, 1801~1803) 등이 있다.

비샤의 뒤를 이어 또 한 명의 위대한 해부학자가 프랑스에 탄생했다. 바로 비교해부학을 창시한 퀴비에(Baron Georges Cuvier, 1779~1832)이다. 그는 프랑스의 어느 가난한 농촌에서 퇴역군인의 아들로 태어났다. 후에 파리로 이주해 1801년부터 척추동물과 무척추동물을 비교해부하여 그 결과를 논문으로 작성했다. 1812년 척추동물 화석의 골격에 대한 연구를 발표해 고생물학, 화석학의 기반을 마련했다.

그의 저서《동물의 자연사에 대한 기본 조사 Tableau l mentaire de l'histoire naturelle des animaux》는 나폴레옹의 극찬을 받은 것으로 알려져 있다.

라에네크의 귀중한 유산 – 청진기

"청진기로 진찰하는 모든 의사는 다 라에네크의 제자들이라고 할 수 있다."- 레튈레(Letulle)

라에네크(R. Laennec, 1781~1826)는 프랑스 의학의 황금시대에 태어난 위대한 의사이다. 여섯 살 때 모친이 폐결핵으로 세상을 떠난 후 그의 숙부 기욤 라에네크의 손에 의해 자랐다.

기욤 라에네크는 의술이 뛰어났던 의사로 후에 낭트 대학교 의대의 학장 자리에까지 올랐다. 숙부의 영향으로 본래 기계공학을 좋아했던 라에네크도 의학에 관심을 가지기 시작했다. 유전성 결핵을 앓고 있던 그는 몸이 허약해 병상에 몸져누운 적도 있었지만 기욤은 그에게 큰 희망을 걸고 있었다. 그는 1801년 정규 의학교육을 받도록 라에네크를 파리로 보내면서 이렇게 독려했다. "의사는 몸에 족쇄를 채우는 직업이다. 한번 이 족쇄가 채워지면 영원히 풀어버릴 수 없다."

기욤이 건네 준 600프랑을 들고 파리로 온 라에네크는 당시 프랑스 의학의 최고 지도자로 꼽혔던 코르비자르가 몸담고 있었던 샤리테 병원 학교에 들어갔다. 샤리테 병원은 1607년에 지어진 유서 깊은 병원이었고 코르비자르는 후에 나폴레옹의 주치의가 되었던 인물로 프랑스의 수많은 의학자가 그의 문하에서 배출되었다.

코르비자르는 매우 엄격하기로 소문난 의사였다. 그는 자신의 학생들을 향해 환자는 움직이는 그림과 같으므로 한시라도 관찰을 게을리 해서는 안 된다고 강조했다. 심장,

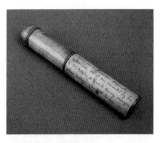

라에네크가 발명한 청진기
종이를 말아서 만든 최초의 이 도구는 '독주악기', '의학 나팔'이라고 불렸으며 그의 숙부는 '흉강기'란 이름을 붙이기도 했다. 라에네크는 고심을 거듭하다가 마지막에 '청진기'라고 명명하였다.

허파의 정밀 진단 방법을 고안해 최초의 심장병 학자라는 타이틀을 가지고 있다. 한번은 그가 어느 인물의 초상화를 꼼꼼히 살펴본 뒤 "만약 화가가 제대로 그린 것이라면 그림의 주인공은 심장병으로 사망했다."고 말해 주위를 놀라게 한 적도 있었다. 어느 날 한 학생이 어떠한 책을 읽어야 할지 문의해 온 적이 있었다. 그는 병실을 죽 둘러본 후 병상에 누워있는 환자들을 가리키며 "여기에 많은 책들이 있지 않은가! 잘 읽도록 하게. 아마 글자로 인쇄된 책들보다 훨씬 어려울 걸세."라고 말했다고 한다. 코르비자르는 아우엔브루거의 '타진법'을 보급시킨 인물로도 유명하다. 그 당시엔 자신의 제자인 라에네크가 환자를 파악하는 간단한 방법을 쉽게 고안해 낼 줄은 코르비자르도 예상하지 못했을 것이다.

이 병원에서 공부하는 동안 라에네크는 알코올중독 환자의 딱딱해진 간을 연구한 적이 있었다. 이 과정에서 간에 암갈색의 독특한 광택이 나는 것을 발견했다. 그는 이 부분을 '암갈색'이란 뜻의 그리스어 'Laennec scirrhosis'로 명명했는데 후에 이 병을 '라에네크 간경화'라고 명명하게 되었다.

당시 프랑스의 의학교육 제도는 유럽에서 가장 완벽한 체계를 자랑했다. 파리의 의대생들에게 있어 최고의 영광은 의학교육위원회의 회원이 되는 것과 3년의 의학 과정을 이수한 후 치열한 경쟁이 예상되는 시험을 통과해 최고의 임상의학교에 들어가는 것이었다. 라에네크는 코르비자르의 기대를 저버리지 않고 이 두 가지 영광을 모두 쟁취했다.

1804년 라에네크는 스물세 살의 나이에 왕립의학회가 관할하는 의학교에 입학하는 영광을 얻었다. 그러나 몸이 허약했던 그는 12년 동안 자신의 의술을 펼칠 병원을 찾지 못했다. 결국 서른 다섯 살이 되었을 때 낭트 대학교로 돌아오게 되었다. 우연의 일치인지 그해에 바로 내무장관으로 승진한 친구의 도움을 얻어 그는 네케르 병원에 임용되었다.

당시 의학자들은 시인이자 언어학자이기도 했다. "의학의 역사에 통달한 자만이 새로운 발견을 할 수 있다." 자신의 이 명언을 몸소 실천이라도 하듯 라에네크도 히포크라테스와 갈레노스의 저술을 읽느라 밤을 새우기 일쑤였다. 그리고 드디어 18세기 의학의 역사를 바꾸어 놓을 획기적인 발명품이 그의 손을 빌어 탄생하게 되었다.

청진기의 탄생과 관련해 다음과 같은 일화가 전해내려 온다. 1816년 그는 심장병 때문에 고생하는 젊은 여성 환자를 진찰한 적이 있었다. 그러나 환자의 몸이 비대하여 타진법이나 촉진법으로는 정확한 진단을 내릴 수 없었다. 그렇다고 젊은 여성의 가슴에 직접 귀를 대고 진찰하기도 무리였다. 라에네크는 문득 어린 시절 나무통을 이용해 목소리를 전달하던 놀이가 생각났다. 목소리가 모종의 고체를 타고 전달될 때는 본래보다 크게 들리는 효과가 있었던 것이다. 그는 곧 종이로 원통 모양을 만들어 환자의 가슴에 대고 들어보았다. 결과는 그의 예상을 빗나가지 않았다. 종이로 만든 원통을 통해 들리는 심장박동 소리는 직접 귀를 대고 듣는 것보다도 훨씬 똑똑하게 들렸다. 라에네크는 곧 심장 이외에 흉강에 위치한 다른 기관들의 소리도 이 기구를 이용해 분명하게 들을 수 있다고 확신하게 되었다.

종이를 말아서 만든 최초의 이 도구는 '독주 악기', '의학 나팔'이라고 불렸으며 그의 숙부는 '흉강기'란 이름을 붙이기도 했다. 라에네크는 고심을 거듭하다가 마지막에 '청진기'라고 명명하게 되었다.

당시 임상의학은 내장기관의 병리 변화 연구와 진단을 특히 중시했다. 즉 '병소'를 찾기 위한 진단학이 급속하게 발전하던 시기였다. 18세기 중엽 아우엔브루거가 발명한 '타진법'을 코르비자르가 20년 동안의 연구를 통해 널리 보급시키면서 임상의학의 진단 방법으로 널리 사용하게 되었다.

따라서 라에네크의 청진기 발명은 의학사에 있어 혁명적인 사건이었다. 최초의 청진기는 종이로 만들어졌으나 후에 나무를 사용하게 되었다. 라에네크는 청진기를 이용해 진찰한 환자들의 증세를 상세하게 기록했으며 후에 시체 해부를 통해 발견된 사실을 임상결과와 결부시켜 청진법을 개선시켜 나갔다. 1819년《간접 청진에 관하여 De l'auscultation médiate》란 저서를 출간하였는데 책을 구입하는 사람들에게 청진기를 무료로 증정하기도 했다. 이 책에서 청진기로 간과 심장을 진찰할 수 있는 새로운 방법을 상세하게 기술했다.

토마스 에디슨은 라에네크의 저술에 대해 그 누구도 의학사 발전에 있어 그의 공헌을 능가할 수 없다고 극찬했다. 타진법과 청진법의 등장으로 물리학적 진단법의 기초가 확립되었으며 현대 임상의학에 있어서도 없어서는 안 될 확고한 위치를 차지하고 있다.

1819년 라에네크는 네케르 병원의 의사직을 사퇴하고 파리를 떠났다. 그 후 여러 곳을 전전하다가 1826년 6월 아내와 함께 고향으로 돌아왔으나 바로 몸져눕고 말았다. 여러 차례 혼절을 거듭하던 그는 8월 13일 갑자기 정신이 들었을 때 옆에서 울고 있던 아내 앞에서 손에 낀 반지를 빼냈다. 누군가 자신을 대신해 반지를 빼다가 다시 슬픔에 잠기는 것을 원치 않았기 때문이었다. 그리고 두 시간 후 그는 눈을 감았다. 라에네크의 유서에는 자신의 모든 의학서적과 논문, 시계와 반지, 그리고 맨 처음에 자신이 직접 만든 청진기를 외조카에게 남긴다고 적혀 있었다. 그리고 그 청진기야말로 가장 귀중한 유산이라고 강조했다.

의학의 전문화

19세기 이전까지 병원은 외과와 큰 관련이 없었다. 병원에 외과가 개설되는 경우도 드물었을 뿐만 아니라 외과수술도 병원에서 이뤄지기보다는 주방의 테이블이나 전쟁터에서 행해지는 경우가 더 많았다. 따라서 외과

수술은 어쩔 수 없는 최후의 선택이었다고 볼 수 있다.

19세기 중후반까지도 외과의사들이 복부, 심장, 뇌 등을 절개하는 것은 금기시되었다. 외과의 명확한 범위가 확정되지도 않았으며 수술의 성공 여부도 판단하기가 모호했으므로 외과의사들은 늘 분쟁에 휘말리곤 했다. 1849년 미국의 심즈라는 이름의 의사가 방광요도에 종기가 난 여자 노예에게 성공적으로 외과수술을 시행한 적이 있었다. 이 시술을 두고 내장을 재단하고 봉제하는 행위라며 신랄하게 비판한 사람이 있었는가! 하면 외과학의 과감한 과학적 실천이라며 극찬하는 등 평가가 엇갈렸다.

그러나 당시 프랑스에서는 이미 내과학과 외과학의 차별이 존재하지 않았을 뿐만 아니라 《나폴레옹 법전》에서 외과학을 정통 의학의 한 갈래로 인정해 외과의사도 다른 의사들과 마찬가지로 정규교육을 이수하도록 규정했다.

라레, 코르비자르 외에 나폴레옹에게 작위를 수여받은 의사가 한 명 더 있었다. 고집스럽고 괴팍한 성격으로 유명했던 외과의사 바로 뒤퓌트랑(Baron Guillaume Dupuytren, 1777~1835)이었다. 뒤퓌트랑은 워낙 유별난 성격 탓에 내과의사 레카미에(Recamier)와 예수의 신성을 두고 논쟁을 벌이다가 주먹다짐으로 번진 적도 있었다.

그는 매우 가난한 가정에서 태어나 식빵과 우유만으로 6개월을 버티며 공부한 적도 있었으며 해부실 시체에서 기름을 취해 등불을 켜기도 했다. 그러나 어려운 환경 속에서도 그는 자존심이 매우 강했다. 졸업 후 오텔 디외 병원에서 30년 동안 재직하며 외과 주임을 역임했으며 나폴레옹 시대의 가장 뛰어난 병리학자이자 최고의 기술을 보유한 외과의사로 명성을 떨쳤다. 1826년 최초로 선천성 관골 관절탈구에 대해 상세한 기록을 남겼으며 1828년에는 처음으로 인조항문 수술에 성공했다. 1812년과 1829년에는 쇄골하동맥 결찰수술을 시행했으며 1822년에는 외과수술로 사경(torticollis, 목의 일부 근육이 뒤틀려 머리가 한쪽으로 기우는 증상)을 치료했다. 1832년 뒤퓌트랑 연축(Dupuytren's contracture, 근막이나 손바닥의 섬유성 결합조직이 두꺼워져 생기는 손의 굴곡 기형) 증상에 대해 상세하게 기록했으며 연축을 완화시킬 수 있는 외과수술에 대해 연구하기도 했다. 그는 화상을 6단계로 나눠 설명했으며 특히 골격, 근육, 힘줄 등의 구조를 주요 연구 대상으로 삼았다. 그가 저술한 《탈골병리학 개요》는 지금도 여전히 귀중한 자료로 사용되고 있다.

뒤퓌트랑은 중후한 외모와 거침없는 화술로 그의 강의를 듣는 학생들의 마음을 사로잡았다. 그의 명성이 높아질수록 수입 또한 늘어나 300만 프랑의 거금을 모았다고 한다. '외과학계의 나폴레옹'이라고 불릴 만큼 명성이 자자해졌지만 괴팍한 성격 때문에 동료들과는 사이가 좋지 못했다. 어떤 사람은 그를 두고 '일류 의술에 삼류 매너'라고 비꼬기도 했다.

뒤퓌트랑은 자신의 수술에 언제나 자신감이 넘쳐 "나도 실수는 한다. 그러나 다른 외과의사들의 실수에 비하면 새 발의 피다."라고 말할 정도였다.

나폴레옹이 정권에서 물러난 후에도 그는 다시 부활한 왕조의 궁정의사를 역임하며 여전히 승승장구했다.

이때에는 신흥의학과 과학이 크게 일어나던 시기였다. 특히 물리테스트, 병리해부학, 통계학 등이 의학의 영역에 도입되면서 병원은 더 이상 자선 단체가 아닌 의료를 앞세운 권위기구로 변모하기 시작했다. 의학 발전과 함께 얻은 풍부한 성과, 새로운 의학지식들은 다양한 분야의 지식이 망라되어 있어 한 개인이 모두 습득하기에는 무리가 따르게 되었다. 이 때문에 각 분야별로 전문화되어 의학에서 독립하기 시작했다.

특히 정형외과학이 눈부신 발전을 이룩했다. 이 성과는 모두 델페시(Jacques Mathieu Delpech)란 의사 한 사람의 노력의 결과라고 해도 과언이 아니다. 그는 몽펠리에 부근의 한 농가에 정형외과 요양원을 설립하고 요양원 안에 위락시설과 공공 운동장을 마련했다. 자신의 임상 경험을 바탕으로 근육의 균형적인 발전을 유도해 관절 기형을 막을 수 있다고 확신했다. 1828년《정형외과학 Orthomorphie》을 발표해 병리학적인 입장에서 관절기형을 간단명료하게 설명했다. 그러나 불행하게도 1832년 자신의 요양원에 있던 환자에 의해 죽임을 당했다.

전문화된 영역 가운데 또 하나는 알리베르(Jean Louis d'Alibert) 남작에 의해 분과로 자리잡은 피부학이다. 그는 자신이 오랜 기간 연구해온 성과를 바탕으로《피부병에 대하여 Description des Maladies de la Peau》란 저서를 출판했다. 이 책에서는 피부병의 증상이 상세하게 분류되어 있으며 도안이 함께 실려 있다. 12권의 대작인 이 책은 알리베르 남작이 30만 프랑이란 거금을 들여 자체 제작한 것으로써 알리베르의 이름을 의학사에 길이 남기게 되었다.

그는 성 루이스 병원의 정원 한 가운데에서 오고가는 수많은 사람들을 상대로 자신의 피부학을 강연하기도 했지만 기대한 만큼의 성과가 나올 리는 없는 상황이었다.

스코틀랜드의 벨 형제

19세기, 진정한 과학의 시대가 열리면서 각 나라와 대학교에서는 과학 발전을 장려하기 위한 과학기금이 조성되기 시작했다. 과학자들은 이미 새 시대의 영웅으로 떠오르고 있었다. 의사들의 지위도 과거와는 판이하게 달라졌으며 의학에 입문하기에 앞서 전면적인 과학 지식을 습득해야 했다. 존 헌터는 '실험'이 의학 성과 검증의 기준이 되도록 체계화했다.

파리학파의 영향으로 병원은 의사들의 주요 연구 장소로 거듭났으며 의학 실험을 통해 수많은 발견이 이뤄졌다. 파리학파가 의학의 유일한 주류였다고는 볼 수 없지만 의학사에 특별한 기여를 한 것만큼은 분명하다. 19세기 중엽부터 유럽과 미주의 학생들이 프랑스로 몰려들기 시작했다. 이들은 파리에서 선진 의학지식을 익힌 후 고국으로 돌아간 뒤에도 여전히 프랑스 의학의 기치를 높이 평가하고 있었다.

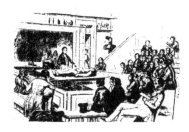

파리학파의 해부학 강의 장면
해부용 시체의 병변을 살피기 위해 학생들이 둘러 앉아있다. 이러한 실증적인 학풍을 바탕으로 파리학파가 등장하게 되었다.

과거 의학의 중심지로 한 때를 풍미했던 런던, 에든버러, 비엔나 등의 의사들도 프랑스 의학의 발전을 눈여겨보았다. 그들의 관심은 의학 발전의 성과뿐만 아니라 새로운 의학 발전의 원동력이 된 의학교육 체계의 개혁에도 초점이 맞추어져 있었다. 이에 그들도 프랑스 의학교육 방식을 모방해 더욱 체계화되었고 과학화된 의학체계를 형성하기 시작했다.

프랑스에서 일어난 의학 발전의 풍조를 타고 비엔나 대학 역시 교육체계를 재정비하기 시작했다. 지난 세기 부르하베가 주도했던 임상교육 방식은 점차 쇠퇴일로를 걷고 있었다. 이에 프랑스에서 새로운 의학교육 방식을 도입해 병리해부학을 필수과목으로 정하고 6만여 건의 시체 해부를 실시했다.

런던의 경우 1841년까지 파리에서 유학을 하고 돌아온 의사의 수가 수백여 명에 달했다. 유구한 역사를 자랑하는 성 조지 병원의 경우에도 의사 중 200여 명이 파리 유학생 출신이었다.

이 시기에 영국의 헌터 형제에 비길만한 걸출한 형제 의사가 나타나 의학계에 새 바람을 일으키게 되었다. 바로 해부학에 정통한 예술가 출신 의사 존 벨(John Bell, 1763~1820), 찰스 벨(Charles Bell, 1774~1842) 형제였다.

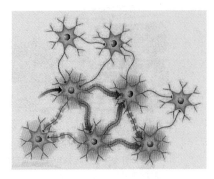

현대에 와서 밝혀진 신경세포의 구조
신경계통해부를 처음 시도했던 벨은 손에 연결된 뇌신경구
조가 다른 어떤 신체부위보다도 많다는 것을 발견했다. 맥도
웰의 스승이었던 찰리 벨의 가장 뛰어난 업적은 인체 신경을
운동신경과 감각신경으로 구분해낸 것이었다.

형인 존 벨은 에든버러 대학
에서 이미 외과의사로 명성을
쌓고 있었으며 해부학자이자
산과의사였다. 동생 찰스 벨은
미국의 유명한 외과의사 맥도
웰(Ephraim McDowell)의 스승이
었다.

1805년 단돈 12파운드만 들
고 런던에 왔던 찰스 벨은 당시
의사의 수입으로는 생계를 유

지하기 힘들었다. 그는 미술에 재능이 뛰어났으므로 해부학 도안을 그리
는 미술학원을 개원했다. 1806년에는 틈틈이 짬을 내어 그린 그림을 모아
《표정해부도설》이라는 책을 출판했다. 정교한 해부 도안으로 이루어진 이
책은 예술적 가치도 높아 단숨에 그를 유명인사로 만들어주었다.

특히 신경계통 해부를 처음 시도했던 그는 손에 연결된 뇌신경구조가
다른 어떤 신체 부위보다도 많다는 것을 발견했다. 이로써 '수상학(手相
學)'의 이론적 근거를 제시했으며 감각계통과 관련된 문제들을 해석하는
자료로 이용되기도 했다. 또한 척수운동과 감각근을 구별하는 등 신경과
학 발전에 큰 공헌을 했다. 그는 소뇌의 뇌교(腦橋, 중간뇌와 숨뇌 사이의 부분으
로 소뇌의 앞쪽에 위치함) 종양을 청신경 종양으로 명명해 사용한 의사였다. 이
병은 수술이 아니라 시체 해부를 통해 진단한 것으로 밝혀졌다. 그는 또한
최초로 삼차신경과 청신경의 감각기능을 발견했다.

그러나 그의 가장 뛰어난 업적은 인체 신경을 운동신경과 감각신경으로
구분해 낸 것이었다. 이는 하비의 '혈액순환론'에 맞먹을 정도로 획기적인
발견으로 골상학(骨相學, Phrenology, 두개골의 형태로 정신능력과 성격특성을 연구하는

학문), 신경학, 그리고 현대의 뇌신경외과학 등의 발전에 밑거름이 되었다.

영국의 외과의사 쿠퍼(Astley Cooper, 1768~1841)가 후에 찰스 벨의 발견을 다시 한번 증명하는 계기를 마련했다. 어느 날 쿠퍼가 한 여성 환자를 데리고 찰스 벨을 찾아왔다. 귀 부분을 수술한 그 환자는 안면근육이 매우 경직되어 있었다. 수술을 집도한 의사가 귀 부근의 제7신경을 절단하는 바람에 얼굴 한쪽 안면근육이 완전히 마비된 상태였다. 그러나 감각신경은 그대로 남아 있었기 때문에 얼굴을 만지거나 뾰족한 물건으로 찌르는 느낌을 모두 민감하게 느꼈다. 이 환자가 벨의 이론을 다시 한번 증명해 준 셈이었다. 따라서 이러한 안면신경마비를 '벨 마비(Bell's palsy)'라고 명명하게 되었다.

이 이론으로 단숨에 명성을 얻은 찰스 벨은 도처에 강의를 다니느라 눈코 뜰 새 없이 바빠졌다. 1812년 그는 미들섹스 병원의 외과의사로 임용되었다.

해부학이 시작된 지 200여 년의 세월이 흐르고 임상 의사들이 수없이 많은 노력을 했음에도 불구하고 어째서 찰스 벨에 이르러서야 신경기능이 발견된 것일까? 찰스 벨이 유난히 민감한 인물이었기 때문일까? 이 위대한 외과의사는 임종을 앞두고 아내에게 자신을 꼭 안아달라고 말했다고 한다. 가장 사랑하는 사람의 품에서 숨을 거두는 행복을 누린 사람인 것이다.

최초의 난소절제술

19세기 초 미국의 인구는 500만 명에 불과했으며 도시 거주 인구의 비율도 매우 낮았다. 따라서 병원도 펜실베이니아 병원, 뉴욕 병원 등 몇 개소뿐이었다. 그러나 20세기 초 미국 전역의 병원은 4,000여 개소로 늘어났으며 마을마다 도시마다 거의 병원이 들어섰다.

이 100여 년의 시간 동안 황무지 상태에 있던 미국의 의학교육은 큰 발전을 이룩하게 되었다. 물론 의사의 집에서 마구간 일을 하면서 의술을 배운 외과의사들도 여전히 존재했지만 파리, 런던, 에든버러 등에서 우수한 의학교육을 받고 귀국한 유학파 의사들이 대거 등장한 것이다. 그러나 그때까지도 의사의 사회적 지위는 그다지 높지 않았다. 의학을 배우는 사람들은 모두 형편없는 사람들이고, 농사도 장사도 못하는 사람들이나 하는 직업이라는 인식이 강했다. 둔해서 주점을 운영할 줄도 모르고 음탕해서 성직자가 될 운명도 아니라고 비아냥거리기 일쑤였다.

이러한 상황에서 '복부수술의 아버지'로 불리는 외과의사 맥도웰(Ephraim McDowell, 1771~1830)이 등장했다. 미국 버지니아 주에서 태어난 그는 세계 최초로 난소 제거 수술에 성공하는 쾌거를 거두었다.

난소 수술의 기원은 16세기 초까지 거슬러 올라간다. 고대 소아시아에 리디아라는 작은 나라가 있었다. 이 나라의 국왕은 과도한 성욕을 지닌 여성들을 대상으로 복부를 절개해 난소절제술을 시행했다고 한다. 그러나 이와 관련된 상세한 사료는 전해지지 않고 있어 수술과정과 결과를 확인할 방법은 없다.

맥도웰에 앞서 난소종양을 부분적으로 제거하는 수술을 시도한 의사들도 있었다고 한다. 1756년에 난소제거 수술에 대한 기록이 보고된 바 있지만 이는 후에 내장 탈출증으로 생긴 낭종으로 밝혀졌다.

따라서 최초의 난소절제술 성공 사례는 1809년 12월 맥도웰이 마취 없이 집도한 경우에 해당한다. 그는 켄터키 주 댄빌로 이주한 후 평생 그곳에서 의사생활을 했다. 한번은 그린컨트리에 사는 47세의 여성이 해산을 한다고 해서 그곳까지 찾아간 적이 있었다. 그러나 크로포드란 이름의 이 여성은 임신한 것이 아니라 난소에 거대한 종양이 자란 것이었다. 수술을 하지 않으면 죽음을 기다릴 수밖에 없는 상황이었으며 수술이 성공해도 복막염으로 사망할 가능성이 너무나 높았다. 맥도웰은 크로포드 부인에게 죽음을 기다리느니 기적을 믿고 수술할 것을 권했다.

그녀가 수술에 동의하자 그는 성탄절까지 기다렸다가 수술을 집도하기로 결정했다. 성공 여부는 신의 은총에 달려있다고 생각했기 때문이었다.

수술일이 되자 맥도웰은 그녀를 테이블 위에 눕히고 몸을 결박했다. 공포와 고통을 잊기 위해 크로포드 부인은 찬송가를 부르기 시작했고 수술실 밖에서는 한 무리의 사람들이 초조하게 결과를 기다렸다.

마취약이 개발되기 전이었으므로 환자는 말짱한 정신 상태에서 수술의 고통을 견뎌야 했다. 맥도웰은 그녀의 복강을 열고 난소에서 7Kg에 달하는 점액질 물질을 들어냈다. 낭벽의 무게만 3.5Kg에 달했다. 난소를 절제한 후 물통에 넣고 봉합에 앞서 이미 차갑게 변한 장을 따뜻한 물로 한번 행구어냈다. 이 수술은 약 30분 정도 소요되었으며 환자는 다행히 복막염 없이 건강을 회복했다.

25일이 지난 후 크로포드 부인은 자신의 집으로 돌아갈 수 있었다. 그녀는 78세가 될 때까지 30년이나 더 살았다고 한다.

맥도웰은 외과수술의 이정표를 다시 세웠으며 이 수술의 성공으로 1825년 메릴랜드 대학에서 박사 학위를 받았다. 그는 후에 열세 명의 환자에게 난소절제술을 실시했으며 이중 여덟 명이 성공했다. 이로써 그는 전 세계적인 명성을 얻게 되었다.

맥도웰의 수술 성공으로 부인과 수술의 전성기가 도래했다. 수술의 주요 대상은 병변을 일으킨 난소절제술에 집중되었고 일부 의사들은 생리통, 폐경, 간질과 정신질환에도 이 수술을 실시하기도 했다. 당시 로마의 배터리(Battery)라는 외과의사가 난소절제술을 실시한 후 자신의 이름을 따서 '배터리 수술'로 명명했다. 그러나 의학계 일부 학자들은 모든 병변의 원인이 난소에 있다는 주장에 회의적인 태도를 보였다. 이로 인해 의학계는 논쟁이 끊이지 않았다.

이러한 분위기에 상관없이 맥도웰식 수술은 미국, 유럽에서 광범위하게 실시되었으나 사망률도 매우 높았다. 병리학, 해부학 이론이 발전하고 마취약이 수술에 응용되면서 난소 수술은 점점 더 개선되었다. 현대의 난소절제술은 결찰하는 종양의 끝부분을 복강에 남겨두고 복막으로 그 끝부분을 덮는다.

윌리엄 버몬트의 '위' 생리실험

1822년 6월 6일 우연히 발생한 총기 오발 사고는 한번도 정식 의학교육을 받은 적이 없는 군의관 윌리엄 버몬트(William Beaumont)를 의학사에 등장시켰다.

미국 미시건 주 매키넥 섬의 한 모피거래소에서 수렵용 활강(滑腔) 총이 오발되면서 1m도 채 안 되는 거리에 서 있던 프랑스계 캐나다인 마르탱이란 청년에게 명중되었다. 총알은 가슴 아래쪽 5, 6번째 갈비뼈 사이를 관통해 허파 가장 아랫부분과 횡격막을 손상시킨 후 위벽 위쪽을 뚫어 금방 먹은 듯한 아침식사의 내용물을 모두 적나라하게 드러내고 있었다.

마침 근처에 있던 버몬트 의사가 바로 현장에 달려오면서 버몬트와 마르탱의 기묘한 인연이 시작되었다. 농민 가정에서 태어난 버몬트는 젊은 시절에 교사로 일하며 의학을 공부해 1820년부터 미주리 루이스 군영에서 군의관으로 복무했다.

버몬트가 마르탱의 상처를 살펴보니 탄알이 엉망으로 일그러진 조직 깊은 곳에 박혀 있었다. 그는 상처를 싸매고 튀어나온 허파를 제자리에 밀어넣은 후 위에 면화솜을 쑤셔 넣었다. 이처럼 심한 상처를 입었으니 36시

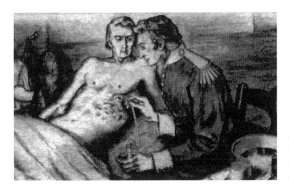

버몬트의 '위' 생리실험 장면
버몬트는 마르탱을 대상으로 소화과정을 알기 위해 최초의 장기 인체 생리학 실험을 실시하였다. 버몬트가 마르탱의 위에 난 상처를 봉합하고 있다.

간을 넘기지 못할 것 같았다.

그날 이후 버몬트는 갖가지 화학약품을 써서 최대한 감염을 막으려 애썼다. 당시에는 중성백혈구, 섬유담백질, 줄기세포 등의 개념이 등장하기 전이었지만 인체의 자연치유 및 방어능력을 자극해야 한다는 것을 인식하고 있었다.

마르탱은 열흘 동안 고열에 시달렸다. 상처를 입은 갈비뼈 주변은 약을 갈 때마다 진한 고름이 흘러나왔다. 5주째쯤 되었을 때 상처 부위에 새살이 조금씩 돋아나는 것이 보였다. 생사의 갈림길에 있었던 마르탱은 조금씩 생환의 가능성이 커지고 있었다.

버몬트는 환자를 치료하러 들를 때마다 그가 완치될 수 있다는 확신이 생기기 시작했다. 마침내 가장 힘든 고비를 넘긴 마르탱은 살아났다. 그러나 상처자국이 수축된 부위에 위액의 부식이 일어나면서 위에 새끼손가락이 들어갈 정도 크기의 작은 구멍이 하나 생겨났다. 상처가 회복되자 위액이 주변 조직을 부식시키지 않도록 이 구멍을 덮을 뚜껑 장치가 필요하게 되었다. 식사를 할 때 붕대로 이 구멍을 누르면 정상인과 똑같이 음식을 섭취할 수 있었다.

마르탱이 완전히 회복되기까지 1년의 시간이 소요되었다. 상치 부위가 벌겋게 붓고, 열이 나고, 통증까지 동반했지만 젊은 청년의 자연치유능력은 실로 대단했다.

위액은 어째서 위 자체를 소화시키지는 않는 것일까? 버몬트 이전의 과학자들도 이 비밀을 풀기 위해 노력을 기울였다. 위벽에서 분비되는 위산은 음식물을 부식시키면서 어째서 자신을 부식시키지 않는 것일까? 바로 위벽 점막에 분포하는 얇은 상피세포가 알칼리성 물질을 분비해 위벽을 보호하기 때문이다.

버몬트는 마르탱을 대상으로 사상 최초의 장기 인체 생리학 실험에 돌입했다. 실험이 5개월쯤 지났을 때 버몬트는 뉴욕 북부지역의 부대로 배치되었다. 그는 마르탱을 함께 데리고 떠나기로 결정했다. 그러나 새로운 부대에 도착하자마자 버몬트의 실험에 염증을 느꼈던 마르탱은 캐나다로 도주해 버렸다. 버몬트는 갖은 고생 끝에 4년 만에 마르탱을 다시 찾아서 데리고 왔다. 마르탱은 이미 결혼해서 두 자녀의 아버지가 되어 있었으며 그의 주변에는 그가 위에 '뚜껑 장치'를 달고 다니는 사실을 아는 사람이 거의 없었다.

그러나 어쨌든 실험은 다시 시작되었다. 중단과 반복을 거듭했지만 7년 동안이나 이어졌다. 마르탱의 위를 빌어 인류는 최초로 '소화과정'을 직접 보게 된 것이다. 버몬트는 가는 실에 생고기나 구운 고기를 매달아 마르탱의 위에 넣고 소화되는 시간, 온도의 영향, 인체의 반응 등을 관찰했다.

1833년 버몬트는 플래츠버그에서 《위액과 소화의 생리작용 관찰실험》이란 책을 자비로 출판했다. 학문적인 기초도 없고 실험 방법 또한 정교하지 못했지만 그의 연구 방법은 거의 완벽했다. 이 책에서 그는 위의 연동, 수축 등 두 가지 기능을 소개했다. 첫 번째는 음식과 위 분비물의 혼합과정이며 두 번째는 위가 소화한 음식물을 내려 보내는 과정이었다. 소화의 주요 기능은 위액이 담당하고 있었다. 전분류의 음식물이 들어오면 이를 포도당으로 전환하고 지방류이면 지방산으로 전환시켰다. 이러한 과정을 통해 음식물의 변화를 일으키는 핵심 물질이 소화액 속에 포함되어 있는 일종의 단백질임을 발견했다. 위의 전 소화과정의 비밀은 이렇게 밝혀지게 되었다.

예일 대학의 풀턴(John Farquhar Fulton) 박사는 버몬트가 책 속에 소개한 내용 가운데 51개의 가설이 모두 현실과 부합됨을 증명한 바 있다. 지금도 그의 의견은 대부분 받아들여지고 있다. 이 책을 통해 버몬트는 외과 군의관에서 현대 생리학의 대부의 위치에 오르게 되었다.

버몬트는 1853년 4월 25일 퇴역했다. 미국 군대는 그의 업적을 기리기 위해 1920년 텍사스 주에 그의 이름을 빌어 윌리엄 버몬트 육군 의료원을 설립했다.

1880년 6월 마르탱도 83세를 일기로 세상을 떠났다. 그의 아내는 어떤 의사도 더 이상 그의 시신에 손을 댈 수 없다고 선언했다. 이 때문에 그의 시신은 뜨거운 여름, 부패할 대로 부패한 후에야 겨우 땅에 묻힐 수 있었다. 생전에 살아있는 실험 대상이 되었던 그도 드디어 안식할 수 있게 된 것이다.

통계학과 의학의 결합

파리학파 의사들의 공통점은 그들을 이끌어준 훌륭한 스승이 있었다는 것이다. 이들 가운데 유난히 엄숙하고 냉담한 성격의 소유자가 한 명 있었다. 그의 강의는 너무나 어설프고 행동 또한 굼떴기 때문에 학생들의 외면을 받고 있었다. 그러나 이 사람이 바로 통계학을 의학에 응용한 피에르 루이스이다. 그는 의학을 통해 증명된 통계학적 수치를 면밀히 분석해 이론의 오류를 바로잡고 실험을 통해 검증된 수치 통계가 의학의 신뢰성을 높일 수 있다고 확신했다.

'의학통계학의 아버지'로 불리는 피에르 루이스(Pierre Charles Alexandre Louis, 1787~1872)는 1813년 파리 대학을 졸업하고 러시아에서 7년 동안 의료에 종사했다. 오데사에 디프테리아가 크게 유행하자 그는 의학의 현실을 절감하고 특정 질병의 치료방법이 지극히 유한한 데 절망하지 않을 수 없었다. 결국 치료방법을 찾아내지 못한 그는 허탈한 심정으로 파리로 돌아왔다.

귀국 후 샤리테 병원에서 근무하면서 방대한 자료를 수집하며 연구와 교육과 학문에 매진했다. 그가 가장 먼저 연구한 질병은 '폐결핵'이었다. 폐결핵은 역사가 매우 오래된 질병으로 19세기에만 이 병으로 수백 만 명이 목숨을 잃었다. 인구 10만 명당 500명이 이 병으로 사망했다고 볼 수 있으며 특히 전염성이 매우 높았다. 그러나 이 병이 갑자기 사라지게 된 이유는 아직도 수수께끼로 남아있다. 1882년 독일의 미생물학자 코흐가 결핵 병균의 비밀을 밝혀내긴 했지만 2차 대전 시기까지만 해도 결핵은 치료방법이 없는 불치병이었다. 결핵은 '가난을 상징하는 병'이라고 했다. 아마도 인류의 생활이 윤택해지면서 풍부한 단백질을 섭취하는 등 영양 상태가 호전되고 위생과 주거환경이 개선됨으로써 결핵이 발붙일 곳이 없어진 것인지도 모른다.

폐결핵은 유럽 문화 전반에도 큰 영향을 끼쳤다. 낭만과 비극을 동시에 느끼게 해주는 소재였다고나 할까? 무수한 소설에서 폐결핵에 걸린 남자 주인공이 각혈을 하고 점점 야위어가는 모습이 그려져 있다. 특히 드라마와 로맨스 소설의 단골 소재였다. 앙리 뮈르제(Henry Murger)의 소설 《보헤미안의 생활 Scenes de la vie de Boheme》에는 젊고 아름다운 여자 주인공이 폐결핵을 앓고 있는 것으로 나온다. 내면엔 청춘의 뜨거운 피가 용솟음치고 찬란한 미래를 꿈꾸고 있었지만 현실 속의 그녀는 장미빛 핏줄이 그대로 내비칠 만큼 창백하고 투명한 얼굴에 깊은 수심을 담고 허약한 몸을 겨우 지탱하고 있었다. 사랑하는 사람의 품에서 숨을 거둘 때 그녀의 얼굴은 성스럽고 순결한 광채가 날 만큼 섬뜩한 아름다움을 선사했다. 또한 뒤마(Alexandre Dumasfils)의 《춘희》에 나오는 여주인공 마르그리트 역시 폐결핵 환자였다. 비록 창부의 신분이었지만 당시 귀족 권력가들의 도덕적 타락과 대비되어 오히려 순결한 존재로 부각되었다.

폐결핵이 예술적 미로 승화되어버리자 의학계는 당황할 수밖에 없었다. 폐결핵에 걸린 창백한 여성의 모습은 당시 일종의 트렌드를 형성했던 것이다. 프랑스 소설가 쥐디트 고티에(Judith Gautier)는 젊은 시절 자신도 낭만을 꿈꾸는 시인이었지만 시인의 이미지와 도무지 맞지 않는 자신의 비대한 몸을 한탄했었다고 한다. 폐결핵으로 바짝 야윈 몸매가 당시 얼마나 유행했었는지 짐작할 수 있다. 쇠약함이 우아함으로 둔갑해 마치 정신적 우월성을 입증하는 요소가 되어버린 것이다.

이러한 사회적 분위기 속에서 루이스는 1825년 《폐결핵의 생리해부학적 연구》라는 저서를 파리에서 출간했다. 이 책에는 123건의 폐결핵 임상 실험과 해부 결과가 자세하게 기록되어 있다. 총 2,000건에 육박하는 질병 사례를 분석한 후 폐결핵 발생률에 대한 결론을 도출해 냈다. 루이스의 아들도 폐결핵으로 목숨을 잃었다고 한다. 이러한 폐결핵 연구 결과를 바탕으로 그는 임상에서 통계 표본을 바로 조사하는 방식을 취함으로써 의학의 새로운 영역을 개척했다. 물론 임상과 해부를 통한 관찰도 게을리 하지 않았다. 의학에 수학을 도입한 획기적인 방법은 수치를 통해 모든 질병 사례를 분석함으로써 그 과학적 바탕을 더욱 견고히 하게 되었다.

루이스의 동료 가운데 나폴레옹의 원정에 참여했던 브루새(François-Joseph-Victor Broussais, 1772~1838)라는 의사가 있었다. 그는 사혈요법 맹신자로 거머리 장사를 통해 큰 돈을 벌었다. 역사적으로도 '가장 피비린내 나는 의사'라는 별칭을 갖고 있다. 브루새는 루이스에게 엉뚱한 곳에 시간을 낭비하지 말고 환자들을 치료하는 데 열중하라고 충고했었다. 그가 생각한 가장 효과적인 치료방법은 사혈이나 가학적인 굶주림 같은 '생리의학' 치료였다. 그러나 루이스가 《사혈요법의 효과 연구》라는 책을 발표해 염증을 동반한 질병에 걸렸을 때 사혈요법을 사용하면 무익하다는 것을 통계학적으로 증명한 뒤부터 그를 찾는 환자의 발길은 뚝 끊어지고 말았다.

1834년 루이스는 다시 《임상지침서》를 발표했다. 이 책에서 그는 임상의학은 실험 의학이 아니라 관찰 과학의 영역이므로 기록과 분석을 통해 사실을 증명할 수 있을 때 제대로 그 기능을 발휘할 수 있다고 주장했다. 의료 훈련은 감지, 터득방법을 익히는 교육이므로 임상에서 감지한 현상을 정확히 해석할 수 있을 때 올바른 판단을 할 수 있으며, 이는 수치적 통계를 통해서만 가능하다고 설명했다.

루이스의 이론은 계몽운동의 바람을 타고 크게 유행했다. 수학을 의학에 운용하는 방법은 복잡하지 않지만 증상, 상처, 질병 표본을 일정 수준에 도달할 때까지 꾸준히 조사해야 하며 수치적인 방법으로 치료효과를 검증해 낼 수 있어야 했다. 따라서 기존에 아무런 제약 없이 사용하던 치료방법이 근본부터 흔들리는 결과를 가져왔다. 그를 임상실험의 선구자라고 부르는 이유도 여기에 기인한다고 볼 수 있다.

통계학과 의학을 결합한 또 한 명의 의사로 윌리엄 파(William Farr, 1807~1883)를 들 수 있다. 루이스의 제자였던 그는 영국의 통계학자로서 인구통계학의 기반을 다진 인물이었다.

윌리엄 파는 영국 슈롭셔에서 출생했으며 슈루즈버리와 파리에서 의학을 공부했다. 귀국 후 의사로 재직하던 중 1937년 《생명통계학》이란 책을 발표했다. 이 책에서 그는 사망률, 질병, 지역성 유행병, 질병의 유행방식, 연령별(영국) 사망 원인 등을 규명했다. 그 당시는 전국적인 질병 분석 자료가 없던 시절로 특히 발병률에 관한 자료는 더욱 귀했다. 윌리엄 파가 1차 분석 자료를 얻은 곳은 대개 구제단체와 왕실부두 관리원, 그리고 동인도회사였다. 그는 당시 사망률을 23.3(%)으로 계산했는데 이는 잉글랜드와 웨일즈의 인구 1400만 명 가운데 60만 명이 질병을 앓고 있다는 결과로써 사회 생산력이 17분의 1만큼 감소했음을 보여준다. 또한 연령에 따른 질병 발생 시기를 계산한 결과 50세 이전의 발생률이 압도적으로 많았다. 그의 계산에 따르면 질병 때문에 노동에 참여할 수 없는 노동자 수가 전체 노동자의 2%에 해당한다는 통계가 나온다.

윌리엄 파의 논문이 발표된 후 의학계와 통계학계의 호평이 이어졌다. 이 보고서로 명성을 얻은 그는 이듬해 의사를 그만두고 중앙정부의 '인구총서'라는 기관에서 일하게 되었다. 이때부터 《통계적요》 편집에 몰두했으며 얼마 지나지 않아 인구총서의 책임자로 승진했다. 1851년과 1861년에 영국의 제6, 7차 인구센서스의 부연구원을 역임했으며 1871년 제8차 인구센서스의 책임연구원을 역임했다. 그는 생명통계표 편제 방법으로 전체 인구 수와 출생, 사망 등의 자료를 분석했다. 통계학 중에서도 생명통계학, 특히 인구통계학에 끼친 그의 영향력은 실로 막대했다. 질병 발병률을 비롯해 사망률, 질병과 사망 원인의 통계 연구, 영국 정부의 인구통계 자료 등이 모두 그의 손을 거쳐 탄생했기 때문이었다.

《제35기 영국에서 출생, 사망, 결혼한 인구에 대한 연중보고》에서 윌리엄 파는 다음과 같은 방법으로 몇 가지 사망 원인을 분석했다. 우선 1년 중 전체 사망률 가운데 특정 연령대의 사망 주원인에 해당하는 사망비율을 분석하고 그 가운데서 사인별 특수 사망률을 분석한 후 표준화 사망률을 도출해냈다.

후에 윌리엄 파는 영국 왕립통계학회와 대영제국 위생학회의 회원으로 선임되었으며 1871년과 1872년 왕립통계학회 회장을 역임했다. 나아가

그의 영향력은 영국을 넘어 국가 간 인구통계 교류와 협력을 촉진하는 데
이바지했다. 이 위대한 통계학자는 1883년 4월 14일 76세를 일기로 런던
에서 숨을 거두었다.

19세기의 의사들

19세기는 새로운 과학의 꽃이 만발한 시대였다. 그러나 정부는 어느 시
대와 마찬가지로 공중위생 서비스를 제공할 능력이 없거나 이를 외면하
기 일쑤였으며 눈부신 의학의 성과는 소수 전문가들의 잔치로 끝이 나곤
했다. 일반인은 여전히 병원의 외래 진료실을 지키는 의사나 농촌 마을에
서 작은 진료소를 개원한 의사들에게서 진찰을 받았다. 또한 의사들은 자
신의 눈과 귀, 코에만 의지해 환자의 병을 진단하곤 했다.

당시 의사라고 하면 지위, 의료기술, 처우 등이 상당히 높은 수준을 자
랑할 것 같지만 실제로는 그렇지 못했다. 미국 농촌 의사들의 경우만 보더
라도 똑똑한 머리, 세심한 관찰력, 그리고 말 한 필에 의지해 진료에 나섰
을 정도다. 그들의 왕진료는 대개 1회당 약 1달러였으며 1.5킬로미터 반
경에서 400미터씩 멀어질 때마다 25센트를 추가로 받았다. 환자가 의사
의 말에 꼴을 먹여주면 진료비를 반으로 깎아주기도 했다. 그들의 안장은
일종의 이동하는 약국이라고 볼 수 있다. 두통, 감기, 발열 등에 사용하는
상비약을 구비하고 다녔기 때문이다. 안타깝게도 환자의 증세가 심각해
도 의사가 줄 수 있는 약은 이 중에 하나일 뿐이었다. 다만 여기에 환자를
위로하는 따뜻한 말로 나을 수 있다는 믿음을 심어줄 수는 있었다. 19세
기의 초반 30년 동안 의사들의 진료 행위는 사혈, 설사, 구토 등에 한정되
었다고 볼 수 있다.

정밀기계와 풍부한 의학지식, 우수한 기술로 환자의 질병을 치료하는

현대 의학의 입장에서 보면 이러한 의사들의 행위가 어설프기 짝이 없어 보일 것이다. 턱없이 적은 보수에도 말을 타고 왕진을 나선 의사들에게 자신의 증상을 제대로 설명할 수 있는 환자는 매우 드물었다. 의사가 도착했을 때 이미 사망했거나 그냥 몸이 조금 안 좋은 것 같다고 얘기하는 경우가 다반사였다.

따라서 이들 의사들이 지닌 최고의 약은 바로 '연민'이었다. 오랜 기간 환자를 보살피면서 일종의 우애심이나 동정심 같은 것이 싹텄다고 볼 수 있다. 의사가 환자와 나누는 대화 가운데 병의 증상에 관한 이야기는 극히 일부분에 불과했다.

"의사는 병에 걸린 사람을 고치는 것이지 병을 고치는 것이 아니다." 이는 당시의 매우 보편적인 사상이었다. 환자의 병력을 꼼꼼하게 기록하는 것도 이러한 사상에 기인한 것이라고 볼 수 있다. 반면에 현대의 의사들은 기술적인 요소만 지나치게 강조하다 보니 하루에 수많은 환자를 상대하고 있으며 그들과 나누는 대화는 오로지 '질병'에 관한 것뿐이다.

의학이 전문화 단계로 접어들면서 만능 의사는 점점 자취를 감추게 되었다. 병원에 온 환자들은 종합검진을 받기도 하지만 증상에 따라 귀, 흉부, 인후 등을 따로따로 진찰받기 위해 4~5명의 의사를 만나게 되었다. 또한 환자는 더 이상 집에서 의사를 기다리지 않고 의사를 찾아가기 시작했다. 교통이 발달하면서 환자가 직접 병원에 와서 더욱 전문화된 진료를 받을 수 있게 된 것이다. 의사들이 농촌 환자의 집으로 직접 왕진을 가는 일은 점점 사라지게 되었다.

매 시대마다 '못 고치는 병이 없다'고 떠벌리는 돌팔이 사기꾼 의사들이 꼭 등장했다. 그들은 '신기한 과학의 힘'이나 '최신 발견'이란 말로 환자들을 현혹해 돈을 갈취했다. 특히 '만병통치약', '의사가 필요 없는 치료법'이란 선전 문구에 환자들의 마음은 흔들릴 수밖에 없었다. 일례로 미

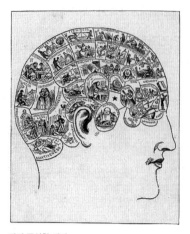

갈의 골상학 강좌

골상학 연구의 기본가설을 세운 인물은 갈과 19세기
슈푸르츠하임. 쿰으로 이 학문은 20세기까지 대중적
관심을 끌었다. 골상학자들은 두개골의 모양에 따라
개인의 성격과 미래의 발전성향을 분석할 수 있다고
주장했다.

국 서부 지역에서는 당시 《톰슨 의학
Thomsonian Medicine》이 유행했다. 사
무엘 톰슨(Samuel Thomson, 1769~1843)
과 그의 추종자들은 인디언들이 이용
했던 식물치료법의 전통을 소개하고
그들이 생산한 식물혼합물은 신이 미
국 대통령에게 하사한 선물이라며 환
자들을 현혹하기 시작했다. 톰슨이 말
한 그 약이 혹 어떤 증상에 효과가 있
었을지도 모른다. 그러나 문제는 마치
모든 병에 효과가 있는 것처럼 과장되
어 엄청난 속도로 파급된 것이다. 얼마
안 되어 톰슨은 자신의 이름으로 명명

한 병원까지 설립했으며 그가 출판한 《신보건 지침서》는 당대 최고의 베
스트셀러가 되었다.

때로는 황당무계한 이론이 '과학의 베일'을 쓰고 한 시대를 풍미하기도
한다. 비엔나에서는 두개골 연구에 심취한 갈(Franz Joseph Gall, 1758~1828)
이란 의사가 등장했다. 그는 모든 장기는 나름의 기능을 담당하며 특히 대
뇌는 인간의 영혼이 안주하는 곳으로, 도덕 윤리의식, 지식 등을 모두 대
뇌가 주관한다고 주장했다. 수년간 이 이론을 연구한 그는 마침내 '골상
학'을 탄생시켰다. 뇌는 37개 부분으로 나눌 수 있으며 각 부위에 따라 특
정한 정신기능을 담당한다고 여겼다. 또한 두개골 표면의 융기된 모양을
바탕으로 지능, 개성, 미래의 발전 성향까지 파악할 수 있다고 주장했다.
곧 자신의 두개골 모양을 진단받아 보려는 사람들이 너도나도 갈에게 몰
려들기 시작했다. 갈은 대뇌의 국부를 실제로 해부하는 등 실질적인 연구

활동을 펼쳤으며 이러한 공로를 인정받아 독일 정부로부터 표창을 받기도 했다. 자신의 이론을 뒷받침하기 위해 그는 석고를 이용해 위인, 성직자, 범죄자의 대뇌를 직접 만들어 골상학 박물관을 설립했다.

독일, 프랑스, 영국, 미국에서까지 골상학이 크게 유행하면서 갈은 큰 부를 얻게 되었다. 그는 파리에서 숨을 거두었다고 한다.

이처럼 의학은 온갖 이론이 난무하는 가운데 조금씩 전진을 계속했다. 일부 의사들은 의학의 발전 성과에 따른 진실성에 의문을 던지며 식물치료법, 동종요법 등 비교적 보수적인 자연치유법을 주장하기도 했다. 다른 한편에서는 정규교육을 받은 신진 의사들을 중심으로 기존의 치료는 모두 아무런 효과를 거두지 못할 수 있으며 치료 역시 질병과 마찬가지로 위험할 수 있다는 논리를 펴기도 했다.

'웃음가스'를 이용한 호러스 웰즈의 발치 수술

영국의 유명한 화학자 프리스틀리(Joseph Priestly)는 1772년 이산화질소(NO_2)를 만들어냈다. 그러나 그가 더욱 심도 있는 실험을 진행하기도 전에 프랑스 대혁명이 발발했다. 혁명을 지지했던 그는 폭도들의 공격을 받아 집과 모든 연구 결과를 잃고 결국 미국으로 이주하게 되었다.

1799년 이산화질소를 다시 연구한 학자는 험프리 데이비(Humphry Davy, 1778~1829)였다. 그는 건강한 고양이를 대상으로 이산화질소의 작용을 실험하는 과정을 매우 상세하게 묘사했다. "(이산화질소가 든 용기 안에 고양이를 넣고) 5분이 지나자 고양이의 맥박이 감지되지 않았다. 그리고 고양이는 전혀 움직이지 않았다. 마치 모든 감각을 잃어버린 것 같았다. 5분 후에 고양이를 다시 이산화질소가 든 용기 안에서 꺼냈다. 그리고 몇 초가 지났을까? 고양이가 심호흡을 하기 시작했다. 다시 5분이 지난 후 고양이는 다리를 움직이려 했다. 그리고 8~9분쯤 지났을 때 다시 걷기 시작했다. ……
30분이 지나자 다시 완전히 회복되었다."

그는 이 논문의 결말에 이런 소견을 밝혔다. "이산화질소는 신체의 통
각을 마비시키는 작용을 할 수 있으므로 대량 출혈이 예상되는 외과수술
에 사용할 수 있을 것이다." 그러나 데이비는 이산화질소가 통각을 마비
시키는 작용보다는 오히려 이산화질소를 흡입했을 때 기분이 황홀해지는
데 더 초점을 맞추었다.

이산화질소는 통제가 어려울 만큼 강한 웃음을 터뜨리게 해 쾌락을 추
구하는 새로운 방식으로 등장했다. 이 때문에 이산화질소는 '웃음가스'란
이름으로 널리 보급되었다. 특히 미국에서는 웃음가스를 이용한 파티나
무도회가 자주 열렸다. 일부 지역에는 '웃음협회', '웃음연회', '웃음공연'
까지 생겨났다.

웃음가스가 이처럼 황홀한 기분을 선사했기 때문에 영국의 서정시인
사무엘 테일러 콜리지(Samuel Taylor Coleridge, 1772~1834)는 "나는 최고
의 환상을 보았네."라고 읊었으며 역시 영국의 시인 로버트 사우디(Robert
Southey)는 "천당에 가 있는 기분이 바로 이렇겠지."라고 노래했다.

1844년 12월 10일 미국의 치과의사 호러스 웰즈(Horace Wells)는 아내와
함께 코네티컷 주의 하트포드에서 열린 공연을 보러 갔다. 이 공연의 주
내용은 웃음가스 제조과정을 소개하는 것이었다. 무대에서 웃음가스를
마신 사람은 미친 듯이 무대를 뛰어내려와 홀 쪽으로 내달렸다. 뒤쫓아 오
던 직원들을 피해 달아나던 그는 자신의 발에 걸려 넘어졌으며 목에 커다
란 상처가 생겼다. 호러스는 반사적으로 그에게 달려가 다친 곳이 아프지
않으냐고 물었는데 그는 태연하게 전혀 아프지 않다고 대답했다.

호러스에게는 리그스(Riggs)란 제자가 있었는데 그는 발치의 고통이 주
는 공포 때문에 썩은 이를 그대로 방치하고 있었다. 호러스는 문득 영감을

얻은 듯 공연단을 찾아가 '웃음가스'를 조금 달라고 부탁했다. 다음날 그는 리그스에게 웃음가스 한 봉지를 흡입하게 한 후 그가 의식을 잃자 조수와 함께 리그스의 발치 수술을 시작했다. 수술이 끝나고 다시 깨어난 리그스는 그저 바늘로 찌른 것 같이 따끔하다고만 말했다. 공포의 발치 수술에 '기적'이 일어난 것이다.

호러스는 발치 수술의 새로운 시대가 열렸다고 흥분했다. 이때부터 그는 발치 수술을 하기 전에 웃음가스로 마취부터 실시했다.

19세기 초반까지만 해도 외과의사는 공포와 혐오의 대상이었다. 수술 일자가 다가올 때까지 환자는 마치 판결을 기다리는 사형수처럼 하루하루를 초초하게 보냈다. 수술 당일이 되면 공포와 긴장 속에서 의사가 다가오는 소리에 민감하게 반응했다.

현재 영국 런던병원에는 당시 사용했던 커다란 종이 진열되어 있다. 외과의사는 수술 도중 고통을 참지 못한 환자가 몸부림을 치기 시작하면 병원 홀에 있는 이 종을 울려 의료진을 불렀다. 이들은 몸부림치는 환자가 움직이지 못하도록 단단히 붙잡는 역할을 했다.

이 때문에 수술 전에 환자의 목을 졸라 의식을 잃게 한 후 수술을 실시하거나 사혈, 경부혈관 압박과 같은 방법으로 혼미 상태를 만든 다음에 수술에 들어가기도 했다. 몽둥이로 머리를 내리쳐 의식을 잃게 하는 야만적인 방법을 사용하기도 했는데 수술 후에 뇌진탕에 걸리는 등 후유증을 남기거나 아예 목숨을 잃는 경우도 있었다. 심지어 수술 중에 환자가 깨어나 공포와 고통으로 큰 소리를 지르기도 했다.

외과의사도 자신이 공포와 혐오의 대상이라는 것을 잘 알고 있었다. 이 때문에 그들은 수술 시간을 단축시키기 위해 많은 노력을 기울였다. 보통 2~3분 정도에 모든 수술을 마치기 위해 표면에 난 종기만 제거하거나 절지수술, 발치수술 등에 만족해야 했다.

무통 수술은 의사에게도 환자에게도 꿈과 같은 일이었다.

호러스가 사용한 웃음가스는 단시간 내에 이뤄지는 작은 수술에만 적용할 수 있었다. 의사들은 마취에 필요한 정확한 용량을 파악할 수 없었으므로 웃음가스를 대수술의 마취제로 사용하기 어려웠던 것이다. 따라서 외과수술의 획기적인 변화를 기대하기엔 무리였다.

에틸에테르 – 무통 수술시대의 도래

맨 처음 에틸에테르(Ethyl ether)를 수술에 사용한 사람은 미국 작은 시골 마을의 롱(Crawford Williamson Long)이란 의사였다. 그 역시 호러스처럼 '웃음공연'을 보면서 영감을 얻었다. 그러나 호러스처럼 웃음가스를 직접 이용하지 않고 자신이 필라델피아 대학에서 화학과목을 수강할 때 웃음가스와 유사한 반응을 일으켰던 '에틸에테르'를 실험 대상으로 삼았다.

그는 에틸에테르를 흡입하면 마치 술에 취한 것처럼 몽롱해져 통증을 전혀 느끼지 않는다는 사실을 발견했다. 1842년 3월 20일 롱은 목에 종기가 난 청년의 수술에 에틸에테르를 사용했다. 결과는 매우 성공적이어서 그 청년은 전혀 통증을 느끼지 않았다. 그러나 그는 자신이 거둔 성과를 바로 발표하지 않고 간간이 에틸에테르를 이용해 몇 차례 수술을 더 시도하는 등 신중한 태도를 보였다. 다만 조지아 주 의학회에 보낸 서한에 "에틸에테르를 흡입한 사람들은 모두 황홀한 기분을 맛보았다. 그들은 다른 사람들에게도 자신의 경험을 소개했다. 따라서 제퍼슨 시를 비롯한 주변 지역까지 에틸에테르가 널리 알려졌다. 나도 기분이 좋아지려고 몇 번 에틸에테르를 흡입한 적이 있다."라고만 밝혔다.

1849년 12월이 되어서야 롱은 자신의 발견을 발표했지만 때는 이미 늦은 후였다.

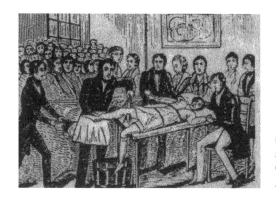

마취제가 나오기 전의 수술 장면
환자를 수술대에 결박하고 건장한
남성 두 명이 움직이지 못하도록 누
르고 있다.

　그때 호러스는 웃음가스로 마취에 성공한 후 1845년 바로 보스턴으로
올라와 이 대도시에서 자신의 성과를 공표하려고 작정했다. 그는 우선 자
신의 친구 모턴(William Morton, 1819~1868)을 찾아갔다. 호러스처럼 치과의
사였던 모턴은 젊은 시절 볼티모어의 구강외과대학을 졸업하고 1842년
치과의사가 되었다.

　모턴은 호러스를 자신의 스승이자 유명한 지질화학자 잭슨(Charles
Thomas Jackson)에게 소개했다. 하지만 잭슨은 웃음가스의 불안정성을 들
어 호러스에게 그 연구를 중단하도록 조언했다. 이를 받아들일 수 없었던
호러스는 단호하게 거부하고 모턴의 소개로 하버드 대학에서 '무통 발치'
공개강좌를 열게 되었다. 그러나 당시 웃음가스의 사용량이 모자라 환자
는 발치를 시작하자마자 고통스런 비명을 질렀다. 강의실을 가득 메웠던
학생들은 호러스를 사기꾼이라고 조소하며 문을 박차고 나가버렸다.

　호러스의 공개강좌 실패는 오히려 모턴의 호기심을 자극했다. 그는 마
취가 미래의 수술 향방을 결정할 것이라고 생각하게 되었다. 문제는 웃음
가스보다 더 효과적인 마취제를 찾아내는 것이었다. 그는 다시 자신의 스
승 잭슨에게 자문을 구했다. 잭슨은 과거 화학 실험을 할 때 부주의로 염
소가스를 들이켰다가 곧바로 에틸에테르를 흡입한 적이 있었던 경험을

들려주었다. 에틸에테르를 흡입하자마자 온몸이 노곤해지더니 정신을 잃었던 것이다. 이에 잭슨은 모턴에게 웃음가스 대신 에틸에테르를 사용해볼 것을 권했다.

모턴은 우선 자신의 애견을 데리고 한적한 호숫가에서 실험에 임했다. 에틸에테르를 주입한 유리관 안에 개를 집어넣었더니 얼마 지나지 않아 바로 잠이 들었다. 이 개는 약 3분 후에 다시 깨어났으며 아무 일 없었다는 듯이 호수에 뛰어들어 물장구를 치지 시작했다. 모턴은 고양이, 쥐 등의 동물을 가지고 다시 같은 실험을 반복한 결과 만족할 만한 성과를 거두었다.

1846년 9월 30일 모턴은 마침 자신의 치과를 찾아온 이벤 프로스트란 환자에게 에틸에테르를 흡입하도록 한 후 신속하게 발치수술을 했다. 환자는 깨어나서도 전혀 통증을 느끼지 못했다. 모턴은 자신의 무통 발치수술 성공의 증거를 남기기 위해 그에게 자필 서명을 요구했다. 이튿날 〈보스턴 데일리〉에 모턴의 무통 발치수술에 관한 내용이 실렸다. 모턴은 앞으로 자신에게 열릴 탄탄대로를 예감할 수 있었다. 이 신비한 마취제의 성분이 에틸에테르임을 감추기 위해 물감을 살짝 첨가한 후 '레테온(Letheon)'이라고 명명했다. 그리고 그해 10월 1일 이 마취제에 대한 특허를 신청했으나 거절당하고 말았다.

이에 모턴은 호러스처럼 공개강의를 다시 개최하기로 결정했다. 수술을 완전무결하게 끝내기 위해 우선 전문 기술자에게 에틸에테르의 투여량을 조절할 수 있는 흡입기 제작을 부탁했다. 이번 수술에서 그 자신은 단지 마취사의 역할만을 담당하기로 하고 따로 외과의사를 섭외해 수술을 집도하도록 했다. 그가 청한 의사는 워렌(Warren)이란 이름의 70세 노인이었으며 환자는 선천적으로 아래턱에 종양이 난 사람이었다.

1846년 10월 16일 오전 10시, 외과의사 워렌이 매사추세츠 종합병원

수술실에 도착했다. 환자도 수술대에 누워 있었으며 참관하려는 의사들과 학생들도 속속 들어왔지만 어찌된 일인지 모턴은 나타나지 않았다. 시간이 계속 흘러가자 외과의사 워렌은 계속 헛기침만 해댔으며 수술 강의실엔 조롱의 웃음소리가 그치지 않았다. 그때 드디어 모턴이 모습을 드러냈다. 그는 방금 겨우 완성된 에틸에테르 흡입기를 환자의 코와 입에 씌우고 마취를 시작했다. 4~5분이 지나고 환자가 마취상태에 이르자 모턴은 워렌에게 수술 준비가 끝났다고 알렸다. 워렌은 종양이 있는 부위에 5센티미터 가량을 절개했다. 의심 가득 찬 눈초리들이 모두 환자의 비명소리를 기대했지만 환자는 너무나 조용했다. 수술은 5분 만에 끝났으며 워렌은 수술이 성공했음을 선언했다.

그해 11월에 출간된 《보스턴 내·외과 매거진》에 모턴이 마취를 실시해 성공한 이 수술과정이 소개된 것을 시작으로 12월 15일 파리, 12월 18일 런던 등 세계 각지로 전해졌다. 모턴은 다시 12월 2일 영국에서 에틸에테르 마취제를 이용한 외과수술을 성공리에 마침으로써 큰 성공을 거두었다.

마취 수술 시범이 성공하자 모턴은 바로 특허국에 특허를 신청했다. 순조롭게 특허를 얻은 그는 그때서야 에틸에테르의 비밀을 공개했다. 비록 모턴이 특허 획득에는 성공했지만 이는 오히려 특허권을 둘러싼 논쟁을 촉발시키는 발단이 되었다. 모턴은 마취기술의 주요 공헌을 자신에게 돌리려 했지만 곧 여러 사람의 반대에 부딪히게 되었으며 특히 자신의 스승이었던 잭슨의 반발이 만만치 않았다.

위대한 '마취기술'은 오히려 논란에 논란을 불러일으키는 골칫거리로 전락했다. 당시 의학계에서는 이를 '에틸에테르 전쟁'이라고 칭할 정도였다. 미국 정부가 마취기술을 발명한 사람에게 10만 달러의 격려금을 주기로 결정하면서 이 '전쟁'은 더욱 격화되었다.

당시 호러스는 이미 자살로 세상을 떠난 뒤였지만 그의 미망인은 호러스가 마취기술의 창시자란 주장을 굽히지 않았다. 모턴은 에틸에테르를 외과수술에 처음 응용한 사람이 자신이라는 점을 강조하며 당시 수술을 집도했던 워렌을 증인으로 내세우기도 했다. 그러나 잭슨은 모턴에게 에틸에테르 사용을 권한 사람이 자신이었다고 주장하며 모턴이 수술 시범을 보이기 전에 이미 에틸에테르가 이산화질소, 즉 웃음가스를 대체할 수 있다는 보고서를 프랑스 의학과학원에 보낸 사실이 있음을 강조했다. 즉 프랑스 의학과학원에서 자신이 마취기술의 발명자라는 사실을 입증할 수 있다고 주장한 것이다.

그러나 논쟁이 가열될수록 승자는 나오지 않고 논쟁에 휘말린 사람들의 입장만 갈수록 난처해졌다. 이 와중에 남북전쟁이 발발하면서 미국정부가 제시한 10만 달러의 격려금도 흐지부지 되었다. 모턴은 자신의 발명이 큰 부와 명예를 안겨줄 것으로 기대했지만 끝내 그 꿈을 이루지 못했다. 에틸에테르를 마취제로 사용하는 의사들 가운데 특허세를 내는 사람이 아무도 없었기 때문이었다. 모턴은 특허우선권 관련 소송으로 전 재산을 탕진하고 의학 단체에서 주는 구제금으로 겨우 연명하는 등 비참한 말년을 보냈다. 잭슨 역시 정신이상에 걸려 7년 동안 정신병원에서 지내다가 눈을 감았다.

모턴은 1868년 7월 15일 뉴욕에서 뇌출혈로 세상을 떠났다. 그의 묘비에는 마취기술을 외과수술에 응용한 그의 공적을 기리는 다음과 같은 문구가 새겨져 있다.

"외과수술 환자들을 고통에서 해방시킨 마취기술의 발명자,
그 공로가 실로 대단하도다.
지난 날 외과수술에 드리웠던 고통의 그림자가
눈부신 과학의 성과로 깨끗이 씻어졌도다."

무통분만 – 산과의 혁명

모턴이 에틸에테르의 마취 효과를 발견하면서 의학계에는 큰 파란이 일어났다. 의사이자 시인이었던 홈스(Oliver Wendell Holmes)는 에틸에테르를 아예 '마취약'으로 부르자고 제안하기도 했다. 의사들은 유리병에 에틸에테르를 담아가지고 다니면서 수술이 필요할 때 손수건에 조금씩 적셔 사용하기 시작했다. 또한 마취 효과를 극대화하기 위해 각종 마스크를 발명하기도 했다. 후에 파리의 성 루이스 병원에서는 이산화질소와 산소를 저장하는 '기체창고'를 만들었으며 이 두 기체를 혼합해 '이동 수술실'에 주입했다.

에틸에테르는 마취 효과뿐만 아니라 용도가 매우 다양한 화학약품이었다. 따라서 에틸에테르의 발견은 외과수술에 있어서 일대의 혁명을 가져왔다. 에틸에테르는 운송이나 휴대가 간편하고 안전성과 효과가 모두 뛰어났기 때문에 (인화성이 강하고 역겨운 냄새가 나는 부작용에도 불구하고) 널리 사용되었다. 그러나 호흡기 질환을 앓고 있는 환자의 수술에는 사용할 수 없었다. 에틸에테르가 마취제로 쓰이면서 수술 환자들은 공포와 고통에서 벗어나게 되었다. 마취제가 없던 시절에는 외과의사들은 환자의 고통을 보며 "통증은 질병에 반드시 수반되도록 신이 안배한 것이다."라며 자위할 수밖에 없었던 것이다.

유럽에서도 마취제로 에틸에테르가 광범위하게 사용되기 시작했다. 모턴의 시범 수술이 성공한 후 2개월쯤 지났을 때 런던 대학병원의 로버트 리스턴(Robert Liston, 1794~1847)은 자신의 수술 강의실에서 이 마취제의 효과를 직접 시험해 보기로 결정했다. 1846년 12월 21일, 미국인이 발견한 마취제를 신뢰하지 않았던 리스턴이 수술 시범을 결정한 데는 그 사기성을 입증하려는 의도가 더 컸다.

환자가 들것에 실려 들어왔다. 복합골절을 앓고 있던 36세 청년이었다. 그는 상처에 소독과 소염처리가 제대로 되지 않아 패혈증(敗血症 : 곪아서 고름이 생긴 상처나 종기 따위에서 병원균이나 독소가 계속 혈관으로 들어가 순환하여 심한 중독 증상이나 급성 염증을 일으키는 병)에 걸렸기 때문에 절지 수술을 할 수밖에 없는 상황이었다. 이러한 비극은 20여 년 후에 소독의 시대를 연 리스터(Joseph Lister, 1827~1912)가 등장한 후에야 해결될 수 있었다. 공교롭게도 리스터는 당시 이 강의실에서 리스턴의 절지 수술을 지켜보는 학생 가운데 한 명이었다.

리스턴은 마침내 외투를 벗고 수술에 임했다. 조수가 에틸에테르로 환자를 마취시켰다. 환자가 완전히 마취 상태에 빠지자 리스턴은 수술용 칼을 잡았다. 그리고 28초 후에 환자의 다리는 몸에서 분리되었다. 에틸에테르는 또 한 번 기적적인 성공을 거두게 된 것이다.

몇 분이 지나고 마취에서 깨어난 환자는 아무것도 모르는 듯 언제 수술 준비가 되느냐며 수술을 다시 생각해보고 싶다고 말했다. 그러나 리스턴이 이미 절단한 환자의 다리를 보여주자 그는 울음을 터뜨리고 말았다. 에틸에테르를 반신반의했던 리스턴도 결국 그 효과를 수긍하지 않을 수 없었다.

에든버러 대학의 산과 주임 교수였던 제임스 영 심슨(James Young Simpson, 1811~1870)은 에틸에테르로 무통 외과수술이 성공했다는 소식을 접한 후 바로 리스턴을 방문했다. 그러나 리스턴은 외과수술은 몇 분 안

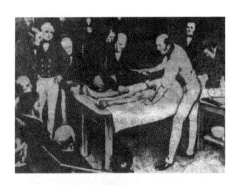

최초로 실시한 마취 절지수술 장면
1846년 12월 21일 리스턴이 런던에서 마취를 한 상태에서 절지 수술을 행하고 있다. 에틸에테르가 미국인의 사기에 불과하다고 생각한 리스턴도 그 효과에 수긍하지 않을 수 없었다.

에 끝낼 수 있지만 분만은 오랜 시간이 걸리는 만큼 신중할 것을 당부했다.

당시 심슨의 환자 중에 골반기형으로 3일 동안 산고에 시달리다가 결국 태아를 분쇄시키는 수술을 한 후에 목숨을 구한 여성이 있었다. 1847년 이 여성은 다시 출산을 앞두고 심슨에게 도움을 청했다. 심슨은 에틸에테르를 사용해 보기로 마음먹었다. 산모를 전신 마취한 상태에서 태아는 무사히 태어났다. 이 같은 사실에 고무된 그는 후에 몇 차례 더 무통분만을 시도해 모두 성공을 거두었다.

그러나 에틸에테르는 냄새가 역하고 기침을 유발시켰으며 특히 인화성이 강해 사용할 때 세심한 주의를 요했다. 당시에는 아직 촛불을 조명으로 사용하고 있었으며 불을 지펴 난방을 취하고 있었으므로 화재가 일어날 위험성이 매우 높았다. 이 때문에 심슨은 에틸에테르보다 더 안전한 마취제를 찾아 나서게 되었다.

각종 최면제를 담은 유리병을 죽 늘어놓고 자신이 직접 하나씩 사용해 보았다. 그러던 중 당시 유명한 화학자였던 레이드(Wemyes Reid)에게 도움을 청하게 되었다. 레이드는 자신의 조수가 개발한 에틸렌 다이브로마이드(ethylene dibromide, EDB)를 소개해 주었다.

심슨은 조급한 마음에 자신이 바로 실험해 보려고 했다. 그러나 화학기체의 유해성을 알고 있던 레이드는 우선 토끼를 이용해 동물실험을 해본 후에 결정하도록 만류했다. 이에 토끼 두 마리를 에틸렌 다이브로마이드의 증기를 주입한 통에 넣고 관찰을 시작했다. 토끼들은 곧 마취상태가 되어 의식을 잃었다. 이를 본 심슨은 다시 자신이 직접 실험해 보겠다고 나섰으나 레이드는 다음날 토끼의 상황을 본 후 결정하도록 했다.

그러나 다음날 토끼 두 마리는 모두 죽어버리고 말았다. 이러한 상황을 보고서야 심슨은 화학기체 실험의 유해성을 절감하게 되었다. 물론 심슨의 실험 의지가 완전히 꺾인 것은 아니었다. 얼마 지나지 않아 그는 다시 에틸에테르를 대체할 마취제를 찾기 시작했다.

1847년 11월 심슨은 친구들은 불러 저녁에 파티를 열었다. 당시 그는 이미 수 차례 동물실험을 통해 인체에 무해한 화학물질을 잔뜩 찾아놓은 터였다. 그리고 이날은 클로로포름을 실험할 참이었다. 클로로포름은 뉴욕의 화학자 구드리(Guthrie)와 독일 화학자 리비히(Justus von Liebig, 1803~1873)가 발견했던 액체로 향긋한 냄새 때문에 저녁 연회의 분위기를 한껏 고조시키는 데 사용되었다. 클로로포름에 취한 사람들은 얼마 지나지 않아 하나 둘 의식을 잃고 쓰러졌다. 물론 심슨도 포함되어 있었다. 그리고 그는 깨어나는 순간 속으로 외쳤다.

'아! 드디어 에틸에테르를 대체할 것을 찾았다!'

심슨의 클로로포름 파티 소식이 퍼지면서 클로로포름은 과거 '웃음가스 파티'처럼 사람들 사이에 유행하기 시작했다. 후에 심장과 간에 치명적인 독성이 있다는 사실이 발견되면서 정규 병원들은 클로로포름을 더 이상 마취제로 사용하지 않게 되었다.

심슨은 바로 클로로포름의 임상실험에 착수했다. 그리고 클로로포름을 이용한 외과수술 시범을 준비하기 시작했다. 클로로포름은 에틸에테르처럼 역한 냄새나 기침을 연발하게 하는 자극성도 없을 뿐만 아니라 마취효과는 그보다 훨씬 뛰어나며 사용도 간편하다는 장점이 있었다. 그러나 후에 각종 동물실험을 시도한 결과 에틸에테르보다 동물치사율이 훨씬 높은 것으로 나타났다. 즉 클로로포름은 독성이 매우 강했던 것이다. 마취제를 둘러싼 논쟁이 가열되면서 학자들은 두 파로 나뉘어졌으며 미국은 에틸에테르를, 유럽은 클로로프롬을 사용하게 되었다.

심슨이 클로로프롬을 무통분만에 사용하기 시작하면서 환자들이 몰리기 시작했다. 진료소 내 두 칸의 응접실은 산모들로 넘쳐났고 복도에서 기다리는 사람들은 더욱 많았다. 이들은 대개 2시간 정도는 기다려야 의사를 만날 수 있었다.

그러나 무통분만은 뜻하지 않게 종교계의 반발을 불러일으키게 되었다. 성직자들은 해산의 고통은 신이 여성에게 내린 형벌로써 여성이 반드시 감내해야 할 부분이라고 주장했다. 성경에는 하와가 신의 명령을 어기고 에덴동산의 선악과를 먹은 후 또 아담에게도 이를 먹도록 유혹했기 때문에 신이 해산의 고통을 주었다고 나와 있다.

심슨은 이에 다음과 같이 반박했다. "신이야말로 최초의 마취사라고 할 수 있다. 그는 아담을 잠들게 한 후 그 갈비뼈를 취해 하와를 만들었기 때문이다." 그는 성경에 나오는 말을 인용해 성직자들에게 반박하며 신의 은총을 거부해서는 안 된다고 주장했다.

종교계의 반발은 심슨을 곤혹스럽게 만들었다. 다행히 1853년 존 스노라는 의사가 빅토리아 여왕이 여덟 번째 아이인 레오폴드 왕자를 출산할 때 클로로포름을 사용하면서 무통분만에 대한 종교계의 반발도 잦아들기 시작했다. 당시 여왕은 신과 같은 존재였기 때문이었다.

현대 과학의 입장에서 보면 산모가 전신 마취할 경우 산모와 태아 모두에게 나쁜 영향을 끼치는 것으로 알려져 있다. 마취약이 태반을 통해 태아에게 전달되어 태아를 질식시킬 수도 있었기 때문이었다. 또한 장시간 전신 마취를 한 산모는 자궁수축력이 감소해 분만이 어려워질 위험성이 높았다. 따라서 지금은 전신 마취 대신 국부 마취를 주로 시도하고 있다.

산모들의 구세주 제멜바이스

마취제의 발견으로 외과의사들은 비교적 긴 시간이 소요되는 수술도 감행할 수 있게 되었지만 수술 후 감염으로 인한 심각한 사망률 문제는 여전히 해결되지 않고 있는 실정이었다. 그러나 마침 마취제가 발견된 시대와

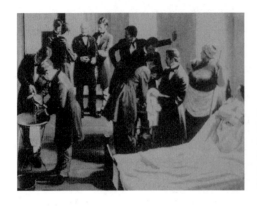

헝가리 출신의 제멜바이스
제멜바이스는 의사가 산모를 대하기 전에 소독액으로 손을 씻기만 해도, 출산 뒤 사망에 이르게 하는 합병증인 산욕열을 방지할 수 있다는 사실을 발견했다. 당시 의사들은 산욕열이 병원의 '미아즈마(나쁜 공기)'에 의해 발생한다고 생각했다.

때를 같이하여 접촉감염을 예방하기 위한 최초의 시도가 이루어진 점은 매우 고무적이라 할 만하다. '현대 유행병의 아버지'로 불리는 헝가리 출신 의사 제멜바이스(Ignaz Philipp Semmelweis, 1818~1876)는 병원과 의사의 청결을 주장해 산모들의 사망률을 크게 낮추었다.

헝가리의 수도 부다페스트 부근에서 태어난 제멜바이스는 부친이 잡화상을 경영하는 유복한 집안 출신이었다. 부다페스트와 비엔나에서 법률을 공부한 뒤, 다시 의학에 입문했다. 1844년 의학박사 학위를 받은 후 1866년 비엔나 산과병원의 의사로 재직하게 되었다. 그는 병원에 입원한 산모들의 사망률이 매우 높은데 경악을 금치 못했다. 이들의 시체를 해부한 결과 일종의 전염병 증세를 보였기 때문이다. 특히 피부와 눈 주변에 감염 증세가 뚜렷했다. 제멜바이스는 사망률을 낮추기 위해 여러 가지 방법을 시도해보기로 했다. 먼저 산모들이 저녁 때 성직자들이 치는 종소리에 놀랄 수 있다고 여겨 이를 금지했다. 그러나 별다른 효과를 거두지 못했다.

그 후 그는 제1병실의 산모들의 사망률이 제2병실보다 훨씬 높다는 사실에 주목했다. 제1병실은 의대생들이, 그리고 제2병실은 조산사들이 산모들을 돌보고 있었는데 제2병실은 사망률이 3%에 불과한데 비해 제1병실은 12.4%나 되었다. 당시 의학계에는 아직 세균에 의해 감염이 일어난다는 사실이 밝혀지지 않은 상태였다. 제멜바이스는 두 병실을 세심하게 관찰하기 시작했다. 제1병실의 학생들은 해부실에서 산모 시체를 해부한 후 손을 씻지도 않고 바로 병실에 들어와 산모들에게 내진을 실시했다. 이 과정에서 시체에 있던 병균이 그대로 산모에게 전염될 수 있었다. 조산사들은 시체를 직접 접촉하는 일이 거의 없었다.

1847년 초, 제멜바이스의 친구였던 병리학자 콜레츠카(Kolletschka)가 시체부검 도중 손가락을 베었는데 얼마 지나지 않아 고열로 사망한 사건이 발생했다. 이는 제멜바이스에게 큰 충격을 안겨 주었다. 그는 콜레츠카의 사망 원인이 산욕열의 증세와 거의 일치한다는 사실을 발견했다. 산욕열은 의사들의 불결한 손과 불결한 산과 수술도구들에 의해 감염을 일으키는 일종의 전염성 질병이었다. 제멜바이스는 산욕열이 패혈증의 일종이라고 확신했다.

1847년 비엔나 병원 산과 제1병실 산모의 산욕열 발병률

월	산모수(명)	사망자수(명)	사망률(%)
4	312	57	18.3
5ª	294	36	12.2
6	268	6	2.4
7	250	3	1.2
8	264	5	1.9
9	262	12	5.2
10	278	11	3.9
11	246	11	5.0
12	273	8	2.9

a: 표백가루 용액에 손 씻기 시작

1847년 5월 중순부터 그는 산과 병실에 다음과 같은 규정을 마련했다. 제1병실의 의사들은 산모들을 진찰하기 전에 반드시 표백가루를 용해한 물에 손을 깨끗이 씻도록 했으며 솔로 손톱 사이사이까지 닦아내도록 했다. 이러한 조치를 실시한 지 두 달 만에 제1병실 산모의 사망률이 크게 줄어들었다. 이듬해 1848년에도 그는 이 규정을 계속 시행했다. 그 결과 1년 동안 이 병원에 입원한 3,557명의 산모 가운데 45명만이 산욕열로 사망해 사망률이 1.27%에 그쳤다. 또한 두 달 동안 사망한 산모가 단 한 명도 없는 기적이 발생하기도 했다.

그러나 제멜바이스는 뛰어난 의학적 안목에도 불구하고 자신의 성격적 결함 때문에 동료들의 반감을 불러일으켰다. 그는 동료의사에게 '살인자'나 다를 바 없다고 질책하기도 했으며 또한 병실이 지저분하다는 이유로 연배가 높은 의사 클레인(Johann Klein)에게 면박을 주기도 했다. 따라서 그의 의사 동료들은 단체로 그를 따돌리게 되었다. 특히 제멜바이스가 의사의 불결한 손이 해산을 앞둔 산모의 질병의 주범이라고 비판하자 의사들은 자존심에 큰 상처를 입을 수밖에 없었다. 당시 산욕열은 '미아즈마 (miasma : 토양이나 대지에서 발산되는 나쁜 공기에 의한 직접적인 감염)' 때문이라는 설이 일반적이었다. 이러한 분위기 속에서 그의 개혁은 효과를 거두긴 했지만 이론적 당위성은 얻지 못했다. 의학계는 여전히 '세균 감염'의 개념을 인식하지 못했으므로 그의 동료들은 자신들의 손이 질병 전염의 매개체라는 사실을 인정할 수 없었던 것이다.

1850년 제멜바이스는 비엔나 의사학회에 산욕열 발생 원인과 예방방법에 대한 보고서를 제출했다. 그의 견해에 찬성한 사람들도 있었지만 오히려 그가 몸담고 있는 병원의 산과 주임과 전문의들은 강하게 반발했다. 상황이 이렇게 되자 그는 더 이상 병원에 남아 있을 수조차 없게 되고 말았다. 결국 아무도 눈치 채지 못하게 그는 비엔나를 떠났다.

페스트(Pest, 부다페스트의 쌍둥이 도시)로 돌아온 제멜바이스는 성 로쿠스 병원의 산과의사로 일하기 시작했다. 비엔나에서의 경험을 바탕으로 병실에서 산욕열을 추방하기 위한 그의 노력은 계속되었다. 산모의 사망률은 크게 감소했음에도 불구하고 그는 또 다시 해고되는 불운을 맞이했다.

1861년 제멜바이스는 〈병인학(病因學), 산욕열의 이해와 예방 Die Atiologie, der Begriff und die Prophylaxis des Kindbettfiebers〉이란 논문을 발표해 산욕열을 예방할 수 있는 방법을 소개했다. 이 논문에서 그는 자신의 경험을 바탕으로 산욕열 예방법을 기술했을 뿐, 미생물의 개념을 밝혀내지는 못했다. 그리고 그의 관점은 당시 의학계 권위자들에게 받아들여지지 않았다. 이 논문이 발표된 후 전문가들 사이에 찬성과 반대를 둘러싼 격렬한 논쟁이 벌어졌다. 결국 극심한 정신적 압박을 견디지 못했던 그는 정신착란을 일으키는 지경에 이르렀다.

1865년 제멜바이스는 결국 정신병원에서 숨을 거두었다. 우연하게 생긴 상처가 감염되면서 패혈증을 일으킨 것이다. 당시의 상황을 극도로 비관한 그가 자신의 관점의 정당성을 증명하기 위해 산욕열로 사망한 시체를 해부하면서 일부러 손가락을 베어서 감염되었다는 설이 있다.

4000여 년 전에 고대 이집트인의 평균수명은 36세였으며 1850년 이전만 해도 37세에 그쳤다. 인류의 평균수명은 4000년이란 시간 동안 큰 변화가 없었던 것이다. 그러나 1850년부터 1900년에 이르는 짧은 반세기 동안 인류의 평균수명은 50세로 껑충 뛰었다. 여러 가지 원인이 존재하겠지만 감염원을 파악하고 소독, 위생개념이 제고된 것과 긴밀한 관련이 있다고 볼 수 있다. 따라서 제멜바이스의 이론은 비단 산욕열을 정복한 데 그치지 않고 의학계에 '소독'의 개념을 최초로 도입하는 데 선구적인 역할을 했다. 그로부터 십여 년 후 '연쇄상 구균' 등 화농균(化膿菌)이 발견되고 산욕열의 발병 원인과 감염 경로가 밝혀지면서 마침내 제멜바이스의 이론도 의학계 전반에 받아들여지게 되었다.

최고의 명약 '물'

물을 이용한 치료법은 매우 유구한 역사를 지니고 있다. 기원전 500년 경 유럽 문헌에는 해수(海水)로 인류의 모든 병을 치료했다는 기록이 남아 있다. 고대 그리스인들은 해수로 악성 종양을 씻어냈으며 신경을 자극해 효과를 보기도 했다고 한다. 아우구스투스 대제는 해수 목욕으로 열병을 치료했으며 16세기 프랑스의 앙리 3세는 피부병을 치료했다는 기록이 전 해지고 있다.

그러나 해변에서 멀리 떨어진 곳의 사람들은 해수 대신 온천욕을 즐겼 다. 그리스 의학을 계승한 로마는 물치료법으로 숙취, 정신착란 등 모든 병을 치료했다고 전해진다. 온천 욕실은 점차 원형의 욕조에서 땀을 내는 수증기 욕실의 형태로 발전했다.

콘스탄티누스 대제는 4세기 초 목욕 문화를 비잔틴에 도입했다. 15세 기 중엽 터키인들이 콘스탄티노플을 점령한 뒤 로마의 온수욕, 수증기욕 은 사우나 형태로 변모했다. 17세기에 접어들면서 공중목욕탕이 점점 쇠 퇴하자 사람들은 상자, 나무통 등으로 일종의 작은 욕실을 만들었으며 이 욕실은 이동이 가능해 어디서나 목욕을 즐길 수 있었다.

비록 물치료법의 치료 효과에 대한 문헌적 자료는 거의 찾아볼 수 없지 만 사람들은 '물'의 신비한 효능에 대해 믿어 의심치 않았다.

과학의 시대가 도래하면서 의학은 과학적인 증명 과정을 중시하게 되었 다. 물치료법도 이러한 과정을 거치게 되었으며 과학적으로 그 치료 효과 를 증명해내지 못함에 따라 점점 의학의 영역에서 사라지게 되었다.

그러던 중 1820년 유럽 중부 실레시아 지역에 살던 평범한 농부 빈

센트 프레스니츠(Vincent Priessnitz, 1799~1851)가 냉수치료법을 발견했다. 그는 풍경이 수려한 지역을 골라 옥외 욕실을 만들기 시작했는데 이는 예센니크 온천의 전신이 되었다.

아름다운 계곡, 푸른 하늘, 흰 구름, 한가한 전원이 펼쳐져 있고 60여 개의 온천이 분포하고 있는 이곳은 천상의 낙원을 연상시켰다. 문맹에 가까웠던 프레스니츠가 세운 물치료 전문요양원은 의사들의 반발을 불러일으켰다. 그는 의사가 고치지 못하는 병이나 심지어 의사가 발견조차 하지 못한

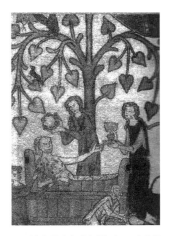

1300년경 궁정의 서정시인 야코프가 온천에서 목욕하는 장면
오늘날 유행하는 해수, 온천, 증기, SPA(스파) 등을 통하여 건강을 유지하기 위한 대중요법과 대동소이하다.

병들도 깨끗한 샘물에서 냉수욕을 하는 순간 모두 고칠 수 있다고 선전했으며 특히 부유층을 공략했기 때문이었다. 유행과 건강을 추구하는 '건강한 환자'들이 냉수욕과 안마를 받기 위해 이곳으로 찾아오기 시작했다. 프레스니츠는 또한 물치료와 더불어 장작을 패는 등 약간의 노동을 가미했으며 개인별 맞춤 관리, 다양한 레저 활동을 함께 실시했다.

그의 노력에 힘입어 물치료 전문요양원은 모든 질병을 치료할 수 있는 곳으로 소문이 나기 시작했다. 이에 1829년 45명에 불과하던 방문자가 1843년에는 무려 1,500명에 이르게 되었다.

유럽 전역에 각종 물치료 전문요양원이 유행처럼 번지자 이를 저지하기 위한 의사들의 행보도 두드러졌다. 물치료 전문요양원이 그들의 환자, 특히 부유층 환자들을 모두 가로챘기 때문이었다. 의사들은 물치료법을 반박하는 논문을 연이어 발표하며 현지 정부에 물치료 전문요양원의 설비

등을 조사하도록 협조를 구하기도 했다. 환자들의 발길이 다시 병원을 향하도록 하기 위해 백방으로 노력했지만 모두 허사로 돌아갔다. 의사들은 혹시 요양원에서 사용하는 스펀지에 묘약이 있는 것은 아닐까 하여 이를 절개해 보기도 했지만 그들이 발견한 건 오직 '물'뿐이었다.

또한 당시 권력층의 일부 인사가 프레스니츠를 비호하기 시작하면서 오스트리아 정부도 이들을 인정하지 않을 수 없었다.

독일에서는 천주교 크나이프(Sebastian Kneipp, 1821~1897) 신부에 의해 '크나이프 치료법'이 개발되었다. 이 치료법은 기능성 장애, 예를 들어 호흡, 심장, 혈액순환, 신경계통 장애를 고치는 일종의 비전문적인 물치료법이라고 할 수 있다.

가난한 방직공의 아들로 태어난 크나이프는 신학을 공부할 때부터 각혈을 하는 등 심각한 폐병을 앓았다. 어느 날 우연히 책에서 '물의 신비한 치료기능'에 대한 내용을 읽은 후 도나우 강에서 차가운 냉수욕을 시작했다. 신기하게도 그의 폐병은 씻은 듯이 나았다. 열정이 넘치는 선교사였던 그는 자신의 치료 경험을 교우들과 나누게 되었으며《나의 치료법 Meine Wasserkur》이란 저서까지 출판하게 되었는데 이 책이 엄청난 부수를 기록하며 팔려나가자 그의 치료법도 크게 유행하게 되었다.

그러나 그는 자신이 의학의 전문적 지식이 없다는 것을 잘 알고 있었기 때문에 의사에게 물치료법에 대한 자문을 구하기도 했다.

사실 물치료법은 그렇게 신비한 치료법이라고는 볼 수 없다. 그럼에도 불구하고 여러 질병에 효과를 보이는 이유는 물치료법이 일종의 자연치유법이기 때문이다. 물치료를 받는 과정에서 환자는 하루의 스트레스를 풀어버릴 수 있었다. 따라서 물치료법은 치료법이라기보다는 보건에 가까운 개념에 해당하므로 의사의 치료 영역과는 하등의 관계가 없다. 당시 의사들이 지나치게 민감한 반응을 보였던 것일 뿐이었다.

물치료법은 미국에서도 큰 환영을 받았다. 호기심 많은 미국인들은 물치료법이 모든 질병을 고칠 수 있다고 굳게 믿었다. 또한 이를 뒷받침할 과학적 이론을 제시하기도 했다. 이 가운데 요엘 슈(Joel Shew)라는 의사는 체계적인 물치료법을 발전시킨 것으로 유명하다.

슈는 뉴욕의 본드 스트리트 47호에 물치료법 전문요양원을 세우고 욕조, 샤워시설, 욕탕 등 다양한 설비를 갖춘 후 모든 질병을 고칠 수 있다고 대대적인 광고를 했다. 특히 그는 젖은 시트를 사용해야 물치료법의 효과를 제대로 누릴 수 있다고 강조했다. 물에 흠뻑 젖은 상태여야 물이 피부로 흡수되어 제 기능을 발휘할 수 있기 때문이었다. 따라서 그는 여성들에게 물수건으로 허리를 꼭 싸맨 후 옷을 입도록 했다. 또한 3시간마다 새로운 물수건으로 갈도록 당부했다. 일단 이 요양원에 들어서면 나가는 순간까지 물과 결코 떨어질 수 없었다. 환자들이 노곤해진 나머지 잠이 드는 것을 방지하기 위해 슈 의사와 그의 조수는 계속 순찰을 돌았다. 만약 조는 환자가 발견되면 바로 물을 끼얹어 깨어나도록 했다.

슈는 환자들에게 물을 함부로 벌컥벌컥 마시지 말고 일정량을 정해 마시도록 했으며 출혈성 궤양 환자에게는 얼음을 먹도록 했다. 물은 통증, 발열 완화는 물론, 앞서 언급한 바 있듯 졸고 있는 환자를 깨우는 데도 제격이었다.

물치료법은 피부, 심혈관계통, 비뇨계통, 호흡계통의 치료에 유용했으며 온도자극, 기계자극, 화학자극 등의 방법으로 약물욕, 증기욕, 수중 운동의 방식을 취해 이뤄졌다.

오늘날 대도시에서 자주 볼 수 있는 SPA도 물치료법을 제공하는 서비스라고 볼 수 있다. SPA는 라틴어 'solubrious par aqua'의 약자로 '건강을 찾아주는 물'이란 뜻이다. 로마제국시대에 벨기에 SPA란 이름의 작은 마을이 있었는데 이곳의 온천이 미용과 건강에 좋다는 소문이 자자했었다. 온천의 비밀은 근대 과학자들에 의해 조금씩 밝혀지기 시작했다. 즉 산속 수원의 상류 유역에 서식하는 다양한 화초, 수목의 성분이 물속에 녹아들어 있었던 것이다. 현대의 SPA는 이러한 환경과 수질을 인공적으로 조성해 물치료법의 효과를 얻고자 한 것으로 볼 수 있다. SPA에서 한 걸음 더 나아가 최근엔 '오감치료(五感治療)'가 유행하고 있다. 즉 인체의 오관인 시각, 후각, 청각, 미각, 촉각 등의 감각을 이용해 심신의 안정을 찾는 방법을 가리킨다.

새로운 의학의 중심 독일 – 임상의학을 추월한 실험의학

17, 18세기 대규모 권력투쟁이 막을 내린 후 독일에는 고전주의에 이어 셸링(Schelling), 오켄(Oken), 카를로스(Carlos) 등 자연철학파가 주도하는 낭만주의시대로 접어들었으며 라틴어의 매력이 점차 퇴색하고 있었다. 또한 민족주의(또는 국가주의) 경향이 고개를 들기 시작했으며 19세기에는 이러한 편협한 지역주의가 최고조를 이루게 되었다. 국가 간 경쟁이 더욱 치열해지자 '과학에는 국경이 없다'는 논리도 정부와 대중의 따가운 시선을 받게 되면서 나라별로 저마다의 개성이 묻어나는 이성, 정신의 세계가 펼쳐지게 되었다.

프랑스에서는 1789년 대혁명이 일어난 후부터 과학이 점차 직업화되는

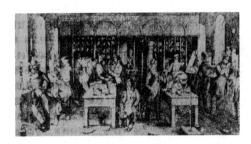

독일 프랑크푸르트 기센 대학에서의 실험의학
1845년 리비히(Justus von Liebig) 화학실험실에 자극을 받아 기존의 임상의학을 뛰어넘기 위해 생물실험실이 탄생했다. 이 생물실험실은 의학의 중심지로 새로 자리매김하게 되었다.

경향을 보였다. 독일의 상황도 프랑스와 크게 다르지 않았지만 그 추세는 더 강렬했다고 볼 수 있다. 지금 우리가 알고 있는 과학의 개념, 과학의 연구 대부분은 독일의 대학에서 탄생한 것이라고 해도 과언이 아니다.

비스마르크(Herebord von Bismarck)와 빌헬름 2세(Wilhelm II, 1859~1941년, 1888~1918년 재위)가 집정한 독일 제2제국시대에는 과학기술과 교육을 더욱 중시했다. 물리, 화학, 기계 분야의 국립연구소가 속속 세워졌으며 과학기술이 공업생산에 광범위하게 응용되기 시작했다. 특히 1886년 국립물리기술연구소 설립을 후원한 시먼즈(Werner Siemens, 1816~1892)를 대표적인 인물로 꼽을 수 있다. 과학기술의 발달에 힘입어 독일 경제는 급속한 발전을 이룩하게 되었다.

또한 독일의 대학들은 양적, 질적인 발전을 거듭하며 현대적 의미의 고등교육 체계를 확립하기 시작했다. 공과대학이 빠른 속도로 증가하면서 고전 인문주의 철학이 주도권을 빼앗기게 되었으며 기초이론과 응용과학기술로 무장한 과학 이성주의가 독일 대학에 군림하게 되었다. 거대한 공업체계가 사회 조직까지 분화시키자 독일 대학 내의 학과들도 급속하게 분화되는 추세를 보였다.

이로써 독일은 명실상부한 세계 교육의 중심지로 우뚝 서게 되었다. 미국이 '과학의 황금기'를 구가하며 대학 내에 연구소를 설립할 때도 주로 독일 대학을 모델로 삼았다고 한다.

독일은 '학술의 자유' 원칙에 따라 대학에 고도의 자치권을 부여함으로써 국가가 대학을 전면 통제하는 프랑스와 극단적인 대조를 이루었다. 수많은 학과들이 저마다의 색깔을 고집하며 대학 내에서 격렬한 토론과 논쟁을 벌이는 과정에서 세계적인 자연과학자들이 무수히 배출되었다. 전자기파를 발견한 헤르츠(Heinrich Hertz, 1857~1894), 엑스레이를 발견한 뢴트겐(Wilhelm Rontgen, 1845~1923), 세균학과 위생학을 확립한 피르호(Rudolf

Virchow, 1821~1902), 상대성이론을 제안한 아인슈타인(Albert Einstein, 1879~1955) 등 모두 열거할 수조차 없을 정도이다.

독일의 대학제도는 사제 간 기술 전수의 시스템을 띠고 있다. 또한 뛰어난 연구 성과를 거둔 사람에게 높은 학위를 수여했다.

의학의 경우 화학자들의 실험 연구 방식을 모방해 생리학, 병리학, 세균학 등에 응용함으로써 눈부신 성과를 거두었다. 1930년대 독일에는 이미 강의용 실험실이 건립되었으며 수준 높은 임상 의사들로 하여금 실험실 연구에 더욱 몰두하도록 했다. 이 때문에 임상 관찰에 투자하는 시간은 상대적으로 적어질 수밖에 없었다. 이들의 실험에 대한 열정은 의학 발전의 원동력으로 작용함으로써 의학의 주도권을 프랑스에서 독일로 가져오는 결정적인 역할을 했다. 독일 의사들이 세계 의학계에서 주도적인 지위를 차지하게 되면서 세계 의학의 주류도 실험의학으로 바뀌게 되었으며 임상의학은 실험의학의 뒷자리로 밀려나게 되었다.

19세기 독일 의학의 확고한 기반을 다진 밀러(Johannes Peter Müller, 1801~1858)는 본래 극단적인 낭만주의자였다. 후에 스웨덴 화학자 베르젤리우스(Jac Berzelius)의 영향을 받아 자연주의자로 변모했다.

밀러는 생리학, 생태학, 병리학, 심리학, 생화학 분야에 모두 뛰어난 공헌을 했지만 특히 생리학 분야에서의 성과가 두드러진다. 스물여섯 살 때 스코틀랜드 의학자 찰스 벨의 신경기능 이론을 증명했으며 '특수신경 에너지설(doctrine of specific energies nerves)'을 통해 감각과 감각기관의 의존성 문제를 최초로 제기했다. 감각의 주관적인 반응은 정보가 어떠한 신경 경로를 거쳐 전달되느냐에 달려 있으며 감각기관은 자신의 특수한 에너지를 가지고 서로 다른 종류의 자극에 반응한다는 것이다. 감각신경은 종류에 따라 오직 한 가지 감각만을 느끼며 다른 감각은 느낄 수 없다. 즉 시신경은 시각 자극에만 반응하며 청신경은 청각 자극에만 반응하는 것이다. 감각기관의 기능은 감각신경이 가진 고유의 에너지에 따라 달라지며 이 때문에 반응하는 감각도 다를 수밖에 없다. 그러나 그의 이론은 감각이 외부 세계에 대한 객관적 인식이라는 사실을 부정하고 인간의 감각이 외부 자극에 의존하고 있다는 점을 부인하는 오류를 범했다.

1840년 밀러는 신경의 자극에 따른 신경전달 속도를 측정하는 것이 불가능하다고 발표했다. 그러나 이 이론은 10년 후 그의 제자였던 헬름홀츠(Hermann Von Helmholtz, 1821~1894)에 의해 번복되었다. 그럼에도 불구하고 밀러는 독일에 생리학의 새 장을 연 인물로 존경받고 있

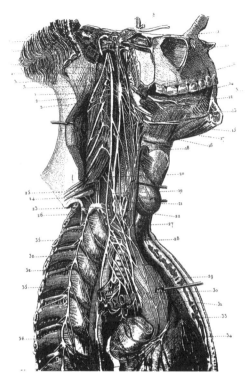

신경망(신경계)의 획기적인 발견
1843년 레이몽은 신경과 근육 속에서 어떤 전기적 작용이 발생하면 신체의 변화를 일으킨다는 사실을 발견했다. 뒤에 외부의 자극이나 화학물질에 의해서도 인체의 변화를 유발할 수 있다는 차원에서 심전도와 뇌전도의 발명을 가져왔다.

다. 그의 저서《인체 생리학 개론 Handbuch der Physiologie des Menschen f r Vorlesungen》은 오랜 기간 각 대학의 필수 교과서로 채택되어 왔다.

밀러의 가장 위대한 업적은 수많은 과학자들을 배출해낸 것이라고 볼 수 있다. 라인강 유역 출신의 이 생리학자는 방대한 의학 족보를 형성해 근대 의학의 발전 전반에 영향을 끼친 인물로 평가받고 있다. 밀러의 제자는 독일 유행병의 대부로 불리는 헨레(Friedrich Gustav Jacob Henle)는 폐결핵 병균을 발견한 코흐의 스승이었다. 코흐는 미생물 치료의 창시자 에를

리히(Ehrlich, 1908년 노벨상 수상)를 비롯해 세포병리학의 창시자 피르호(Rudolf Ludwig Karl Virchow)의 스승으로도 유명한 인물이다. 피르호는 자신의 스승이었던 코흐에 대해 학문적 경지가 심오한 의학교육의 선구자라고 칭송한 바 있다. 이밖에도 세포학의 선구자로 불리는 슈반(Theodor Schwann)과 검안경을 발명한 헬름홀츠 등도 모두 뮐러의 직계 제자에 해당한다.

19세기 후반 세계 의학의 신발견과 신발명을 주도했던 독일 의학계의 중심에 바로 뮐러가 자리하고 있는 것이다. 그가 열정을 다해 가르쳤던 제자들이 세계 의학계 각 분야에서 의학의 청사진을 그려냈다.

실험광 베르나르

"날더러 과학적 의학을 가르치라고 한다면 '그런 건 없다'라고 말할 것이다." 이는 베르나르(Bernard)가 1848년 콜레주 드 프랑스 강연에서 한 명언이다.

프랑스 성줄리아노의 가난한 농가에서 태어난 베르나르는 리옹에서 약재사의 제자로 일하다가 스물한 살이 되었을 때 파리 의대에서 의학을 공부하기 시작했다. 얼마 지나지 않아 프랑스의 유명한 과학자 마장디(Francois Magendie)의 조수가 되는 행운을 안게 되었다. 마장디는 유명한 생체 해부학자로서 생리 화학적 방법으로 생명 현상을 설명하려 했다. 그는 제자들에게 다음과 같이 당부했다. "실험실에 들어가기 전에 외투와 함께 모든 가설을 밖에 던져두고 오라. 실험을 하면서 무슨 생각을 하는가? 실험에만 몰두하라. 생각은 그 후에 해도 늦지 않다."

마장디와의 인연으로 베르나르는 향후 40년 동안 파란만장한 실험 인생을 통해 위대한 과학적 업적을 쌓게 되었다. 그의 뛰어난 생체 해부기술에 힘입어 실험생리학은 눈부신 성과를 거두었다. 그는 생리학자야말로 사회적 명사가 아니라 과학자임을 강조했다. 과학사상으로 똘똘 뭉친 그에게는 동물의 비명소리도 철철 흘러내리는 선혈도 보이지 않았다. 오직 자신의 과학적 신념과 생명체의 뒤에 숨어있는 오묘한 비밀만이 눈에 들어올 뿐이었다.

1843년 의학박사 학위를 받고 졸업한 그는 스승의 실험조교로 발탁되었다. 당시 프랑스의 실험장비는 임상장비에 비해 턱없이 부족했다. 결국 불결하기 짝이 없는 지하실에서 그의 실험 인생을 시작하게 되었다. 베르나르는 이 지하실을 '과학자의 무덤'이라고 불렀다. 축축한 습기 때문에 그는 언제나 나무 슬리퍼를 신은 채 실험에 임했다. 당시에는 각종 장비와 기기의 가격이 매우 비쌌기 때문에 '백만장자'의 자제들이나 물리실험을 시도할 수 있었다. 과학자들은 자신의 장비, 기기를 보배처럼 여겼다. 화학자이자 물리학자였던 뒬롱(Pierre-Louis Dulong)은 자신의 전 재산을 장비와 기기를 사는데 투자했을 정도였다. 앙페르(André-Marie Ampère)가 전자기를 발견한 후 그의 집 앞에는 전류가 흐를 때 움직이는 바늘의 모양을 직접 보려는 학자들로 문전성시를 이뤘다. 1868년, 독일의 과학적 역량이 이미 프랑스를 월등히 앞섰음을 자각한 나폴레옹 3세가 과학자들에게 실험실을 제공하도록 명했다. 물론 베르나르도 그 명단에 포함되어 있었다.

'과학자의 무덤'에서 이뤄진 베르나르의 첫 번째 실험은 '비장(脾臟)'의 소화기능에 관한 것이었다. 어느 날 그가 시장에서 산 토끼를 실험실 탁자 위에 올려두었는데 토끼가 그 위에서 오줌을 쌌다. 베르나르는 토끼의 오줌이 투명하고 산성인 것을 발견했다. 이는 당시 토끼의 상태가 육식동물이 영양분을 소화할 때의 상황과 동일함을 의미하는 것이었다. 오랜 시간 풀을 먹지 못해 체내의 지방을 연소해 목숨을 이어가고 있었기 때문이었다. 베르나르는 수 차례 반복적인 실험을 통해 동일한 결과를 얻었다. 이는 지방의 소화와 흡수에 췌장액이 결정적인 역할을 하고 있음을 밝혀낸 실험이었다. 섭취된 영양분은 소화, 수송, 연소의 3단계의 과정을 거쳐 소화되며 췌장은 내분비 기능을 지니고 있는 기관임이 입증되었다. 이를 계기로 현대 내분비학 연구의 문이 활짝 열리게 되었다.

베르나르는 자신의 실험기술과 과학적 사고를 완벽하게 결집시킨 '생명체의 내부 환경 균형이론'을 제기했다. 즉 동물의 신체는 외부 환경에 노출되어 있지만 각 근육 조직은 신체의 내부 환경에서 살고 있다. 혈액 또는 림프로 구성된 액체 환경(조직액)에서만 살 수 있는 세포와 조직은 신체의 외부 환경에 노출되면 죽고 만다. 조직액은 조직에 영양분을 제공할 뿐만 아니라 세포 또는 조직 사이를 상호 연결하는 주요 통로이기도 하다. 고등생물의 경우 내부 환경의 안정이 생명의 최우선 조건에 해당한다. 생명체는 내부 환경이 안정되어야만 완전한 유기체로서 기능을 유지할 수 있으며 내부 환경에 변화를 미치는 외부 요소에 대항해 이를 조절하기도 한다.

베르나르의 실험을 통해 임상의학은 세포의학의 단계로 진입하기 시작했다. 그가 발견한 수많은 과학적 성과가 비록 바로 응용되지는 못했지만 현대 생리학과 생물화학 발전에 탄탄한 기반을 마련함으로써 파블로프, 홉킨스의 등장을 이끌었다고 볼 수 있다. 당시 베르나르가 주장했던 실험 방법은 현대 의학에서도 사용가능하다. 그는 실험의학이 임상의학, 즉 환자를 떠나서는 존재할 수 없다고 생각했다. 또한 의사는 반드시 실험가적 본능을 갖추어야 한다고 강조했다. 그의 저서 《실험실 의학 연구에 대하여》는 생리학 발전사의 기념비적 의미를 지니고 있다. 이 책에서는 과학을 연구하는 방법론을 비롯해 과학적 분석과정의 핵심 지도 사상을 제시하고 있다.

과학사에 길이 남을 만한 업적을 인정받은 그는 의학과학원, 런던왕립학회의 회원으로 선임되었으며 1869년 프랑스 과학원 원장으로 발탁되었다.

베르나르의 실험은 대개 생체해부로 이뤄졌다. 남미 독화살 연구 사례를 예로 들어보자. 화살촉에 묻힌 독은 상처를 통해 동물의 체내로 퍼져 죽음에 이르게 한다. 그러나 중독된 동물은 죽기 직전에 전율하지도 않고 입에 거품을 내뿜지도 않았으며 비명소리를 내지도 않았다. 이는 중독된 동물이 질식해서 죽은 것임을 암시한다. 화살촉에 묻은 독은 호흡기의 신경을 마비시켜 질식에 이르게 하지만 심장은 여전히 뛰고 있다. 그는 이 실험을 통해 근육이 자기조절 기능이 있음을 증명해낸 것이다.

이 실험은 베르나르의 실험 연구의 특성을 잘 보여준다. 그는 실험을 통해 새로운 발견을 하면 이 발견을 바탕으로 가설을 세우고 다시 실험을 통해 이를 증명해 나갔다.

그는 오직 실험을 통해서만 생명과학을 확립할 수 있다고 굳게 믿었다. 일부 생명의 희생을 통해 또 따른 생명을 구할 수 있다는 것이 그의 신념이었다. 물론 당시 생체해부에 대한 여론은 그다지 좋지 않았다. 특히 신앙이 돈독했던 베르나르의 아내는 그의 생체실험을 격렬히 반대했다. 아내와의 잦은 말다툼, 개인적 고뇌, 그리고 오랜 시간 어둡고 습한 지하실에서 연구를 하느라 그는 건강이 매우 악화되었다.

1878년 2월 10일 파리에서 숨진 베르나르는 과학자 중 최초로 '국장'의 영광을 누렸다.

세포왕국

미생물 연구가 활발해지면서 드디어 '세포학'이 탄생했다. 독일의 식물학자 슐라이덴(M. J. Schleiden, 1804~1881)은 다양한 모양의 식물세포가 동일한 방식으로 생산된다는 것을 발견했다. 세포가 모든 식물의 구조를 이루는 기본적인 생명 단위임이 밝혀진 후에 밀러의 제자 슈반(Theodor

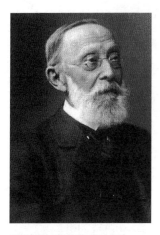

세포왕국을 주장한 피르호의 초상
세포병리학의 창시자는 독일의 유명한 병리
학자 피르호이다. 그는 의학교육 개혁과 위
생시설 보급에도 적극적으로 앞장섰다.

Schwann, 1810~1882)은 세포에 대한 연구를 더욱 심도 있게 추진했다. 그는 동물세포와 식물세포의 공통점을 관찰하기 위해 방대한 분량의 실험을 시도했다. 그 결과 핵세포가 유기체 구조의 기본적인 단위임을 발견하게 되었다.

세포학설이 등장하면서 식물체가 가진 동일한 구조가 밝혀졌으며 유기체 분화 발전의 법칙을 설명할 수 있게 되었다. 이는 생명과학의 기념비적 사건으로 병리학, 나아가 세포병리학의 새로운 방향을 제시해 주었다.

세포병리학의 창시자는 독일의 유명한 병리학자 피르호(Rudolf Carl Virchow, 1821~1902)이다. 그는 열네 살 때부터 베를린 대학 예과에서 수학했으며 열여덟 살 때 베를린 대학 의대에서 의학을 공부하기 시작했다. 뮐러의 제자이기도 한 그는 외과의사 시절 백혈병의 증상을 처음으로 묘사한 바 있다(1845). 베를린 대학에서 박사 학위를 받은 후 해부 연구를 하다가 1848년 프로이센 정부의 요청으로 슐레지엔 지역 방직공들의 발진티푸스 감염 현황을 조사하게 되면서 여기에 일생을 바쳤다.

그는 발진티푸스가 현지의 위생상태 뿐만 아니라 정부 자선기구들의 관리 부실에 기인한다는 보고서를 제출했다. 의사는 빈곤층의 대변인이자 사회문제 개선에 적극적으로 나서야 하는 책임이 있음을 강조했는데 오히려 정부의 강한 반감을 사게 되었다. 피르호는 독일진보당을 창당해 철혈재상 비스마르크의 정책에 강력히 반대했다. 1848년 혁명이 발생하자 그는 베를린에 바리케이드를 치고 혁명당을 보호했는데 이 때문에 급진

인사로 몰려 대학에서 해고당했다.

이듬해 그는 뷔르츠부르크 대학교의 교수로 임용되었으며 1855년 세포병리학과 관련된 논문을 발표해 "모든 세포는 세포로부터 생성된다."는 말로 세포학의 개념을 간단명료하게 설명했다. 이 말은 윌리엄 하비의 "모든 생명은 알에서 생성된다.", 파스퇴르의 "모든 생명물질은 생명물질에서 생성된다."는 말과 함께 생물학사상 3대 포괄적 논제로 주목받고 있다.

1856년 피르호는 베를린 대학의 병리학 교수로 임용되었으며 병리학 연구원의 원장으로 발탁되었다. 그는 이 연구원에서 매년 700~800구의 시체를 해부하며 수많은 병리학자를 양성했다. "병리해부학은 죽은 자에게서 생명을 찾는 학문이다."라는 신념을 지니고 있었으며 이는 베르나르의 관점과도 일맥상통한다.

피르호는 〈병리해부학·생리학·임상의학을 위한 기록Archiv für pathologische Anatomie und Physiologie, und für klinische Medizin〉이란 잡지를 창간해 55년 동안 발간했는데 전문적인 의학지식 외에도 비교해부학, 생리학, 인류학, 고고학, 고대 그리스, 아랍의학 문헌을 번역해 기재하기도 했다.

그로부터 2년 후《세포병리학 Cellular Pathology》이란 혁명적인 의학저서를 발표했다. 이 저서의 표지에는 큰 종양이 있는 여성이 모델로 나온다. 그는 이 저서에서 종양은 세포가 변이를 일으킨 것으로써 악성종양, 즉 암은 세포가 무한대로 증식하면서 발병한다고 소개했다.

또한 세포는 생물체의 기본 원소이며 유기체 내의 세포 하나하나가 결합되어 생명의 총화를 이루고 있다고 설명했다. 세포와 세포에 인접한 공간은 병리학적 변화가 일어나는 장소로 인체는 정력이 왕성한 '세포왕국'이라고 정의를 내렸다. 질병은 세포의 비정상적인 활동으로 발생하며 모든 질병은 국부적으로 발생한다고 주장했다. "모든 병리학은 곧 세포병리학이다."라고 생각했으며 인체의 조직, 기관, 계통, 개체 등이 모두 상호

종속관계를 맺고 있는 조직체라고 설명했다. 조직체는 거대한 고리를 형성하고 있으며 세포는 그 고리의 가장 안쪽에 분포하는 고리에 해당한다.

피르호에 의해 전성기를 맞이한 병리학은 '세포병리학'의 새로운 시대를 열었다. 그러나 피르호는 질병의 본질이 국부적인 세포의 변화에 기인한다고 강조함으로써 질병이 유기체 전반에 미치는 영향을 무시하는 부정적 영향을 끼치기도 했다.

물론 '세포왕국'의 개념은 지금까지도 여전히 그 영향력을 발휘하고 있으며 조직학, 병리학, 외과학의 기반을 형성하는데 커다란 공헌을 했다고 볼 수 있다.

피르호는 세포병리학의 영역뿐만 아니라 구체적인 질병 연구에 있어서도 큰 업적을 남겼다. 그는 뇌경색을 최초로 발견했으며 기생충병에 대해서도 연구한 바 있다. 조직학 분야에 있어 신경세포도 세포의 일종임을 발견했으며 동맥의 동맥주위 림프구집(Periarterial lymphatic sheath)을 발견하기도 했다. 또한 인종별 특징을 연구해 인구센서스를 바탕으로 생리인류학 영역을 개척했다. 1879년에는 슐리만(Schliemann)과 함께 트로이 성의 보물을 찾아나서기도 했다.

왜소한 몸집에 성급한 성격의 소유자였던 피르호는 늘 바쁜 일정을 소화하는 사람이었다. 철저한 인도주의자였던 그는 자신의 능력을 맘껏 발휘하여 각종 사회활동에 적극적으로 참여했다. 베를린 의회의 의원이자 제국의회의 의원이었던 그는 의회에 참석하기 위해 가는 차 안에서도 졸업을 앞둔 학생의 시험 상담을 해줄 정도였다.

또한 의학교육 개혁과 위생시설 보급에 적극적으로 앞장섰다. 베를린 시의 시정 인프라와 공중위생시설 건설에 힘쓰는 한편 〈여성교육문제〉, 〈근대국가의 학술자유에 대하여〉 등과 같은 논문을 발표해 자신의 주장을 피력했다. 프랑스와 프로이센의 전쟁 시기에는 구호대를 조직해 각

병원의 업무를 감독하기도 했다. 말년에는 자신이 직접 제작한 2만 3천 개의 표본을 병원 전시관에 기증했다. 80세의 고령에 독일황제의 훈장을 받았으며 독일과학회로부터 5만 마르크의 상금을 받았다.

진료의 새 도구 등장 – 체온계, 검안경, 후두경, 이경, 방광경

진료에 필요한 기구가 없던 시절, 의사들은 혓바닥 관찰, 진맥, 안색을 살피는 것 등 초보적인 관찰만으로 진단을 내릴 수밖에 없었다. 그 후 타진법, 청진법, 지압법 등이 선보이기 시작했으며 다양한 진단도구들도 개발되었다. 물리학, 의학, 통계학이 결합해 탄생한 이 도구들은 더욱 객관적이고 정확한 진단을 가능하게 해주었다.

● 체온계(온도계)

1593년 이탈리아 실험물리학의 선구자 갈릴레이는 최초의 온도계인 공기온도계를 발명했다.

어느 날 그는 실험 중인 한 학생에게 수온이 올라갈 때 특히 물이 끓는 시점에서 왜 용기 안의 물이 끓어 올라오는지 물었다.

그 학생은 물을 가열하면 부피가 팽창하고 물을 냉각하면 부피가 축소되기 때문이라고 대답했다. '물의 온도가 변하면 부피도 그에 따라 변한다.' 이 명제를 바꾸어 생각하면 '부피가 변하는 것으로 온도의 변화를 측량할 수 있다'는 결론이 나온다. 당시 사람들도 질병에 걸리면 열이 나는 것을 알고 있었지만 체온 변화를 어떻게 측정할지는 아직 모르고 있는 상황이었다.

학생의 답변을 들은 갈릴레이는 길고 가는 관에 공기를 넣어 밀봉하고 공기가 열을 받아 팽창하는 원리에 따라 온도 변화를 측정하려고 시도했다. 그러나 여러 가지 허점이 많았던 이 발명품은 제대로 온도의 변화를 감지해 내지 못했다.

갈릴레이의 친구였던 산토리오(Santorius Santorio)는 당시 갈릴레이가 사용했던 길고 곧은 관을 나선형의 관으로 변형시키고 관의 한쪽 끝을 작은 공 모양으로 만든 후 그 안에 물을 주입시켰다. 환자가 그 작은 유리 공 모양의 관 끝을 입에 넣으면 체온에 따라 나선관의 물기둥이 올라가는 상황을 관찰할 수 있었다. 그는 이 새로운 발명품을 '온도계'라는 뜻의 'Thermoskope'라고 명명했다. 이는 그리스어로 '온도'란 뜻의 'thermos'와 '관찰'이란 뜻의 'skopein'이 결합되어 나온 말이다. 그러나 사용이 너무 불편하고 정확도도 떨어져서 임상에서 크게 환영받지 못했다.

뒤이어 공기온도계를 대신해 수은, 알코올, 석유 등 액체를 이용한 액체온도계가 등장했다. 공기온도계와 마찬가지로 가열 시 팽창하고 냉각 시 축소되는 물질의 성질에 따라 온도의 변화를 측정하는 것이었다. 액체온도계를 가장 먼저 발명한 사람은 프랑스인 레이놀즈로 1632년 최초의 액체온도계를 제작한 것으로 알려져 있다. 1714년에는 독일의 물리학자 파렌하이트(Daniel Gabriel Fahrenheit)가 물의 빙점과 체온의 변화를 눈금으로 표시한 수은체온계를 만들었다. 그러나 부피가 너무 큰 단점 때문에 대다수 의사들의 외면을 받았다.

1867년 영국의 알버트(Aullbut, T. C,1836~1925)가 설계한 체온계는 크기가 15센티미터 정도로 5분 안에 비교적 정확하게 체온을 측정할 수 있었다. 가는 관에 수은을 주입해 만든 이 체온계는 인체에 접촉하면 수은주가 실제 체온을 가리키는 눈금에 표시되도록 만든 것으로 인체에서 떨어뜨려도 당분간 그 온도가 그대로 유지되어 나타났다.

알버트의 이 체온계가 등장하기 전에 독일의 임상의학자 분델리히(Carl Reinhold August Wunderlich, 1815~1877)가 체온계를 만들어 임상치료에 사용하기 시작했다. 1868년 그는 《질병과 체온》이란 저서를 발표했는데 이 책에는 2만 5천 건에 해당하는 환자의 체온변화 기록이 실려 있다. 그가 사용한 체온계는 알버트가 설계한 체온계보다 2배나 크고 체온 측정에도 20분이나 소요되었다. 그러나 분델리히의 노력으로 임상치료에 체온 측정의 중요성이 부각되기 시작했다. 미국의 남북전쟁 시기에는 조셉 존스(Joseph Jones)라는 남군 소속 의사가 유일하게 체온계를 보유했다고 전해진다.

● 검안경

고대 이집트시대에 안과 전문의가 있었다는 기록이 남아있다. 파피루스에 기록된 처방전에는 동물의 간으로 구워낸 약재가 트라코마(trachoma : 클라미디아로 일어나는 결막의 접촉 감염병), 백내장, 야맹증에 효과가 있다고 적혀 있다. 그러나 진정한 의미의 전문 안과는 18세기 후반 비엔나의 비어(Georg Joseph Beer, 1763~1821)에 의해 확립되었다. 그는 안과를 의학의 한 분야로 독립시켰을 뿐만 아니라 돋보기, 검안경 등을 이용해 정확하게 질병을 진단했다.

19세기 중엽까지 안과 수술은 안구 표면에 국한되어 있었다. 뮐러의 제자 헬름홀츠는 생리학자로 출발해 말년에는 베를린의 물리학 강의 전반에 영향력을 행사했으며 '완벽한 과학자'로 칭송받는 인물이다. 그는 관찰과 측량의 완벽성을 기하기 위해 실험에 몰두했으며 기기 개량에도 적극적이었다.

1851년, 서른 살도 되지 않은 젊은 교수 헬름홀츠가 학생들에게 안구가 빛을 발하는 현상에 대해 강의를 하고 있었다. "어둠 속에서 물체를 분별하기 위해 고양이, 부엉이와 같은 야행성 동물은 안저에 타페텀(tapetum)이라는 반사층(휘막)이 있어 녹색, 은색, 또는 금색의 빛을 반사한다. 그러나 인간의 눈에는 이러한 타페텀이 없어 예전 사람들은 인간의 눈은 반사광을 내지 못한다고 생각했다. 그러나 이러한 생각이 잘못된 것임이 비엔나의 생리학자 에른스트 브뤼케(Ernst Wilhelm von Br cke)에 의해 밝혀졌다."

여기까지 말한 후 헬름홀츠는 두 명의 학생을 지목해 실험에 동참시켰다. 활활 타오르는 석유등불 앞에 한 학생을 세우고 또 한 학생은 3미터 정도 떨어진 곳에 서도록 했다. 눈과 등불이 동일한 위치가 되도록 맞춘 후 등불 앞에 있는 학생에게 등불에 덮개를 씌우고 반대편에 있는 학생의 눈을 관찰하도록 했다.

그 학생은 반대편 학생의 눈이 천천히 움직이고 있으며 동공은 붉은 빛, 홍채는 푸른빛을 낸다고 대답했다.

헬름홀츠는 그 후 일주일 동안 안경렌즈와 현미경 렌즈를 이용해 자신이 오랫동안 구상했던 '도구'를 만들기 시작했다. 이 도구가 바로 검안경으로 검안경을 이용해 물체를 관찰하면 20배 정도 크게 확대되어 보였으므로 인체의 섬유동맥과 정맥의 시망막을 비롯해 시신경이 눈에 도달하는 과정까지 명확하게 볼 수 있었다.

이에 그는 〈검안경을 이용해 인체 망막을 관찰하는 것에 대하여〉란 논문을 발표해 검안경의 구조와 사용방법, 그 의의 등에 대해 상세하게 기록했다. 당시 그가 만든 검안경은 일종의 간접 검안경으로 외부광원 조명의 반사작용을 이용해 다중 광학렌즈를 겹쳐 만든 것이었다. 또한 오목렌즈를 이용해 안저의 구석구석까지 관찰할 수 있었다. 비록 물체가 거꾸로 보이는 단점이 있었지만 광범위하게 관찰할 수 있다는 장점도 있었다.

1867년 헬름홀츠가 출판한 《생리학적 광학 편람 Handbook of Physiological Optics》은 시각생리학의 걸작으로 평가받고 있다.

초기에 안과는 외과에 부속되어 있었다. 따라서 안과 질병에 대한 치료도 외과적인 방법과 크게 다를 바가 없었다. 안저병에 대해서는 육안으로 보이는 증상을 바탕으로 주관적인 추론을 통해 병을 진단할 뿐 눈 안에 어떤 질병이 발생했는지는 짐작하기 어려웠다.

역사학자 로센(George Rosen)은 그의 저서 《의학 전문화 Specialization in Medicine》에서 헬름홀츠의 발명이 지닌 역사적 의의를 기술하면서 독일 의사의 등장이 미국 안과학 발전에 끼친 영향을 강조했다.

검안경은 최초로 안구를 훼손시키지 않는 범위에서 신경, 혈관 등의 조직형태와 그 변화를 관찰할 수 있었다는 점에서 큰 의의를 지니고 있다. 물론 의사들이 익숙하게 사용하기까지는 시간이 다소 걸렸지만 말이다.

검안경의 발명으로 근대 안과학의 아버지로 불리는 독일의 안과의사 그레페(Albrecht von Grfe, 1828~1870)를 비롯해 네덜란드의 안과의사 돈데르스(Frans Cornelis Donders, 1818~1889) 등 걸출한 의사들이 등장하게 되었다. 이 기간 동안 의학계에는 신제품을 적극 활용하는 새로운 유행이 일어나기 시작했다. 새로 발명된 기기들은 인체의 특정 부위를 관찰하는 능력이 뛰어나 '전과 제도' 즉 의학의 전문화를 촉진하는 계기가 되었다.

처음 헬름홀츠가 발명한 검안경은 눈의 내부와 안저 관찰만 가능해 사용이 제한적이었다. 그러나 백열등이 발명된 후 전자 검안경이 등장했으며 이어 전등이 탄생하자 검안경 내부의 조명시설이 획기적으로 개선되었다. 이 검안경은 광원이 손잡이에 설치되어 있는 일종의 일체형 검안경으로 안저를 거꾸로 선 모습이 아니라 바로 된 모습으로 확대 관찰할 수 있었다.

1911년 스웨덴의 안과의사 굴스트란드(Alvar Gullstrand, 1862~1930)가 슬릿 램프(눈의 각막을 점검해 시력 또는 눈의 현재 상태를 파악해 진단하는 기구)를 개발해 전안부(前眼部) 관찰이 가능한 안과의 새 시대를 열었다.

● 후두경

후두경도 19세기에 탄생한 신 의료기기에 해당한다.

런던의 유명한 성악교사였던 가르시아(Manuel Garcia)는 1855년 처음으로 후두경을 발명했다. 그는 101세까지 살았다고 전해지며 1840년 성악 논문을 발표해 성악 연구의 현대화를 앞당긴 인물로 꼽히고 있다. 또한 당시 유명한 성악가들을 많이 배출해냈다.

가르시아는 자신의 경험을 바탕으로 비과학적 발성법을 과학적 발성법으로 전환하는 연구를 진행하는 과정에서 후두경을 발명했다고 한다. 그가 자신의 발명품을 왕립학회에 제출했을 때 비엔나 출신의 학자 'Johann Czermak'와 'Ludwig Turck'의 관심을 끌게 되었다. 후에 두 사람은 누가 가장 먼저 후두경을 의학에 도입했는가를 두고 열띤 설전을 벌였다.

과거에는 후두부에 종양이 생기면 질식으로 숨지는 것이 다반사였다. 그러나 후두부에 난 종양의 정확한 위치만 파악할 수 있다면 절개 수술을 통해 간단히 고칠 수 있었다.

후두경은 검안경처럼 순조롭게 임상에 이용되지 못했으며 19세기에는 후두경을 둘러싼 소송이 벌어지기도 했다.

영국의 유명한 인후과 의사 매켄지(Morell Mackenzie, 1837~1892)는 독일 왕실의 요청으로 당시 왕자 신분이었던 프리드리히 3세의 인후질환을 치료하러 베를린에 온 적이 있었다. 후두경으로 관찰한 결과를 바탕으로 피르호와 구체적인 논의를 한 끝에 양성종양으로 판단하고 수술을 결정했다. 수술은 성공적이었지만 프리드리히 3세는 왕위에 오른 지 99일 만에 인후암으로 세상을 떠났다. 눈에 보이는 종양은 제거했지만 종양이 암세포였던 만큼 바로 재발한 것이다. 피르호도 매켄지도 당시에는 이 같은 결과를 예상하지 못했다.

● 이경

이비인후과의 진단에 가장 중요한 보조도구는 바로 이경(耳鏡)이다.

귀는 크게 외이, 중이 및 내이로 구분된다. 눈에 보이는 부분이 외이로 그 내부를 들여다보기 위해서는 이경이란 도구가 있어야 한다. 히포크라테스 시대와 중세 페르시아 의사 라제스 시대에는 오직 햇빛에만 의지해 귓속을 관찰했다.

르네상스시대에 이르러 이탈리아의 해부학자 파브리키우스 아브 아콰펜덴테(Hieronymus Fabricius ab Aquapendente, 파브리치오)는 물병 모양의 도구를 귓속에 넣어 빛이 투영되는 효과로 귓속을 관찰했다. 18세기까지 이비인후과 의사는 맑은 날에만 햇빛을 빌어 환자를 진료할 수 있었다.

1841년 독일의 프리드리히 호프만(Friendrich Hoffmann)이 손잡이가 있는 이경을 발명하면서 햇빛이 없어도 귓속을 관찰할 수 있게 되었으며 효과는 햇빛보다 훨씬 뛰어났다. 그가 발명한 이경은 일종의 반사경으로 중간에 빛이 통과하는 작은 구멍을 내 오목렌즈를 부착했다. 이경에 반사되는 빛으로 의사는 고막까지 관찰할 수 있었으며 치료와 수술에도 매우 요긴하게 사용되었다.

그러나 이 발명품은 호프만 생전에는 광범위하게 사용되지 못했다. 그로부터 15년이 흐른 후에야 그 효능이 제대로 인정받았기 때문이었다. 그의 동생은 염색공업의 창시자로 불리는 화학자 폰 호프만(August Wilhelm von Hofmann)이다.

● 방광경

방광결석, 요도염증 등 비뇨기 계통의 질병은 역사가 매우 오래되었다. 이러한 병은 표면적 증상만으로는 진단해 내기 어려워 임상 의사들이 애를 먹고 있었다.

1804년 최초의 원시적인 방광경이 독일에서 제조되었다. 프랑크푸르트 시의 의학행정관이었던 보지니(Philip Bozzini)가 발명한 기기로 튜브 모양을 하고 있었다. 그러나 방광경의 조명은 여전히 외부 촛불에 의존했다. 이 때문에 요도의 앞부분만 관찰할 수 있었으며 사용도 불편했다. 물론 후에 한층 개선된 방광경이 등장하는 계기를 마련한 것은 부인할 수 없다.

20년이 지난 후 프랑스의 비뇨기과 의사 피에르(Pierre Se galas)가 이비인후과의 의사들이 이마에 쓰는 반사거울에 착안해 가스등을 조명으로 하는 방광경을 설계했다. 1853년 그는 파리에서 자신이 제작한 방광경을 전시해 큰 찬사를 받았다. 그러나 앞서 소개한 두 개의 방광경 모두 조명이 외부에 있기 때문에 사용에 제한을 받을 수밖에 없었다. 검안경처럼 백열등이 나온 후 방광경도 획기적인 변화를 꾀할 수 있었다.

왕립의사협회의 회원이자 독일 비뇨기과 의사였던 니츠(Nitze, M. 1848~1906)는 단순한 외부 조명만으로는 방광경의 효과를 극대화할 수 없다는 점을 잘 알고 있었다. 그는 백금 등을 광원으로 이용해 방광경의 앞부분에 장착하는 방법을 구상했다. 이에 비엔나의 유명한 기기제조 회사 리이터(Leiter)와 합작해 삼각 모양으로된 직각 반사가 가능한 방광경을 제작했다.

1879년 3월 3일 니츠는 자신이 수년간의 노력으로 발명한 방광경을 의학계에 소개해 큰 호평을 얻었다. 이때부터 진정한 내시경의 시대가 열렸다고 볼 수 있다.

에디슨이 전기와 전등을 발명한 후 니츠는 백금 등을 과감히 버리고 전등을 광원으로 채택했다. 이로써 시야와 조명의 두 가지 문제가 함께 해결되었다.

곧이어 로세(Du Rocher)라는 의사가 니츠의 방광경을 개량해 광학경과 렌즈의 분리가 가능하도록 함으로써 필요에 따라 적합한 렌즈를 바꿔 사용할 수 있게 되었다. 그는 또한 수뇨관과 이중내강 도관을 설계하기도 했다. 1897년 알바란(Albarran)이 내강 도관 방향 전환기기를 발명해 수뇨관 삽입기술에 안정성을 더했다.

이 시기의 방광경은 이미 현대화된 내시경으로써 충분한 역할을 발휘할 수 있게 된 것이다.

등불을 든 천사 나이팅게일

간호는 매우 고매한 직업이다. 간호는 의술과 마찬가지로 하나의 예술이자 과학이다.

그러나 19세기 의사들은 간호사를 잡역부와 크게 다르지 않다고 생각했다. 심지어 간호사들이 의사의 영역을 간섭한다고 비판을 가하는 사람도 있었다. 당시 간호사에 대한 의사들의 인식을 통해 당시 불결하고 공포감마저 조성했던 병원의 실상을 미뤄 짐작해 볼 수 있다. 간호사는 사회적 지위가 낮았을 뿐만 아니라 간호와 관련된 지식을 제대로 갖추지 못한 사람들이 태반이었다. 제대로 간호를 받지 못한 환자들은 결국 죽음으로 내몰릴 수밖에 없었다.

간호는 처음 그 개념이 대두될 때부터 평판이 그다지 좋지 못했다. 1840년 영국의 감옥 개혁자 엘리자베스 플라이(Elizabeth Fry, 1780~1845)는 런던에 최초로 간호협회를 설립했다. 당시는 이 협회에 가입하는 여성에게 '기독교 자선 여선교사'란 호칭이 사용되었으나 기독교 신자들의 심기를 자극했기 때문에 후에 '간호사'로 고쳐 부르게 되었다.

1854년 발발한 크림전쟁(1854~1856)은 '나이팅게일'이란 여성 영웅을 탄생시켰다. 런던에 그녀의 동상이 세워져 있으며 10파운드 지폐 뒷면에도 그의 반신상이 새겨져 있는데서(앞면은 엘리자베스 2세 여왕의 반신상) 알 수

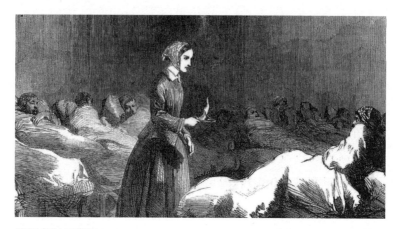

백의의 천사 나이팅게일
1854년 발발한 크림전쟁은 '나이팅게일'이란 여성 영웅을 탄생시켰다. 나이팅게일은 명실상부한 현대 간호교육의
창시자로 자리매김했다.

있듯 그녀는 영국인의 자부심을 상징하는 존재이다. 새로운 의료기술이
부단히 탄생하고 있을 무렵 나이팅게일의 등장은 의학이 단지 과학과 과
학기술의 전유물이 아니라 환자에 대한 연민과 보살핌이라는 자각을 일
깨워주게 되었다.

　나이팅게일(Florence Nightingale)은 1820년 5월 12일 이탈리아의 플로렌
스에서 태어났다. 그녀가 유년기였을 때 그의 가족들은 고향인 영국 햄프
셔로 돌아왔다. 나이팅게일은 부유한 가정에서 훌륭한 가정교육을 받았
으며 프랑스 파리 대학에서 수학한 인재였다. 영어, 프랑스어, 이탈리아
어, 독일어에 모두 능통했기에 그녀의 부모는 나이팅게일이 문학, 음악 분
야에서 두각을 드러내며 상류사회에 진입하기를 바랐다. 그러나 후에 그
녀의 일기장을 통해 알려진 바에 따르면 나이팅게일은 문학가가 되거나
결혼해서 행복한 가정을 꾸리거나 아니면 간호사가 되어야겠다는 세 가
지 희망을 꿈꾸고 있었다.

　1837년 그녀는 자신에게 어떤 사명을 부여한 신의 목소리를 듣게 되었

다. 이에 1844년 영국을 출발해 프랑스, 독일, 벨기에, 이탈리아 등 유럽 전역을 돌며 각국의 병원과 자선단체를 시찰하고 간호사의 업무에 대해 파악하기 시작했다. 1850년에는 가족들의 반대를 뿌리치고 독일의 카이세르스베르트로 간호교육을 받으러 떠났다. 4개월 동안의 짧은 교육을 마친 후 귀국한 그녀는 1853년 '런던 여성 환자 간호회'의 감독관으로 선임되었다.

이듬해 영국, 프랑스 등의 유럽 연합군과 러시아 차르 황제 사이에 크림전쟁이 발생했다. 프랑스의 경우 전문 간호사들이 부상병들을 돌보고 있었지만 영국의 야전병원은 관리가 잘 이뤄지지도 않았고 간호 여건도 여의치 않아 제대로 부상병들을 돌보지 못함으로써 사망률이 무려 40%에 육박했다.

그때 《더 타임스》를 통해 영국 부상병들이 훈련도 제대로 받지 못한 남성 간호사들의 손에서 제대로 된 간호도 받지 못한 채 죽어가고 있다는 소식이 알려졌다. 이 소식에 당황한 국무대신 시드니 허버트(Sidney Herbert) 경은 나이팅게일에게 도움을 요청했다.

1854년 10월 21일 영국 정부의 요청으로 나이팅게일은 38명의 간호사를 이끌고 런던을 떠나 크리미아 지역으로 떠났다. 그들은 4개의 야전병원에 나뉘어 배치되었다. 나이팅게일은 터키의 스쿠타리 야전병원에서 일하게 되었다. 병원은 런던의 빈민굴과 다를 바가 없었다. 그녀는 비누, 물, 청결한 붕대와 따뜻한 마음으로 콜레라와 이질에 맞서 싸우기 시작했다. 부상병들은 영양실조와 불결한 위생환경 때문에 하나 둘씩 죽음으로 내몰렸다. 부상병들을 아예 건드리지 말라고 명령하듯 말하는 의사도 있었다. 강한 책임감과 탁월한 조직력을 지녔던 나이팅게일은 밤낮을 가리지 않고 야전병원 환경을 개선하기 위해 노력했다.

또한 중상을 당한 부상병들에게 떠나온 가족들에게 편지를 쓰고 가족의 생활에 도움이 되도록 그들의 군인 월급을 부치도록 독려하며 마음을 다독여주었다. 이미 전사한 군인들을 대신해 그 가족들에게 편지를 대신 써주기도 했으며 밤이 깊어지면 등불을 들고 병실을 돌아보았다. 이처럼 헌신적인 그녀의 보살핌에 감동한 병사들은 벽에 비친 그녀의 그림자나 그녀의 발걸음이 스친 바닥에 스스럼없이 입을 맞추곤 했다. 그들 사이에 나이팅게일은 '등불을 든 천사', '부상병들의 희망'으로 불리게 되었다.

마침내 나이팅게일은 기적을 일궈냈다. 그녀가 38명의 간호사들과 야전병원에 배치된 지 채 6개월도 지나지 않아 42%에 달하는 사망률은 2%로 떨어졌다. 자신의 몸을 태워 남을 비추는 촛불이 되고자 했던 그녀의 헌신정신이 찬란한 빛을 발하는 순간이었다.

나이팅게일은 크리미아에서 열병에 걸리기도 했지만 완전히 회복되기도 전에 일어나 다시 일을 계속했다. 1856년 11월 드디어 크림전쟁이 끝이 났다. 나이팅게일이 가장 마지막으로 전쟁터를 떠나 영국으로 돌아오던 날, 영국 정부는 런던에서 성대한 환영회를 개최했다. 그러나 나이팅게일은 이러한 자리를 회피했다. 빅토리아 여왕을 알현한 자리에서도 한 마디도 말을 하지 않았을 정도였다.

그녀는 정부 차원의 모든 연회를 사절했다. 그녀의 관심은 오직 영국군의 위생환경을 개선하는 데 집중되어 있었다. 그녀의 열정에 힘입어 1857년 육군 군의학교가 창립되었다.

1856년 나이팅게일의 영향으로 각계에서 간호학교 설립 기금을 모금하기 시작했다. 간호학교는 반드시 병원과 연계되어 있어야 한다고 생각한 그녀는 성 토마스 병원을 간호학교 설립지역으로 최종 선택했다. 1860년 각계에서 모금된 기금으로 나이팅게일은 성 토마스 병원에 세계 최초의 간호학교인 '나이팅게일 간호학교'를 설립했다. 이 학교는 간호를 현대화 수준으로 끌어올리는 초석이 되었다.

첫해 입학자 수는 열다섯 명으로 25세에서 35세의 여성들이었다. 교육기간은 1년으로 정했으며 학생의 의식주는 모두 무료이고 매년 10파운드의 보조금까지 지원했다.

나이팅게일은 중하층 가정에서 '견습 간호사'를 모집했는데 이 계층이 엄격한 규율을 준수하고 훈련을 잘 습득하는데 가장 적합할 것으로 여겼기 때문이었다. 그녀는 특히 규율 준수와 단체생활, 헌신적인 간호정신을

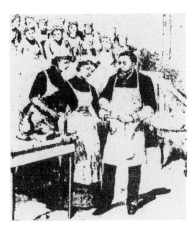

붕대 감는 법 시연 장면
1885년 필라델피아의 한 병원에서 의사가 간호사에게 붕대 감는 법을 가르쳐주고 있다.

중시했다. 나이팅게일은 이 간호학교를 두 차례 정도 방문했을 뿐, 성 토마스 병원에서 모든 관리와 운영을 맡았다. 물론 항상 학교의 정황을 예의주시하고 있었다. 간호학교 운영 담당자는 그녀에게 학교에서 발생한 모든 일을 보고했으며 종종 수석간호사와 함께 그녀의 집에서 면담을 하기도 했다.

이 기간 동안 나이팅게일은 《병원노트》, 《간호노트》 등을 집필했다. 이 저서들은 병원 관리와 간호사 교육에 대한 교과서로 널리 사용되었다. 이로써 유럽은 물론 세계 각지에 간호 업무와 간호 교육이 크게 발전하는 계기를 마련했다. 나이팅게일은 명실상부한 현대 간호교육의 창시자로 자리매김했다. 정규교육을 받은 간호사 확보는 인류의 축복이 아닐 수 없다. 그녀는 공중위생의 철저한 관리를 위해 예방 의학 서비스 체계를 확립할 것을 제안하기도 했다.

1901년 나이팅게일은 과로로 두 눈의 시력을 모두 잃었다. 1907년 영국 정부는 여성으로는 처음으로 나이팅게일에게 훈장을 수여했다. 그녀는

1910년 90세를 일기로 잠자듯 조용히 세상을 떠났으며 국장을 하지 말라는 유언을 남겼다.

1912년 워싱턴에서 개최된 제9회 국제적십자회에서 간호사의 최고 영예인 '나이팅게일 훈장'이 정식으로 제정되었다. 나이팅게일 기금에서 각국의 적십자회에 보내고 있는데 보통 2년에 한 번 최대 50매 정도를 수여한다. 그 해 국제 간호 이사회는 나이팅게일의 생일인 5월 12일을 '국제 간호사의 날'로 제정해 그녀를 기념하기로 결정했다.

나이팅게일이 크리미아에서 돌아온 지 3년이 흐른 뒤인 1859년 6월 제네바의 은행가 뒤낭(Jean-Henri Dunant)이 나폴레옹 3세를 알현하기 위해 이탈리아로 들어왔다. 당시 프랑스는 이탈리아와 연합해 오스트리아와 전쟁 중이었다. 이 때문에 이탈리아 북부 지역에서는 격렬한 전투가 벌어지고 있었다. 솔페리노 지역은 가장 참혹한 전투가 벌어졌던 곳으로 도처에 팔과 다리를 잃은 병사들이 신음하고 있었지만 아무도 이들을 돌보지 않았다.

이처럼 비참한 광경에 뒤낭은 놀람과 절망을 감출 수 없었다. 6,000여 명의 부상병들을 단 두 명의 의사가 돌보고 있었으며 오스트리아 포로병은 아예 인간 이하의 대접을 받고 있었다. 뒤낭은 자신의 미력한 힘으로라도 이들을 도와야겠다는 생각이 들었다. 그는 임시방편으로 간호사를 모집하기 시작했으며 '우리는 모두 형제'라는 구호 아래 부상병들에게 물, 붕대, 음식을 제공했다.

3년 후 뒤낭은 자비로 《솔페리노의 추억》이란 저서를 출판했다. 그는 이 책에서 전시의 부상자 구호를 위한 중립적 국제기구 창설을 촉구했다.

1863년 그는 의기투합한 사람들과 함께 국제적십자회의 전신이 된 '부상병 구호 국제위원회'를 설립했다.

붉은 바탕에 흰색 십자가로 구성되어 있던 스위스 국기에서 영감을 얻어 그는 국제적십자회의 로고를 흰 바탕에 붉은 십자가로 정했다.

'부상병 구호 국제위원회'의 영향력이 점점 확대되면서 1863년 10월 제네바에서 제1차 국제적십자회의가 개최되었고 14개국 36명의 대표가 참석했다. 이듬해 8월 22일에 열린 제2차 회의에서는 12개국 정부 대표가 모여 부상병 구호를 주요 내용으로 한 〈제네바 공약〉을 체결했다. 이날이 바로 공식적으로 국제적십자회가 탄생한 날이다. 공약에는 질병과 부상으로 고통 받는 모든 부상병들을 구호 대상으로 정했으며 군의관도 간호사도 포함시켰다. 이때부터 적십자회는 세계 각지에 유혈사태, 기아, 지진, 전쟁 등이 발생한 곳에서 활발한 활동을 전개했다.

뒤낭은 성공적으로 적십자회를 창설했지만 그의 기업은 파산하고 말았다. 그는 빈민 병원에서 과로로 쓰러진 적도 있었다. 1901년 처음으로 제정된 노벨 평화상의 영광은 뒤낭에게 돌아갔다. 적십자회는 그의 생일인 5월 8일을 '세계적십자의 날'로 제정했다.

'십자가'는 기독교의 상징이기 때문에 적십자회 운동이 중동 이슬람국가까지 확대되었을 때 이슬람교 신도들의 외면을 받게 되었다. 이 때문에 1876년 오스만제국은 '적신월(赤新月)'을 페르시아제국은 '적사자 태양' 도안을 사용했다. 1929년 국제적십자회는 이 두 도안을 모두 인정했으나 이란의 호메이니(Ayatollah Khomeini)가 정권을 잡으면서 이란도 '적사자 태양' 도안 대신 다른 이슬람국가들처럼 '적신월'을 사용하게 되었다. 1991년 적십자회는 '적십자·적신월 국제연합회'로 개칭했다.

이스라엘이 건국된 후 유대인의 상징인 붉은색 육각형의 '다윗의 별'로 '적십자'를 대신하려는 움직임이 있었는데 적십자회는 이를 허가하지 않았다. 앞으로 이러한 사례가 더 발생하지 않도록 하기 위해 현재의 적십자회는 모든 종교적 의미를 배제한 마름모 모양의 '적수정'을 국제통용 부호를 제정하려고 고심 중에 있다.

정신질환 치료의 신기원

"나는 종종 나의 자의식이 감퇴되는 것 같아 두려움에 휩싸이곤 한다. 이 느낌은 너무 이상해서 곤혹스럽기 짝이 없다. 내 말을 황당하게 여기는 사람이 있을까봐 차마 말도 하지 못한다. 다만 그 느낌을 분석하기 위해 애쓴다. 나는 이러한 상태를 '개체 자아 정서결핍증'이라고 이름 붙였다."

미국의 젊은 정신과 의사 미첼(Weir Mitchell, 1829~1914)은 남북전쟁 시기 팔다리를 잘린 수많은 부상병들을 치료하며 느낀 감정을《조지 데들로 증례 The Case of George Dedlow》란 임상의학 소설로 발표했다.

미첼은 신체와 자아의 심각한 결손으로 나타나는 이러한 현상을 '사지 신경중추의 영원한 침묵'이라는 시적인 말로 표현했다. 그는 소설을 출간한 후 이어 '환영사지증후군(phantom limb syndrome)'을 다룬 연구 결과를 발표했다. 독자들은 호기심을 만족시키는 효과를 거두었을지 몰라도 그의 동료들은 이처럼 괴기스런 이론에 깊은 반감을 표했다.

미첼은 미국 남북전쟁 시기에 활동했던 의사였다. 당시의 의료 상황은 거의 최악이었다고 해도 과언이 아니다. 대학을 갓 졸업하고 임상 경험이 거의 없는 젖비린내 나는 의사들이 바로 전장으로 투입되었으며 식칼로 수술용 칼을 대신할 정도로 의료기기라고 할 만한 도구를 거의 찾아보기 힘들었다. 그는 당시 스무 살을 갓 넘긴 나이에 진료 경험이 전무한 상태로 500여 명의 군사가 있는 부대로 배치되었다.

당시 북군에서는 마취약으로 클로로포름이 보편적으로 사용되고 있었다. 기록에 따르면 8만여 차례나 사용되었다고 한다. 그러나 문제는 마취가 아니라 상처의 감염이었다. 이질, 발진티푸스, 파상풍 등으로 사망하는 병사의 수가 전쟁터에서 전사한 병사의 수보다 훨씬 많았을 정도였다. 북군 전사자 30만 명 가운데 3분의 1은 부상으로, 3분의 2는 질병으로 사망했다는 통계가 있다. 남군의 상황도 이보다 나을 리 없었다.

남북전쟁은 의료 구호의 실패가 적나라하게 드러난 전쟁이었다. 이러한 상황에서 미첼은 오히려 의학의 새로운 영역, 정신과 치료에 대한 연구를 시작했다. 그는 필라델피아의 한 병원에서 근무하던 중 수석외과의사 하몬드(Hammond)의 지원을 받아 뇌진탕과 히스테리를 치료하는 병실을 마련했다. 임상 관찰을 통해 정신질환을 치료하는 그만의 독특한 치료법을 고안해 '미첼 치료법'이라고 명명했다. 그의 저서 《신경 손상과 그 영향》은 현대 신경외과학의 발판을 마련했다는 평가를 받고 있다.

19세기 중엽에 이르러 프랑스의 생리학자 브라운 세카르(Brown-Séquard, 1817~1894)가 척수의 감각, 운동 기능을 밝혀냈으며 베르나르는 교감신경을 발견했다. 또한 폴 브로카는 언어장애(실어증)와 대뇌 좌반구 손상 관계를 기술한 바 있다. 미첼에 와서 이 모든 신경계통 이론이 귀납, 정리 단계에 들어갔다고 볼 수 있다.

프랑스의 유명한 신경병학자 샤르코(Jean Martin Charcot, 1825~1893)는 1862년 살페트리에르 병원과 인연을 맺으면서 임상 신경연구센터를 설립했다. 그는 이 병원의 환자 3,000여 명을 대상으로 풍부한 임상 연구를 실시해 심리 질병의 원인을 규명하려고 노력했다. 특히 히스테리의 병리학적 증상, 즉 고립, 냉담, 무감각 등은 모두 감각기관과 관련이 있다고 밝혔다. 또한 '자아'와 '비아(非我)'의 경계선이 무너지고 신체 인지의식이 결핍되어 나타나는 반응이라고 설명했다.

임상치료 과정에서 그는 자궁적출수술로 히스테리를 치료하는 방법에 반대 입장을 분명히 하고 혹독한 비판 속에서 사라졌던 메즈머의 최면술을 부활시켰다. 1878년 샤르코는 자신이 주관한 학술대회에서 최면술을 하나의 학문으로 확립시키려고 노력했다. 특히 자기장 이론과 최면과학 연구에 몰두했다.

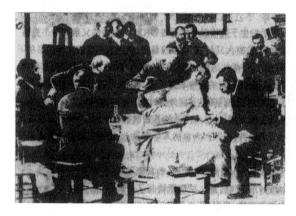

정신질환의 치료를 위한 최면시술 장면
샤르코가 히스테리와 최면술에 대한 보고서를 발표하면서 최면학은 그 신비의 베일을 벗고 점차 과학의 영역으로 변모되었다. 이때부터 의학계는 최면술에 대해 면밀히 연구하기 시작했다.

그는 최면을 걸 때 환자의 마음을 안정시키는 데 주력했다. 때로 혼잣말을 중얼거리며 두 손으로 계속해서 환자를 어루만졌다. 특히 이마를 쓰다듬으며 환자의 심신을 편안하게 만들어 최면 상태로 유도했다. 샤르코는 최면에 걸리는 것 역시 히스테리의 한 증상이라고 설명하고 증상에 따라 대최면과 소최면으로 나누었다. 대최면은 다시 혼수, 경직, 인격분열 등으로 구분했다.

그러나 그의 이러한 주장은 수많은 의사들의 의혹을 불러일으키며 신빙성 논란이 불거지게 되었다. 히스테리는 샤르코의 주장처럼 환자에게만 나타나는 증상이 아니며 최면 상태는 히스테리가 더욱 악화된 상황에 불과하다는 것이 그들의 주장이었다.

이러한 의혹에도 불구하고 그는 자신만의 일련의 치료방법을 바탕으로 살페트리에르 병원을 신경학 연구의 중심지로 우뚝 세웠다. 그는 최초로 특정한 신경기능에 따라 대뇌를 부위별로 구분했으며 히스테리 증상과 최면 상태에 대한 상세한 보고서를 발표함으로써 신비의 베일에 싸여있던 최면학을 과학의 영역으로 끌어들였다.

비록 샤르코의 최면치료가 큰 성과를 거두지는 못하고 현상을 설명하는

데 있어 오류를 범하기도 했지만 향후 신경병학의 발전에 지대한 영향을 끼친 공헌만은 부인할 수 없다. 특히 그의 제자로서 정신분석학의 창시자가 된 프로이트(Sigmund Freud, 1856~1939)에게 큰 영향을 미쳤다.

당시는 전기치료의 황금기였다. 특히 1831년 마이클 패러데이(Michael Faraday)가 전류 센서를 발명한 후 고압 정전기는 두통, 마비, 신장결석, 좌골신경통, 협심증 치료에 광범위하게 사용되었다. 전기 생리학이 발전을 거듭하면서 중저파 전류를 이용한 치료법이 임상에 응용되기 시작했다. '전기치료의 아버지'로 불리는 뒤셴드 불로뉴(Duchenne de Boulogne)는 파리 병원에서 자신이 제작한 '전류 센서' 기기로 신경질환의 환자들을 치료했으며 전기치료를 바탕으로 전기 생리학 관련 저서를 집필하기도 했다. 이 책에는 근육 수축운동에 대한 최초의 묘사가 등장한다.

프랑스의 유명한 신경병학자 샤르코의 영향을 받은 프로이트는 최면술을 이용해 환자의 잠재의식 속에 있는 기억을 일깨웠다. 그는 이 기억들은 대부분 심리적인 상처에 기인한다고 주장하면서 정신분석학의 토대를 다지기 시작했다.

샤르코의 이론은 프로이트의 영감을 자극해 정신질환 치료의 신기원을 마련하였다.

항균소독의 시대를 연 조셉 리스터

클로로포름, 에틸에테르 등 마취제가 의학에 응용되면서 외과수술에 새로운 활력을 불어넣었다. 그러나 외과의사들은 수술 후의 감염문제로 여전히 골머리를 앓고 있었다. 수술 후에 화농, 패혈증, 단독, 괴저 등의 합병증 발생 비율이 매우 높았기 때문이었다. 이 때문에 아무리 간단한 수술이라도 의사들은 선뜻 메스를 잡으려 하지 않았다. 특히 절지 수술의 사망률은 상상을 초월할 정도로 높았다. 19세기 초에는 수술 성공률이 25%에도 미치지 않아 외과수술을 아예 금지하기도 했다. 의사들은 수술대에 누워있는 환자들의 사망률이 워털루 전투에 참전하는 병사들보다 더 높다고 한숨을 쉴 정도였다.

이러한 문제는 방부기술을 개발한 외과의사 리스터(Joseph Lister, 1827~1912)가 등장하면서 새로운 전환점을 맞이하게 되었다.

리스터는 1827년 4월 25일 잉글랜드의 작은 마을 업턴에서 출생했다. 부친인 조지프 잭슨 리스터는 현미경을 제작해 적혈구의 형태를 관찰한 공을 인정받아 영국 왕립학회의 회원으로 선임된 적도 있었지만 본래는 상인이었다. 리스터는 중학교를 다닐 때부터 동물 소묘 능력이 뛰어났으며 생물학에 심취해 있었다. 그가 열여섯 살이 되었을 때 학교 급식으로 나온 양고기의 근육구조를 관찰하다가 양의 본래 모습까지 그려보느라 밥 먹는 것을 잊기도 했다고 한다.

리스터는 이때 이미 외과의사의 꿈을 키워나가고 있었다. 그러나 독실한 기독교 신자였던 그는 뛰어난 성적에도 불구하고 당시 영국 정부의 퀘이크 교도 박해 정책 때문에 2류 대학인 런던 대학에 진학할 수밖에 없었다.

대학 생활 9년 동안 그는 학업과 연구를 병행했으며 스물여섯 살 때 발표한 논문 두 편이 당시 생리학 교수였던 샤피(Sharpey)의 주의를 끌게 되었다. 그는 곧 리스터를 에든버러 대학 교수이자 당대 최고의

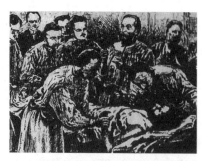

조셉 리스터가 발명한 석탄산소독법
마취제가 개발되면서 외과학에는 활기가 생겼지만 의사들은 수술 후의 합병증으로 골머리를 앓았다. 그러나 이러한 문제는 외과의사 리스트가 파스퇴르의 미생물 이론을 접하면서 항균소독을 통한 감염 문제를 어느 정도 해소하게 되었다. 뒤에 베르크만에 의해 석탄산 대신에 이염화수은으로 대체되었으며, 미생물학자 코흐에 의해 고압소독기를 이용한 소독이 시행되었다.

외과의사였던 자신의 친구 시미(Syme)에게 추천했다.

시미 교수는 리스터의 연구 생애에 결정적인 도움을 준 인물이다. 시미의 지원 아래 리스터는 혈액응고와 상처감염 현상을 연구해 외과의 감염 현상에 대처할 수 있는 발판을 마련했다. 리스터는 시미 교수가 인간적 온정과 책임감, 열정이 강해 주변에 항상 새로운 활력을 불어넣어 주는 존재라고 밝힌 바 있다.

시미 교수의 집을 자주 드나들던 그는 시미의 첫째 딸 아그네스(Agnes)와 사랑에 빠져 1856년 4월 23일에 그녀와 결혼했다. 리스터가 스물아홉, 아그네스가 스물두 살 때였다. 둘 사이에 자녀는 없었지만 행복한 결혼생활을 영위했다고 한다.

리스터는 일생 동안 300~400백 편의 연구 논문을 발표했는데 대부분 아그네스가 이를 정리했다. 아그네스는 매일 남편의 의학보고서를 기록하는데 7, 8시간을 소요했으므로 리스터는 그의 아내를 자신의 '전천후 조수'라고 부를 정도였다. 그녀는 남편이 해부해 놓은 동물을 처리하는 일도 도맡았다. 한번은 누군가 해부용 소를 보내왔는데 리스터가 시간이 없어 신경을 쓰지 못하자 아그네스는 그 소를 세탁실에 넣고 닷새 동안 보살피기도 했다.

퀘이커(Quaker. 17세기에 등장한 기독교의 한 종파) 회원이었던 리스터는 혈액 감염이 사망으로 이어지는 데 불안감을 감출 수 없었다. 당시는 복합골절 환자들의 패혈증이 매우 심각했으므로 의사들은 무조건 절지 수술을 시행하곤 했다. 리스터도 당시 의사들처럼 미아즈마(나쁜 공기에 의한 직접적인 감염)에 의해 감염이 일어난다고 생각했기 때문에 더 고뇌에 빠질 수밖에 없었다.

1860년 글래스고 대학의 외과교수로 임용된 리스터는 1869년에는 에든버러 대학의 외과교수로 임용되어 병리학을 가르쳤다. 그러나 그의 강의는 임상 관찰을 통해 얻은 추상적 개념이 많아 학생들의 외면을 받았다. 나중에는 한 명의 학생만 남았을 정도였다. 단 한 명의 학생을 위해 매일 다섯 시간씩 강의를 준비하는 리스터의 모습을 보고 아그네스도 안타까움을 금치 못했다.

리스터는 특히 소독학에 많은 열정을 기울였으나 성과는 미미했다. 그러던 중 1865년 자신의 논리를 완전히 바꾸어 줄 파스퇴르의 미생물 이론을 접하게 되었다. 리스터의 친구였던 앤더슨(Anderson)이 그에게 파스퇴르의 저서를 읽어보도록 권했던 것이다. 파스퇴르의 저서를 통해 발효, 부패과정이 미생물에 기인한다는 이론을 접한 리스터는 상처에 생기는 화농도 발효과정과 유사할 수 있다는 데 생각이 미치게 되었다. 즉 '공기'가 직접 감염을 일으키는 것이 아니라 '공기 중의 미생물'이 상처에 감염을 일으킨다는 사실을 깨닫게 된 것이다. 또한 공기 중에 있는 미생물은 손, 기계, 옷 등을 통해서도 상처에 들어갈 수 있으므로 이미 상처에 침입한 세균을 박멸하는 것도 중요하지만 다시 상처에 세균이 들어가지 못하도록 방지할 필요성을 느끼게 되었다.

생물학사상 가장 큰 공헌을 한 두 인물, 리스터와 파스퇴르는 일생 동안 한결같은 우정을 유지했다. 리스터는 미생물의 발견으로 의학에 서광이 비치기 시작했다고 말할 정도였다. 그는 파스퇴르의 소독방법에 착안해 염화아연(ZnCl2)을 시범적으로 사용해 보았으나 최종적으로는 석탄산 (phenol, 페놀)을 소독제로 사용하기로 결정했다. 또한 상처의 세균을 박멸하기 위해 붕대를 탄산에 담가 둔 후 사용하도록 했다. 1865년 8월 12일 리스터는 석탄산을 합병골절 수술에 이용해 만족할만한 성과를 거두었다. 특히 석탄산을 올리브유에 용해시킨 뒤 상처소독제로 사용하기 시작하면서 수술 후에도 화농이 생기는 현상이 점차 사라지게 되었다. 리스터의 노력으로 1861~1865년까지 45%에 달하던 응급실 남성병동의 '수술 후 사망률'은 1889년 15%로 감소했다.

그로부터 2년 후 리스터는 자신의 실험결과를 바탕으로 〈합병골절 치료의 새로운 방법〉, 〈외과 임상 병실의 방부원리〉 등 두 편의 논문을 의학전문잡지 《란셋 Lancet》에 발표함으로써 '항균소독의 시대'의 개막을 알렸다.

리스터가 발명한 '석탄산 소독법'이 소개된 후에도 의학계는 이에 무덤덤한 반응을 보였다. 당시 파스퇴르의 미생물학이 의학계의 극심한 공격을 받고 있던 시기였으므로 파스퇴르 이론에 근거한 리스터의 소독법이 외면을 받는 것은 어쩌면 당연한 결과인지도 몰랐다. 리스터의 학생만이 그의 이론을 믿어주었을 뿐, '반 리스터'파의 사람들은 그를 눈에 보이지도 않는 '세균' 따위를 믿는 미치광이로 취급했다. 특히 베테랑 외과의사들의 반발이 심했다. 수술을 하다 말고 도중에 석탄산을 공중에 뿌리는 행위가 그들에게는 우스꽝스럽기 짝이 없었기 때문이었다. 석탄산의 냄새가 매우 자극적이었던 것도 그들의 거센 반발을 불러일으킨 이유 가운데 하나였다.

1875년 리스터는 프랑스 곳곳을 다니며 자신의 이론을 피력했다. 이듬해에는 같은 목적으로 미국을 방문했지만 대중들의 폭넓은 지지를 이끌어내지는 못했다.

1877년 리스터는 런던 왕립대학의 임상 외과교수로 임용되었다. 15년 동안 교수로 재직하는 동안 그의 살균원리는 점점 의학계의 관심을 받기 시작했다. 리스터는 임상의학 분야에서 세운 공로를 인정받아 귀족 신분을 얻게 되었으며 5년 동안 왕립학회 주석을 역임했다. 빅토리아 여왕의 개인 외과 주치의를 맡기도 했다. 그는 자신의 모든 공적을 '신의 인도'로 돌리곤 했다.

1912년 2월 10일 리스터는 86세를 일기로 세상을 떠났다.

후기 세균학자들에 의해 '항균'보다 '무균'이 디 중요하다는 사실이 알려지면서 리스터의 석탄산 소독법은 더욱 철저히 외면을 받았다. 1886년 독일의 외과의사 베르크만이 '고압소독기'로 외과 소독을 실시하면서 세균 감염문제는 완벽한 해답을 얻을 수 있었다. 19세기 말, 인류는 드디어 '무균 외과수술의 시대'로 진입하게 되었다.

여성의사는 과연 연약한가?

의학은 전통적으로 누구에게나 개방되어 있었다. 뛰어난 의술만 있으면 학력, 종족, 성별은 그다지 문제가 되지 않았다. 19세기 말, 미국의 코네티컷 주 윈저시에서 가장 존경받았던 의사는 노예 신분에서 해방되었던 프림즈(Prims)라는 의사였다. 뉴저지 주에서는 특별한 경우를 제외하고 대부분 여성들이 의사 직에 종사하고 있었으며 이러한 풍조는 1818년까지 계속되었다.

초기에 여성들은 대부분 남편과 함께 의료에 참여했다. 남편은 외과의사, 아내는 산파인 경우가 매우 많았으며 의술에 어느 정도 노하우가 쌓이면 독립적으로 진료소를 개업하기도 했다.

그러나 대학에서 의학 과정을 개설해 정규교육을 받은 의사들을 배출하면서부터 의학계는 완전히 남성이 장악하게 되었다. 19세기 초 미국의 필라델피아 의학학회는 여성들은 신경계통 조직이 지나치게 섬세하고 약해서 의학에 적합하지 않다고 발표하기도 했다. 19세기 말, 의학은 이미 여성에게 굳게 문을 닫았으며 그들에게는 오직 간호의 영역만이 허락되었다. 이러한 사회적 분위기 속에서 여권주의자(feminist, 페미니스트)들의 행보가 빨라지기 시작했다. 1834년 사무엘 톰슨에 의해 보건 운동이 전개되었다. 그는 여성의 능력이 남성보다 더 뛰어나므로 오히려 의학에 더 적합하다고 주장했다. 의학이 남성의 전유물이 아니라 오히려 여성의 전유물이 되어야 한다는 주장도 제기되었다.

1830~1840년대에 유행한 공중보건운동은 '자신의 몸을 돌보는 의사는 바로 자신이다'라는 구호 아래 광범위하게 퍼져나갔다. 이 운동의 선봉장은 주로 여성들이었으며 예방 의학지식을 보급하는 데 주력했다. 즉 샤워를 자주 할 것과 헐렁한 옷을 입으며 술을 입에 대지 않고 심지어 피임을 하도록 권장했다. 이는 공공연하게 '살인'을 행하던 당시 의사들의 행보와 극적인 대조를 이루었다.

그러나 당시 정규 대학에서는 여전히 여성의 입학을 거부했다. 헤리어트 헌트(Harriet Hunt)란 여성은 하버드 대학 관리자들의 찬성투표를 거쳐 입학이 확정되었지만 재학생들의 반발로 결국 무산되고 말았다. 그녀는 종교 학교에 입학해 정규교육을 받을 수 있었다.

물론 입학을 한 후에도 여러 난관들이 버티고 있었다. 남학생들의 야유와 조롱이 이어졌으며 여학생이 있는 곳에선 해부학 강의를 하지 않겠다고 거부한 교수도 있었다. 또한 학업을 마친 후에도 여성 의사들이 실습할 병원을 찾기란 하늘의 별따기와 같을 정도로 배타적인 분위기가 농후했다. 불굴의 의지를 지닌 여성들이 의사 개업을 해도 아무도 환자를 추천해주지 않았으며 각종 의학협회에서도 여성 의사들을 받아들이지 않았다.

이처럼 여 의사들에 대한 차별 대우가 심각해지자 여성들도 분노하기 시작했다. 미국에서 최초로 정규교육을 수료하고 의사가 된 엘리자베스 블랙웰(Elizabeth Blackwell)은 1849년 1월 23일 제

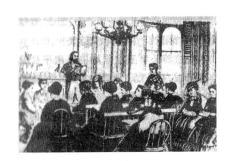

미국 뉴욕에 설립된 여성 의학교의 강의 장면
공중보건운동이 일어나면서 예방 의학의 중요성이 강조되면서 1850년 미국 필라델피아에 최초의 여성 의학교가 설립되었으며, 뉴욕에도 여성 소아병원이 개원되었다.

네바 의대를 졸업했다. 입학 당시 그녀는 학생들의 동의 투표까지 받는 과정을 감수했으며 졸업 후 파리의 산부인과 병원에서 의사로 재직하게 되었다. 어느 날 환자를 치료하다가 상처에 감염되어 한쪽 눈의 시력을 잃게 되었다. 결국 미국으로 돌아오게 되었으며 뉴욕의 톰킨스 광장에서 약국을 개업했다. 각종 차별을 견디며 약국을 운영하던 그녀는 1857년 '뉴욕 여성 소아 병원'을 설립하게 되었다.

여성의 투쟁은 그들의 존엄을 찾기 위한 것이다. 의학계의 여성리더로서 엘리자베스 블랙웰은 비전문가들이 산모의 해산을 담당하지 못하도록 금하는 한편, 산과에 종사하는 모든 인력들은 정규교육을 받도록 촉구했다.

그녀의 노력은 마침내 결실을 얻어 여성 의사들의 지위가 격상되기 시작했다. 미국 21대 대통령 체스터 엘렌 아서(Chester Alan Arthur)의 신춘 연회에 통 큰 블루머 바지를 입고 나타난 한 여성으로 인해 연회장엔 일대 파문이 인 적이 있었다. 그녀는 바로 남북전쟁 시기에 군의관이자 외과의사로 참전했던 마리 워커였다. 전쟁이 끝난 후 워싱턴의 사교계에 자주 모습을 드러냈던 그녀는 여성 의사로서 수모를 당하기는커녕 오히려 큰 존경을 받았다.

여권운동의 영향을 받아 1859년 미국의학협회는 '낙태금지' 운동을 추진하기 시작했다. 이는 환자의 건강을 배려한 행보라기보다는 사람들에게 의학계의 도덕적 자각과 전문 의료기술에 대한 관심을 불러일으키려는 목적이 더 농후했다.

이 운동이 큰 성공을 거두면서 개인의 사회적 역할, 도덕적 가치를 비롯해 생식능력 등 관련 의학문제까지 불거져 나오게 되었다. 의사들은 미국의 주정부에게 낙태금지법을 통과시키도록 촉구하는 한편, 각종 홍보물을 배포하는 등 여성 인공유산에 대한 일반인들의 관념을 바꾸기 위해 노력을 아끼지 않았다. 즉 인공유산이 일종의 살인 행위에 해당한다는 개념을 주입시켜 나갔다. 이러한 의사들의 노력으로 19세기부터 '반 낙태법'이 등장하기 시작했다. 그러나 그로부터 한 세기가 지난 후 이 법률을 폐지해야 한다는 목소리가 흘러나왔다. 아이러니하게도 폐지를 주장하는 이들 가운데 가장 큰 목소리를 냈던 계층이 역시 의사들이었다.

공중위생 – 깨끗한 물과 신선한 공기

18세기까지 사람들은 대소변을 길거리에 내다버렸다. 런던의 경우 대소변을 수거하는 쓰레기장이 따로 있었지만 오히려 이 쓰레기장이 지하수와 하천을 오염시키는 주범이 되었다. 당시 템즈강은 거대한 하수구와 다를 바가 없었다. 1848년 프랑스 의사 질 게링(Jules Guerin)이 최초로 '사회 의학(공중보건학)'이란 용어를 사용하며 공중 건강을 지키기 위한 조치를 취하고 위생기구를 설립하도록 촉구했다.

영국의 경제학자 에드윈 채드윅(Edwin Chadwick, 1800~1890)은 통계수치를 바탕으로 당시의 위생 상황 및 빈민굴의 사망률이 최고치를 기록한 원인을 규명하는 보고서를 발표했다. 그의 보고서를 통해 저소득층과 빈민층의 비참한 현실을 보게 된 의회 의원들은 공포와 충격에 빠지게 되었다.

이 보고서에는 빈민굴의 청결을 유지하고 사회 위생환경을 개선시킬 경우 경제적 손실을 크게 줄일 수 있다고 나와 있다. "개인의 건강과 공중의 건강은 불가분의 관계이다." 채드윅의 이 말은 현대 예방 의학의 개념을 대변한다고 볼 수 있다.

보고서가 나오기 전 영국에는 콜레라가 크게 유행해 무려 6만 명이 사망했다. 콜레라가 유행하던 시기의 분석 자료에는 콜레라의 전염원이 식수로 밝혀져 있다. 이 때문에 수원의 청결을 유지해 콜레라가 더 이상 확산되지 않도록 조치했다. 채드윅은 현 실정에 맞게 하수도를 설치하고 쓰레기를 청결하게 처리하며 식수에 적합한 상수도 체계 확립을 골자로 한 공중위생 관리방안을 제출했다. 그리고 1848년 마침내 관련 법령이 통과되었다. 또한 보건위원회가 설립되었으며 채드윅도 위원으로 선임되었다.

산업혁명이 가속화되면서 도시 인구는 기하급수적으로 증가했으며 통풍과 일광이 부족한 빈민 거주지는 질병 창궐의 원흉으로 변해버렸다. 그리고 자유도시가 탄생하는 순간부터 공기는 오염되기 시작했다.

18세기 런던은 연료 부족 사태가 심각했다. 일부 공장들이 석탄으로 목재를 대신하면서 공기 오염이 심각해지자 주변 주민들의 원성을 사게 되었다. 이에 에드워드 1세는 1806년 공장에서 석탄을 사용하지 못하도록 하는 법령을 공표했다. 이 법령을 어겨 공장주가 사형에 처해진 사건도 생겨났다.

그러나 석탄은 여전히 산업혁명의 주된 연료였다. 18세기의 공장들은 대개 도시 안에 위치하고 있었으며 주민들도 석탄으로 난방을 실시하고 있었다. 따라서 바람이 없는 계절에는 매연과 안개가 하늘을 뒤덮어 아예 도시 창공을 가려 버렸다. 명탐정 셜록 홈스도 사건이 없는 날엔 창가에 앉아 연기 자욱한 창밖을 내다보며 한숨 쉬지 않았을까?

1875년 영국 정부는 '공중위생법'을 통과시켰다. 이 법안에는 오염, 직업병 등의 체계적인 관리를 비롯해 도시별로 공중위생 감시관을 임명하는 내용이 들어있다. 그러나 1880년, 1882년, 1891년, 1892년에는 거대한 매연 때문에 수천 명의 사람들이 목숨을 잃었다.

독일의 공중위생학자 페텐코퍼(Max von Pettenkofer, 1818~1901)는 최초로 신선한 공기의 중요성을 인식한 학자였다. 그는 위생학을 독립된 학과로 분리시켜 공기, 물, 토양이 인체에 미치는 영향을 밝혀내는 실험 연구에 몰두했다. 1882년《위생학 지침서》를 발표했으며 이 책에서는 특히 공기 중의 이산화탄소를 측정하는 방법을 소개하고 있다.

1880년대에 이르러 파스퇴르, 코흐 등의 미생물 학자들이 수천 년 동안 인류의 생명을 위협해 온 전염병의 원흉이 세균이었다는 사실을 밝혀냈다. 이때부터 식수 정화, 오수처리, 모기 박멸 등 위생 방면의 일들이 중시되었다. 그러나 페텐코퍼는 콜레라균에 감염되는 즉시 콜레라가 발병한다는 코흐의 의견에 동의하지 않았다. 그는 전염병이 발생하게 되는 원인은 전염원 외에 인체의 저항력도 크게 작용한다고 생각했다. 공중위생의 수준을 높이면 전염병 발병률을 줄이고 주민들의 건강을 보장할 수 있다고 믿었던 것이다. 이러한 믿음이 있어서 인지 그는 74세의 고령에도 불구하고 코흐가 가져온 콜레라 병균을 단숨에 마셔버렸다. 결과는 매우 의외였다. 페텐코퍼는 약간의 설사 증세만 보였을 뿐 콜레라에 감염되지 않았던 것이다.

공중위생 운동은 공업화의 바람을 타고 유럽 전역으로 퍼져나갔다. 1833년 영국에 빈민구제위원회가 설립되었으며 1847년 리버풀에서는 최초의 위생관료가 탄생했다. 1848년 영국에 위생국이 설립되고 1907년 파리에 국제공공위생국이 설립되었다. 1926년 런던에도 위생관리센터가 탄생했다.

이처럼 위생기구와 위생관료가 등장하면서 관련 연구와 저술이 활발하게 진행되었으며 학술회의 개최 등을 통해 공공위생사업의 발전을 도모하게 되었다.

1856년 영국의 대학에 처음으로 공중위생학과가 개설되어 공중위생 분야가 의학에서 독립된 새로운 분야로 주목받기 시작했다. 의학지식이 사회 전반에 보급되면서 공중위생 규범도 등장하게 된 것이라고 볼 수 있다. 1820년대에 위생학에서 다시 사회위생학이 분리되었다. 사회위생학은 시민들의 건강상태, 질병의 발병률, 사망률 등의 원인을 규명하고 인류가 이에 대처할 수 있는 방법을 연구하는 학문이다.

오늘날 각국 정부도 개인이 발명한 신약에 의존해서는 예방 의학의 효과를 제대로 거둘 수 없음을 자각하고 인류 공동의 생존환경 개선의 중요성을 인식하게 되었다. 빈곤, 그리고 빈곤에 따른 주변 환경의 악화가 바로 질병의 직접적인 원인임을 깨닫게 된 것이다.

황열병 퇴치

1837년 미국 선박 허스키슨 호가 아프리카 시에라리온 공화국에 정박했을 때 선원들이 하나 둘씩 알 수 없는 병에 걸려 죽기 시작했다. 결국 허스키슨 호는 대부분의 선원이 화를 당해 3개월 동안이나 그곳에 정박한 상태로 방치되었다. 후에 현지 정부가 선원을 다시 고용해 배를 운항하려 했지만 새로 고용한 선원들마저 전염병으로 거의 모두 희생되는 참극이 발생하고 말았다.

이 급성 전염병은 발열, 두통, 황달, 출혈 등의 증상이 동반되어 황열병(黃熱病)이라고 칭하게 되었다. 병에 걸리면 3∼6일의 잠복기를 거쳐 증세가 나타났으며 6∼8일이 지나면 10∼60%의 발병자가 쇼크, 혼미 상태에 빠진 후 죽음을 맞이했다.

황열병은 매우 오랜 역사를 지니고 있는 병으로 17∼19세기에 아메리카 대륙, 특히 뉴욕, 보스턴, 볼티

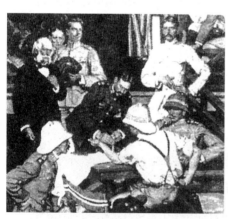

황열병 퇴치를 위한 치료 장면
미국의 군의관 리드가 급성전염병인 황열병을 정복하기 위해 쿠바 의사 핀라이의 이론에 근거한 실험을 하고 있다. 건강한 사람이 황열병에 걸린 사람을 물었던 모기에게 물리면 바로 발병했다.

모어 등 동해안 지역을 비롯해 남미 연안까지 크게 만연했다. 아프리카와 유럽 대륙 일부 지역에서도 유행했는데 1878년 마드리드에서 최대 규모로 발병했다. 당시 상황은 1665년 흑사병이 런던에 유행했었던 상황과 크게 다를 바가 없었다. 마차로 나르던 시체를 기차로 나르게 된 것을 빼고는 말이다.

1900년 미국과 스페인은 해상 패권을 두고 전쟁을 벌였다. 미군은 매일 평균 200명의 해병이 희생되었는데 그 주범은 총포가 아니라 바로 황열병이었다. 미국은 마침내 쿠바의 하바나를 점령했다. 그리고 황열병도 미국 병사를 따라 하바나에 상륙한 후 쿠바 전역에 창궐하기 시작했다. 이 때문에 황열병을 피하려고 고향을 버리고 떠나는 사람들이 줄을 이었다. 미국 병사들이 하바나에서도 황열병에 감염되자 미국 정부는 이 전염병의 비밀을 밝히고 치료법을 개발하기 위한 조사팀을 쿠바에 파견했다.

미국이 조사팀을 파견하기 전에 쿠바의 의사 핀라이(Carlos Finlay, 1833~1915)가 황열병이 모기에 의해 전염된다고 주장한 적이 있었다. 그는 무려 19년 동안 실험을 해서 이를 증명하려 했지만 결국 실패로 끝이 났다.

미국의 군의관 리드(Walter Reed, 1851~1902)는 레이지어(J. W. Lazear, 1867~1900), 캐롤(J. Carroll, 1854~1907), 아그라몬테(A. Agramonte, 1869~1931) 등의 대원을 이끌고 쿠바에 도착했다. 그는 쿠바 의사 핀라이의 주장에서 영감을 얻어 모기 실험에 착수했다. 황열병에 걸려 죽은 사람을 물었던 모기가 건강한 사람을 물었을 때의 반응을 살펴보기로 한 것이다. 우선 건강한 사람 열네 명을 황열병 병원균을 지닌 모기에 노출시키고 여섯 명에게는 황열병 환자의 혈액을 주사했으며 두 명에게는 황열별 환자의 혈청을 주사했다. 이 결과 모두 황열병 증세가 나타났다.

조사팀원으로 파견된 레이지어와 캐롤은 모두 서로 자신이 실험의 대상이 되겠다고 언쟁을 벌였다. 캐롤은 아내와 다섯 명의 자녀가 있어서 레이지어가 극구 말렸지만 그는 결국 모기에게 물려 황열병에 걸리고 말았다. 의사들이 최선을 다했지만 그는 목숨이 매우 위태로운 지경에 이르렀다. 레이지어도 팔뚝에 앉은 모기를 굳이 쫓지 않아 황열병을 자초했다. 결국 1900년 9월 25일 검사 결과가 미처 나오기 전에 그는 목숨을 잃고 말았다. 레이지어는 1889년 존스홉킨스 대학을 졸업하고 1892년 콜롬비아 대학에서 의학학사 학위를 받은 후 존스홉킨스 대학에서 교수로 재직하고 있었다. 숨을 거둘 때 그의 나이가 겨우 서른네 살이었다.

그러나 이처럼 비참한 사태도 의료조사팀의 연구 의지를 꺾지는 못했다. 미국 정부는 자금을 더 투자해 황열병에 대한 연구를 적극적으로 후원했으며 연구 기지를 '레이지어 기지'라고 명명했다.

리드는 핀라이와 연구를 계속했다. 마침내 황열병이 환자의 토사물이나 옷을 통해 전염되는 것이 아니라 이집트 숲모기, 즉 아에데스 아에집티(Aedes aegypti)에 의해 전염된다는 사실을 밝혀냈다.

모기가 황열병 전염의 매개체란 사실이 밝혀지자 당시 위생 군의관이었던 고거스(William Crawford Gorgas, 1854~1920)는 3개월에 걸쳐 쿠바에서 황열병을 퇴치하기에 이르렀다. 1901년 미국이 파나마 운하를 건설할 때 또다시 황열병이 유행했으나 이번에는 모기를 퇴치하는 방법으로 병의 확산을 방지했다.

위대한 미생물학자 파스퇴르

"인생의 3대 요소는 의지, 일, 성공이다. '의지'는 원하는 '일'을 할 수 있도록 하는 원동력이며 '일'을 시작하는 순간부터 노력을 쏟아내는 과정을 겪다보면 저 멀리서 미소 짓고 있는 '성공'이 보일 것이다. 강건한 의지로

일에 정열을 쏟으면 반
드시 성공의 그날이 온
다."

이 말에는 파스퇴르
(Louis Pasteur) 일생의
신념이 담겨 있다. 무
수한 인류의 목숨을 앗
아갔던 페스트, 콜레
라, 장티푸스 등의 전
염병들은 파스퇴르의
손에 의해 하나씩 정복
되어 갔다.

파스퇴르는 1822년
12월 27일 프랑스 쥐
라라는 작은 시골마을
에서 가난한 가죽수공
업자의 아들로 태어났

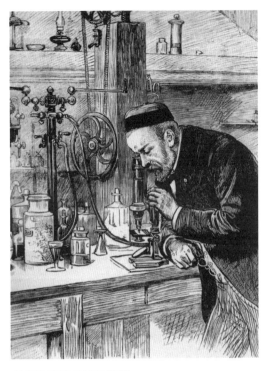

1890년경 파리의 파스퇴르 연구실
파스퇴르는 다양한 질병으로부터 인류를 구원하기 위해 백신 개발에 몰두하
고 있다. 인류의 목숨을 앗아갔던 페스트, 콜레라, 장티푸스 등의 전염병들은
파스퇴르의 손에 의해 하나씩 정복되어 갔다.

다. 그의 부친은 본래 나폴레옹 시절의 퇴역군인이었다. 1847년 파리사범
학교를 졸업한 후 주석산염의 결정체 연구 등 화학 연구에 몰두했다. 그는
이 결정체가 비대칭 구조로 이뤄져 있는 것을 발견해 '입체화학'의 신기원
을 열었다.

이 연구로 파스퇴르는 수많은 대학으로부터 교수직을 제안 받았으며 명
예훈장까지 받게 되었다. 릴 대학의 화학교수 취임식에서 그는 다음과 같
은 명언을 남겼다. "기회는 준비하는 사람에게만 다가온다."

1854년 9월, 프랑스 교육부는 파스퇴르를 릴 대학 공대학장 겸 화학과

주임교수로 임명했다. 당시 릴 지역의 한 양조장에서 '발효과정'의 기술적인 문제로 파스퇴르에게 도움을 요청한 적이 있었다. 양조장을 면밀하게 관찰한 파스퇴르는 수차례 실험을 거쳐 '발효'의 비밀을 밝혀냈다. 이때부터 미생물학자로서 파스퇴르의 여정이 시작되었으며 미생물학은 탄탄한 발전의 토대를 마련했다.

1857년 파리의 고등사범학교 에콜 노르말 쉬페리외르의 이학부장을 담당하면서 본격적인 연구를 시작했다.

당시 프랑스 맥주업자들의 가장 큰 고민은 향긋한 냄새를 내던 맥주가 어느새 통째로 시어져 버리는 일이었다. 일부업자들은 이 때문에 파산하기도 했다. 1865년 릴의 한 양조장에서 파스퇴르에게 도움을 요청했다. 파스퇴르는 현미경을 통해 유산간균(乳酸桿菌)의 존재를 확인했다. 유산간균이 영양분이 풍부한 맥주 속에서 무한 번식해 신맛을 내게 한 것이다. 그러나 멸균을 위해 지나치게 오래 끓이면 맥주의 맛이 변질되는 또 다른 난제가 기다리고 있었다. 파스퇴르는 수차례 실험을 반복한 결과 맥주를 섭씨 50~60° 사이에서 30분 동안 두면 유산간균이 모두 소멸되는 사실을 발견했다. 이 방법은 지금도 '파스퇴르 소독법'이란 명칭으로 계속 사용되고 있다. 공기 중의 미생물이 우유와 술 속에 들어가 번식해 발효, 또는 부패를 일으킨다는 그의 학설은 당시 유행하던 '자연발생설'을 정면으로 부정한 것이었다.

파스퇴르는 감염의 원인이 되는 세균 이론을 의학의 영역에 적용하기 시작했다. 그가 감염을 일으키는 세균과의 전쟁을 선포하면서 '예방 의학'이 점차 '위생'의 관념을 대체하게 되었다. 그러나 독일의 유명한 생화학자 리비히(Justus von Liebig, 1803~1873)는 파스퇴르의 이론을 강하게 비판하며 발효작용은 완전한 무기화학반응이라고 주장했다. 이에 맞서 파스퇴르는 모든 미생물은 반드시 그 부모로부터 탄생한 것으로 절대 자연 발생할 수 없다고 반박했다. 그는 특수한 미생물이 특수한 질병을 일으킨다는 신개념 의학을 바탕으로 만약 질병을 일으키는 미생물을 억제할 수 있으면 곧 질병을 정복하는 것과 다름없다고 강조했다.

파스퇴르가 양조장의 발효, 세균 문제를 해결해 그 명성이 하늘을 찌를 무렵, 프랑스의 또 다른 지주 산업이었던 양잠업계에 문제가 발생했다. 프랑스 남부의 양잠지대는 누에가 해마다 알 수 없는 병에 걸려 대량으로 괴사하면서 매년 1억 프랑의 손실을 내고 있었다. 결국 프랑스 정부의 요청으로 파스퇴르가 이 문제를 연구하게 되었다. 그는 누에를 전혀 본 적이 없었기 때문에 다소 긴장이 되었지만 매년 1억 프랑의 손실을 내고 있는 양잠업을 구하기 위해 용감하게 나서기로 했다.

1865년 파스퇴르는 프랑스 남부 레알 지방에 도착했다. 병든 누에의 몸은 후추 가루를 뿌린 듯 까만 점들로 가득해 현지에서는 '후추병'으로 불리고 있었다. 이들에게서 번식해 나온 누에들도 같은 증상을 나타내고 있었다. 양잠업자들은 이를 치료하기 위해 온갖 방법을 동원해 보았지만 모두 허사였다.

파스퇴르는 곧 연구에 착수했다. 1년, 2년, 3년, 시간이 계속 흘러가는 가운데 1868년 파스퇴르는 그만 중풍에 걸려 몸의 왼쪽이 완전히 마비되었다. 그러나 그는 연구를 계속했다. 풍부한 상상력과 불굴의 의지를 불태운 그는 마침내 5년간의 노력의 결실로 누에의 병원균을 발견했으며 이를 박멸할 수 있는 방법도 개발했다. 철저한 누에 검사를 통해 병든 누에나방을 골라내 도태시킴으로써 질병이 만연되는 사태를 미연에 방지했다. 병든 누에나방은 산란에서 제외하고 조명을 쬐어 소독하도록 했다. 이 방법으로 프랑스의 양잠업은 다시 기사회생하게 되었다.

두 번에 걸친 파스퇴르의 혁명적인 성과로 프랑스는 패전국으로서 독일에게 갚아야 했던 거금의 배상금을 모두 청산할 수 있었다. 전쟁 상대국 독일에 비호우적이었던 파스퇴르는 본 대학에서 주는 명예학위도 거절했다. "과학에는 국경이 없지만 과학자에겐 조국이 있다." 이는 파스퇴르의 심정이 그대로 드러난 명언이다.

1880년 프랑스에 닭 콜레라가 만연하자 그는 닭 콜레라에 대한 연구를 통해 병원체가 되는 미생물을 발견하는데 성공했다. 병든 닭의 체내에서 닭 콜레라균을 뽑아낸 후 죽은 닭의 균과 함께 건강한 닭에게 주사한 결과 이 닭은 닭 콜레라가 다시 만연해도 병에 감염되지 않았다. 면역의 개념이 대두되기 시작했다고 볼 수 있다.

그 이듬해 파스퇴르는 탄저병을 연구하기 시작했다. 탄저병은 소와 말의 몸에 기생하는 전염병으로 감염된 동물의 고기나 가죽을 통해 인간에게 전염되었다. 그는 이번에도 약화시킨 병균으로 면역체계를 형성하는 원리를 이용해 탄저병 백신 개발에 성공했다.

닭 콜레라와 탄저병 문제를 완벽하게 해결한 그는 인류의 질병도 발효작용처럼 미생물에 의한 부패과정이라고 여겼다. 이에 파스퇴르는 전염병의 근원을 밝히는 것이 자신에게 주어진 소명이라고 생각했다. 우유, 술이 변질되거나 누에가 병에 걸리는 것이 모두 미생물의 소치라면 상처 감염, 전염병의 유행도 미생물과 관련된 것이 아닐까?

파스퇴르는 이미 육순을 넘긴 나이에 반신불수의 몸이었지만 1884~1885년까지 파스퇴르의 실험실엔 광견병에 걸린 개들의 괴성이 여전히 울려 퍼지고 있었다.

그는 광견병에 걸린 개 두 마리를 지속적으로 관찰한 결과 광견병 병원체가 타액뿐만 아니라 신경계통에도 활동하고 있다는 것을 발견했다. 광견병 백신 채취에 성공하면서 광견병의 동물 전염도 억제 가능하게 되었다. 과연 이 백신이 인체에도 유효할까, 그리고 부작용은 없는 것일까?

1885년 7월 6일, 한 여성이 아홉 살 된 아들 요셉 마이스터(Joseph Meister)

를 데리고 파스퇴르를 찾아왔다. 이 아이는 이틀 전에 광견병에 걸린 개에게 열네 곳이나 물렸다. 광견병은 개에게 물린 후 3~6주가 지나면 발병하는데 정신착란을 일으키고 마비, 혼미 상태에 빠졌다가 결국 죽음에 이르게 된다. 7월 16일 마이스터가 병원에 온 지 열하루째 되던 날부터 파스퇴르는 백신을 주사하기 시작했다. 백신을 주사한 후 그는 언제나 초조하게 반응을 관찰했다. 마이스터는 총 열네 차례나 백신을 맞았다. 그리고 10월 26일 마이스터는 완전히 건강을 회복했다.

이때부터 파스퇴르의 실험실 앞은 개에게 물린 상처를 치료하러 세계 각지의 사람들이 몰려들었다. 멀리 미국에서 찾아 온 아이도 있었다.

파스퇴르의 공적을 인정한 프랑스 정부는 파리에 파스퇴르 연구원을 세워 그의 연구를 계승할 인력 양성에 착수했다. 이 연구원은 주로 다양한 병원균을 배양해 새로운 백신을 개발하는 임무를 맡게 되었다.

1895년 9월 파스퇴르는 73세를 일기로 세상을 떠났다. 프랑스 정부는 성대한 장례식을 거행했으며 그의 묘지도 웅장하게 꾸몄다.

새로운 면역이론이 확립되면서 파스퇴르의 뒤를 이은 학자들은 역사상 가장 신비하고 격렬한 전쟁에 돌입했다. 이로써 '미생물로 미생물에 대항하는' 의학의 새 시대가 열렸다.

1940년 독일이 파리를 습격해 함락 직전까지 몰렸을 때 최초로 광견병 백신을 맞았던 마이스터는 파스퇴르의 묘에 머리를 부딪쳐 스스로 목숨을 끊었다. "나는 적군이 조국의 위대한 과학자 파스퇴르의 무덤을 점령하는 것을 절대 볼 수 없다." 이는 마이스터의 마지막 유언이었다.

미생물학의 기반을 확립한 코흐

1830년대는 미생물학의 황금시대로 불렸다. 본격적인 미생물학의 시대를 연 독일 학자 코흐(Robert Koch)는 화학자 출신의 파스퇴르와 달리 본래는 의사였다. 결핵균을 비롯해 콜레라균, 트라코마균 등을 발견했으며 탄저균이 탄저병을 일으킨다는 사실을 밝혀냈다. 또한 말라리아, 수면병, 림프선페스트, 우역(牛疫: 소, 양, 산양에 생기는, 급성 접촉 감염성의 치명적인 바이러스성 질환), 나병, 흑수열(黑水熱: 심한 말라리아에 걸렸을 때 일어나는 급성 적혈구 붕괴증), 쯔쯔가무시병(Tsutsugamushi disease, 털진드기병)을 증명하는 등 위대한 의학적 성과를 거두었다. 시대가 영웅을 만드는지 영웅이 시대를 만드는지 따질 필요가 있는가? 오랜 세월 인류를 괴롭혔던 무수한 질병들을 정복했다는 것이 중요하다. 코흐는 의학의 면모를 일신시킨 인류의 일등공신임에 분명하다.

코흐는 1843년 12월 11일 독일의 클라우스탈에서 태어났다. 그의 부친은 평범한 광부였으며 열세 명의 자녀를 두었다.

학업 성적이 뛰어났던 그는 수개 국의 언어를 능숙하게 구사했다. 대학 예과를 마쳤을 때 가정 형편상 학업을 지속하기 어려웠으므로 그의 부친은 그를 미국에 보내 장사를 시킬 작정이었다. 모친의 꿈은 더 소박해서 아들이 평범한 구두공이 되기를 바랐다. 그러나 그의 가족은 우연히 적지 않은 유산을 상속받게 되었으며 코흐는 당시 인재들의 집산지였던 괴팅겐 대학교에 진학할 수 있었다.

코흐가 의학을 선택한 이유는 매우 단순했다. 군의관이 되어 군대를 따라 세계 각지를 돌며 세계일주의 꿈

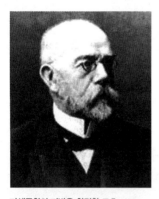

미생물학의 기반을 확립한 코흐
그는 결핵균을 비롯해 콜레라균, 트라코마균 등을 발견했으며 탄저균이 탄저병을 일으킨다는 사실을 밝혀냈다. 또한 말라리아, 수면병, 림프선페스트, 우역, 나병, 흑수열, 쯔쯔가무시병을 증명하는 등 위대한 의학적 성과를 거두었다.

을 이루고 싶었던 것이다. 대학에서 그에게 가장 큰 영향을 미친 사람은 해부학 교수 헨레이었다. 특히 헨레의 전염병에 대한 저서가 그의 마음을 사로잡았다. 헨레는 "현미경을 보며 전염원인 세균을 찾아내라. 그리고 이 세균을 분리해 질병을 일으키는 과정을 관찰하라. 이 과정을 거쳐야만 인체에 질병을 일으키는 병원균의 정체를 밝혀낼 수 있다."라고 주장했다. 당시만 해도 코흐는 자신이 평생 스승의 이 말을 지키며 살게 될 줄은 꿈에도 모르고 있었다.

그가 졸업했을 때 프로이센과 프랑스 사이에 전쟁이 발발했다. 꿈에 그리던 군의관이 되어 참전한 코흐는 전쟁이 끝난 후 1872년 볼슈타인에서 의사로서의 삶을 시작했다.

그리고 짬이 날 때마다 허름한 실험실에서 연구에 몰두했다. 실험에 투자할 수 있는 돈이 얼마 되지 않았으므로 그의 실험실엔 낡은 현미경 하나만이 덩그러니 놓여있었다. 이것도 그의 서른 살 생일 때 아내가 준 선물이었다. 그는 이 현미경을 가지고 당시 탄저병에 걸렸던 소와 양의 혈액을 채취해 실험하기 시작했다. 그 결과 건강한 가축의 혈액에선 찾아볼 수 없었던 작은 막대모양의 세균을 발견하게 되었다. 당시 그가 관찰한 이 세균들이 바로 탄저병의 병원체였다.

코흐에 앞서 이미 탄저병을 연구한 인물들도 다수 있었다. 프랑스의 내과의사 다벤을 비롯해 기생충학자 레이(John Ray), 독일 학자 볼랜드, 그리고 위대한 미생물학자 파스퇴르도 세균이 일으키는 탄저병에 대해 연구했다. 그러나 이들 모두 코흐처럼 분명한 증거를 제시하지는 못했다.

탄저병의 병원체를 발견한 후부터 코흐는 완전히 실험에 빠져들었다. 생계의 수단이었던 의사직도 실험의 다음 순위로 밀려났다. 그가 실험에 몰두할 수 있었던 것도 이러한 상황을 담담히 받아들이고 그를 지원했던 아내가 있었기 때문에 가능했다.

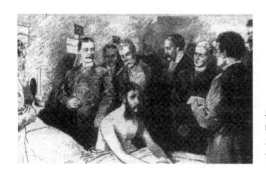

코흐가 백신을 개발하여 접종 시범을 하는 장면
베를린 샤르테 병원에서 외국 의사들에게 자신이
개발한 백신 접종을 선보이는 코흐의 모습이다.
1883년 2월 〈펀치〉에 실린 미생물 관련 내용이다.

코흐는 이 세균들이 모두 살아있는 존재라고 여겼으며 그 성장과 번식,
그리고 질병을 일으키는 과정을 밝혀내야겠다는 사명감이 불타올랐다.

1877년 봄, 무수한 실패와 좌절을 이겨낸 후 코흐는 마침내 최초로 인
공배양한 병균을 건강한 흰쥐의 체내에 주입하는 데 성공했다. 승리감에
도취된 그는 한 달여 동안 실험실에서 두문불출한 채 30여 차례나 더 동
일한 실험을 반복했다. 그리고 모두 같은 결과를 얻는 쾌거를 거두었다.

그러나 아직 자만은 금물이었다. 어떻게 하면 이 세균들의 성장과정을
관찰할 수 있을까? 이 대목에서 코흐는 다시 좌절을 겪기도 했다.

현미경에 붙어앉아 관찰을 거듭한 결과 그는 탄저균은 일정한 여건에서
수천수만 배로 증식한다는 사실을 증명하게 되었다.

코흐는 자신이 인공 배양한 순수 탄저병균을 흰쥐, 양, 기니피그(Guinea
pig: 생물학, 의학의 실험동물로 널리 사용되며 돼지쥐라고도 함), 토끼, 고양이 등 열두
종의 동물에 주입해 모두 동일한 결과를 얻어냈다. 검은색 물질이 그들의
혈관과 조직 안을 가득 매우고 있었으며 현미경을 통해 보면 꿈틀거리는
작은 막대 모양의 세균이 관찰되었다. 탄저병의 전염원은 세균 자신이 아
니라 그 포자였던 것이다.

이처럼 무수한 실험을 통해 코흐는 현적배양(顯滴培養 hanging-drop
technique. 한 방울의 배양액에서 미생물이나 조직을 현미경으로 관찰하면서 배양하는 방법),

조직절편 염색법, 현미경 촬영, 고체배양기(Solid-State Fermentors, 고체배지를 사용하여 진균류 미생물을 배양할 수 있는 배양기) 등 세균학 연구의 기본 원칙과 기술적인 노하우를 축적하게 되었다. 또한 특정 미생물이 특정 전염병의 병원체임을 판단하는 준칙을 수립했다.

1876년 4월 29일 자신의 연구 결과를 브레슬라우(지금의 폴란드의 브로츠와프) 식물학회에 제출했다. 그리고 수많은 과학자들 앞에서 3일 동안 실험을 진행하면서 자신의 견해를 다음과 같이 피력했다. "질병은 그 질병을 일으키는 세균에 의해 발병한다. 탄저병은 탄저균이, 발진티푸스는 발진티푸스균이 일으키는 것이다. 이 작은 세균이 바로 질병의 주범이다." 이 광경을 지켜보던 독일의 병리학자 콘하임(Julius Friedrich Cohnheim, 1839~1884)은 다른 실험실에 있던 학생들을 모두 불러내 코흐의 실험을 지켜보도록 했다. 세균학사상 가장 위대한 실험이 바로 눈앞에서 증명되는 순간이었다.

이 실험의 결과는 과학자들을 전율시키기에 충분했다. 코흐의 발견은 향후 의학, 과학계에 엄청난 파급효과를 몰고 왔다.

과학자들은 코흐를 계속 시골에 남겨두는 것은 독일의 수치라고 생각하게 되었다. 1880년 봄, 독일 정부는 코흐를 베를린 건강연구소의 회원으로 선임했다.

1881년 영국에서 열린 런던 국제회의에서 코흐는 세균 배양의 신기법(고체배양기)을 소개해 파스퇴르의 극찬을 받았다. 그때까지 파스퇴르도 여전히 액체배양기를 이용해 세균을 배양하고 있었기 때문이었다.

1882년, 코흐는 드디어 수천 년간 인류를 괴롭혀온 결핵간균의 존재를 밝혀냄으로써 세인의 주목을 한 몸에 받았다. '백색 살인마'로 불렸던 결핵의 원인과 검사방법을 밝히고 세균학과 관련된 '코흐의 법칙'을 발표했다.

첫째, 미생물 병원체는 질병을 일으킨 동물의 체내에 존재하며 건강한 동물의 체내에는 존재하지 않는다.

둘째, 이 미생물 병원체는 질병에 걸린 동물에서 분리 추출해 순수 배양이 가능하다.

셋째, 분리 추출해 순수 배양한 미생물을 동물에게 인공 접종하면 질병에 걸렸을 때 나타나는 특이한 증상이 동일하게 나타난다.

넷째, 인공 접종한 동물에서도 '본래 질병에 걸린 동물에서 분리 추출해 순수 배양한 미생물 병원체'와 동일한 미생물 병원체를 분리 추출할 수 있다.

1883년 이집트에 콜레라가 크게 유행하자 코흐는 질병 연구를 목적으로 처음 이집트에 파견되었다. 그 후 20년 동안 콜레라, 우역, 말라리아, 림프선페스트, 재귀열(이, 벼룩, 진드기, 모기가 매개하는 전염병의 하나로 오한, 고열, 두통, 피부 황색 변성 따위의 증상을 나타내다가 5~7일 뒤에 없어지고 약 일주일이 지나면 다시 같은 증상이 되는 병) 등의 질병을 좇아 이집트를 비롯해 인도, 동아프리카, 남아프리카 등지를 누볐다. 그는 언제나 질병이 만연하기 전에 먼저 도착했다.

이집트에서 콜레라를 정복하고 귀국한 그는 다시 콜레라가 유행한 인도로 발걸음을 재촉했다. 그리고 마침내 쉼표 모양을 한 콜레라 병균을 발견했다. 이 시기에 그는 인체의 결막염 간균을 발견하기도 했다.

1885년 코흐는 베를린 대학 세균학, 위생학 교수로 임용되었다. 그의 강의를 듣기 위해 각국에서 수많은 학생들이 운집했다. 일본 세균학의 선구자로 불리는 기타사토 시바사부로(北里柴三郎)도 당시 그의 강의를 듣던 학생 중의 한 명이었다.

1890년 4월 독일제국 의회는 코흐를 새로 설립한 전염병연구소 소장으로 임명했다. 이 시기에 그는 결핵항원인 투베르쿨린을 발견했으며 이 투베르쿨린으로 결핵을 치료할 수 있다고 발표했다. 그러나 투베르쿨린은 결핵의 감염여부만 확인할 수 있었으며 실제 치료효과는 없었다.

1896년 10월 남아프리카에 우역이 유행해 사망률이 90%에 육박했다. 급히 케이프타운으로 달려간 그는 3개월 동안의 연구를 통해 가축에게 사용가능한 면역원을 찾아냈다. 희망봉에서만 2백만 마리의 소를 구해냈으며 남아프리카 95%의 소를 다시 살려냈다.

1900년 두브로브니크 섬에 말라리아가 유행했다. 코흐는 이곳에서 말라리아 원충을 연구해 발병단계의 말라리아뿐만 아니라 잠복기에 있는 말라리아도 진단해 내는 방법을 알아냈다. 두브로브니크 섬 주민들은 말라리아의 공포에서 해방될 수 있었으며 더 이상 질병이 확산되는 것도 막을 수 있었다.

두브로브니크 섬의 절벽에는 섬 주민들이 코흐를 기념해 세운 기념비가 지금도 그 위용을 자랑하고 있다.

의학 발전의 눈부신 공적을 인정받아 코흐는 빌헬름 과학원의 회원으로 선임되었으며 프랑스 과학원 회원, 오스트리아 과학원 명예회원으로도 선임되었다.

그리고 1905년에 코흐는 드디어 노벨의학상의 주인공이 되었다. 물론 노벨의학상 하나로 그의 모든 공적을 대변할 수는 없을 것이다. 그 후에도 코흐는 쯔쯔가무시병, 트리파노소마(Trypanosoma : 사람이나 가축에 기생하여 아프리카 수면병을 일으키는 기생충), 재귀열에 대한 연구를 계속해 '수면병'에 걸린 환자들에게 생명의 빛을 안겨 주었다.

1907년 동아프리카에서 베를린으로 귀국한 그는 영웅과 같은 대접을 받았다. 독일 황제도 그에게 경의를 표할 정도였다. 이 시기에 '폐결핵 기금회'가 설립되었다.

1908년 코흐는 꿈에 그리던 선박여행을 하며 미국, 일본 등을 일주했지만 며칠 안 되어 다시 베를린으로 돌아왔다. 그는 결코 실험실을 떠나서는 살 수 없는 사람이었다.

그러나 평생을 실험과 연구에 바친 그는 심장병이 발병하면서 요양원 신세를 지지 않을 수 없었다. 의사는 그에게 휴식이 필요하다고 누차 강조했지만 그는 잠시도 자신의 현미경을 떠나려 하지 않았다. 그의 아내가 서른 살 생일에 선물했던 바로 그 현미경이었다. 결핵균의 새로운 변이와 폐결핵 환자들의 치료 상황, 결핵균의 성질 연구 등 그 앞에는 아직도 할 일이 산더미처럼 쌓여 있었다.

인류의 질병 정복을 사명처럼 받들었던 그는 1910년 5월 27일 마침내 긴 휴식에 들어갔다. 코흐가 세상을 떠난 후에도 그를 기념하거나 그에게 명예학위를 수여하는 활동은 끊이지 않았다.

그가 이룩한 업적은 마치 태양처럼 의학과 과학의 대지를 찬란히 비춰주고 있다. 파스퇴르가 문을 연 미생물학은 코흐에 와서야 질병을 일으키는 세균을 하나씩 정복할 수 있도록 그 기반을 다졌다. 디프테리아 간균, 페스트균, 발진티푸스간균, 이질간균, 나병간균, 파상풍간균, 폐렴구균 등 수천 년 동안 인류를 괴롭혀 온 질병의 정체가 밝혀지면서 이들을 정복하기 위한 인류의 행보도 빨라졌다.

19세기의 외과학

1876년 스위스의 외과의사 코허(Theodor Kocher, 1841~1917)는 외과학사상 최초로 갑상선 종양 절제술을 실시한 인물이다. 그는 1892년 《외과수술학 Chirurgische Operationslehre》이란 저서를 발표해 외과수술의 모든 것을 총망라해 정리했다. 1909년 노벨의학상을 수상했으며 5,000여 건의 갑상선 절제술을 실시해 1% 이하의 사망률을 기록했다. 이러한 결과로 인해 그는 '행운의 손'을 가진 의사로 수많은 추종자들의 부러움을 샀다.

코허의 눈부신 업적은 19세기 비약적으로 발전했던 외과학의 풍토와 무관하지 않다. 이때는 외과수술의 발전을 가로막던 3대 요소, 즉 수술 시의 통증, 상처 감염, 출혈 등의 문제가 마취제, 방부제, 멸균법 등이 개발되면서 모두 해소되었기 때문이다.

외과학은 병리학과 결합해 단순 기술이라는 경시 풍조에서 탈피해 빈틈없고 정교한 기술을 요하는 예술적 경지로 승화되었던 것이다.

다양한 과학사조가 등장하면서 지식 분화가 가속화되는 양상을 보였다. 다윈의 《종의 기원》, 마이어의 《에너지 보존의 법칙》, 멘델의 《유전법칙》도 모두 이 시기에 등장했던 이론들로 과학은 명실상부한 황금기를 구가했다. 물론 외과학도 예외가 될 수 없었다.

베를린의 외과의사 베르크만(ErnStyon Bergmann, 1836~1907)은 처음으로 진료소에서 흰 가운을 걸치기 시작했으며 수술기기, 수건, 가운 등 모든 수술용 도구는 끓는 물에서 소독하는 '파스퇴르 소독법'으로 처리했다. 또한 수술 전에 반드시 양 손을 모두 완전히 소독함으로써 진정한 무균시대를 열었다.

과학기술은 독립적이면서도 융합을 추구하는 특성을 지니고 있다. 의학기술 역시 의사 개개인의 기술에 의존하던 것에서 점점 기계화되는 추세를 보였다. 의학은 과학, 기술과 긴밀한 관계를 형성하며 환자의 질병을 퇴치하기 위해 삼위일체 형태로 발전했다. 외과를 바라보던 멸시의 시선도 사라졌으며 질병에 대한 미신적인 시각도 점차 사라지기 시작했다. 일례로 동북풍이 단독병균(천연두)을 몰고 온다는 황당무계한 낭설도 자취를 감추었다.

19세기 의학을 찬란하게 꽃피웠던 대표적인 외과의사들을 만나보자.

1881년 1월 29일 오스트리아의 외과의사 빌로트는 한 여성의 위암 수술을 집도했다. 그녀는 유문 부위에 암세포가 퍼져 있었는데 빌로트는 위를 부분적으로 절개한 후 십이지장에 연결시키는 수술을 최초로 시도해 성공했다. 1882년 독일의 의사 Karl. Langenburch는 최초로 담낭절제 술에 성공했다. 그 후 100여 년 동안 담낭절제술은 담낭 질병을 치료하는 가장 효과적인 방법으로 인정받았다.

19세기 외과학의 혁명으로 대학, 기업, 정부는 긴밀하게 협조체제를 형 성하면서 파스퇴르와 같은 위대한 미생물학자를 배출했다. 공업화로 인 해 세계는 더욱 좁아지고 하나의 생활권을 형성했다. 이 때문에 코흐는 이 집트에서 발견한 연구 성과를 유럽까지 가지고 올 수 있었다. 그의 실험실 에서 병원체의 정체가 밝혀지는 동안 또 다른 한편에서는 다양한 외과수 술 도구가 등장했다. 메스, 수술 가운, 각종 의료기기와 설비를 제작하며 이들은 막대한 부를 축적하게 되었다. 1896년 뢴트겐이 X선을 발견한 후 시먼즈와 제너럴일렉트릭(GE)은 곧바로 X선 설비의 제작과 판매에 착수 했다.

과학 발달에 힘입은 의학기술의 갱신 속도는 의사 자신들도 놀랄 정도 였다. 미국의 모턴이 에틸에테르의 마취작용을 발견하자 바다 건너 스코 틀랜드에서는 심슨이 클로로포름을 마취제로 사용하기 시작했다. 무균 기술은 독일에서 미국으로 유입되었다. 존스홉킨스 병원의 외과의사 윌 리엄 스튜어트 할스테드(William Stewart Halsted, 1852~1922)는 최초로 수술 용 고무장갑을 발명했다. 과학기술의 비약적인 발전으로 외과의사들은 흥분과 기대 속에서 20세기를 맞이할 수 있었다.

20세기 외과학을 이끌었던 위대한 외과의사들로는 알프레드 블라록 (Alfred Blalock), 조나단 로즈(Jonathon Rhoads), 프랜시스 무어(Francis D. Moore), 찰스 브렌턴 허긴스(Charles B. Huggins), 카렐(Alexis Carrel), 머리 (Joseph Edward Murray) 등이 있다.

의학의 새로운 빛, 뢴트겐의 X광선

　독일의 어느 물리학자의 우연한 발견이 의학계에 새로운 빛을 던져주었다. 진단의학 영역에 혁명을 불러온 이 빛은 바로 X광선이다.

　X광선을 발견한 사람은 독일의 물리학자 뢴트겐(Wilhelm Conrad Röntgen, 1845~1923년, 1901년 노벨물리학상 수상)이었다. 독일 렌네프에서 태어난 그는 1868년 스위스 취리히 공과대학 기계공학과를 졸업하고 1870년 독일로 돌아왔다. 뷔르츠부르크 대학과 스트라스부르 대학의 교수로 임용되었으며 물리학의 새로운 발견, 발명 분야에서 괄목할만한 성과를 거두었다. 그러나 그의 가장 뛰어난 업적은 역시 X광선의 발견이다.

　어느 날 그는 우연히 손전등을 잡다가 형광 빛에 자신의 손 뼈대가 적나라하게 드러나는 것을 보게 되었다. 도대체 어떤 광선이 이처럼 신비한 기능을 발휘했던 것일까? 그는 '미지의 광선'이라는 뜻으로 우선 이를 'X광선'이라고 부르기로 했다. 처음 X광선을 발견했을 때 뢴트겐은 흥분과 긴장으로 밤잠을 이룰 수 없었다.

　그는 이 광선의 존재를 기록으로 남기기 위해 크룩스 관(Crookes' tube, 크룩스가 진공방전 현상을 연구하는 데 사용하였던 압력 0.1mmHg 이하의 진공도를 가진 방전관)과 나무상자 사이에 딱딱한 물체를 끼우고 그 나무 상자 안에 필름을 장치했다. 그리고 자신과 아내의 손을 촬영했는데 뼈대가 선명하게 드러난 손 사진을 얻을 수 있었다. 당시 뢴트겐은 자신의 발견이 원자시대의 서막을 여는 첫 발걸음이 될 줄 전혀 생각지 못했다. X광선의 등장은 원자의학(방사의학)의 시대를 알리는 전주곡이었다.

　1895년 12월 28일 그는 〈신 광선에 대하여 Über eine neue Art von Strahlen〉란 논문을 작성해 뷔르츠부르크 물리의학협회에 보고했다. 이 논문에서 그는 자신이 발견한 X광선이 직선으로 전달되며 투시력이 강하고

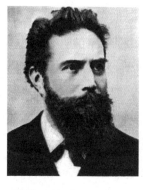

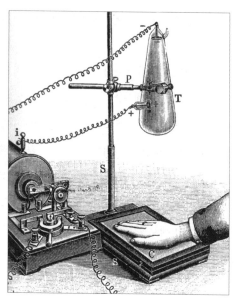

X광선을 발견한 사람은 독일의 물리학자 뢴트겐

뢴트겐은 X광선을 통하여 진단의학의 새로운 혁명을 일으켰으며, 이러한 시점에서 퀴리부부가 라듐원소를 발견하면서 방사능진단의 새 시대를 열 수 있었다. 최초로 자신의 손을 찍는 장면이다.

자기장처럼 편향성도 없다고 기술했다. 논문의 마지막에 "이 신 광선이 과연 '에테르(ether)'라는 매개물을 통한 세로파동 모식을 띠고 있을까? 나는 연구 과정에서 이러한 확신을 얻었을 뿐, 이를 증명할 방법은 아직 없다."라고 기록했다.

그러나 뢴트겐은 끝까지 이를 증명하지는 못했다. 그로부터 16년이 흐른 후에야 막스 폰 라우에(Max von Laue), 프리드리히(Friedrich), 크니핑(Paul Knipping) 등이 X광선이 파동의 일종임을 증명하게 되었다.

X광선의 발견 소식은 전 세계에 급속하게 퍼졌다. 그 어떤 물건도 X선 앞에서는 적나라하게 자신의 속을 드러내지 않을 수 없었다. X광선을 통해 자신의 내부 구조를 두 눈으로 직접 확인할 수 있는 시대가 열린 것이다. 비록 살은 없고 뼈만 남은 형상이지만 말이다.

X광선의 등장으로 국제 학술계도 큰 파장이 일었다. 뢴트겐의 논문은 3개월 동안 다섯 차례나 인쇄되었으며 영어, 프랑스어, 이탈리아어, 리시

아어 등으로 번역되었다. 1896년 한 해 동안 이와 관련된 논문이 전 세계 적으로 1,000여 편이 쏟아졌으며 50여 종의 안내책자가 선보였다. X광선 소식이 미국에 전달된 지 나흘 만에 미국의 한 의사가 X광선을 이용해 자신의 발에 박힌 탄알을 발견했다.

1896년 1월 13일 뢴트겐은 황제 앞에서 X광선에 대한 시범을 보이게 되었다. 그전까지 세계 각지에서 초청 요청이 쇄도했지만 그는 모두 거절 했다. 그러나 황제의 요청마저 거절할 수는 없었던 것이다. 황제 앞이라 지나치게 긴장했던 그는 제발 순조롭게 시범이 진행될 수 있기를 간절히 바라고 있었다. 진공관이 걸핏하면 고장을 일으키는 등 안정적이지 못한 데다 관을 교체하려면 최소 4일이 소요되었기 때문이었다. 다행히 그의 시범은 무사히 끝이 났고 황제와 함께 식사를 마친 후 그는 럼퍼드 메달(영국왕립학회에서 2년마다 수여함)을 수여받았다.

그로부터 열흘 후인 1월 23일 뢴트겐은 물리의학회에서 처음이자 마지막으로 공개 시범을 보이게 되었다. 초조하게 기다리던 회원들 앞에 5시경 뢴트겐이 모습을 드러냈고 우레와 같은 박수 소리가 터져 나왔다. 그리고 그들이 고대하던 X광선 필름이 공개되던 순간 장내는 다시 한번 박수 소리로 가득 찼다. 그의 시범을 보고 있던 해부학자 켈리(Kel Kelly) 교수는 감탄을 금치 못하며 X광선을 '뢴트겐 광선'으로 부를 것을 제창했다.

뢴트겐은 극구 사양했지만 그의 목소리는 감격한 장내 사람들의 박수소리에 묻혀버렸다. 그가 회원들의 질문에 친절히 대답하고 있을 때 누군가 그에게 혹시 '재물과 부' 때문에 X광선을 발견한 것이 아니냐고 물었다. 그는 자신의 발견을 세계 모든 과학자와 나누고 싶을 뿐이라고 대답했다.

1900년 뢴트겐은 뮌헨 물리실험연구소의 소장으로 선임되었고 1901년 노벨물리학상의 수상자로 선정되었다. 그는 자신이 받은 상금 전액을 뷔르츠부르크 대학에 기부했다. 뢴트겐의 친한 벗이었던 보베리(M. Boveri)는

"그는 19세기 이상주의의 화신이자 과학에 자신을 내던진 인물이다. 정직함과 성실함, 끈기와 박력이 그의 무기이다. 자아비판정신이 강하고 유머러스한 성격이지만 그 자신도 모르는 동정심이 충만하다. 인간, 과거에 대한 연민으로 똘똘 뭉쳐 있지만 새로운 사상을 과감하게 받아들일 줄 아는 포용력 있는 사람이다."라고 뢴트겐을 평가했다.

1914년 뢴트겐은 독일 과학자를 대표해 독일군국주의 선언에 서명했는데 뒤에 이를 매우 후회했다. 평생 돈과 재물에 관심이 없었던 그는 제1차 세계대전의 발발로 통화가 급격히 팽창하자 생계의 위협을 받기도 했다. 1923년 2월 10일 78세를 일기로 뮌헨에서 세상을 떠났다.

인류의 시야를 넓혀준 X광선은 유럽과 미국에 신속하게 전파되어 의학계뿐만 아니라 사회 전반에 큰 파장을 일으켰다. 런던의 한 장사꾼은 'X광선 차단 내의'를 제작해 판매할 정도였다. 미국 뉴저지 주 하원의원들은 오페라하우스에서 X광선 안경 사용을 금지하는 법률을 입안하기도 했다.

의학계의 경우 우선 정형외과에서 골격계통을 관찰하는데 사용하기 시작했다. 이어 신체의 각종 기관 검사에 이용되며 진단에 없어서는 안 될 기기로 자리매김했다. 그러나 X광선에 대한 지나친 집착과 연구로 의사들의 생명이 위협받는 상황까지 벌어졌다. 독일 의사 가운데는 X광선 때문에 암에 걸려 사망하는 사례도 발생했다. 초기의 X광선기기는 매우 간단해서 전자유해파가 미미한 수준이었으며 X광선 한 장을 촬영하는 데 30분이나 소요되었다. 그러나 제1차 세계대전 시기에 설비를 개량하면서 이러한 문제는 바로 해결되었다. 따라서 총알과 파편에 맞은 부위를 수분 내에 확인할 수 있었다.

1898년 퀴리부부가 방사성이 강한 라듐(radium, Ra: 알칼리 토류 금속에 속하는 방사성 원소) 원소를 발견했다. 라듐은 바로 의학의 영역에서 응용되었다. '방사능의 아버지'로 불리는 미국의 윌리엄(F. William)은 《X광선의 의학적 응용》이란 저서를 발표해 방사능 진단법을 체계화했다.

이로써 새로운 또 하나의 학문 'X광선학'이 탄생했다. 이 학문은 외과, 부인과, 피부과, 흉부 치료 등 거의 모든 의학 영역에서 사용되었다.

X광선의 발견으로 인류는 질병 진단과 치료에 신기원을 열었으며 이는 의료촬영기술의 모태가 되었다. 뢴트겐이 현대 물리학과 의학에 세운 공을 기리기 위해 1974년 독일에 '뢴트겐 장학기금'이 조성되었으며 독일, 미국, 영국이 연합제작한 'X선 천문위성'의 이름을 '뢴트겐 위성(ROSAT)'으로 명명했다.

뢴트겐이 X광선을 발견하기 3년 전쯤 덴마크의 의사 핀센(Niels Ryberg Finsen)이 이미 방사선의 의학적 활용에 대한 연구를 진행 중이었다. 고양이, 딱정벌레 등이 무더운 여름날 그늘에 숨지 않고 뜨거운 태양 아래서 자유롭게 뛰어다니는 것을 보고 영감을 얻은 그는 오목렌즈로 동물들에게 빛을 비추며 서로 다른 빛깔의 광선에 대한 반응을 유심히 관찰했다. 당시 그의 물리학적 지식으로는 노란색 선은 빛을 발하고 붉은 색은 열을 내며 남색과 자색은 화학 작용을 한다고 알고 있었다. 실험 결과 동물들은 남색 광선에만 반응을 보였다.

이에 그는 일광을 대신할 수 있을 정도로 휘도(輝度, 광원의 단위 면적당 밝기의 정도)가 높은 아크등을 사용해 보라색 파장과 자외선을 차단한 붉은빛을 모아 루푸스(Lupus)를 비롯한 피부병들을 치료하기 시작했다.

1896년에는 핀센 광의학연구소가 설립되어 자외선 치료 관련 연구를 추진했다. 핀센은 세상을 떠나기 1년 전에 노벨의학상을 수상했다.

유아의 영양과 우생학

19세기 초, 유아 사망률은 여전히 높은 수치를 기록하고 있었다. 그러나 파스퇴르와 코흐 등이 미생물학의 기반을 다진 후부터 신생아들을 괴롭혔던 병원체의 정체들이 하나 둘 밝혀지기 시작했다. 디프테리아는 예방이 가능해졌고 결핵도 진단할 수 있게 되었으며 성홍열도 점차 치료가 가능해졌다. 무엇보다도 '파스퇴르 소독법'이 등장하면서 유아들의 주요 식품인 우유의 안전성을 보장할 수 있게 되었다. 그전에는 매년 여름이 될 때마다 무수한 아이들이 유아 콜레라로 사망했다. 특히 1856년 미국인 게일 보든(Gail Borden)이 우유를 진공상태에서 농축하는 방법을 고안해 내면서 유아에게 무균 상태의 소화가 잘 되는 우유를 먹일 수 있게 되었다.

과학자들이 실험실에서 거둔 성과는 임상 의사들에 의해 널리 보급되었다. 의사와 모든 어머니들이 유아의 영양 상태가 질병 발병률 감소와 직접적인 연관이 있다는 사실을 자각하면서 유아 영양문제에 관심이 집중되기 시작했다.

독일계 내과의사 야코비(Abraham Jacobi, 1830~1919)는 뉴욕으로 이주한 후 1860년 아동진료소를 설립했다. 미국 소아과의 창시자로 불리는 그는 평생 동안 유아 건강을 위해 헌신한 인물이다. 1879년 콜롬비아 대학의 임상 소아과 교수로 임용된 후 30년 동안 재직하며 유아 건강에 대한 관심을 확산시키기 위해 노력했다. 그는 어머니가 된 여성들에게 아이들에게 먹일 우유를 끓일 때 반드시 기포가 올라 올 때까지 끓이도록 당부했다. 당시에는 누구나 소에서 직접 짠 우유가 가장 영양이 풍부하다고 여기고 있었다. 이러한 오류를 바로잡아 주기 위해 야코비는 아내(그녀도 소아과 의사였다)와 함께 각지를 돌며 올바른 의학지식을 보급시키기에 앞장섰다.

현대적인 수유 공식 도출의 선구자로 불리는 하버드 대학 로치(Thomas

Morgan Loach, 1849~1914) 교수는 유아의 영양 섭취를 수량화하기 위해 우선 백분비 수유법 이론을 확립했다. 그가 1904년에 발표한 저서에는 이와 관련된 공식이 소개되어 있다. 즉 유아가 매일 섭취해야 하는 지방, 단백질, 탄수화물의 양을 정하고 백분비에 따라 우유, 설탕, 버터 등을 추가하도록 계산해 놓은 것으로 소아과 의사들이 봐도 골치가 지끈거리는 산수공식이었다.

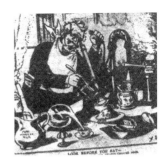

음식을 데워 먹는 모습
고대 인류는 날 것을 불에 구워먹었던 것처럼 음식의 변질을 예방하기 위해 음식을 데워 먹곤 하는데 이는 파스퇴르 소독법에 의해 식습관에도 변화를 가져왔다.

물론 지금은 간단명료한 열량(칼로리) 이론이 이 백분비 이론을 대신하고 있다. 2.5Kg의 유아를 기준으로 매일 50칼로리(cal)의 열량을 섭취해야 하며 이 열량은 탄수화물 50%, 지방 35%, 단백질 15%로 구성하도록 했다. 그러나 신체적인 건강만으로 유아의 실질 건강 상태를 모두 대변하는 것은 아니다.

18세기 프랑스의 계몽 운동가 루소는 그의 소설 《에밀》에서 당시의 아동 교육이 아동 본성에 위배된다고 강력하게 비판했다. 그는 성인의 기준으로 아동을 대하는 사람들에게 그 자신이 미성년일 때를 되돌아보도록 요구했다. 19세기에 접어들면서 과학자들은 아동을 이해하고 아동의 입장에서 그들을 관찰하기 시작했다. 진화론을 제기한 다윈이 1876년 자녀의 심리변화를 관찰해 발표한 저서 《영아소전》을 그 대표적인 예로 꼽을 수 있다.

1882년 독일의 생리학자 겸 심리학자 프라이어(W. Preyer)는 과학적 아동심리 분석의 포문을 연 《아동심리》란 저서를 발표했다. 이 책은 심리학 사상 최초로 관찰, 실험 등의 방법을 동원해 아동심리를 연구한 체계적인 저서라고 볼 수 있다.

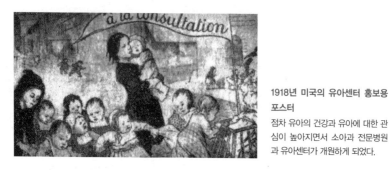

**1918년 미국의 유아센터 홍보용
포스터**
점차 유아의 건강과 유아에 대한 관
심이 높아지면서 소아과 전문병원
과 유아센터가 개원하게 되었다.

　자신의 아이를 대상으로 출생부터 세 살이 될 때까지 매일 관찰한 내용
을 다음과 같이 세 부분으로 나누어 정리했다. 제1편은 감각기관의 발전
으로 시각, 청각, 촉각, 후각, 미각 등의 발달과정이 소개되어 있으며 제2
편은 의지력 발전 단계로 주로 동작의 변화과정이 기록되어 있다. 제3편
은 지능의 발전 단계로 언어력 발달 과정을 주로 기록했다.

　프라이어 전에도 수많은 과학자들이 아동심리에 관한 연구를 추진한 바
있었다. 다만 프라이어가 이를 집대성해 정리했다고 볼 수 있으며 이 저서
는 오늘날에도 여전히 그 가치를 인정받고 있다.

　1859년 다윈의《종의 기원》이 출판되었다. 이 책의 등장으로 '우생학(優
生學)'이라는 새로운 학문이 생겨났다. 우생학을 탄생시킨 인물은 다윈의
사촌동생인 골턴이었다.

　골턴(Francis Galton, 1822~1911)은 버밍햄 의대, 런던왕립학교, 그리고 케
임브리지 대학에서 수학한 인재로 다방면에서 재능을 과시했다. 그는 '고
기압'에 대해 최초로 논술한 기상학자이자 상관계수를 계산해낸 수학자
였으며 지문분류체계를 확립한 지문학자였다. 또한 통계학을 인류학, 유
전학 등에 응용해 유전이 인류의 발전에 얼마나 큰 영향을 끼치는지 강조
하기도 했다. 1869년《유전적 천재 Hereditary Genius》, 1883년《인간능력
에 대한 연구 Inquiries into Human Faculty》등의 저서를 발표하며 1883년 드

디어 '우생학(eugenics)'이란 새로운 학문을 탄생시켰다. 우생학은 인간의 신체, 지능의 특질이 후대에 개선되거나 또는 악화되어 나타날 수 있으므로 이러한 요소를 분석 연구하는데 그 요지를 두고 있다.

1908년 골턴은 대영제국 우생학회 창립에 참여했다. 대영제국 우생학회는 입법, 교육활동을 통해 적극적으로 우생학 이론을 추진하는 역할을 담당했다. 즉 부유한 중상층은 자녀를 많이 낳고 빈곤층이나 사회하층계급은 자녀를 적게 낳아야 한다고 주장했다. 이러한 사조는 영국에서는 교육을 통한 계몽의 형태로 나타났지만 미국, 비엔나 등에서는 '결함'이 있는 사람을 대상으로 강제 피임수술을 하는 형태로 변질되었다. 특히 히틀러가 정권을 잡은 후 독일에서는 이 이론을 빌미로 유대인 대학살이 자행되기도 했다.

그러나 시대의 변화에 따라 현대 우생학은 유전학, 유전자지문(DNA profile), 임신 보건, 임신 전 모체 진단, 신생아 보건, 우생입법, 그리고 홍보를 포함한 종합적인 학문으로 발전했다.

화학요법과 혈청요법

파스퇴르와 코흐가 미생물학의 창시자라면 에를리히와 베링은 면역학의 창시자로 볼 수 있다. 에를리히와 베링은 모두 코흐의 제자로 상반된 성격의 소유자였으며 면역학의 연구 방향도 달랐지만 예방 의학 발전에 깊은 영향을 끼친 것만은 동일하다.

'화학요법의 아버지'로 불리는 에를리히는 슐레지엔의 부유한 유대인 가정에서 태어났다. 그는 어릴 때 받아쓰기를 못해서 진단을 받아본 결과 난독증으로 판명되었다. 이러한 장애가 있었던 그가 스트라스부르와 프라이부르크에서 공부할 때 얼마나 많은 노력을 쏟았을지는 짐작하고도 남는다. 1878년에 드디어 라이프치히 대학을 졸업했다.

대학시절부터 그는 화학이 의학에 도움을 줄 수 있는 방안을 모색하곤 했다. 특히 인체조직이 화학물질에 어떻게 반응하는지를 면밀히 관찰했다. 염료 연구, 조직염색체 실험 등을 통해 일부 물질은 세포에 영향을 주지만 일부는 영향을 받지 않았다는 사실을 발견했다.

당시 에를리히는 아프리카에 무시무시한 수면병이 유행하고 있다는 보도를 접하게 되었다. '트리파노소마'라는 기생충이 인체에 침입하면 바로 장기간 혼수상태를 일으킨 후 죽음에 이르게 했다. '아톡실(Atosyl)'이란 화학약품을 복용하면 수면병을 고칠 수 있었지만 두 눈이 실명하는 부작용이 있었다. 아톡실은 '비소'라는 독성을 함유하고 있었기 때문이었다. 에를리히는 아톡실의 화학구조에 변화를 주어 트리파노소마 기생충만 죽이고 인체에는 해가 없는 화학약품을 만들기 위해 골몰했다.

오늘날 항생제도 이와 같은 논리로 만들어진다. 즉 병균에는 대항하지만 인체기관은 손상시키지 않는 방법을 강구한다. 에를리히는 실험에 실험을 거듭하며 모든 정력을 투입한 끝에 마침내 화학구조를 변화시키는 방법을 터득하게 되었다. 즉 606번째 실험에서 그는 드디어 '약품606호(디하이드록시디아미노벤젠)'를 제조해냄으로써 수면병과 매독에 걸린 무수한 사람들의 목숨을 구할 수 있게 되었다. 1910년 그는 이 '마법의 약'으로 1만여 명의 환자를 고쳤다. 또한 '살바르산'이란 이름으로 각국에 수출하게 되었으며 40년 후 페니실린이 등장할 때까지 그 독보적인 위치를 고수했다.

에를리히의 화학제약은 20세기 의학사의 한 장을 멋지게 써내려갔으며 사람들은 마치 인간에게 불을 훔쳐다 준 프로메테우스가 선사한 두 번째 선물처럼 감격해 했다. 에를리히는 면역체계가 자신의 인체 조직을 공격하는 현상을 '공포의 자가중독'이란 용어로 설명했다. 생물학적으로 자체면역은 생성 가능하지만 항시 알 수 없는 모종의 힘에 의해 규제를 받고 있으므로 이 힘의 정체를 밝히고 어떻게 하면 그 힘의 통제에서 벗어날 수 있느냐를 알아내는 것이 관건이었다.

이에 따라 면역학은 '능동면역'과 '피동면역'으로 나뉘어졌다. 능동면역은 약화된 병원체를 주사해 인체 스스로 항체를 생성하는 방법이며, 피동면역은 병원체에 감염된 동물의 혈청에서 이미 형성된 항체를 추출해 인체에 주사하는 방법이다. 베링의 혈청요법도 바로 피동면역의 범위에 속한다. 베링은 이 혈청요법으로 디프테리아를 정복했으나 그 부작용도 무시할 수 없었다.

독일에서 태어난 베링(Emil von Behring, 1854~1917년, 1901년 노벨생리학상 및 노벨의학상 수상)은 베를린 왕립대학에서 의학을 전공했으며 1878년 졸업했다. 군의관으로 일정기간 복무한 후 1889년부터 코흐 전염병 연구소에서 디프테리아 치료 방법을 연구했다.

베링은 수백 마리의 기니피그에게 디프테리아간균을 주사한 후 각종 독약을 투약해 그 반응을 살폈다. 그러던 중 '요드제'를 투약하였을 때 기니피그 두 마리가 살아남은 것을 발견했다. 흥분과 기대감에 부푼 베링은 생존한 기니피그에게 기존의 두 배의 디프테리아간균을 주사했다. 그러나 기니피그는 여전히 무사했다. 당시 투여했던 '요드제'가 디프테리아간균에 효과를 발휘했다고 해도 이미 시간이 많이 경과해 그 약효가 떨어진 후였다. 그렇다면 기니피그의 체내에 디프테리아간균에 대항하는 힘이 생긴 것일까?

여기까지 생각이 미치자 그는 흥분을 감출 수 없었다. 이에 디프테리아병에 걸렸다가 완치된 흰쥐의 체내에서 혈액을 채취해 전염성이 강한 디프테리아 액체와 혼합했다. 그리고 다시 이 혼합액을 디프테리아에 걸린 적이 없는 흰쥐에게 주사했다. 그 결과 흰쥐는 디프테리아에 걸리지 않았다. 이 실험을 통해 베링은 디프테리아에 걸렸다가 나은 동물의 혈청에 디

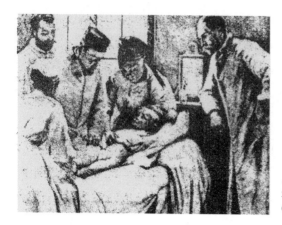

스위스의 미생물학자 루의 주사 시범
파리아동병원에서 디프테리아에 걸린 환자
에게도 항독소는 여전히 치료효과가 있었다.

프테리아에 대항하는 물질이 생겼음을 확신하게 되었다.

혈청에 생긴 항독소가 기니피그를 디프테리아에 걸리지 않게 한 것이라면 이 혈청을 이용해 디프테리아에 걸린 환자들을 살릴 수도 있지 않을까? 베링은 곧 토끼, 양, 개 등의 동물을 이용해 수차례 실험을 계속했다. 그리고 마지막에 말의 혈청에서 대량의 항독소 혈청을 얻을 수 있게 되었다. 1891년 그는 '항 디프테리아혈청' 제조에 성공했다. 즉 강력한 디프테리아균을 말에게 주입한 후 면역이 생긴 말의 혈액을 추출해 응고시켰다. 혈액이 응고되고 남은 액체가 바로 혈청이었다. 같은 해 12월 베링은 그 혈청을 디프테리아에 걸린 아이의 체내에 주사했다. 혈청이 정맥을 통해 퍼진 후 두 시간이 지나자 아이의 심장박동에 힘이 느껴졌으며 눈은 삶에 대한 희망으로 반짝였다.

19세기 말까지 디프테리아는 유럽, 미주 아동의 주요 사망 원인 가운데 하나로 꼽혔다. 마침내 베링은 자신이 제조한 혈청에 항균성 항체가 포함되어 있다고 공개했다. 영국의 유명한 생리학자인 셰링턴 남작은 디프테리아에 걸린 조카를 살리기 위해 기차로 밤낮을 달려 베링을 찾아왔다. 혈청주사를 맞은 남작의 조카는 바로 회복되었고 이 소식이 언론에 대대적으로 보도되면서 항 디프테리아혈청은 순식간에 사람들의 주목을 받게 되었다. 그러나 혈청요법의 안전성 문제는 여전히 논란의 소지를 지니고 있었다. 혈청주사를 맞은 사람 가운데 알레르기 반응을 일으키거나 심지어 사망하는 사례까지 발생했기 때문이었다. 베를린의 유명한 의학교수 폴 랑게르한스(Paul Langerhans)의 아들이 항 디프테리아혈청 주사를 맞은 후 사망하면서 이 논란은 더욱 가열되었다.

그러나 디프테리아 혈청치료법은 전염병 치료에 대한 희망을 불러일으켰다. 이에 각종 모금운동이 전개되고 자선단체의 지원, 정부의 후원까지 더해져 세균학은 급속도로 발전하기 시작했다. 독일 정부는 혈청제의 순화, 표준화를 목표로 베를린 근교에 혈청요법 연구 기구를 설립하고 에를리히를 책임자로 임명했다. 이 기구는 후에 프랑크푸르트로 이전되어 '실험요법연구소'로 확대 재편되었다. '약품606호'도 바로 이곳에서 연구 개발되었다.

1894년 베링은 할레 대학교 의학과 교수들의 격렬한 반대에도 불구하고 이 학교의 교수로 임용되었다. 당시 혈청요법에 대한 반감이 어느 정도였는지 짐작할 수 있을 것이다. 특히 베링은 피르호와 격렬한 논쟁을 벌인 것으로 유명하다.

피르호는 질병 발생과정에 사회·환경적 요소의 작용을 강조했다. 의학은 사회과학의 한 분야로써 공중위생 개념의 확산이 중요하다고 보았다. 특히 빈곤과 질병의 관계를 강조하며 정부는 개인의 자유와 단체조직의 자유를 보장하고 민주자치제도, 세제 개혁 등이 먼저 이루어야 질병 예방이 가능하다고 주장했다.

그러나 베링은 혈청요법이 전염병에 직접 작용하는 데 비해 공중위생 조치는 질병 퇴치와 너무 요원하다고 반박했다. 또한 민족주의에 호소하며 피르호의 정치적 노선을 공격했다. 게르만민족의 전통에서 볼 때 혈청요법이 전염병 퇴치에 더 적합하다고 주장했다. 이 때문에 후에 나치 정권은 베링을 추종하게 되었다.

혈청요법이 이처럼 논쟁에 휘말린 데는 안전성 문제 외에도 한 가지 원인이 더 있었다. 영국의 디프테리아 사망률은 1893년에도 계속 증가 추세였으나 파리에서는 1877년 이후 감소 추세를 보였기 때문이었다. 따라서 디프테리아 사망률 감소의 공로를 모두 혈청요법에 돌리는 데는 무리가 있었다. 독일의 세균학자 뷔히너(Hans Buchner, 1850~1902)는 항독 혈청은 백신과 같은 예방효과만 있을 뿐 그 치료 효과는 신뢰할 수 없다고 주장했다. 그는 자신의 실험 결과를 토대로 항독 혈청은 세포가 더 이상 감염되는 것을 방지할 뿐 디프테리아간균을 죽이지는 못한다고 밝혔다. 혈청은 피동면역에 불과하다는 것이다.

그러나 디프테리아와 관련하여 의학전쟁이 가열되던 시기는 마침 유럽의 제약사들이 현대 과학기술산업으로 비약적 발전을 이룩하던 시기였다. 베링은 제약사들과 협력해 항독 혈청을 생산하기 시작했는데 이는 학술 연구가 기업생산으로 연결되는 모델을 제시해 주었다. 세균학자들은 소아과, 아동병원과 결탁해 혈청요법을 실시하는 아동병원에 더 많은 경비지원을 해주었다. 이러한 분위기 속에서 소아과도 의학계에서 위상을 높일 수 있었다.

의학계의 4대 천왕
– 헨리 웰치, 할스테드, 하워드 켈리, 윌리엄 오슬러

"지식은 인간을 자유롭게 한다."

이는 미국 의학의 명문 존스홉킨스 대학의 교훈이다. 존스홉킨스 대학은 미국 메릴랜드 주 볼티모어 시의 중심부에 자리 잡고 있는 사립대학으로서 7개 단과대학과 60개의 학과로 구성되어 있다. 특히 의학, 미생물학에서 세계 최고의 권위를 자랑하고 있으며 22명의 노벨상 수상자를 배출했다. 존스홉킨스 대학은 미국에서 가장 먼저 독일 대학을 모델로 삼은 연구형 대학의 시조로 꼽힌다.

은행가이자 기독교 교우파의 신도였던 존스홉킨스(Johns Hopkins, 1795~1873)는 임종에 앞서 700만 달러를 기증해 부속병원이 있는 의과대학을 설립하도록 유언했다. 병원과 긴밀한 관계를 맺는 학교를 설립하려면 뛰어난 의학교육자와 연구에 매진할 의학과학자를 확보하는 것이 무엇보다도 중요했다. 따라서 그는 대학 교수가 반드시 의사를 겸하도록 했다.

당시 미국은 의사 교육과정이 매우 허술해 수많은 의대에서 졸업장과 학위를 남발하고 있었다. 존스홉킨스 대학이 설립되기 전에 볼티모어에는 이미 다섯 개의 의대가 설립되어 있었다. 이중에는 학생들이 2년 동안 교육과정만 이수하면 바로 의사가 될 수 있는 곳도 있었다.

존스홉킨스 대학에서 의과는 가장 매력 있는 전공과목이다. 또한 생물학 계열도 가장 많은 학생을 보유한 인기학과이다. 특히 생물공학, 화학, 생물화학 등 생물학과 연관 있는 학과는 모두 미국에서 그 명성이 대단했다. 대학 부속병원의 경우 임상 연구 최고의 메카로 매년 의학 잡지가 선정한 가장 좋은 병원에 꼽히곤 한다.

오랜 준비 과정을 마치고 1889년 마침내 존스홉킨스 대학은 병원에 앞서 먼저 그 문을 활짝 열었다. "대학에 발을 딛는 순간 머리부터 쇄신하라."라는 모토와 함께 출발하였다. 존스홉킨스 대학은 개강에 맞추어 당대 의학계에 막대한 영향을 끼치던 네 명의 의사를 초빙해 각 학과의 주임교수로 임명했다. 내과에 윌리엄 오슬러(William Osler), 외과에 할스테드(Halsted), 병리학과에 헨리 웰치(Henry Welch), 그리고 산부인과에는 하워드 켈리(Howard Kelly)를 선임했다. 의학계의 4대 천왕이라고 불렸던 이들은 임용 당시 나이가 39세, 37세, 34세, 31세 등으로 매우 젊었으며 자신의 분야에서 최고의 전성기를 구가하고 있었다.

존스홉킨스 대학의 길만(Gilman) 이사장은 유럽의 기준에 따라 최고의 교수진과 최고의 의료설비를 제공했다. 따라서 이 대학에 입학하는 것은 하늘의 별따기와 같았다. 오슬러도 우스갯소리로 웰치에게 "교수로 온 것이 얼마나 다행인가? 아마 자네나 나나 입학은 어려웠을 것 같으니 말일세."라고 할 정도였다. 1893년 전에는 석사생들만 교육했으나 그 후부터 학부생의 입학을 허가하면서 1895년 모든 학과 과정이 완비되었다.

● 헨리 웰치

홉킨스가 생전에 세웠던 계획은 매우 참신했지만 제대로 시행이 되지 못하면 아무 소용이 없었다. 따라서 웰치의 임용은 그의 기대에 부응하는 처사였다고 볼 수 있다. 웰치는 미국에서 가장 유명한 병리학자 겸 세균학자였으며 존스홉킨스 대학에 오기 전까지 뉴욕병원 부속대학에서 병리학 주임교수로 재직했다. 표면 포도구균, 클로스트리디움(Clostridium perfringens)을 발견했으며 혈관 색전증과 혈전에 대해서도 연구한 경력이 있었다.

1885년 홉킨스의 수석 병리학자를 맡아 1년 동안 엄격한 관리체계를 확립했으며 일련의 연구 과목을 개설했다. 새로운 설비를 이용해 병리학 실험을 추진하며 학생들에게 독서와 청강만으로 훌륭한 의사가 될 수 있다는 생각을 버리라고 강조했다.

웰치는 뉴욕에서 의대를 졸업할 때까지 단 2주 동안만 임상실습을 경험했으므로 졸업 후에 의사가 될 준비가 전혀 되어 있지 않았다. 그는 결국 유럽 여행길에 올랐다. 독일의 미생물학자 코흐, 생리학자 크레브스(Theodor Albrecht Edwin Klebs, 1834~1913), 신경병리학자 칼 바이게르트(Karl

Weigert)의 문하에서 학문을 익혔으며 특히 라이프치히에서 칼 루드비히 (Carl Ludwig, 1816~1895) 교수에게 생리학을 배우며 실험 연구의 기반을 닦았다. 이 과정에서 그는 미국과 유럽의 과학 격차를 여실히 실감했다. 미국으로 돌아온 뒤 웰치는 1878년 새로운 설비 확충을 약속받고 뉴욕의대 부속병원에서 교수로 재직하며 가르치는데 매진했다.

그는 언젠가 미국 의학교육을 독일의 실험실의학 수준까지 끌어올리겠다는 목표 아래 누이동생을 시켜 뉴욕 북부의 늪지대에서 강의용 개구리를 잡아오도록 할 만큼 열정을 쏟았다.

1884년 존스홉킨스의 초빙은 그에게도 매우 좋은 기회였던 셈이다. 그러나 임용되기에 앞서 그는 다시 유럽 방문길에 올랐다. 비엔나, 부다페스트, 프라하, 라이프치히 등을 돌며 옛 친구들과 의학에 대한 심도 있는 토론을 나누었다. 그리고 베를린의 코흐연구소에 들러 은사에게 자신의 원대한 포부를 밝혔다. 코흐는 짧은 한 달 동안 그를 데리고 무수한 실험을 시도했다.

코흐의 연구하는 자세에 큰 영향을 받은 웰치는 존스홉킨스 대학으로 돌아온 후 '3대 천왕'들과 힘을 합쳐 학생들에게 병리 수학에 근거한 실험 연구의 중요성을 부각시키기 시작했다. 교수진들에게는 강의 시 학생들과 심도 있는 토론을 진행하도록 함으로써 친근하고 자유로운 교학 분위기를 조성했다. 대학에 병리 토론회를 도입한 사례는 웰치가 최초라고 볼 수 있으며 이어 다른 대학들도 하나 둘씩 이러한 형태를 모방하기 시작했다. 병리 토론회는 존재 가치가 가장 적었던 실험실의 자연과학 과정을 최강의 커리큘럼으로 발전시키는 효과를 거두었다.

1916년 웰치는 존스홉킨스 대학에서 새로 설립한 보건대학의 학장을 역임했으며 10년 후 그 자리에서 물러나 평범한 의학사 교수가 되었다. 그는 평생 동안 우수한 병리학자와 임상의학사들을 수없이 배출했으며 그들이 미국 의학의 각 분야에서 중요한 역할을 발휘하도록 발판을 마련했다. 미국 정부도 그의 건의를 받아들여 연구소를 대거 설립했다. 병리해부학 분야도 웰치에 의해 미국에 소개되었다고 볼 수 있다.

●할스테드

뉴욕의 역학파 외과의사였던 할스테드는 실험실에서 직접 마취 실험을 하다가 코카인에 중독된 적이 있었다. 그러나 존스홉킨스 대학에 임용되어 웰치와 함께 2년 동안 연구를 추진하는 동안 정상적으로 회복했다. 그가 존스홉킨스 대학의 교수로 임용될 수 있었던 이유는 뛰어난 외과수술 능력 때문이었다.

1890년 존스홉킨스 이사회는 할스테드를 수석 외과의사로 선임했다. 그는 동료들에게 매우 냉담하였고 사교활동에도 거의 참여하지 않았지만 이 때문에 주눅이 들지도 않았다. 할스테드의 외과 교육관은 반드시 과학을 기반으로 삼는다는 데 있었다. 병실, 수술실의 가장 큰 의의는 이곳들이 모두 훌륭한 '실험실'이란 점이었다. 수술 자체는 외과의 아주 작은 일부분일 뿐이었다.

그는 특히 '최소 침습술(Minimally Invasive Surgery, MIS, 수술시 신체 절개 부위를 최소화 하는 기술)'을 중시했다. 당시 외과학에서도 점점 최소 침습술에 대한 관심이 높아지고 있었다.

사실 최소 침습술은 전문 분야의 학문도 단일학과도 아니었다. 다만 외과수술의 가장 기본이 되는 관념이자 외과의사에 대한 가장 기본적인 요구사항이라고 볼 수 있다.

최소 침습술은 임상의학의 가장 오래된 전통 관념에 해당한다. 히포크라테스는 의사의 소임은 질병의 자연 치유를 도와주는 역할에 불과하다고 강조하고 의사들에게 '과도하게 무엇인가 더 많이 하려고' 애쓰지 말도록 당부했다.

할스테드는 근대 미국 외과수술의 창시자 가운데 한 명으로 꼽히고 있는데 그의 수술 방식은 정교하고 세밀하기로 정평이 나 있다. '모스키토 클램프(Mosquito Clamp, 미세한 혈관과 구조물을 집는데 사용하는 핀셋)'를 최초로 제작해 사용했으며 또한 최초로 극세사를 결찰법의 봉합실로 사용했다. 그의 이러한 노력은 인체 조직을 최대한 보호하기 위한 조치였다. 수술이 끝나면 그는 현미경으로 회복 과정을 꼼꼼하게 관찰했다. 또한 더욱 안전한 수술 방법을 모색하고 신기술을 도입해 외과수술의 기술 수준을 고양시키려고 애썼다. 그가 주재하는 수술에 참석하는 다른 외과의사들은 그의 지나친 섬세함을 견디기 어려울 정도였다. 30분이면 끝날 수술을 4시간이나 질질 끌었다는 불만이 심심찮게 터져 나왔다.

그러나 할스테드는 여전히 차근차근 조심스럽게 수술에 임했다. 작은 혈관 하나를 봉합하는 수술이라도 거의 출혈을 허락하지 않는 것이 그의 원칙이었다. 환자는 그의 손에서 다시 태어나는 예술품이라고 해야 더 어울릴 것이다. 봉합할 때도 피부의 주름 하나하나까지 신경을 썼다.

물론 수술의 전 과정은 엄격하게 무균 상태를 유지해야 했다. 그러나 아직 위생 의식이 완벽하게 확립되기 전이었으므로 수술, 소독 모두 맨 손으로 감행했다. 당시 할스테드는 수술에 동석하는 햄프튼이라는 수석간호사를 남몰래 사랑하고 있었다. 매번 수술을 할 때마다 그녀의 두 손은 강한 소독액에 그대로 노출되어 시간이 지날수록 온통 습진으로 뒤덮이게 되었다. 습진이 점점 팔까지 번지자 할스테드는 안타까운 마음이 들어 견딜 수가 없었다. 온갖 치료 방법을 시도했지만 다 효과를 거두지 못하자 그녀는 결국 간호사를 그만두겠다고 그에게 말했다.

이 문제로 고심을 거듭하던 할스테드는 그녀를 위해 수술 시에 착용할 고무장갑을 만들게 되었다. 피부처럼 손에 딱 들어맞는 장갑을 선사하자 햄프

튼은 매우 감동했으며 결국 그의 사랑을 받아들여 결혼까지 하게 되었다.

수술용 고무장갑의 발명은 의료 위생 수준을 크게 개선하는 효과를 가져왔다. 특히 감염을 방지하는 고무적인 결과를 낳았다. 사랑의 힘이 의학사상 길이 남을 위대한 열매를 맺게 해준 것이다. 후에 한 조수의 제의로 할스테드도 수술 장갑을 착용하고 수술에 임하게 되었다.

이 '사랑의 장갑'은 눈 깜짝할 사이에 전 세계 수많은 수술실에 등장했다. 미의 여신 비너스가 의학의 신 아스클레피오스에 도움을 준 일화처럼 수술용 장갑은 사랑의 힘으로 탄생하게 된 것이다.

● 하워드 켈리

켈리는 20세기 초 가장 유명한 산부인과 의사였다.

열여섯 살이 되었을 때 한 달 동안의 여름방학을 이용해 캐나다 북부를 여행하며 전설의 인디언들을 만나 야생에서 살아남는 생존의 법칙을 배웠다고 한다.

1873년 펜실베이니아 대학 생물학과에 입학한 그는 라이더(Ryder), 그리피스(Griffith) 등과 친분을 맺게 되었다. 라이더는 전 세계적으로도 희귀한 '굴 전문가'였으며 그리피스는 파충류 전문가였다. 세 사람은 돈독한 우정을 과시하며 산과 들을 누비고 다녔다. 켈리는 당시 육안으로 각종 생물을 분별하는 훈련을 했다고 회고한 바 있다.

한번은 콜로라도 주의 고산에 올랐다가 조난당한 적이 있었다. 이때부터 그는 독실한 기독교 신자가 되었다. 당연히 다윈의 진화론에 부정적인 시각으로 접근할 수밖에 없었다. 그는 인간이 원숭이로부터 진화했다는 사실은 실험을 통해 증명할 방법이 없었으므로 다윈의 주장은 어디까지나 가설에 불과하다고 주장했다.

졸업 후 켈리는 학교부설 병원에서 의사로 일하기 시작했다. 그러던 중 우연히 인구 20만 명의 광산 도시 켄싱턴에 의사가 한 명도 없다는 보도를 접하게 되었다. 종교적 신앙심에 고무된 그는 바로 그곳으로 달려가 종일 수많은 환자들을 돌보기 시작했다. 과로와 수면부족에 시달렸지만 그는 잠이 들기 전 엄지발가락에 가는 실을 감아 문밖에 늘어뜨리고 잤다. 자신이 잠든 사이 응급환자가 왔을 때 실을 당겨 깨우도록 하기 위해서였다.

켈리의 헌신으로 병원은 점점 규모가 커지기 시작했다. 독실한 기독교 신자였던 켈리는 켄싱턴에서 도박, 매음 등을 척결하고 사회분위기를 어지럽히는 호텔, 살롱 등을 근절하려 노력했다. 그러나 그의 노력은 일부 폭력조직과 부패한 의원들의 심기를 건드릴 수밖에 없었다. 결국 애매한 죄명을 쓰고 감옥에 갇히는 처지가 되었다. 이 소식이 전해지자 그의 제자들을 비롯해 동료, 그리고 셀 수 없을 정도로 많은 환자들까지 나서 감옥을 에워쌌다. 켈리가 석방되었을 때 도박장, 호텔 등은 문을 닫았거나 이미 철수한 뒤였다.

그의 뛰어난 의술과 기독교도로서의 박애정신은 미국 전역을 감동시켰으며 유럽 의학계까지 널리 알려지게 되었다.

그러나 이렇게 명성이 높아갈 무렵 그는 뜬금없이 산부인과 병원을 세우기로 결심했다. 그가 세운 산부인과 병원은 역사상 여섯 번째에 해당한다. 수년 만에 그는 자궁후굴 진단 기술, 난소절제술, 요로 관련 질병 진단 방법 등을 개발했으며 분만용 패드, 산후 6주 동안 조리 방안 등을 설계하기도 했다.

또한 여성을 존중하고 그들의 비밀을 지켜주는 인도주의적 입장을 견지한 켈리는 산부인과 의학의 혁신을 이루었다. 그가 개발한

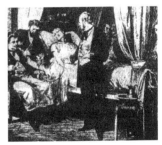

1882년 산부인과 의사의 진료하는 장면
미국에서도 산후 수혈이 등장하는 등 눈에 띄는 발전을 이룩했다. 켈리는 20세기 초 가장 유명한 산부인과 의사였다.

기술과 기기 가운데는 지금까지 사용되는 것들도 더러 있다. 그는 언제나 신에게 감사하는 마음으로 인생의 즐거움을 누리며 인류의 삶을 도와줄 새로운 영역을 개척하는 데 힘썼다.

존스홉킨스 대학에 들어오는 조건으로 그는 '간호학과' 개설, 또는 '간호학교' 설립을 요구했다. 그의 요구가 받아들여져 존스홉킨스 대학에도 부설 간호학교가 설립되었다. 입학식에서 연설자로 나선 그는 간호사는 단순한 직업이 아니라 일종의 '사명'이며 의사는 환자를 치료하고 간호사는 병원의 청결, 온화한 분위기, 편리한 서비스를 제공할 의무가 있다고 강조했다. 또한 간호사의 업무는 신성한 일이므로 청결한 흰색 제복을 입도록 했다.

1889년 켈리는 독일을 방문해 병원관리 제도 및 현황을 시찰했다. 이 과정에서 가볍고 견고한 이동병상이 병실 곳곳을 누비고 있는 것을 발견했다. 그는 이 이동병상과 함께 병원장의 딸을 아내로 맞이해 함께 데리고 왔다.

결혼 후 켈리는 부부 공동 자금 가운데 35%를 지출해 장학기금을 마련했다. 가난한 학생들도 교육을 받을 수 있도록 하기 위해서였다. 그는 성공한 의사는 돈을 많이 번 사람도 아니요, 환자를 많이 살린 사람도 아니며, 오직 우수한 후진 의사를 많이 배출해낸 사람이라고 강조했다. 학생들에게는 적극적으로 기독교를 전파했다. "기독교는 일종의 장사이다. 예수를 믿으면 신을 따라 평생 장사를 하게 된다. 무슨 장사를 하는지 알고 싶은가? 이기고 지는 것을 따지지 않은 장사이다. 다만 누군가에게 진정한 도움과 사랑을 베풀었는지 꼼꼼히 따지는 장사이다."

1943년 1월 12일 켈리의 아내가 숨을 거두자 그는 바로 아내 곁에 누웠다. 그리고 한 시간 만에 그도 세상을 떠났다. 그의 손에는 성경 한 권만이 꼭 쥐어져 있었다.

● 윌리엄 오슬러

캐나다 온타리오 주에서 태어난 오슬러는 맥길 대학교에서 의학을 전공한 후 모교의 임상의학 교수로 재직했다. 1885년 미국 펜실베이니아 대학 임상의학 교수로 임용되어 캐나다를 떠나게 되었으며 이 기간 동안 임상의학, 임상병리학을 연구했다. 필라델피아 임상의학회 주석을 역임했으며 런던 왕립내과의사학회의 회원으로 선임되었다. 1888년에 존스홉킨스 대학의 내과의사로 초빙되어 17년간 재직하는 동안 병리학자, 임상학자, 교육자, 장서가(藏書家), 위생학자, 철학자, 작가로서 활발하게 활동했다. 그의 제자 쿠싱(Harvey Cushing)이 《오슬러의 일생》이라는 3권의 전기를 출간하기도 했다.

사전트(Sargent)라는 화가가 의학계 4대 천왕의 초상화를 그릴 때의 일이었다. 올리브 잎처럼 푸른빛을 띠는 이마 때문에 오슬러만 초상화가 자꾸 늦어지고 있었다. 다른 화가들은 한 번에 생동감 넘치는 모습으로 묘사되었지만 오슬러는 화가가 여러 번 소묘를 거듭한 끝에 겨우 완성했다. 그의 찡그린 표정이 오히려 진정한 의사의 모습을 대변한다고 보는 사람도 있었다. 오슬러는 세심한 관찰력과 직업에 대한 열정으로 동료들과 학생들의 사랑과 존경을 많이 받은 의사였다. 그가 등장하는 곳은 활력이 넘치고 업무의 효율도 높아졌다.

오슬러는 하루 종일 일에 매달려 지냈다. 너무 바쁘다보니 가장 좋아하는 독서를 할 짬도 없을 정도였다. 이 때문에 그는 잠자기 전에 반드시 15분 동안 책을 읽는 습관을 들였다. 새벽 두세 시에 잠자리에 들 때도 마찬가지였다. 학생들은 그가 책을 읽는 15분 동안을 '오슬러 타임'이라고 불렀다.

오슬러는 자신의 묘비에 '오슬러, 병실에서 학생들을 가르치다'라는 문구를 새겨 달라고 부탁했다. 그는 4학년 학생들을 데리고 매주 세 차례 병실을 회진했다. 환자들과 따뜻한 교감을 나누고 임상 보고를 들은 후 질병에 대한 토론을 벌였다. 엄숙한 분위기가 이어졌지만 가끔 오슬러가 썰렁한 유머를 학생들 앞에서 선보일 때도 있었다.

그의 열정과 선량한 마음, 고상한 품격, 풍부한 문화·역사적 교양 등은 그를 만나는 사람들에게 깊은 인상을 남겼다. 오슬러의 연설집《생활의 길 A Way of Life》은 성경, 고대 그리스 신화와 문학작품에 등장하는 명구가 자주 등장해 그의 학문적 깊이를 가늠해 볼 수 있는 책이다.

"삶은 할 수 있는 한 최선을 다하는 것이요, 절대 욕망에 사로잡혀서는 안 된다.", "생명은 예술이지 상품이 아니다. 생명은 사명이지 사업이 아니다. 또한 가슴과 머리를 함께 이용해야 하는 사명이다.", "화합을 도모하고 자신을 다스릴 줄 아는 사람이어야 의학의 최고 경지에 오를 수 있다." 등의 내용이 실려 있다.

오슬러는 진정한 인도주의자로 평가받는 의사이다. 그는 의학을 생활에서 떼어 생각할 수 없는 불가분적 존재로 인식했다. 의학을 사랑하고 한시도 환자를 잊지 않았으며 일생 동안 연구를 게을리하지 않았다. 1873년 혈소판과 혈전의 관계를 규명했으며 1895년에는 전신성 홍반 루푸스의 증상을 묘사했다. 그의 이름으로 명명한 의학용어들도 적지 않다. 1903년에 보도된 '오슬러씨 병'은 안색이 붉은 색, 자색으로 변하며 적혈구가 많아지고 비장 비대증이 수반되는 병이다. 1908년에 보도된 '오슬러 결절'은 심장 내막염을 앓고 있는 환자의 손발 피부에 나타나는 통증을 동반한 결절을 가리킨다.

오슬러의 가장 큰 업적은 임상의학 교육을 개혁해 의학교육 체계 및 병원관리 제도를 정립한 것이다. 그의 저서《임상내과 원리》에는 의학연구의 참고가 될 만한 풍부한 자료들이 체계적으로 정리되어 있다. 이 책은 오슬러 생전에만 재판 9쇄에 들어갈 만큼 선풍적인 인기를 끌었으며 최고의 의학교과서로 각광받았다. 이밖에 〈내과 계간 Quarterly Journal of Medicine〉(1908)을 창간해 편집장으로 활동하기도 했으며 1904년 영국 옥스퍼드 대학의 흠정의학 교수직을 역임했다.

제1차 세계대전이 발발했을 때 하나밖에 없는 아들이 벨기에에서 죽었다는 소식을 듣고 그는 큰 충격에 빠졌다. 결국 기력이 점점 쇠약해져 1919년 12월 29일 영국의 런던 옥스퍼드 대학에서 숨을 거두었다.

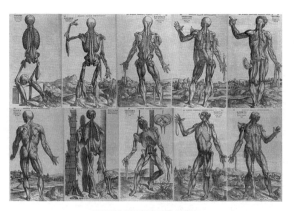

베살리우스의 인체 근육 해부도

제 13 장

20세기 현대 의학

의학의 혁명기

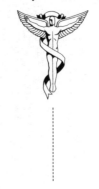

획기적인 의학의 발달

19세기말까지도 무수한 생명을 빼앗아갔던 천연두, 콜레라(독감), 디프테리아 등과 같은 무서운 전염병은 예방 의학이나 면역학, 미생물학, 세균학이 발달되면서 20세기에 들어서면서 더 이상 위협적인 존재가 되지 못했다. 또한 1차 세계대전 이후 의학계의 중심은 유럽에서 신대륙으로 옮겨갔고 현대 의학은 전자공학, 분자생물학, 면역학, 분자병리학 등으로 인하여 눈부시게 발전하게 되었다.

20세기의 현대 의학은 면역학의 발달로 인하여 각종 예방 백신과 항생제 개발, 암치료, X선의 발견으로 진단기술의 발전, 피임약의 개발 등으로 특정지어질 수 있다. 특히 예방 의학은 대규모 사업들이 실시되었는데 디프테리아, 백일해, 파상풍, 소아마비 등의 질환에 대해서 예방 접종이 국가적 차원에서 시행되기에 이르렀다. 한편으로는 황열, 말라리아, 뎅기열 등에 대처하기 위해 기생충을 박멸하는 운동이 성과를 거두기 시작하였

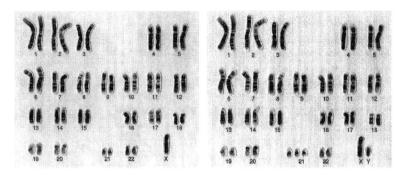

아치볼트 개럿에 의한 분자병리학의 기원

게놈(genome)은 한 생명체가 가지고 있는 모든 유전 정보를 종합적으로 파악할 수 있으므로 분자병리학에서는 염색체와 DNA의 분석을 통하여 유전자 기능이나 세포까지도 조절할 여지를 부여함으로써 인류에게 생명연장의 꿈을 열어주게 될 것이다.

고, 살충제가 개발됨으로써 말라리아와 발진티푸스를 예방할 수 있게 되었다. 1900년에 무렵에 그로트얀(Alfred Grotjahn)은 질병의 사회적 원인을 분석하는 사회병리학을 주창하여 사회 전반적인 차원에서 의학의 개념을 확장시켰다.

20세기 초반 만해도 바이러스에 대한 연구는 감염된 동물에서 일어나는 병리적 변화에 초점을 두었지만 1930년 후반 전자현미경이 발명되면서 바이러스의 구조를 상세하게 관찰하고 세포와의 상호작용 연구가 진척을 보이기 시작했다. 바이러스의 생태와 구조, 숙주 세포와의 상호작용, 번식의 양상 등을 본격적으로 연구하게 됨으로써 각종 백신을 개발하게 되었다.

한편 1895년에는 뢴트겐이 X선을 발견하면서부터 각종 진단법과 치료법에 획기적인 발달의 동인을 제공하면서 의학 발전에 크게 기여하게 되었다. 20세기 초반에 의학이 이룩한 가장 큰 업적은 화학요법의 발전이었다. 1939년에는 플로리와 체인은 플레밍이 발견한 페니실린을 상용화해서 항생제를 감염증 치료에 적극적으로 사용하기 시작했다.

이미 장기이식은 더 이상 새로울 것이 없을 정도로 발전하였으며, 심장수술, 뇌수술 등은 대중화 단계에 접어들었다. 이제는 분자병리학을 비롯하여 첨단의학 분야에서 눈부신 발전을 가져오고 있다. 20세기 들어 유전학과 생화학의 결합으로 많은 질병의 원인들을 규명하고 설명할 수 있게되었고 질병을 분자생물학으로 치료하기 위해 유전자 치료를 시도하기에이르렀다.

또한 암이나 고혈압, 세균학과 내분비학 등에 관한 지식이 증가하고 평균 수명이 늘어나면서 노인의학이 발전하기 시작하였는데 1916년에는미국의 내셔가 '노인 의학'이라는 용어를 처음으로 사용하였다.

외과학의 급성장

원시시대의 인류에게는 인체의 부상치료가 주목적이었던 만큼 외과 위주로 의학이 눈을 뜨게 되었고, 르네상스 이후 수많은 전쟁으로 인하여 뜻하지 않게 외과학은 눈부신 발전을 가져왔다. 19세기 중반까지 외과의 발달을 가로막았던 장애물은 통증, 감염, 출혈 및 쇼크였다. 외과학의 발달과정에서 이들을 하나하나씩 해결해감으로써 오늘날 외과학의 큰 업적을이루었다고 보아야 할 것이다.

인류에게 주어진 각종 통증의 해결은 19세기 중반 무렵 마취제와 진통제가 개발되면서 큰 진전을 이루어냈으며, 감염은 19세기 후반부터 미생물에 대한 연구가 진전을 보이면서 서서히 해결의 실마리가 보였고, 각종출혈 및 쇼크에 대한 해결책은 20세기에 들어와서야 그 대책이 세워지기시작하였다. 20세기 초만 해도 외과적 수술은 서양의 일류병원에서도 극히 드문 일이었으며, 수술 후 사망률은 엄청났지만 그 장애물이 하나하나씩 제거되고, 관련 생물학적 지식의 발달과 의학적 기술 수준의 진보, 그리고 경제력의 증대로 인한 의료시술의 확산으로 외과 및 수술은 선택적인 치료방법으로 등장하게 되었다. 특히 제2차 세계대전 이후 정형외과, 성형외과, 신경외과 등의 분야는 눈부신 발전을 가져오게 되었다.

20세기 외과학의 특징 중 하나는 진료(patient care)와 연구(research)에 대해 동등한 대우를 한다는 것인데 외과 의사들은 임상적 및 실험적 연구에서 모범이 되어야 한다는 사실에 주목해야 한다. 또 다른 특징 중의 하나는 외과의사 단독으로 활약하는 시대는 지나갔고, 몇 사람들이 함께 일하는 협동치료시대라는 점을 꼭 기억해 둘 필요가 있다. 20세기 의학의 특징 중 마지막으로 강조하고 싶은 것은 소위 첨단기술의 적극적인 활용으로 마이크로의학의 신기원이 마련될 것을 기대해본다.

20세기에 거둔 의학적 성과

19세기까지만 해도 인류를 괴롭혔던 천연두, 소아마비 같은 질병은 이제 더 이상 인류에게 난치병이 아니라 지구상에서 거의 사라졌다. 성병 등 감염성 질환도 항생제의 개발로 어느 정도 퇴치가 가능해진 질병으로 남게 되었다.

인간의 평균수명은 지난 100년간 무려 30년이나 늘었다고 한다. 오로지 20세기 의학이 이루어낸 성과 덕분이다. 의학계 전문가들이 꼽은 20세기 질병퇴치의 최대 성과는 누가 뭐라고 해도 '페니실린의 발견'일 테지만 그밖에도 DNA구조 발견, 세계보건기구(WHO) 창설 등도 비교적 지대한 공헌을 하였으므로 높은 평가를 받을만하다.

● 호르몬의 발견

1902년 영국의 생리학자 베일리스와 스탈링이 호르몬을 처음으로 세

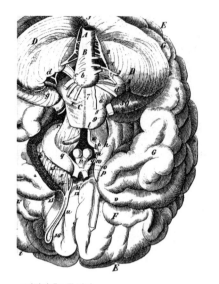

스탈링의 호르몬 발견

1902년 신체의 기능이 신경자극 이외의 다른 요인
인 호르몬에 의해 조절된다는 사실을 밝혀냈다. 호
르몬 계통의 중심은 뇌와 뇌하수체에 자리 잡고 있
는 시상하부 그림이다.

상에 알렸다. 그들은 처음에는 개 실험을 통하여 음식물이 십이지장에 내려오는 때에 맞추어 정확하게 이자액(췌장에서 분비되는 소화액)이 분비되는 과정을 실험하다가 우연히 이자에 연결된 신경을 차단하였음에도 이자액이 분비되는 것을 발견하게 되었다. 이 실험 결과 신경계 이외에 다른 어떤 신호 전달체계가 존재한다는 사실을 밝혀냈다.

호르몬은 일종의 화학물질로써 우리 몸의 특정 부위에서 분비된 호르몬은 혈액을 통하여 표적기관으로 보내진다. 내분비선으로부터 분비되어 체내 기관의 생리적 기능을 조절하는 물질을 호르몬이라고 하는데 의학계에서는 호르몬의 적절한 공급과 흐름을 통하여 인체의 기능을 활성화할 수 있기 때문에 감정이나 기분, 그리고 몸 상태뿐만 아니라 각종 신진대사까지도 제어하는 것으로 인식하고 있다.

흔히 우리가 알고 있는 남성호르몬, 여성호르몬, 성장호르몬 등 몇 가지만 알고 있다. 실제로는 4천 가지가 넘는 호르몬이 분비된다고 하지만 밝혀진 것은 고작 80여개에 불과하다. 현대인의 우울증, 비만, 불면증, 소화불량, 갱년기, 스트레스 등과 밀접한 관련이 있다.

●페니실린 발견은 항생제 개발의 첫걸음

페니실린의 발견은 플레밍의 말처럼 '순전히 우연의 산물'이었지만 인류를 구원하는 결정적인 계기가 되었다. 스코틀랜드의 세균학자 플레밍 (Alexander Fleming)은 1928년 런던 성모병원에서 근무하던 중 우연히 포도상구균을 배양하고 버린 찌꺼기에서 포도상구균의 발육을 억제하는 곰팡이균을 발견하게 되었는데, 그는 이 항생물질을 '페니실린'이라고 불렀다. 나중에 페니실린은 포도상구균은 물론 각종 세균을 죽이는 효과가 탁월한 것으로 밝혀졌다.

1941년 영국의 병리학자인 플로리와 생화학자인 체인이 페니실린을 분말로 정제하는데 성공함으로써 항생제 시대의 서막을 열게 되었다. 페니실린은 2차 세계대전 중 부상병을 치료하는 목적으로 1942년 영국뿐만 아니라 미국에서도 대량 생산되었다.

페니실린에 이은 항생제로는 세균에서 추출한 스트렙신마이신을 비롯하여 네오 마이신, 카나 마이신, 겐타 마이신 등 다양한 항생제가 개발되어 각종 인플루엔자와 폐렴, 결핵 치료에 결정적인 공헌을 하기에 이르렀다.

이후 여러 종류의 항생제가 잇따라 개발됨으로써 임질이나 매독, 연쇄구균 감염으로 인한 사망을 줄이는데 크게 기여했다. 하지만 각종 항생제의 남용은 각종 세균에 대해 내성을 가진 새로운 변종 바이러스균을 만들어냄으로써 20세기말 인류에게 '슈퍼박테리아와의 응전'이라는 새로운 과제를 안겨주게 되었다.

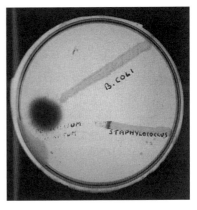

페니실린의 발견
스코틀랜드의 세균학자 플레밍(Alexander Fleming)은 1928년 런던 성모병원에서 근무하던 중 우연히 포도상구균을 배양하고 버린 찌꺼기에서 포도상구균의 발육을 억제하는 푸른곰팡이균(페니실린)을 처음으로 발견하게 되었다. 이로써 결핵과 디프테리아를 정복할 수 있었다.

● DNA 구조의 발견은 유전공학 발전의 기반

DNA(deoxyribonucleic acid)는 1860년대 스위스 생리학자인 프리드리히 미셰르(Friedrich J. Miescher)가 처음 발견했다. 당시 독일에서 활동하던 미셰르는 병원에서 수술한 환자의 붕대에 묻어있는 고름에서 백혈구 세포를 채취하고, 이로부터 단백질을 추출하던 중이었다. 그런데 인산 성분이 매우 높고, 단백질 분해효소로는 분해되지 않는 물질을 발견하게 되었다. 당시 미셰르는 이 물질을 '뉴크레인(nuclein)'이라고 명명하였는데 이것이 오늘날에 우리가 알고 있는 DNA다. 이것이 최초의 DNA 발견이었고, 오늘날 이 사건이 있었던 1869년은 유전학 연구의 이정표를 세운 해로 기록되고 있다. 하지만 미셰르의 성과는 초기에 그다지 주목 받지 못했었다.

여러 해 뒤 분꽃을 이용한 실험으로 유명한 그레고르 멘델(Gregor J. Mendel)의 '멘델의 유전법칙(Mendel's laws)'이 과학자들 사이에 주목받기 시작했다. 멘델의 유전법칙은 미셰르의 DNA 발견보다 앞선 1865년 발표되었지만 당시에는 주목받지 못하다가 후에 연구의 중요성이 재평가되기 시작했다. 유전에 대한 이론적 기초가 세워지자, 과연 유전자의 정체가 무엇인지에 대한 연구 과제가 화두로 떠올랐다. 1940년대에 이르러서야 DNA가 유전자의 본체라는 사실을 증명하는 흥미로운 연구 결과들이 발표되기 시작했다.

1953년 4월 25일 과학전문 잡지 《네이처》에는 'DNA의 이중 나선구조' 그림이 실렸다. 미국의 제임스 왓슨(James Watson), 영국의 프랜시스 크릭(Francise Crick) 등 세 명이 발표한 1쪽 분량의 짤막한 내용이었다.

이 논문은 발표 당시 학계에서 별로 주목을 받지 못했으나 생물학이 점차 발전함에 따라 이 논문에서 제시된 DNA 구조의 중요성과 타당성이 인정되어 1962년 의학 분야에서 모리스 윌킨스와 공동으로 노벨 생리의학상을 수상했다. 그밖에도 대장균의 인공돌연변이에 의한 DNA의 뉴클

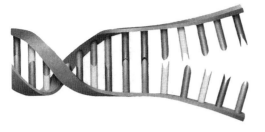

DNA 구조의 발견
스위스 생리학자인 프리드리히 미셰르(Friedrich J. Miescher)가 처음 발견했다. 이로 인해 인체 비밀의 수수께끼를 풀 수 있는 계기를 마련하게 되었다.

레오티드 배열순서의 변화를 해석하고, 유전정보의 단위가 3개로 조합되어 있음을 예견하기도 했다. 또 한편으로 콜라겐 단백질의 구조, DNA에서 단백질 합성이 일어나는 메커니즘에 대한 연구에서도 큰 업적을 남겼다.

인류는 이를 바탕으로 유전자 조작을 통해 의학, 농업, 자원, 환경 등 다양한 분야에서 과학적, 산업적 발전을 이룰 수 있는 생명 비밀의 문을 열게 되었다. DNA구조 발견이 인간 생명의 신비를 규명한 20세기 최대의 생물학적 성과로 꼽히는 것도 이 때문이다.

● 장기이식수술 성공은 생명연장의 꿈

기원전 2000년 전 이집트에 장기이식과 관련된 신화가 전하여 내려오고 있고, 또 기원전 700년 인도에서도 자신의 장기를 이식하여 코 성형수술을 한 기록이 남아 있다. 11세기에 치아이식이 시도되었으며, 15세기에는 피부이식 수술이 시도되었다. 하지만 자기 조직을 이식하는 경우를 제외하면 대부분 실패로 돌아갔다. 근대 의학의 여명기라고 할 수 있는 18세기부터 의학자들은 동물 실험을 통해 이식에 관한 지식을 얻기 시작했다. 영국의 외과의사 존 헌터(John Hunter)는 닭의 고환이나 동물의 아킬레스건을 동종의 개체에 이식하기도 했다. 이러한 노력이 축적되어 19세기에 들어서서는 동물의 각막이식 수술 성공이라는 성과를 내기도 했다. 그러나 인간의 각막이식 수술은 1905년에 와서야 최초로 성공하였다.

인체의 상기 같은 기관을 이식하는 것은 피부나 각막과 같이 단순한 조직이 아니기 때문에 20세기가 될 때까지 거의 불가능했다. 이유는 크게 두 가지인데 첫째 작은 혈관이라도 막히지 않고 혈액을 통과시킬 수 있게 하는 봉합기술과 미세한 수술 기술이 부족했기 때문이고, 둘째 수술 후 이식한 장기가 염증을 일으키며 손상되는 현상, 즉 '거부반응'이라는 문제 때문이었다. 이 중 장기이식을 위해서 꼭 통과해야 할 난관이었던 혈관 봉합기술은 1910년대에 이르러서야 해결되었다.

인간은 동물 실험을 통해 축적된 외과적 수술과 더불어 면역학, 약물학의 발전을 가져오면서 장기이식수술의 비약적 발전을 가져오게 되었다. 1905년 각막이식 수술이 성공한데 이어 관절이식, 일란성 쌍둥이 사이의 신장이식, 뇌사자를 통한 신장이식, 췌장이식, 심장이식, 심장과 폐 동시이식, 소장이식 등의 수술이 잇따라 성공하게 되었다.

특히 1967년 남아공 버나드 박사에 의해 시도된 심장이식 수술의 성공은 장기이식의 결정체로 평가받았으나 부작용도 상존하였다. 장기이식은 뇌사자의 판정 기준을 둘러싸고 거센 사회·윤리적 논란을 불러 일으켰다. 최근엔 이런 문제를 해결하기 위해 유전공학을 이용한 동물 장기 등이 새롭게 부각되고 있다.

● 인슐린의 발견은 당뇨병 치료의 새로운 전환기

현대 성인병의 3대 주범으로는 고혈압, 고혈당, 고지혈(콜레스테롤)이 꼽힌다. 그 중 고혈당을 제대로 조절하지 못할 때 생기는 병이 당뇨병(糖尿病)이다. 17세기 영국의 의사인 윌리스(Thomas Willis)는 환자의 소변에서 설탕이나 벌꿀처럼 단맛이 난다는 이유로 당뇨병이라고 명명하게 되었다.

당뇨병은 몸에서 에너지로 쓰이는 포도당을 정상적으로 이용하지 못할 때 생긴다. 음식을 섭취하였을 때 탄수화물이 당으로 변해 피 속으로 보내지게 된다.

당뇨병이란 명칭은 환자의 소변에서 단맛이 난다는 이유로 만들어졌다. 이 병은 췌장의 랑게르한스섬에서 분비되는 인슐린이 부족할 때 발생한다. 인슐린을 추출하여 당뇨병 치료의 문을 여는 데에는 밴팅(Frederick Banting)의 역할이 컸다. 그는 1921년에 베스트(Charles Best)와 함께 92번에 달하는 실험을 수행한 끝에 인슐린을 추출할 수 있었다. 밴팅은 1922년에 인슐린에 대한 임상 시험에 성공했으며, 이듬해에 노벨 생리의학상을 수상했다. 오늘날에는 유전자재조합기술을 이용해 인슐린을 대량으로 생산하는 방법이 활용되고 있다.

오늘날 당뇨병 치료제로 널리 쓰이는 인슐린의 발견은 현대 의학이 거둔 최고의 성과 중 하나로 평가된다. 캐나다의 밴팅과 베스트는 1921년 췌장을 제거해 혈당이 상승한 개가 췌장추출액 주사로 혈당이 떨어진다는 사실을 발견했다. 이들은 몇 차례 시행착오 끝에 순수한 인슐린을 분리하는 데 성공했다.

그러나 실제로 이러한 실험이 성공할 수 있었던 것은 1920년 11월 6일 밴팅은 밀러 교수의 소개로 탄수화물 신진대사의 권위자인 토론토 대학의 매클라우드(John Macleod) 교수를 찾아가면서 본격적으로 당뇨병 연구가 이루어졌다. 매클라우드는 밴팅에게 실험실, 실험실 장비, 실험동물을 제공하는 것은 물론 당뇨병 개를 만드는 방법과 췌장을 묶는 방법을 직접 시연하기도 했으며, 게다가 밴팅에게 혈당 및 요당 측정에 경험이 있는 베스트를 조수로 붙여주기까지 했다. 인슐린의 임상효과가 밝혀지자 1923년 노벨상 위

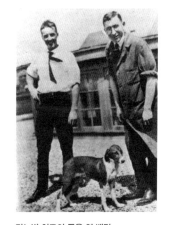

당뇨병 치료의 문을 연 밴팅
당뇨병은 인슐린이 부족할 때 발생하는데 오랜 연구 끝에 췌장의 랑게르한스섬에서 분비되는 호르몬인 인슐린을 추출함으로써 당뇨병 치료의 획기적인 전기를 마련하였다. 매클라우드와 함께 노벨생리의학상을 수상하였다.

원회는 밴팅과 매클라우드에게 생리의학상을 수여하기로 결정했다.

● 복제양 '돌리' 탄생은 생명과학의 개가

1997년 2월 생후 7개월이 된 복제양 '돌리'의 탄생은 세상을 온통 발칵 뒤집어 놓았다. 영국 로슬린연구소 이안 윌머트((Ian Wilmut) 박사팀은 암양의 유전자를 다른 양의 난세포에 복제해 돌리를 만들어냈다. 돌리는 세계 최초의 포유동물 복제로 태어난 새끼양으로써 다 자란 양의 체세포를 복제해서 태어났다. 1996년 영국의 이언 윌머트 박사팀이 6년생 양의 체세포에서 채취한 유전자를 핵이 제거된 다른 암양의 난자와 결합시켜 이를 대리모 자궁에 이식하여 태어났고 2003년 노화에 따른 폐질환으로 안락사시켰다.

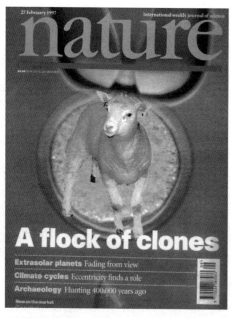

복제양 '돌리'의 탄생
난치병 치료, 노화 방지, 생명연장 등과 같은 인류의 염원을 해결해 줄 유일한 희망으로 인식되면서 엄청난 반향을 일으켰다. 1997년 2월 〈네이처〉라는 잡지에 실렸다.

생식세포가 아닌 일반 체세포를 이용, 모체와 똑같은 유전자 정보를 지닌 생명체를 탄생시킨 이 사건은 인간복제의 가능성을 열면서 종교계에 격렬한 윤리논쟁을 불러일으키기도 했다. 국내에서도 서울대 수의학과 황우석 박사팀이 1999년 7월 젖소를 복제하는데 성공하기도 했다.

인간이 신의 영역에 도전함으로써 21세기는 전

혀 새로운 생명과학의 시대가 열릴 전망이다. 유전자 조작을 통하여 동물 복제에 성공함으로써 인류에게 '인간복제'라는 새로운 희망도 던져주었다. 이는 성인의 체세포를 떼어내 자신과 같은 인간을 만들 수 있는 이론적 가능성이 열렸기 때문이다. 실제로 이언 윌머트는 알츠하이머병 등 난치병 치료를 위해 인간 배아복제 실험에 착수하기도 했다.

● 첨단 진단기기의 발달과 치료 효과

X선은 독일의 물리학자 빌헬름 뢴트겐(Wilhelm Röntgen)에 의해 우연히 발견되었다. X선의 발견은 의학 발전에만 국한되지 않았다. 뢴트겐의 발견에 자극 받은 프랑스 물리학자 앙투안 베크렐은 우라늄에서 최초로 방사선을 발견했고, 이것으로 노벨 물리학상까지 수상했다. 또 X선 발견에 결정적 계기가 된 음극선 연구가 더 활발해지면서 1897년 영국 물리학자 조지프 존 톰슨은 전자를 발견했다. 이를 계기로 빛의 입자성이 강력하게 부각되었다.

오늘날 인류에게 첨단의학으로 이끈 결정적인 계기는 오로지 뢴트겐의 X선 덕분이다. 20세기 첨단의학시대를 열게 된 1등공신은 컴퓨터단층촬영(CT), 자기공명영상촬영(MRI), 초음파, 레이저 등 첨단 진단기기의 등장이다. 정확하고 신속한 진단이 가능해지면서 치료 효과는 놀랄 정도로 향상되었다.

특히 1972년 영국의 전자기술자 하운즈필드(Godfrey N. Hounsfield)가 CT를 임상에 적용한 것은 방사선 의학의 신기원을 이룩한 사건으로 꼽는다. 다양한 각도로 방사선을 쏘아 그 결과를 컴퓨터로 처리하는 CT가 등장함으로써 일반적인 X선 촬영으로 관찰할 수 있는 것보다 신체내부를 더욱 정교하고 입체적으로 파악할 수 있게 되었다.

● 혈액형의 발견은 면역혈액학의 서광

지금과 같은 ABO 혈액형이 발견된 것은 불과 100년 전의 일이다. 오스트리아의 병리학자 란트슈타이너(Karl Landsteiner)는 1901년 인간의 혈액형에는 A, B, O, AB형이 있다는 사실을 발견했다. ABO 혈액형을 구분하게 됨으로써 안전한 수혈이 가능해졌으며, 특히 전쟁 중에 수많은 생명을 구할 수 있었다. 란트슈타이너는 1940년 Rh 혈액형도 발견해 면역혈액학 분야를 한 단계 발전시키는 업적을 이뤄냈다. 그의 업적은 오늘날에 장기이식수술의 발전과 혈액은행 탄생에 결정적 계기가 되었음은 물론이다.

19세기 말부터 수혈 때의 경험 등을 통해 어떤 사람의 혈액에 다른 사람의 혈액을 혼합하면 혈구의 덩어리가 만들어짐을 알게 되었다. 처음에 이 현상은 류머티즘이나 결핵 등의 질환과 관련이 있는 것으로 알았으나, 1900년에 그것이 질병과는 아무런 관계없이 건강한 사람에서도 볼 수 있는 현상이라는 것을 란트슈타이너가 발견하였다. 이 혈구의 덩어리를 만드는 현상을 응집반응이라고 하는데, 이것은 사람의 혈구에는 A 또는 B라는 항원이 있고, 한편 혈청에는 이들과 대응하는 항 A, 항 B라는 응집소로 불리는 항체가 있기 때문이며, 혈액형이 다른 사람끼리의 수혈이 위험한 이유가 바로 여기에 있다. 요약하면 혈액형은 혈구 속에 들어 있는 특정항원의 유무 또는 존재하는 항원의 구성에 따라 실시되는 분류를 말한다.

란트슈타이너에 의하여 1901년 ABO식 혈액형, 1927년에 MN식 혈액형, 1940년에 Rh식 혈액형이 발견되었다.

● 피임약의 개발은 여성 해방의 분기점

전통적인 피임법은 오래 전부터 시작되었으나 19세기 중엽에 와서야 미국의 발명가인 굿이어(Charles Goodyear)에 의해 인조고무로 만든 남성용

콘돔이 개발되었으며, 여성용 피임기구인 다이어프램, 페서리 등이 등장하기도 했다.

경구용 먹는 피임약의 개발은 20세기에서 빼놓을 수 없는 업적 가운데 하나로써 출산율의 조절이나 억제를 사회 정책적으로 실시하게 되었다. 2차세계대전이 종지부를 찍으면서 지구촌 곳곳마다 폭발적인 인구의 증가는 사회문제를 촉발하기에 이르렀다. 특히 피임약은 여성

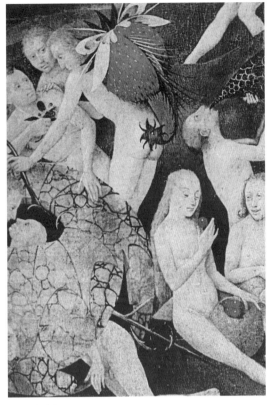

피임약의 개발
1954년 생물학자인 그레고리 핀쿠스와 산부인과 의사인 존 록과 협력하여 피임 임상실험에 성공했다. 이는 여성에게 성 해방을 안겨주었다. (히에로니무스 보쉬가 그린 〈쾌락의 정원〉)

해방의 새로운 분기점으로 작용하게 되었다.

1940년 미국 펜실베니아주립대의 러셀 마커(Russel Marker) 교수는 성호르몬인 부신피질호르몬이 스테로이드계 물질인데 착안한 결과, 멕시코와 중앙아메리카 산 중턱에 자생하는 백합과 식물인 '얌'에서 프로게스테론이 대량 함유되어 있다는 사실을 발견하기에 이르렀다. 그는 1954년 하버드 의과대 산부인과 존 록 교수와 함께 임상실험에 착수한 결과 피임약을

얻었다고 발표하였다.

1951년 미국 의사 그레고리 핀쿠스(Gregory K. Pincus)가 개발한 경구용 피임약은 여성을 임신의 공포에서 해방시킨 기폭제였는데 그는 배란을 막는 두 가지 호르몬을 배합하여 피임약을 만들었다. 1900년 미국 가정의 평균 자녀수는 3.5명이었는데 먹는 피임약이 보급되면서 출산율이 크게 떨어져 1972년 이후 2.0명 정도를 유지하게 되었다. 국내에서도 1961년 대한가족계획협회가 설립되어 산아제한캠페인을 벌이면서 자녀수가 절반 이상 줄었다. 스스로 임신을 통제할 수 있게 된 여성들은 육아와 가사노동에서 해방되어 본격적으로 사회활동의 전기를 마련하게 되었다.

● 현대판 흑사병, 에이즈의 정복 가능성

현대 의학계에 현실적으로 주어진 최대의 과제는 암과 에이즈를 정복하는 것이라고 말해도 전혀 어색하지 않을 것이다. 후천성면역결핍증(AIDS: Acquired Immune Deficiency Syndrome)으로 병원체인 HIV(Human Immunodeficiency Virus), 즉 '인간면역결핍 바이러스'에 감염돼 체내의 면역 기능이 저하되어 사망에까지 이르는 일종의 전염병이다. 에이즈는 1981년에 최초로 세상에 알려졌으며, HIV는 1983년에 발견되었다.

'현대판 흑사병'으로 불리는 에이즈는 1980년 11월 미국에서 처음 보고됐다. 에이즈 환자의 발견은 새로운 재앙의 예고편이자 인간이 전염성 질환을 완전히 정복할 수 있다는 기대가 얼마나 환상인가를 깨닫게 해주었다.

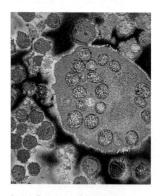

현대판 흑사병이라 불리는 에이즈
후천성면역결핍증(AIDS)이라고 하는 에이즈는 병원체인 HIV(인간면역결핍 바이러스)에 감염돼 체내의 면역 기능이 저하되어 사망에까지 이르는 일종의 전염병이다.

1998년 6월말에 에이즈 감염자는 3,100만 명이며, 그 당시 이로 인한 사망자가 1,200만 명에 달할 정도였다. 에이즈 바이러스의 증식을 억제하는 보조약물은 개발됐으나 아직까지 예방백신이 나오지 않아 완치는 불가능한 상태이다. 비록 21세기에 에이즈 치료제가 개발된다고 하더라도 현대인의 도덕적 타락이 계속되는 한 유사한 신종질병이 발생할 가능성은 여전히 상존하고 있다.

에이즈는 전염병으로 성 접촉, 주사, 태아(출산)으로 전염이 된다고 밝혀졌으며, 어느 정도 항생제 복용과 같은 예방활동이나 치료를 통하여 대처하고 있는 실정이다. 이제는 불치병이 아니라 고혈압이나 당뇨병처럼 치료가 가능한 만성병의 하나로 인식하게 되었으며, 예전에 비하면 사망률은 현격하게 줄어든 상황이다.

● 세계보건기구(WHO)의 탄생

2차세계대전 이후 국제적으로 공공위생의 중요성이 부각됨에 따라 1948년 국제보건사업의 지도조정, 회원국정부의 보건 부문 발전을 위한 원조제공, 전염병과 풍토병 및 기타 질병 퇴치활동, 보건관계 단체간의 협력관계 증진 등을 목적으로 UN(국제연합) 보건 분야의 유엔전문기구(World Health Organization)로 발족되었다.

주된 사업내용은 기술자문, 국내보건관계요원들의 기술훈련, 기타 연구 및 국내세미나, 워크숍 자금지원 등 보건의료의 각 분야에 걸쳐 이루어지고 있다. WHO와 유엔헌장에 "세계 모든 인류가 가능한 최상의 건강수준에 도달하도록 한다."는 원칙에 따라 모든 지구촌 식구들의 행복, 조화로운 인간관계와 안정을 위해 WHO는 유엔헌장을 선언했다.

1948년 세계보건기구가 만들어지면서 세계적인 규모의 질병의 예방과 퇴치가 가능해졌다. 그 중에 천연두의 박멸은 WHO의 주요 업적으로 꼽한다. 1980년 5월 WHO 제33차 총회에서 〈지구상에서 천연두가 완벽하게 사라졌다〉고 선언한 바 있다.

1977년 아프리카에서 마지막 환자가 발견된 이후 단 한 건의 환자 발생도 보고되지 않았기 때문이다. 영국의 외과의사인 에드워드 제너가 1796년 종두법을 개발한 이래 180여 년 만에 천연두가 완전 정복된 것이나 다름없다.

의학혁명의 새로운 전환기

어쩌면 인류의 역사 자체가 혁명의 연속일지도 모르겠지만 최근 마이크로 첨단의학이 4차 산업혁명을 선도하는 분야로 급부상하기에 이르렀다. 더구나 AI(인공지능)과 로봇의 결합으로 이제 인류는 의학계뿐만 아니라 산업 전반에 걸쳐 혁신의 기회를 맞이하고 있다.

흔히 21세기 의학은 특히 생명공학 분야에 있어서 마이크로 로봇과 나노 의학이 대세를 형성한다는 사실에 다른 의견을 제시할 수 없을 정도로 많이 진척되고 있다. 급기야 바이오 및 첨단의학 분야는 주식시장에서 블루칩 종목으로 떠오르는 샛별로 부각되어 재조명되고 있다고 한다.

현대 의학의 영역은 투약이나 수술과 같은 '임상 의학'뿐만 아니라, 해부학이나 병리학 등의 '기초 의학', 사회적 요인에 의한 건강 장애에 관심을 가지는 '사회 의학' 등 다방면의 분야를 아우르고 있다.

앞으로 생로병사의 비밀이 한꺼풀씩 벗겨질 날도 얼마 남지 않았음을 피부로 절감하게 될 것이며, 인류의 희망인 생명연장의 꿈이 실현될 날이 목도에 와 있음을 감히 어떤 누구도 부인하지 못하게 될 것이다.

이러한 첨단의학조차도 과학기술의 토대 위에서 재고되어야 하는데 앞으로 인류가 지구촌 환경의 변화에 어떻게 대응해 나갈 것인가? 또 인간의 윤리적 가치를 과학이란 영역과 어떻게 적절하게 타협할 것인가? 등의 문제점은 여전히 인류에게 주어진 숙제가 아닐 수 없다.

21세기 의학혁명은 현재진행형

2004년 줄기세포와 관련된 논문조작 사건으로 우리나라뿐만 아니라 전 세계를 경악하게 한 일이 기억날 것이다. 이는 동물복제양 '돌리'에 이어 세계 최초로 복제된 인간 배아에서 줄기 세포를 추출함으로써 인체의 장기뿐만 아니라 특정 신체의 재생이 가능해짐으로써 난치병 치료에 새로운 돌파구가 마련될 수 있었기 때문이다.

인간 배아줄기세포 연구는 1998년에 시작되었다고 볼 수 있다. 제론사(Geron Cooperation)의 지원을 받은 위스콘신 대학교의 제임스 톰슨(James A. Thomson) 교수팀이 1998년 11월 6일자 〈사이언스〉 잡지에 시험관에서 수정해낸 인간 배아로부터 배아 줄기세포를 배양해 내는데 성공했다고 발표하면서 인류에게 희망의 서광이 서서히 비춰지게 되었다.

이러한 재생의학의 한 분야인 '줄기세포 윤리 논란'에도 불구하고 첨단의학 분야에서

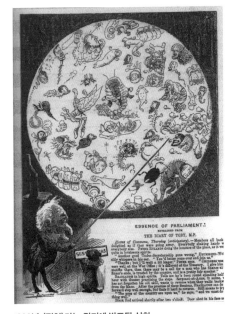

1883년 〈펀치〉라는 잡지에 발표된 삽화
인간의 전염병은 공기를 통하여 감염되는 것으로 인식되었지만 파스퇴르에 의해 미생물의 병원균으로 전염된다는 사실이 밝혀졌다.(위 그림은 현미경을 통하여 물방울 속의 미생물을 나타낸 것이다.)

는 줄기 세포에 의한 치료 성공사례가 속속 발표되고 있는 실정이다. 최근에는 '시험관 아기' 시술을 통하여 성공률이 점차 높아짐으로써 불임 치료의 신기원을 열어가고 있다.

21세기에 이르러 생명공학의 중요성이 부각됨으로써 '난치병 정복'에 대한 기대감은 생명연장이라는 인류에게 주어진 숙제를 향해 끊임없이 박차를 가하고 있는 시점에 와 있다. 따라서 최근에는 대체 의학, 맞춤 의학, 성형 의학 등의 용어들이 세상 사람들의 관심사로 증폭되고 있다.

이제는 100세 건강이 이미 진행 중에 있으므로 머지않아 암, 심장병, 알츠하이머 등이 정복될 것으로 믿어 의심치 않는다. 21세기에는 생물학, 첨단의학, 유전공학 등의 비약적인 발달로 고령화 사회가 도래하고 있으므로 이에 대한 대응책도 함께 활발하게 논의되고 준비해야 할 것이며, 또 한편으로는 대규모의 교통사고, 대기오염, 예측불가능한 자연재해, 유독물질, 중독 등에 따른 각종 문제들이 인류에게 위험요소로 작용하게 될 것이므로 적절한 대비책도 마련되어야 할 것이다.

현대 의학의 남겨진 과제와 전망

21세기에 접어들면서 의학은 본격적으로 전환기를 맞이하게 되었다. 그것은 X광선을 발견한 독일의 물리학자 뢴트겐의 공과라고 해도 과언이 아닐 정도로 의학계에 끼친 공로가 지대하다. 오늘날 진단의학의 초석을 놓았기 때문이며, 첨단의학을 가능하도록 길을 열어주었기 때문일 것이다.

그에 못지않게 지대한 공헌을 한 파스퇴르의 업적도 결코 간과할 수는 없다. 로버트 훅은 세포(cell)라는 용어를 처음 만들어내고 현미경을 개발하였지만 레벤후크가 현미경을 통하여 1673년 미생물을 발견하지 않았다면 어떻게 파스퇴르의 공과가 후세에 빛날 수 있었겠는가! 파스퇴르가 미생물 연구를 통하여 백신(vaccine)을 개발해냄으로써 인류에게 각종 전염병으로부터 해방할 수 있도록 하였으며, 또 한편으로는 예방 의학에 새로운 이정표를 세우게 되었던 것이다.

의학계에서 또 한 가지 더 놓칠 수 없는 사실은 19세기 로버트 코흐가 이뤄낸 의학적 성과인데 그는 바이러스 병원체를 분리해냄으로써 탄저병, 결핵, 콜레라와 같은 질병에 대하여 면역력을 발휘할 수 있는 항체를 개발하여 면역학의 전기를 마련할 수 있었으며, 비로소 후대 의학 연구자와 의사들은 면역기능을 활용하여 내분비학, 유전학, 종양 생물학 그리고 그 밖의 수많은 질병에 생물학을 적용할 수 있었다. 각종 질병에 대한 예방이 치료보다 더 나은 것이라면 면역요법은 미생물이 일으키는 질병에 대처하는 가장 이상적인 방법인 것이다.

오늘날 현대 의학계에서는 유전자 구조의 비밀을 한 꺼풀씩 벗겨냄으로써 질병 치료에 가속도가 붙었으며, 심지어 난치병 정복에 이르기까지 광범위하면서도 정밀한 연구가 활발하게 진행되고 있다. 그뿐만 아니라 먼 훗날 영화에서나 거론될법한 '인간의 복제'라는 신의 영역에 도전하게 되었다.

지금까지 살펴본 《의학 콘서트》에는 의학의 역사가 고스란히 녹아 있다. 인류가 걸어온 발자취를 따라가다 보면 놀라움, 상상력, 즐거움을 만나게 될 것이며, 또한 인류의 조상들이 질병을 극복하는 과정에서 만들어진 소중하고도 값진 에피소드도 만나게 될 것이다.

의학의 역사는 곧 예술, 화학과 과학, 그리고 전쟁의 역사이기도 하다.

인간은 우주와 자연, 그리고 질병과 끊임없이 싸우며 오늘날까지 걸어왔다. 앞으로 인류에게 다가올 미래는 의학적인 문제로 인하여 윤리적, 종교적 갈등 상황이 수없이 전개될 것이며, 어쩌면 영원한 생명을 갈구하는 불특정한 무리에 의해 의학적 지식과 능력의 가치가 흥정의 대상이 될 수도 있을 것이다.

아무쪼록 노령화시대에 즈음하여 건강한 신체에 건강한 마음이 깃들고, 서로 공존하는 지구촌 사회가 우주 공간으로 자연스럽게 스며들기를 기원해 본다.

2017년 12월 저무는 해를 바라보며
감수자가

젊은 의학을 꾸밈하는 모임

이 책은 지금까지 서양에서 출간되었던 의학과 관련된 수많은 관련 도서와 참고자료에서 의학 관련 정보와 에피소드를 수집하였으며, 대부분 한국에 전혀 소개된 적이 없는 얘기들로 가득차 있다.

필자들의 면면을 살펴보면 실로 다양하다. 이 책은 단순히 의학적인 지식만으로 해결되는 것이 아니라 일반적인 교양과 소양, 그리고 역사, 철학, 과학, 의학적인 식견을 모두 충족시켜야 하기 때문이다. 의료 및 의학과 관련된 각계각층에 종사하고 있는 교수, 의사, 간호사, 학자, 출판기자, 강사, 선생님, 기업인 등이 함께 참여하였다. 원고의 집필기간은 여러 차례의 피드백과 전문가의 감수를 의뢰한 기간을 포함하여 대략 3년 6개월이 소요되었다. 또 한편으로 교정과 원고 수정에 노고를 쏟아준 분들도 집필진 못지않게 고맙고 자랑스러운 존재들이다.

강병찬 강선주 공유석 김대원 김미숙
김영미 김영환 김재훈 류미숙 박민철
유택규 이동탁 이문영 이문필 이원철
이장호 이혜림 조선미 조혁기 황효순

한권으로 읽는
의학 콘서트

2018년 1월 25일 초판 1쇄 발행
2018년 6월 25일 초판 2쇄 발행

편저	이문필, 강선주 외
감수	박민철
편집기획	이원도
디자인	이창욱
교정	이혜림, 이준표
제작	이규원
영업기획	윤국진
발행처	빅북
발행인	윤국진
주소	서울시 양천구 목동중앙북로 18길 30 102호
등록번호	제 2016-000028호
이메일	bigbook123@hanmail.net
전화	02) 2644-0454
전자팩스	0502) 644-3937

ISBN 979-11-960375-1-2 03510
값 25,000원